普通高等教育教材

医用化学

崔桂花　隋春红　主编

白　羽　刘甲雪　副主编

化学工业出版社

·北京·

内容简介

《医用化学》教材针对“四新”专业建设对人才培养的要求，以医学教育需求升级为切入点，结合化学基础对现代医学（如药物代谢、检测技术）教育及实践的支撑作用，既包括了医学化学的必需理论又增加了化学与医学深度结合的场景，注重学科交叉融合，加强精准医学、生物材料等领域对化学的需求，注重化学与医学的协同创新。教材共五篇二十一章，采用“基本原理—物质结构—有机化学—生物大分子—实验技术”的渐进式编排，前两篇聚焦化学基本原理（如缓冲溶液与生理酸碱平衡）与物质结构（如配位化合物在血红蛋白中的功能）；后三篇延伸至生物分子（如核酸的化学特性）和实验技术（如氧化还原滴定法检测血糖浓度），形成完整的医学化学认知链条。

本教材可供高等医药院校医学类专业，包括基础医学、临床医学、口腔医学、公共卫生与预防医学、医学技术护理学等专业师生使用。

图书在版编目（CIP）数据

医用化学 / 崔桂花，隋春红主编 ； 白羽，刘甲雪副主编. -- 北京 ： 化学工业出版社，2025. 9. --（普通高等教育教材）. -- ISBN 978-7-122-49009-4

Ⅰ. R313

中国国家版本馆CIP数据核字第2025A4S492号

责任编辑：王海燕　　　　文字编辑：赵阿丽　师明远
责任校对：宋　夏　　　　装帧设计：关　飞

出版发行：化学工业出版社（北京市东城区青年湖南街13号　邮政编码100011）
印　　装：高教社（天津）印务有限公司
787mm×1092mm　1/16　印张23½　彩插1　字数576千字　2026年1月北京第1版第1次印刷

购书咨询：010-64518888　　　　售后服务：010-64518899
网　　址：http://www.cip.com.cn
凡购买本书，如有缺损质量问题，本社销售中心负责调换。

定　　价：54.00元

《医用化学》编写人员

主　编：

崔桂花　隋春红

副主编：

白　羽　刘甲雪

编　者：

崔桂花　隋春红　白　羽　刘甲雪　董宏博

赖红伟　罗亚楠　肖　箫　刘建华　薛莹雪

王　虓　王　程　赵文秀　张　雪　董树国

修志明　程海明　陶　然　耿　浩　曹宏梅

张宝月　李　雷　徐　萌

前言

在当代医学教育与科研实践中，化学作为揭示生命现象本质的基础学科，其基础理论与前沿技术已深度渗透至疾病诊断、药物研发、临床治疗等核心领域。为适应医学人才培养的需求，本教材以“化学原理服务医学实践”为核心理念，构建了从分子结构到临床应用的知识体系，旨在帮助医学生建立化学与医学的桥梁思维。

随着精准医学和转化医学的发展，医学教育对化学知识的应用能力提出了更高要求。传统化学教材往往偏重理论推导而忽视医学场景的衔接，导致学生难以理解化学知识在医疗实践中的价值。本教材的编写团队由吉林医药学院的化学教师与医学相关专业任课教师共同组成，并由吉林医药学院金瑛教授担任主审；内容编写时，通过典型的医学应用实例的植入（比如溶液渗透压理论与临床输液方案的结合，手性药物的立体结构如何显著影响其药理活性的分析等），使抽象的化学概念转化为可感知的临床问题解决方案。

本教材以“医学应用”为核心编写目标，构建了“基本原理—物质结构—有机化学—生物大分子—实验技术”的模块化体系，共五篇二十一章。其中，第一篇化学基本原理，包括溶液浓度与渗透压、电解质溶液与电离平衡、缓冲溶液及其医学应用、胶体分散系与表面现象、氧化还原反应与电极电势等；第二篇物质结构与性质，包括原子结构与元素周期律、分子结构与分子间作用力、配位化合物及其生物功能等；第三篇有机化学基础，包括链烃和环烃的结构与性质，卤代烃的性质及化学反应机制，醇、酚、醚的理化性质及医学意义，羰基化合物的结构与反应、羧酸及其衍生物的生物学功能，胺类与杂环化合物等；第四篇立体化学与医学生物大分子，包括立体异构与手性分子、糖类化合物、脂类的结构与生理功能、蛋白质和核酸的化学特性等；第五篇实验与应用，包括滴定分析和数据分析、分光光度法与检测技术、波谱分析等。每章融入医学案例（如渗透压与输液、血液缓冲系、手性药物活性等）以实现学科融合。通过实验设计培养学生标准化操作与数据分析能力；引入质谱、核磁共振等现代分析技术进行医学场景解析；从基础到应用层层递进，阶梯式编排，支持理论教学与实验课程分段实施。

本书编写过程中，遵循“理论严谨性”与“医学实用性”双重要求，但囿于学科快速发展，疏漏之处恳请同行指正。期待本书能帮助读者在未来医疗实践中实现从化学分子到临床应用的跨越。

编者
2025 年 6 月

目录

第二篇　物质结构与性质

第十三章 羧酸及其衍生物的生物学功能 210

第十四章 胺类与杂环化合物 231

第四篇　立体化学与医学生物大分子

第五篇　实验与应用

绪论

化学是一门在原子和分子水平上研究物质的组成、结构、性质、变化规律及其应用的自然科学。化学也是一门创造新物质和新材料的实验科学，是生命科学、环境科学、材料科学、医学等诸多学科的基础，并与这些学科相互交叉和渗透，更与我们的衣食住行息息相关，因此化学也被称为“中心科学”。

一、化学发展简史

化学是一门历史悠久而又富有活力的学科。自从有了人类，化学便与人类结下了不解之缘。钻木取火、用火烧煮食物、烧制陶器、冶炼青铜和铁器，都是化学技术的应用。

（1）古代工艺化学时期　远古至公元前 1500 年。人类通过实践掌握制陶、冶金、酿酒等技术。例如，中国新石器时代已烧制彩陶，商周时期青铜冶炼技术成熟，埃及人在公元前 3000 年用汞制作饰品。这一时期虽未形成系统的理论，但为化学积累了原始技术经验。

（2）炼丹术与医药化学时期　约公元前 1500 年到公元 1600 年。炼丹术士和炼金术士便开始了最早的化学实验，在中国、埃及、阿拉伯和希腊都有不少记载、总结炼丹术的书籍。炼丹术、炼金术的失败，使人们看到了它们荒唐的一面，化学方法转而在医药和冶金方面得到了正当发挥。在欧洲文艺复兴时期，出版了医学有关的化学书籍，第一次有了“化学”这个名词，英文“chemistry”起源于“alchemy”即炼金术，“chemist”至今还保留着两个相关的含义——“化学家和药剂师”。

（3）燃素化学时期　公元 1650 年至 1775 年。1661 年，英国化学家波义耳（Boyle）提出了科学的元素定义；1669 年，德国化学家贝歇尔（Johann Joachim Becher）在《土质物理》一书中提出，燃烧是一种分解过程；贝歇尔的学生德国化学家施塔尔（Georg Ernst Stahl）于 1703 年提出了燃素说（the phlogiston theory），认为燃烧是释放燃素的过程。借助燃素学说的验证过程，发现了多种气体的存在，化学家们积累了更多关于物质转化的新知识，提出化学反应是一种物质转化为另外一种物质的过程；1756 年，俄国化学家罗蒙诺索夫（Lomonosov）通过实验总结规律：在化学变化中物质的质量是守恒的。

（4）定量化学时期即近代化学的发展时期　1775 年到 19 世纪末。1775 年前后，法国化学家拉瓦锡（Lavoisier）通过定量化学实验阐述了燃烧的氧化学说，推翻了燃素说，确立质量守恒定律，拉瓦锡因此被誉为“近代化学之父”。1791 年，法国医生吕布兰（Leblanc）首先获得制碱专利，标志着化学工业诞生，实验室技术向规模化生产过渡。1803 年，英国化学家道尔顿（Dalton）提出近代原子学说；1811 年，意大利科学家阿伏伽德罗（Avogadro）完善分子假说，为物质结构理论奠定基础。1869 年，俄国化学家门捷列夫（Mendeleyev）

发现元素周期律，形成了比较完整的无机化学理论体系；19 世纪 30 年代德国化学家利比希（Liebig）和同事维勒（Wöhler）发展了有机结构理论，确立了碳的四面体结构和苯的六元环结构。分子量的测定和物质成分的分析促进了分析化学的发展，物理学技术和方法的发展建立了物理化学理论，因此化学在发展中逐渐形成了无机化学、有机化学、分析化学和物理化学四大分支，化学正式走上了系统发展之路。

（5）现代化学时期 从 20 世纪初开始，化学与其他学科相互渗透，既高度分化又高度综合。20 世纪初，物理测试手段不断涌现，促进了溶液理论、物质结构、催化剂等领域的发展，尤其是鲍林（Pauling）运用量子力学解释化学键本质，推动了物理化学、结构化学的发展。化学产生了新的化学分支，如量子化学、高分子化学、生物化学等；同时，化学与其他学科相互交叉和渗透。比如，1953 年沃森（Watson）和克里克（Crick）提出 DNA 双螺旋结构解析；1974 年，美国孟山都公司威廉 • 诺尔斯（William S.Knowles）等开发出高选择性的催化剂，在合成反应中选择性地催化左旋多巴的生成，使产物几乎不含右旋多巴，这一成果使左旋多巴成为治疗帕金森病的首选药物。这些成果使化学深度融入生命科学、环境工程等各个领域，正如诺贝尔化学奖获得者英国化学家克罗托（Kroto）所说“正是因为 21 世纪是生命科学和信息科学的世纪，所以化学才更为重要”。

二、化学发展史上的中国第一

中国在化学发展史上创造了诸多开创性成就，深刻影响了人类文明进程。

（一）古代主要的化学成就

（1）造纸术的发明与推广 公元前 100 年中国发明造纸术，东汉蔡伦于公元 105 年改进推广，早于欧洲羊皮抄书时代千年。

（2）黑火药的记载与应用 唐代孙思邈在《丹经内伏硫黄法》中首次系统记载火药配方（硝酸钾、硫黄、木炭），13 世纪传入阿拉伯，14 世纪传入欧洲。

（3）湿法冶金技术（胆水浸铜法） 公元前 2000 年中国已会熔铸红铜；公元前 1700 年中国已经开始冶铸青铜；公元 900 多年我国的胆水浸铜法是世界上最早的湿法冶金技术（置换法）。

（4）氧气的发现 唐朝茅华于公元 800 年发现氧气，比英国的普里斯特利（Priestley）（1774 年发现）和瑞典的舍勒（Scheele）早约 1000 年。

（5）漆器制作与天然漆使用 公元前 8000 ～公元前 6000 年中国已制造陶器；我国是世界上最早发现漆料和制作漆器的国家，相关技艺约有 7000 年历史。

（6）原子概念的提出 战国时期墨翟提出“端”的概念，认为物质存在不可分割的最小单位，这与古希腊原子论同期。

（7）磷自燃现象的记录 西汉刘安在《淮南子》中记载“久血为磷”，比德国布朗特（Brandt）发现磷早 1000 余年。

（8）炼丹术与化学著作 东汉魏伯阳的《周易参同契》和晋代葛洪的《抱朴子》系统记载了汞、铅等元素的化学反应，为早期化学实验奠定基础。

（二）近现代化学突破

（1）侯氏制碱法 侯德榜于 20 世纪创立“侯氏制碱法”，1939 年完成了世界上第一部纯碱工业专著《纯碱制造》，打破西方垄断，推动中国纯碱工业自立。

（2）黄鸣龙反应　即沃尔夫 - 凯惜纳 - 黄鸣龙（Wolff-Kishner-Huang Minlon）反应。黄鸣龙改良 Wolff-Kishner 还原反应，成为有机化学中唯一以中国人命名的经典反应。

（3）合成氨工业的建立　1937 年永利化学公司建成中国首座合成氨联合化工企业，标志民族化工的重大突破。

（4）稀土化学与量子化学奠基　徐光宪开创稀土分离技术，使中国成为稀土大国；唐敖庆、卢嘉锡分别在量子化学和结构化学领域奠定学科基础。

（5）“合成生命功能分子”的新纪元　1965 年，我国在世界上第一个用人工方法合成活性蛋白质——结晶牛胰岛素。

（6）自主化工技术里程碑　2006 年烟台万华成功研发万吨级 MDI 装置，甲醇制烯烃（DMTO）技术实现世界首套工业化应用。万华化学于 2024 年 6 月投产全球首套 20 万吨 / 年自主研发聚烯烃弹性体（POE）装置，打破国外垄断，产品应用于光伏胶膜和汽车高端材料领域。沧州大化 2024 年 11 月成功试产全球首个高硅含量共聚聚碳酸酯（PC）（硅含量达 20%），填补耐低温、高阻燃特种材料空白，产品可适配新能源与医疗器械。

三、化学与医学的关系

现代医学的发展更凸显化学的中心地位——纳米药物借界面化学实现靶向输送，造影剂通过配位化学增强影像诊断，生物传感器依赖电化学转化捕捉病理信号。化学不仅为医学提供解析疾病的“分子透镜”，更赋予生命改造的“合成工具”。在人工智能与合成生物学崛起的今天，医用化学的核心使命从未改变：以原子、分子为语言，书写人类探索健康与生命的永恒篇章。

1. 化学是药物开发与合成的基石

在人工合成生物活性分子方面，化学合成技术直接推动了药物的规模化生产。例如，1965 年中国科学家首次通过化学方法成功合成具有生物活性的结晶牛胰岛素，开创了人工合成蛋白质的先河，为糖尿病治疗提供了重要药物来源。这一成果不仅验证了化学手段可精准构建复杂生物分子，更为后续多肽药物研发奠定方法论基础。

在药物纯化与结构优化方面，化学方法在药物提纯和分子修饰中发挥核心作用，通过化学合成与纯化技术，显著提升了药物纯度与稳定性，确保其临床疗效与安全性。例如，在小核酸药物开发中，采用变性反相色谱去除合成副产物（如短链片段），提升药物纯度至 99% 以上；青霉素粗品经多次重结晶后，纯度可从 70% 提升至药用级标准（>98%）。类似技术广泛应用于抗生素、疫苗等现代药物的工业化生产。

2. 化学实现了对疾病机制的分子解析

化学手段揭示了疾病相关的分子机制，例如，在肥胖与糖尿病研究中，冷冻电镜（Cryo-EM）和受体配体复合物结构解析法首次明确甲酰肽受体 2（FPR2）为代谢调控关键靶点，为开发小分子拮抗剂提供结构模板。顺铂（cisplatin）用于肿瘤治疗研究中，配位化学和 X 射线晶体学探明了顺铂 -DNA 复合物结构，阐述了其抗肿瘤机制，为第二代铂类药物（如奥沙利铂）成功引入环己烷二胺配体，降低耐药性并扩大适应证奠定基础。

化学为疾病诊治靶点的发现与药物设计提供基础。例如，在核医学诊疗中，靶向 PSMA

（前列腺特异性膜抗原）探针可以实现体内靶标分布的可视化，使前列腺癌微转移灶的检测灵敏度达到纳摩尔级。这种结构生物学方法已成为抗肿瘤、抗病毒药物研发的核心工具，为精准治疗策略奠定理论基础。

3. 化学为诊断与治疗的交叉创新提供支撑

诊断试剂以化学为基础，化学标记技术（如荧光探针、放射性同位素标记）极大提升了医学检测灵敏度。例如，胰岛素类似物的放射性标记可用于研究体内代谢动力学，辅助糖尿病分型诊断。新型治疗手段以化学为支撑，化学材料科学推动了医疗技术的进步。纳米载药系统、可降解生物材料等化学合成产物，显著提高了药物靶向性并减少了副作用。此外，抗血小板聚集药物的研发直接受益于对胰岛素抗血栓机制的化学解析。

4. 化学为公共卫生与疾病防控提供关键技术手段

化学合成与修饰技术显著提升了疾病预防、监测与治疗效率。例如，含氯消毒剂（如次氯酸钠）通过释放活性氯破坏病原体的蛋白质与核酸结构，可用于公共场所消毒，有效阻断病毒传播链。在疫苗研发中，化学修饰的脂质纳米颗粒（如聚乙二醇化）作为 mRNA 疫苗的递送载体，通过稳定核酸并增强细胞摄取效率，加速了疫苗的研发与大规模应用。此外，化学分析方法（如荧光探针与色谱技术）用于检测水体中的重金属污染物（如砷、铅），通过精准识别污染物浓度，指导饮用水安全治理，预防慢性中毒与癌症风险。

四、医用化学的内容与学习方法

医用化学（medical chemistry）是化学与医学结合的交叉学科，主要研究化学在医学领域中的基础理论和应用问题，为医学研究提供了理论基础和实践指导，是世界各国医学教育中重要的必修基础课。

医用化学的主要内容是根据医学专业的特点及需求选定的，主要包括化学基本理论、物质结构与性质及其分析方法和应用实例、化学基本实验等，为医学专业学生提供相关的化学基础知识、基本理论和基本技能，为后续课程尤其是生物化学课程和分子生物学课程的学习打下扎实的基础；同时培养严谨、科学的实验态度；进而提高分析问题和解决问题的能力。我国著名化学家戴安邦指出：“全面的化学教育要求既传授化学知识与技能，又训练科学思维和方法，还培养科学精神和品德。” 因此，要学好医用化学要从基础巩固、实践强化、视野拓展等多方面入手。

1. 构建化学基础知识体系

医用化学的根基在于普通化学的核心概念，例如原子结构、化学键理论、溶液浓度计算等。建议通过系统梳理元素周期表规律，理解不同物质的化学性质差异；利用思维导图归纳酸碱反应、氧化还原反应等基本原理的适用场景。对于易混淆知识点（如共价键与离子键的区别），可通过对比表格辅助记忆。同时，定期完成章节习题巩固理论，结合配套练习题进行针对性训练；建立分类错题档案，区分概念性错误与计算失误。

2. 对接医学场景侧重学习

在掌握基础后，需重点突破与医学高度相关的模块。例如：生物大分子学习，着重理解蛋白质变性与疾病的关系、血红蛋白携氧机制等临床相关原理；临床检验化学知识，学习血液 pH 值、电解质浓度等指标的检测原理及异常值的病理意义。结合《生物化学》《临床检验基础》等医学教材，建立化学知识与医疗实践的联系。

3. 注重实验能力的提高

从基础滴定实验到血清葡萄糖含量测定，分阶段提升实操水平。初级阶段重点训练移液管、分光光度计等仪器的规范操作；进阶阶段可设计综合性实验，例如通过薄层色谱法分离药物成分并计算相关数据。重视实验报告的实验结果处理与分析，培养用化学原理解释异常现象的能力。

4. 多维度的知识拓展渠道

关注 *Journal of Medicinal Chemistry* 等期刊的最新研究，了解靶向药物设计的前沿技术；通过中国大学 MOOC 等平台学习优质课程；参加各种学术会议，收集涉及化学物质与医学联系的相关资料，建立跨学科思维；加入化学学习小组进行 PBL（问题导向学习）。

拓展阅读

中医药学与化学

中医是中华文明极其光辉灿烂的一颗明珠。有关中医的起源极早，难以追溯其确切源头。中医最早、最完善、最权威的经典是《黄帝内经》，其中“五行学说”相生相克与化学反应及平衡密切相关，如木生火隐喻有机物燃烧释放能量的热力学自发过程；水克火对应灭火原理中降低温度或隔绝氧气的链式反应终止机制。酸味（木）药物多含有机酸成分（如乌梅含柠檬酸），通过调节 pH 影响细胞膜通透性，体现“酸入肝”的化学物质基础；苦味（火）草药常含生物碱（如黄连中的小檗碱），其抗菌作用是“火性炎上”清热的传统认知的实验证据。中医药学包含着中华民族几千年的健康养生实践经验，运用现代化学的基本理论和方法研究传统中医药，揭示其物质基础与作用机制，加快中医药走向世界，是我们肩负的历史使命。

学习小结

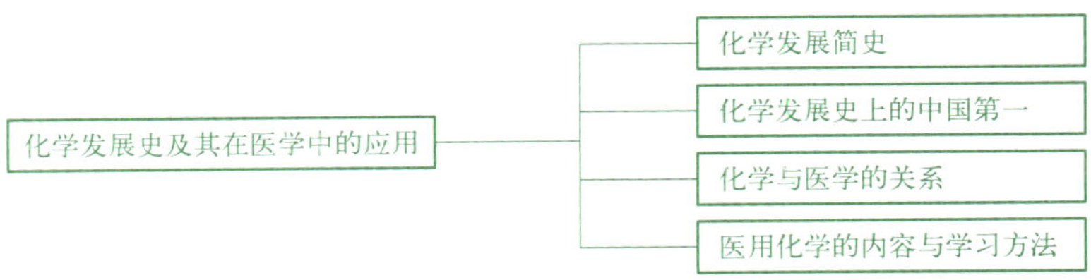

第一篇
化学基本原理

第一章

溶液浓度与渗透压

学习目标

（1）了解溶液的组成标度，掌握溶液组成量度的换算以及溶液配制方法。
（2）理解渗透压产生的原因，掌握溶液的渗透压与浓度及温度的关系。
（3）了解渗透压在医学及人体生理方面的意义。

溶液（solution）属于一种或几种物质分散在另一种物质中所形成的均匀、稳定、透明的分散系。溶液与人类的生产活动、科学实验以及生命过程关系十分密切。临床上许多药物需要配制成溶液使用，青霉素 G 通常使用粉针剂型，注射前临时配制成注射液。人体内的液体由水及溶解在水中的无机盐、有机物构成，统称为体液，对维持生命活动、输送营养物质、排出废物等至关重要。水作为介质，没有水就没有生命。

第一节　溶液的组成量度

溶液是由溶质（solute）和溶剂（solvent）组成的。溶液的组成量度是指一定量的溶液或溶剂中所含溶质的量。溶液中溶质和溶剂的相对含量将影响到溶液的性质。临床上给患者输液或用药时，必须规定药液的量度和用量。药物浓度过高或输液速度过快可能导致心脏负荷过重、电解质紊乱等。

一、组成量度的表示方法

物质的量（amount of substance）是表示组成物质的基本单元数目多少的物理量，用符号 n 表示，其单位是摩尔，符号为 mol。若某物质中所含基本结构单元数目与 0.012kg ^{12}C 的原子数目相等，则该物质的物质的量为 1mol。0.012kg ^{12}C 所含的碳原子数目（6.02×10^{23} 个）称为阿伏伽德罗常数（Avogadro constant，N_A）。需要注意的是，使用物质的量及其单位时，必须同时指明基本单元。基本单元可以是原子、分子、离子、电子及其他粒子，或是这些粒子的特定组合。

1. 物质的量浓度

物质的量浓度（amount-of-substance concentration）定义为溶质 B 的物质的量（n_B）除以溶液的体积（V），符号为 c_B 或 c（B）。

$$c_B=n_B/V \tag{1-1}$$

式中，n_B 为溶质 B 的物质的量；V 为溶液的体积。物质的量浓度的国际单位是 $mol \cdot m^{-3}$，常用单位是 $mol \cdot L^{-1}$。医学和药学上也常用 $mmol \cdot L^{-1}$、$\mu mol \cdot L^{-1}$ 等。在说明某物质的 c_B 时，需要指明基本单元。例如，某硫酸钠溶液，Na_2SO_4 的物质的量浓度 $c(Na_2SO_4)=0.1mol \cdot L^{-1}$；该溶液也可以用 $1/2Na_2SO_4$ 表达，如 $c(1/2Na_2SO_4)=0.2mol \cdot L^{-1}$ 等。括号中的符号表示物质的基本单元。

2. 质量浓度

质量浓度（mass concentration）定义为溶液中某溶质 B 的质量除以溶液的体积（V），称为该物质的质量浓度。符号为 ρ_B 或 ρ（B）。

$$\rho_B=m_B/V \tag{1-2}$$

式中，m_B 为该溶质的质量；V 为溶液的体积。ρ_B 的国际单位为 $kg \cdot m^{-3}$，常用单位为 $g \cdot L^{-1}$、$mg \cdot L^{-1}$ 或 $\mu g \cdot L^{-1}$ 等。医学上常用的生理盐水，其质量浓度为 $9g \cdot L^{-1}$。

3. 质量摩尔浓度

质量摩尔浓度（molality）定义为溶液中某溶质 B 的物质的量除以溶剂的质量（m_A），称为该溶质的质量摩尔浓度。符号为 b_B 或 b（B）。

$$b_B=n_B/m_A \tag{1-3}$$

式中，m_A 为该溶剂的质量；n_B 是溶质 B 的物质的量。b_B 的单位为 $mol \cdot kg^{-1}$。

质量摩尔浓度的优点是其数值不受温度的影响。对于极稀的水溶液来说，物质的量浓度与质量摩尔浓度的数值几乎相等。

4. 摩尔分数

摩尔分数（mole fraction）定义为某物质 B 的物质的量与混合物（溶液）总的物质的量之比。用符号 x_B 或 x（B）表示，量纲为 1。

$$x_B=n_B/n \tag{1-4}$$

5. 质量分数

质量分数（mass fraction）定义为溶质的质量与溶液的质量之比。用符号 w_B 或 w（B）表示，量纲为 1。

$$w_B=m_B/m \tag{1-5}$$

例如，市面上销售的浓硫酸，其质量分数为 98%。

6. 体积分数

体积分数（volume fraction）定义为同温同压下，溶液中某溶质 B 的体积除以各组分的体积之和，称为该溶质的体积分数。用符号 φ_B 或 φ（B）表示，量纲为 1。

$$\varphi_B=V_B/V \tag{1-6}$$

医学上常用体积分数表示溶质与液体溶液的组成，如消毒酒精（乙醇）的体积分数为 0.75。

二、溶液组成量度的换算

在实际工作中经常需要进行不同溶液组成表示方法之间的换算。在充分理解各种溶液组成量度定义的基础上，可以顺利地进行换算。换算中，如果涉及质量与体积间的转换，必须以溶液的密度为桥梁才能实现换算；如果涉及质量与物质的量间的转换，必须以溶质摩尔质量为桥梁才能进行换算。

1. 物质的量浓度与质量浓度之间的换算

物质 B 的物质的量 $n_B=m_B/M_B$

$$c_B=n_B/V=(m_B/M_B)/V=(m_B/V)/M_B=\rho_B/M_B \qquad (1\text{-}7)$$

2. 物质的量浓度与质量分数之间的换算

物质 B 的物质的量 $n_B=m_B/M_B$，溶液的体积 $V=m$（溶液的质量）$/\rho$（溶液的密度）

$$c_B=n_B/V=(m_B/M_B)/(m/\rho)=(m_B/m)(\rho/M_B)=w_B\rho/M_B \qquad (1\text{-}8)$$

［例 1-1］ 市售浓硫酸密度为 $1.84kg\cdot L^{-1}$，H_2SO_4 的质量分数为 0.98，计算 H_2SO_4 的物质的量浓度、质量浓度、质量摩尔浓度。

解

$$c_{H_2SO_4}=w_B\frac{\rho}{M_B}=\frac{1.84\times0.98\times1000}{98}=18.4(mol\cdot L^{-1})$$

$$\rho_B=c_BM_B=18.4\times98=1.80\times10^3(g\cdot L^{-1})$$

$$b_B=\frac{n_B}{m_A}=\frac{1.84\times10^3\times0.98/98}{1.84\times(1-98\%)}=500(mol\cdot kg^{-1})$$

三、溶液的配制

配制一定组成量度的溶液，可用纯物质加入溶剂直接配制，也可通过溶液的稀释或混合完成。无论用哪一种方法，都应遵守“配制前后溶质的量不变”的原则。

$$c_1V_1=c_2V_2 \qquad (1\text{-}9)$$

式中，c_1、c_2 分别为溶液稀释前后的组成量度；V_1、V_2 为稀释前后的体积。

稀释时遇到溶液的组成量度为质量分数，需乘以密度，将体积换算成质量。

$$w_1V_1\rho_1=w_2V_2\rho_2 \qquad (1\text{-}10)$$

1. 一定质量溶液的配制

称取一定质量的溶质和一定质量的溶剂，混合均匀即可得到溶液。一般用质量分数、质量摩尔浓度和摩尔分数表示溶液的组成时采用这种配制方法较方便。

例如：配制 500g $w_B=0.09$ 的 NaCl 溶液。

配制方法：称量 45g 干燥的 NaCl 和 455g H_2O，混合均匀即得。

2. 一定体积溶液的配制

将一定质量（或体积）的溶质与适量的溶剂混合，完全溶解后，再加溶剂至所需体积，搅拌均匀即可。一般用物质的量浓度、质量浓度和体积分数表示溶液的组成时采用该法配制较方便。

例如：配制 9g·L^{-1} NaCl 的溶液 100mL 。

配制方法：称取 0.9g 干燥 NaCl 于烧杯中，加少量水溶解后，转移至 100mL 量筒内，加水冲洗烧杯 2 ～ 3 次，冲洗液也全部转移至量筒内。最后加水至 100mL 刻度线，搅拌均匀即可。

第二节　溶液的渗透压

渗透作用（osmosis）是自然界的一种普遍现象，在生物体内具有广泛的应用，特别是在医学领域具有多维度应用价值。

一、渗透压的基本概念

如图 1-1（a）所示，在容器的左边放入纯水，右边放入蔗糖溶液，中间用半透膜隔开。半透膜是一种只允许溶剂分子自由透过而不允许溶质分子自由透过的膜状物质，如细胞膜、动物肠衣、羊皮纸等都属于半透膜。开始时，膜两侧的液面高度相等，经一段时间后，蔗糖溶液液面上升，纯水液面下降。这是由于膜两侧单位体积内溶剂分子数不等，纯溶剂中单位体积内的溶剂分子数大于蔗糖溶液，单位时间内由纯溶剂进入溶液的溶剂分子数要比由溶液进入纯溶剂的多，结果是溶液一侧的液面升高。这种溶剂分子通过半透膜由纯溶剂向溶液或从稀溶液向浓溶液的净迁移现象称为渗透。随着液面的升高，静液压随之增加，当静液压增大到一定值时，单位时间内膜两侧透过的溶剂分子数相等，渗透作用达到平衡状态。如图 1-1（b）所示。渗透平衡时，半透膜两边的静压力差称为渗透压（osmotic pressure）。渗透压的符号为 Π，单位为 Pa 或 kPa。

如果在初始状态时对蔗糖溶液施加同样大的外压，就可阻止渗透的进行。如图 1-1（c）所示。因此，渗透压是阻止渗透作用进行所施加于溶液的最小外压。显然，溶液浓度越大，其渗透压越大。若半透膜两边是不同浓度的溶液，也可发生渗透现象。

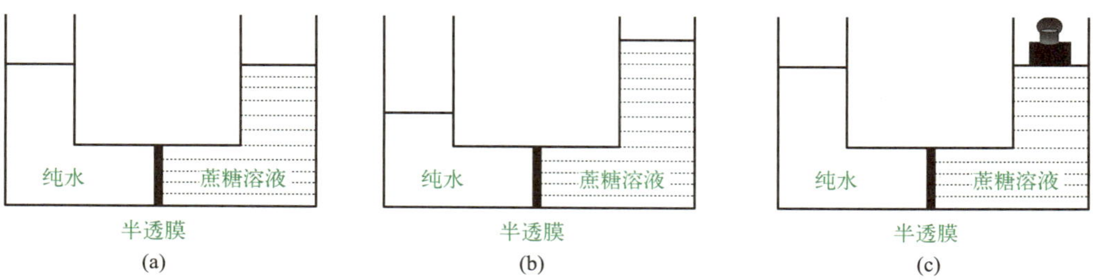

图 1-1　渗透和渗透压示意图

渗透现象的产生必须具备两个条件：有半透膜存在；半透膜两侧单位体积内溶剂的分子数不相等（存在溶液的浓度差）。渗透的方向总是趋向于缩小溶液的浓度差，即溶剂分子从纯溶剂向溶液或从稀溶液向浓溶液迁移。

如果溶液上方施加的压力大于溶液的渗透压，溶剂将从溶液向纯溶剂的一侧流动或从浓溶液向稀溶液流动。这种使渗透作用逆向进行的过程称为反渗透（reverse osmosis）。反渗透可用于海水的淡化、废水的净化或常温下对药物溶液的浓缩。

二、渗透压的影响因素

实验证明，溶液的渗透压与温度和浓度都有关系。1886年，荷兰物理学家范特霍夫（Van't Hoff）根据实验结果，指出非电解质稀溶液的渗透压与溶液的浓度和温度的关系为：

$$\Pi V=n_{B}RT \tag{1-11}$$

$$\Pi=c_{B}RT \tag{1-12}$$

Van't Hoff公式中，Π 是渗透压（kPa）；V 是稀溶液的体积（L）；c_B 是溶液的浓度（$mol \cdot L^{-1}$）；T 是热力学温度（K）；n_B 是溶质的物质的量（mol）；R 是摩尔气体常数，其值为 $8.314kPa \cdot L \cdot mol^{-1} \cdot K^{-1}$。

Van't Hoff公式表明，在一定温度下，难挥发非电解质稀溶液的渗透压，与溶液中所含溶质的物质的量浓度成正比，而与溶质的本性无关。

由于非电解质稀溶液的物质的量浓度近似等于其质量摩尔浓度，即 $c_B \approx b_B$，因此公式（1-12）可改成：

$$\Pi \approx b_{B}RT \tag{1-13}$$

需强调指出的是，Van't Hoff公式只适用于难挥发性非电解质的稀溶液。对于强电解质稀溶液，必须在范特霍夫定律中引入校正系数 i，其理论计算值才与实验测定值相符。强电解质稀溶液渗透压公式为：

$$\Pi=ic_{B}RT \approx ib_{B}RT \tag{1-14}$$

渗透压实验是测定溶质摩尔质量的常用方法，尤其适用于高分子化合物，如蛋白质等分子量的测定，比凝固点降低法更灵敏。

$$M_{B}=\frac{m_{B}RT}{\Pi V} \tag{1-15}$$

［例1-2］ 将1.00g血红素溶于水中，配成100mL溶液，在293K时，测得它的渗透压为369.1Pa（37.4mmH_2O柱）。求其物质的量浓度和分子量。

解

$$\Pi = c_{B}RT$$

$$c_{B}=\frac{\Pi}{RT}=\frac{369.1/1000}{8.31\times 293}=1.5\times 10^{-4}(mol \cdot L^{-1})$$

$$M_{B}=\frac{m_{B}RT}{\Pi V}$$

$$M_{B}=\frac{1.00\times 8.314\times 293}{\frac{369.1}{1000}\times\frac{100}{1000}}=6.6\times 10^{4}(g \cdot mol^{-1})$$

三、渗透压的医学意义

（一）渗透浓度

人的体液中既有非电解质（如葡萄糖等），也有电解质（如 NaCl、$CaCl_2$、$NaHCO_3$ 等盐类）。人体体液的渗透压就是由体液中的各物质的量决定的。我们把溶液中能产生渗透效应的各种溶质粒子（分子和离子）称为渗透活性物质。

医学上常用渗透浓度（osmotic concentration）来比较溶液渗透压的大小，即渗透活性物质总的物质的量除以溶液的体积，以符号 c_{os} 表示，单位为 $mol \cdot L^{-1}$ 或 $mmol \cdot L^{-1}$。

（二）等渗、低渗和高渗溶液

渗透压的高低是相对的。通常渗透压相等的两种溶液称为等渗溶液（isotonic solution）。渗透压不等的两种溶液，把渗透压相对较高的溶液叫高渗溶液（hypertonic solution），把渗透压相对较低的溶液叫低渗溶液（hypotonic solution）。

医学上，溶液的等渗、低渗和高渗以血浆的总渗透压为标准。临床上规定血浆总渗透压的正常范围是 280 ～ $320mmol \cdot L^{-1}$。如果处于正常范围，则为等渗溶液，小于 $280mmol \cdot L^{-1}$ 为低渗溶液，大于 $320mmol \cdot L^{-1}$ 为高渗溶液。临床上为患者输液通常输等渗溶液，常用的等渗溶液有 $0.154mol \cdot L^{-1}$ 生理盐水、$0.278mol \cdot L^{-1}$ 葡萄糖溶液等。若大量输入高渗溶液，则红细胞膜内液体的渗透压小于膜外血浆渗透压，红细胞膜内的细胞液向血浆渗透，使红细胞皱缩，出现胞浆分离，皱缩的红细胞互相凝结成团，在小血管内产生栓塞。若大量输入低渗溶液，则红细胞膜内液体的渗透压大于膜外血浆渗透压，血浆中的水分将向红细胞内渗透，使红细胞胀裂，产生溶血现象。

[例 1-3] 计算 $50.0g \cdot L^{-1}$ 的葡萄糖溶液和 $9.0g \cdot L^{-1}$ 生理盐水的渗透浓度。

解　葡萄糖溶液的渗透浓度为：

$$\frac{50.0g}{180g \cdot mol^{-1} \times 1L} = 0.278mol \cdot L^{-1} = 278mmol \cdot L^{-1}$$

生理盐水的毫渗透浓度为：

$$\frac{9.0g}{58.5g \cdot mol^{-1} \times 1L} \times 2 = 0.154mol \cdot L^{-1} \times 2 = 308mmol \cdot L^{-1}$$

由计算结果可知，生理盐水和葡萄糖溶液都是医学上的等渗溶液。

（三）晶体渗透压与胶体渗透压

人体血浆渗透压约为 773kPa，由血浆晶体渗透压和血浆胶体渗透压构成。细胞膜和毛细血管壁通透性不同，因此，晶体渗透压与胶体渗透压表现出不同的生理作用。

1. 晶体渗透压

血浆中的小分子晶体物质（主要是氯化钠，其次是碳酸氢钠和葡萄糖、尿素等）形成的渗透压称为血浆晶体渗透压（crystalloid osmotic pressure），约为 705.6kPa。

血浆晶体渗透压的主要作用是维持细胞内外水盐平衡，在保持细胞正常形态和细胞膜的完整性方面起着重要的作用。细胞膜对膜内、外两侧分子和离子的通透性具有选择性。正常情况下，细胞内外晶体物质的浓度相等，晶体渗透压相等，细胞内、外水的交换保持着动态平衡，细胞形态基本不变。

如果人体缺水，细胞外液中电解质的浓度相对升高，导致晶体渗透压增大。细胞内液的水分子通过细胞膜向外渗透，造成细胞内失水。若大量饮水或静脉输入过多的溶液，细胞外液电解浓度就会降低，晶体渗透压可能减小。这时，细胞外液水分子将透过细胞膜进入细胞内液，严重时可产生水中毒。向高温作业的工人提供含电解质类物质的汽水，就是为了保持细胞外液晶体渗透压的相对恒定，以免影响细胞的形态和功能。

2. 胶体渗透压

血浆中的大分子物质（蛋白质、核酸）形成的渗透压称为胶体渗透压（colloid osmotic pressure），其数值较小，为 2.93 ～ 4.00kPa。

血浆与组织间液中某些成分之间的交换是通过毛细血管进行的。血浆胶体渗透压的主要作用是调节血管内外水分和小分子物质的分布，对组织间液回流进入毛细血管产生压力，维持血浆、组织液之间的液体平衡。在正常情况下，血浆胶体渗透压和其他因素一起使毛细血管内外的水分交换保持动态平衡，维持血浆容量和组织液容量的相对稳定。

如果由于疾病造成血浆蛋白减少，血浆狡体渗透压降低，血浆中的水分子和小分子溶质就会过多地透过毛细血管壁进入组织间液，造成组织间液增多而血液容量降低，这是形成水肿的原因之一。临床上对大面积烧伤或失血过多等原因造成血容量下降的患者进行补液时，考虑到这类患者血浆蛋白损失较多，除补充电解质溶液外，还要输入血浆或右旋糖酐，以恢复血浆的胶体渗透压并增加血容量。

拓展阅读

反渗透技术的应用

反渗透又称逆渗透，是一种以压力差为推动力，从溶液中分离出溶剂的膜分离操作。对膜一侧的料液施加压力，当压力超过它的渗透压时，溶剂会逆着自然渗透的方向作反向渗透。在膜的低压侧得到透过的溶剂，即渗透液；高压侧得到浓缩的溶液，即浓缩液。根据各种物料的不同渗透压，就可以使用大于其渗透压的反渗透压，即反渗透法，达到分离、提取、纯化和浓缩的目的。

1960 年，美国加利福尼亚大学的 Loeb 和 Sourirajan 对醋酸纤维素膜进行改进研究，终于制得了世界上第一张高脱盐率的不对称醋酸纤维素膜，反渗透技术迎来了高速发展期。到目前，该技术已逐步成熟并广泛应用在海水脱盐、废水处理等各种行业中，已成为当今世界水处理领域中的重要手段，尤其在诸如超纯水和纯水制备等领域，反渗透技术凭借高效经济、简单环保的优势占据了不可动摇的主导地位。

当前在制药工程当中反渗透技术应用非常广泛，取得了较好的效果，不管是药物的纯化还是制药废水处理，都需要使用反渗透技术。在制药工程当中，通过反渗透技术可以有效提高药物的纯净度，保证药物的质量，与此同时可以大幅度提升制药生产的效率，控制生产成本，避免制药过程中对环境产生污染。

反渗透膜的性能是影响反渗透过程效率的决定因素，反渗透膜的研制一直是国内外膜领域的研究热点。通过改进膜材料的制备工艺、优化膜结构、提高膜表面的亲水性等方法，反渗透膜的性能得以不断提升。特别是石墨烯、碳纳米管等新型材料展现出优异的水传递行为，成为新型反渗透膜材料的研究热点。同时，随着计算机模拟技术和表征手段的进步，人们对反渗透过程中膜与溶质相互作用的机理的认识也日益深入，为反渗透技术的进一步发展提供了理论基础。

学习小结

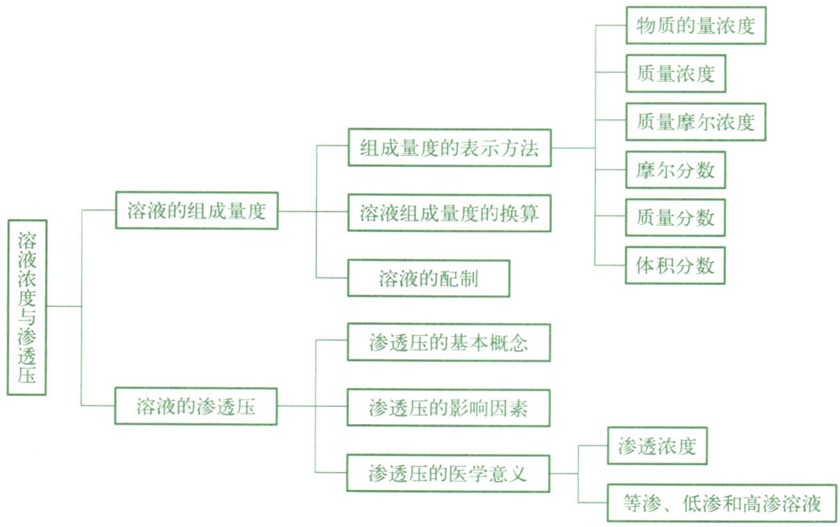

习题

一、选择题

1. 相同温度下，下列溶液中渗透压最大的是（　　）。

A. 0.2mol・L^{-1} 蔗糖（$C_{12}H_{22}O_{11}$）溶液　　B. 50g・L^{-1} 葡萄糖（M_r=180）溶液

C. 9g・L^{-1} 生理盐水　　D. 0.2mol・L^{-1} 乳酸钠（$C_3H_5O_3Na$）溶液

2. 能使红细胞发生皱缩现象的溶液是（　　）。

A. 1g・L^{-1} NaCl 溶液　　B. 12.5g・L^{-1} $NaHCO_3$ 溶液

C. 112g・L^{-1} 乳酸钠（$C_3H_5O_3Na$）溶液　　D. 0.1mol・L^{-1} $CaCl_2$ 溶液

3. 会使红细胞发生溶血现象的溶液是（　　）。

A. 9g・L^{-1} NaCl 溶液　　B. 50g・L^{-1} 葡萄糖溶液

C. 100g・L^{-1} 葡萄糖溶液　　D. 生理盐水和等体积水的混合液

4. 欲使相同温度的两种稀溶液间不发生渗透，应使两溶液（　　）。

A. 质量摩尔浓度相同　　B. 物质的量浓度相同

C. 质量浓度相同　　D. 渗透浓度相同

5. 与血浆相比，（　　）不属于等渗溶液。

A. 90g・L^{-1} NaCl 溶液

B. 50g・L^{-1} 葡萄糖溶液

C. 9g・L^{-1} NaCl 溶液

D. 9g・L^{-1} NaCl 溶液与 50g・L^{-1} 葡萄糖溶液等体积混合液

6. 下列因素中与非电解质溶液的渗透压有关的是（　　）。

A. 溶液的温度　　B. 溶质的本性　　C. 溶液的性质　　D. 溶液的颜色

7. 某患者需补充 0.05mol Na^+，应补生理盐水的体积是（　　）。

A. 300mL　　B. 500mL　　C. 233mL　　D. 325mL

8. 配制 250mL 的 0.1mol・L^{-1} $CuSO_4$ 溶液，需称取 $CuSO_4 \cdot 5H_2O$（　　）克。

A. 4　　B. 6.25　　C. 0.025　　D. 250

9. 某溶液的渗透压为 290mmol・L^{-1}，其溶液对于血浆来说（　　）。

A. 为高渗溶液　　B. 为等渗溶液　　C. 为低渗溶液　　D. 无法比较

10. 下列哪种浓度表示方法与温度有关？（　　）

A. 质量分数　　B. 质量摩尔浓度

C. 物质的量浓度　　D. 摩尔分数

二、简答题

1. 产生渗透现象的原因是什么？

2. 晶体渗透压和胶体渗透压的作用分别是什么？

3. 高温作业的工人容易缺水，需要为其提供含电解质类的汽水，而不是纯水，为什么？

三、计算题

1. 人体眼液的渗透压在 310K 时约为 770kPa。市售的某种眼药水由下列四种物质配制而成：5.00g $ZnSO_4$、17.00g H_3BO_3（硼酸）、0.20g 盐酸小檗碱和 0.008g 盐酸普鲁卡因，溶于水稀释到 1000mL。若设 $ZnSO_4$ 完全解离，硼酸是一元弱酸几乎不解离，小檗碱和普鲁卡因含量少忽略不计，计算 310K 时该眼药水的渗透压是多少？（已知原子量：Zn 65.4，B 10.8）

2. 100mL 水溶液中含有 2.00g 白蛋白，25℃时此溶液的渗透压为 0.717kPa。求白蛋白的分子量。

第二章

电解质溶液与电离平衡

学习目标

（1）掌握电离度的定义，能区分强、弱电解质溶液的差异。
（2）掌握酸碱质子理论的概念，能应用公式计算酸碱溶液 pH 值。
（3）理解溶度积规则，并学会应用溶度积规则进行分步沉淀。
（4）了解同离子效应、盐效应对沉淀溶解平衡的影响。

在水溶液中或熔融状态下能导电的化合物称为电解质（electrolyte），这些化合物的水溶液称为电解质溶液。电解质以离子的形式存在于人的体液中，通过调节细胞膜的通透性，控制水分子和离子的进出，参与并影响着许多关键的生物过程，包括细胞的渗透压、酸碱平衡以及神经信号的传递等。

第一节　酸碱理论

一、酸碱的概念

1. 酸碱电离理论

1887 年，瑞典化学家阿伦尼乌斯（Arrhenius）提出了酸碱电离理论（ionization theory of acid and base）。在水溶液中电离出的阳离子全部是 H^+ 的物质称为酸；电离出的阴离子全部是 OH^- 的物质称为碱。酸碱反应的实质是 H^+ 和 OH^- 相互作用结合成 H_2O 的反应。但该理论把酸、碱都限制在以水为溶剂的体系中，对非水体系和无溶剂体系都不适用，因而具有一定的局限性。

2. 酸碱质子理论

1923 年，丹麦化学家布朗斯特（J.N.Brönsted）和劳里（T.M.Lowry）提出了酸碱质子理论（proton theory of acid and base）。凡能给出质子的物质都是酸，凡能接受质子的物质都是碱。即酸是质子的给予体，碱是质子的接受体。酸给出质子后剩下的部分就是碱，碱接受质子后变为酸。酸和碱不是孤立的，而是相互依存的。通过质子传递而能相互转变的一对酸碱被称为共轭酸碱对（conjugate acid-base pair）。

酸碱半反应为：

$$\text{酸} \rightleftharpoons \text{质子} + \text{碱}$$

$$HCl \rightleftharpoons H^+ + Cl^-$$

$$HAc \rightleftharpoons H^+ + Ac^-$$

$$H_2CO_3 \rightleftharpoons H^+ + HCO_3^-$$

$$HCO_3^- \rightleftharpoons H^+ + CO_3^{2-}$$

$$NH_4^+ \rightleftharpoons H^+ + NH_3$$

$$H_3O^+ \rightleftharpoons H^+ + H_2O$$

$$[Al(H_2O)_6]^{3+} \rightleftharpoons H^+ + [Al(H_2O)_5OH]^{2+}$$

HCl 的共轭碱是 Cl^-，Cl^- 的共轭酸是 HCl，一对共轭酸碱对在化学组成上仅相差一个质子。由上可知：酸和碱可以是分子，也可以是阴离子或阳离子；既能给出质子又能接受质子的物质称为两性物质，如 HCO_3^-、H_2O 等。

二、酸碱反应的实质

由于质子在水溶液中不能单独存在，因此当一种酸在溶液中放出质子时，必须有一种碱接受质子。由此可见，所谓酸与碱的反应，实际上是质子在酸与碱之间的传递反应。

$$HAc(\text{酸}_1) + H_2O(\text{碱}_2) \rightleftharpoons Ac^-(\text{碱}_1) + H_3O^+(\text{酸}_2)$$

$$HAc(\text{酸}_1) + OH^-(\text{碱}_2) = Ac^-(\text{碱}_1) + H_2O(\text{酸}_2)$$

$$H_2O(\text{酸}_1) + Ac^-(\text{碱}_2) \rightleftharpoons OH^-(\text{碱}_1) + HAc(\text{酸}_2)$$

酸碱反应也存在于无溶剂的体系中。

$$HCl(g) + NH_3(g) \longrightarrow Cl^- + NH_4^+$$

酸碱质子理论不仅扩大了酸碱的范围，还可以把酸碱电解作用、中和反应、水解反应等，都看作是质子传递的酸碱反应。在酸碱反应中，存在着争夺质子的过程。其结果必然是较强的酸给出质子转变成其共轭碱——弱碱；较强的碱夺取质子转变成其共轭酸——弱酸。酸碱反应总是由较强的酸和较强的碱作用，向着生成较弱的酸和较弱的碱的方向进行，相互作用的酸和碱越强，反应进行得越完全。

第二节　弱电解质溶液的电离平衡

一、强电解质与弱电解质

电解质（electrolyte）分为强电解质和弱电解质。在水溶液中全部解离成离子的化合物称为强电解质；而弱电解质在水溶液中只能部分解离成离子，大部分以分子形式存在。

$$HCl \longrightarrow H^{+}+Cl^{-}$$

$$HAc \rightleftharpoons H^{+}+Ac^{-}$$

电解质的解离程度可以用电离度（α）来表示。电离度是指在一定温度下，弱电解质达到电离平衡时，已电离的分子数和原有的分子总数之比，亦称解离度。

$$\alpha = \frac{\text{已电离的分子数}}{\text{原有分子总数}} \times 100\% \qquad (2\text{-}1)$$

在相同条件下，弱电解质电离度的大小可以反映出弱电解质电解能力的相对强弱。电离度越小，弱电解质电离能力越弱；相反，电离度越大，弱电解质电离能力越强。影响电离度的因素有弱电解质本身的极性大小、溶液的浓度、温度、溶剂的极性、pH 值以及其他电解质的存在等。应注意，表示电离度时，必须指明溶液的温度和浓度。

二、弱酸弱碱的电离平衡及平衡常数

各种弱酸、弱碱都是弱电解质，在溶液中只能部分电离，存在着电离平衡。从酸碱质子理论来看，弱电解质的电离过程是弱电解质分子与溶剂水分子间的质子传递过程。在水溶液中，酸 HA 与水分子的质子传递反应：

$$HA+H_2O \rightleftharpoons H_3O^{+}+A^{-}$$

当 HA 达到解离平衡状态时，溶液中已解离的各离子浓度幂的乘积与未解离的 HA 分子的浓度幂之比为一常数，称为解离平衡常数（dissociation equilibrium constant），亦称电离平衡常数或电离常数，用 K_i 表示：

$$K_i = \frac{[H_3O^{+}][A^{-}]}{[HA][H_2O]} \qquad (2\text{-}2)$$

在稀溶液中，$[H_2O]$ 看成常数，

$$K_a = \frac{[H_3O^{+}][A^{-}]}{[HA]} \qquad (2\text{-}3)$$

K_a 称为酸电离常数。在一定温度下，K_a 为一定值。K_a 是水溶液中酸强度的量度，表示酸释放质子能力的大小。K_a 越大，酸性越强。

同理，碱 A^{-} 在水溶液中有下列平衡：

$$A^- + H_2O \rightleftharpoons OH^- + HA$$

$$K_b = \frac{[OH^-][HA]}{[A^-]} \quad (2\text{-}4)$$

K_b称为碱电离常数。在一定温度下，K_b 为一定值，K_b 表示碱在水中接受质子能力的大小。K_b 越大，碱性越强。

三、共轭酸碱电离平衡常数的关系

弱酸的 K_a 与其共轭碱的 K_b 之间有确定的对应关系。如酸 HA 的质子传递平衡：

$$HA + H_2O \rightleftharpoons H_3O^+ + A^-$$

$$K_a = \frac{[H_3O^+][A^-]}{[HA]}$$

而其共轭碱 A^- 的质子传递平衡：

$$A^- + H_2O \rightleftharpoons OH^- + HA$$

$$K_b = \frac{[OH^-][HA]}{[A^-]}$$

由于溶液中水的质子自递平衡：

$$H_2O + H_2O \rightleftharpoons H_3O^+ + OH^-$$

$$K_w = [H_3O^+][OH^-] \quad (2\text{-}5)$$

K_w 称为水的离子积。25℃时，$[H^+][OH^-]=K_w=1.00\times10^{-14}$，水的离子积不仅适用于纯水，也适用于所有稀水溶液。

$$K_aK_b = \frac{[H_3O^+][A^-]}{[HA]} \times \frac{[OH^-][HA]}{[A^-]} = [H_3O^+][OH^-] = K_w \quad (2\text{-}6)$$

式（2-6）表示 K_a 和 K_b 是成反比的，说明在共轭酸碱对中，酸的强度越大，其共轭碱的强度越小；碱的强度越大，其共轭酸的强度越小。若已知 K_a，就可以求出其共轭碱的 K_b，反之亦然。

多元弱酸（或多元弱碱）在水中的质子传递反应是分步进行的。例如 H_2CO_3 是二元弱酸，其质子传递是分两步进行的：

$$H_2CO_3 + H_2O \rightleftharpoons H_3O^+ + HCO_3^-$$

$$K_{a1} = \frac{[H_3O^+][HCO_3^-]}{[H_2CO_3]}$$

$$HCO_3^- + H_2O \rightleftharpoons H_3O^+ + CO_3^{2-}$$

$$K_{a2} = \frac{[H_3O^+][CO_3^{2-}]}{[HCO_3^-]}$$

CO_3^{2-} 是二元弱碱，其质子传递分两步进行：

$$CO_3^{2-} + H_2O \rightleftharpoons OH^- + HCO_3^-$$

$$K_{b1}=\frac{[OH^-][HCO_3^-]}{[CO_3^{2-}]}=\frac{K_w}{K_{a2}} \tag{2-7}$$

$$HCO_3^- + H_2O \rightleftharpoons OH^- + H_2CO_3$$

$$K_{b2}=\frac{[OH^-][H_2CO_3]}{[HCO_3^-]}=\frac{K_w}{K_{a1}} \tag{2-8}$$

H_3PO_4、 $H_2PO_4^-$、HPO_4^{2-} 作为酸，共轭碱分别为 $H_2PO_4^-$、HPO_4^{2-}、PO_4^{3-}，质子传递平衡常数的关系为：$K_{a1}\cdot K_{b3}=K_{a2}\cdot K_{b2}=K_{a3}\cdot K_{b1}=K_w$。

四、稀释定律

解离平衡常数和解离度都能反映弱电解质的解离程度，既有联系又有区别。解离平衡常数是化学平衡常数的一种形式，只随温度改变，不随弱电解质的浓度而变化；而解离度是转化率的一种形式，在一定温度下，可随浓度变化。

［例 2-1］ 将 1.00mol · L^{-1} 乙酸溶液稀释至 0.100mol · L^{-1}，计算稀释前后的 $[H_3O^+]$ 和解离度。

解 $$HAc + H_2O \rightleftharpoons H_3O^+ + Ac^-$$

开始	c	0	0
平衡	$c-x$	x	x
	$c(1-\alpha)$	$c\alpha$	$c\alpha$

当 $c > 500K_a$ 时，$\alpha < 0.05$，计算时，$1-\alpha \approx 1$，即 $x=c\alpha$

$$K_a=\frac{[H_3O^+][Ac^-]}{[HAc]}=\frac{c\alpha\cdot c\alpha}{c(1-\alpha)}\approx c\alpha^2$$

$$[H_3O^+]=c\alpha=\sqrt{cK_a}$$

$$\alpha=\sqrt{K_a/c} \tag{2-9}$$

当 c=1.00mol · L^{-1}时， $K_a=1.75\times10^{-5}$，$\alpha=4.18\times10^{-3}$=0.418%，$[H_3O^+]=c\alpha=4.18\times10^{-3}$mol · L^{-1}；

当 c=0.100mol · L^{-1}时， $\alpha=1.32\times10^{-2}$=1.32%，$[H_3O^+]=c\alpha=1.32\times10^{-3}$mol · L^{-1}。

式（2-9）表示电离平衡常数、解离度、溶液浓度之间的定量关系，称为稀释定律（dilution law）。说明：在一定温度下，同一弱电解质的解离度与其浓度的平方根成反比，即溶液越稀，解离度越大；相同浓度时，不同弱电解质的解离度与电离常数的平方根成正比，电离常数越大，解离度也越大。

五、同离子效应和盐效应

弱电解质的质子传递平衡像其他平衡一样，是一个动态平衡。当外界条件改变时，质子传递平衡将发生移动。

在氨水溶液中加入易溶强电解质 NH_4Cl，由于 NH_4Cl 完全电离，溶液中 NH_4^+ 离子浓度增大，使 $NH_3\cdot H_2O$ 的电离平衡向左移动，$[OH^-]$ 减小，所以 $NH_3\cdot H_2O$ 的解离度降低。

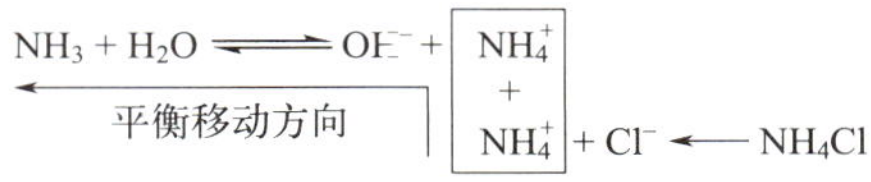

同理，在 HAc 溶液中加入 NaAc，使 HAc 的解离度降低。

这种在弱电解质溶液中，加入与该弱电解质有共同离子的易溶强电解质，使弱电解质的解离度降低的现象称为同离子效应（common ion effect）。

［例 2-2］ 在 $0.10mol \cdot L^{-1}$ HAc 溶液中加入固体 NaAc，使其浓度为 $0.10mol \cdot L^{-1}$（设溶液体积不变），计算溶液的 $[H^+]$ 和解离度。

解

$$HAc + H_2O \rightleftharpoons H_3O^+ + Ac^-$$

平衡时 $0.1-[H^+] \approx 0.1mol \cdot L^{-1}$ 　　$[H^+]$ 　　$0.1+[H^+] \approx 0.1mol \cdot L^{-1}$

根据 $[H^+][Ac^-]/[HAc]=K_a$

$$[H^+]=K_a \cdot [HAc]/[Ac^-]=(1.76\times10^{-5}\times0.10/0.10)mol \cdot L^{-1}$$

$$=1.76\times10^{-5}mol \cdot L^{-1}$$

$$\alpha=[H^+]/[HAc]=1.76\times10^{-5}/0.10$$

$$=1.76\times10^{-4}=0.0176\%$$

$0.10mol \cdot L^{-1}$ HAc 溶液中 $[H^+]$ 的浓度是 $1.3\times10^{-3}mol \cdot L^{-1}$ 解离度是 1.32%；当加入 NaAc 后 $[H^+]$ 下降到 $1.76\times10^{-5}mol \cdot L^{-1}$，解离度下降到 0.0176%。

若在氨水溶液中加入 NaCl 时，由于溶液中的离子浓度增大，则离子强度增大，溶液中离子之间相互牵制作用增强，使氨水的解离度略微增大。

这种在弱电解质溶液中加入与该弱电解质不含相同离子的易溶强电解质，使弱电解质解离度略微增大的作用称为盐效应（salt effect）。

产生同离子效应的同时，必然伴随有盐效应，但稀溶液中盐效应较同离子效应弱得多，所以，在有同离子效应时，盐效应往往不予考虑。

第三节　水溶液的酸碱性及 pH 值计算

一、溶液的 pH 值

不论是在酸性还是碱性溶液中，H^+ 和 OH^- 都是同时存在的，它们相对平衡浓度的乘积在一定温度下是一个常数，即水的离子积（K_w）。在室温下，根据它们的浓度不同，可以判断溶液的酸碱性。

中性溶液：$[H^+]=[OH^-]=1.0\times10^{-7}mol \cdot L^{-1}$

酸性溶液：$[H^+]>1.0\times10^{-7}mol \cdot L^{-1}>[OH^-]$

碱性溶液：$[H^+]<1.0\times10^{-7}mol \cdot L^{-1}<[OH^-]$

当溶液中 $[H^+]$ 很小时，常用 $[H^+]$ 的负对数（符号为 pH）来表示溶液的酸碱性：

$$pH=-\lg[H^+] \tag{2-10}$$

溶液的酸碱性也可用 pOH 表示：

$$pOH=-\lg[OH^-] \tag{2-11}$$

在 298.15K 时，水溶液中 $[H^+][OH^-]=1.00\times10^{-14}$，故有 pH + pOH=14。

当溶液 H^+ 浓度为 1 ～ $10^{-14}mol \cdot L^{-1}$，pH 范围在 0 ～ 14。pH 越小，酸性越强。 如果溶液中的 H^+ 或 OH^- 浓度大于 $1mol \cdot L^{-1}$，可直接用 H^+ 或 OH^- 浓度来表示。

人体的各种体液都有各自的 pH 范围，生物体中的一些生物化学变化，只能在一定 pH 范围内正常进行，各种酶也只有在一定的 pH 范围内才具有活性。

测定溶液 pH 值的方法很多，使用酸度计（也称为 pH 计）可以准确测定溶液的 pH 值。如果只需要知道溶液的大约 pH 值，使用酸碱指示剂或 pH 试纸则比较方便。常用的酸碱指示剂，如：

甲基橙，pH 变色范围：红 3.1 ～ 4.4 黄；

酚酞，pH 变色范围：无色 8.0 ～ 10.0 玫瑰红。

二、弱酸弱碱溶液 pH 值计算

1. 一元弱酸弱碱溶液

一元弱酸水溶液存在 2 种质子传递平衡，以 HAc 为例：

$$HA + H_2O \rightleftharpoons H_3O^+ + A^-$$

$$H_2O + H_2O \rightleftharpoons H_3O^+ + OH^-$$

在误差允许范围内，pH 值的计算可采用近似处理。当 $c_aK_a \geqslant 20K_w$，忽略水的质子自递平衡，只考虑弱酸的质子传递平衡。

$$HAc + H_2O \rightleftharpoons H_3O^+ + Ac^-$$

	HAc	H_3O^+	Ac^-
开始	c_a	0	0
平衡	$c_a-[H^+]$	$[H^+]$	$[Ac^-]=[H^+]$

$$K_a=\frac{[H_3O^+][A^-]}{[HA]}=\frac{[H^+]^2}{c_a-[H^+]}$$

解一元二次方程，得

$$[H^+]=\frac{-K_a+\sqrt{K_a^2+4K_ac_a}}{2} \tag{2-12}$$

如果酸很弱，当 $c_a/K_a \geqslant 500$ 或 $\alpha < 5\%$，已电离的酸极少，$c_a-[H^+] \approx c_a$，则式（2-12）可简写为：

$$[H^+]=\sqrt{K_ac_a} \tag{2-13}$$

当 $c_aK_a \geqslant 20K_w$，$c_a/K_a \geqslant 500$，式（2-13）是求算一元弱酸溶液中 $[H^+]$ 的最简式。

同理，当 $c_bK_b \geqslant 20K_w$，$c_b/K_b \geqslant 500$，计算一元弱碱溶液中 $[OH^-]$ 的最简式为：

$$[OH^-]=\sqrt{K_bc_b} \tag{2-14}$$

［例 2-3］ 计算 $0.10mol \cdot L^{-1}$ NaAc 溶液的 pH 值。已知 HAc 的 $K_a=1.76\times10^{-5}$。

解　因为 HAc−Ac⁻ 为共轭酸碱对，已知 $K_a=1.76\times10^{-5}$，则 $K_b=K_w/K_a=5.68\times10^{-10}$

$c_bK_b>20K_w$，$c_b/K_b=0.1/5.68\times10^{-10}>500$，

$$[OH^-]=\sqrt{K_bc_b}=\sqrt{5.68\times10^{-10}\times0.10}=7.5\times10^{-6}(mol\cdot L^{-1})$$

$$pOH=-lg[OH^-]=-lg(7.5\times10^{-6})=5.12$$

$$pH=14-5.12=8.88$$

多元弱酸溶液，其质子传递是分步进行的，当 $K_{a1}\gg K_{a2}$、一般 $K_{a1}/K_{a2}>10^2$ 时，当作一元弱酸处理。多元弱碱溶液用相同的方法处理。

2. 两性物质溶液

按照酸碱质子理论，既能给出质子，又能接受质子的物质称为两性物质。酸式盐（$NaHCO_3$）、弱酸弱碱盐（NH_4Ac）及氨基酸等都是两性物质。由于其质子传递平衡非常复杂，在计算其 $[H^+]$ 时，进行近似处理，采用最简式。

$$[H^+]=\sqrt{K_aK'_a} \tag{2-15}$$

K_a：两性物质作为酸的电离常数；K'_a：两性物质作为碱时，其共轭酸的电离常数。

对于 HCO_3^- 溶液：$[H^+]=\sqrt{K_{a1}K_{a2}}$。

K_{a1} 和 K_{a2} 分别是 H_2CO_3 的一级和二级电离平衡常数。

对于 NH_4Ac 溶液：$[H^+]=\sqrt{K_aK'_a}$。

K_a 和 K'_a 分别是 NH_4^+ 和 HAc 的电离平衡常数。

第四节　沉淀溶解平衡

一、溶度积常数

按照溶解度的大小，电解质一般分为易溶电解质和难溶电解质两大类。通常把在 298.15K 时溶解度小于 $0.1g\cdot L^{-1}$ 的电解质称为难溶电解质。若溶解的部分全部电离，则这类电解质称为难溶强电解质。

在一定温度下，将难溶强电解质 AgCl 固体与水混合，固体表面上的一些 Ag^+ 和 Cl^- 在水分子的作用下，以水合离子的形式进入水中，这个过程称为溶解（dissolution）。同时，水合离子 Ag^+ 和 Cl^- 在无规则运动中相互碰撞，又会重新回到固体表面，这个过程称为沉淀（precipitation）。

当溶解过程和沉淀过程的速率相等时，体系达到动态平衡，称为沉淀 - 溶解平衡（solubility equilibrium）。此时的溶液称为饱和溶液（saturated solution）。此平衡可表示为：

$$AgCl(s)\underset{沉淀}{\overset{溶解}{\rightleftharpoons}}Ag^+(aq)+Cl^-(aq)$$

平衡常数为：

$$K=\frac{[Ag^+][Cl^-]}{[AgCl(s)]}$$

由于 [AgCl] 是常数，得到 $[Ag^+][Cl^-]=K[AgCl(s)]=K_{sp}$。

K_{sp} 称为溶度积常数（solubility product constant），简称溶度积。

对于 A_aB_b 型难溶强电解质，存在如下平衡：

$$A_aB_b \rightleftharpoons aA^{n+} + bB^{m-}$$

$$K_{sp} = [A^{n+}]^a[B^{m-}]^b \tag{2-16}$$

式（2-16）表明：在温度一定时，难溶强电解质的饱和溶液中，各离子浓度幂的乘积为一常数。

K_{sp} 只与难溶强电解质的本性和温度有关，而与离子浓度无关。

二、溶度积与溶解度的关系

溶度积和溶解度（solubility）都可表示难溶强电解质在水中的溶解能力，它们既有区别又有联系。溶度积（K_{sp}）是沉淀溶解平衡的平衡常数，溶解度（S）是物质溶解形成饱和溶液时的浓度。溶解度通常是以“100g 水中所溶解物质的质量”表示。在讨论沉淀溶解平衡时，为了说明溶度积和溶解度之间的计量关系，溶解度也常用物质的量浓度来表示。

设难溶强电解质 A_aB_b 的溶解度为 S，沉淀溶解达到平衡时：

$$A_aB_b \rightleftharpoons aA^{n+} + bB^{m-}$$

平衡浓度 /(mol · L^{-1})　　　　aS　　bS

$$K_{sp}=[A^{n+}]^a[B^{m-}]^b=(aS)^a \times (bS)^b$$

$$S = \sqrt[a+b]{\frac{K_{sp}}{a^a \times b^b}} \tag{2-17}$$

上述溶度积与溶解度的换算关系必须满足以下条件：

（1）仅适用于离子强度较小，浓度可代替活度的难溶强电解质饱和溶液。

（2）仅适用于溶解后电离出的离子在水溶液中不发生任何化学反应的难溶强电解质，不适用于易水解的难溶电解质。

例如，某些难溶性的硫化物、碳酸盐和磷酸盐的水溶液，不能忽略各阴离子的水解反应。

（3）仅适用于溶解后一步完全电离的难溶强电解质。不适用于难溶弱电解质。

如 $Fe(OH)_3$，在水溶液中分三步电离，[Fe^{3+}] 与 [OH^-] 之比不等于 1∶3。

[例 2-4] 铬酸银在 25℃时的溶度积为 1.12×10^{-12}，计算其溶解度。

解　设 Ag_2CrO_4 的溶解度为 S，溶液中存在如下平衡：

$$Ag_2CrO_4(s) \rightleftharpoons 2Ag^+ + CrO_4^{2-}$$

$$\text{平衡时}\ [Ag^+]=2S(\text{mol} \cdot L^{-1}),\ [CrO_4^{2-}]=S(\text{mol} \cdot L^{-1})$$

$$K_{sp}=[Ag^+]^2[CrO_4^{2-}]=(2S)^2(S)=4S^3=1.12 \times 10^{-12}$$

$$S=6.5 \times 10^{-5}\ \text{mol} \cdot L^{-1}$$

相同类型的难溶电解质，相同温度下可用溶度积的大小判断溶解度的大小；不同类型的难溶电解质，不能直接比较，必须进行计算才能比较其溶解度和溶度积的相对大小。例如，

相同类型，$K_{sp}(AgCl) > K_{sp}(AgI)$，$S(AgCl) > S(AgI)$。

不相同类型，$K_{sp}(AgCl) > K_{sp}(Ag_2CrO_4)$，$S(Ag_2CrO_4) > S(AgCl)$。

三、溶度积规则

根据溶度积常数可以判断沉淀和溶解反应进行的方向。难溶强电解质 A_aB_b 的溶液中，在一定条件下，其离子相对浓度幂的乘积称离子积（ion product），用 Q 表示。

$$Q = c_{A^{n+}}^{a} \times c_{B^{m-}}^{b}$$

K_{sp} 特指难溶强电解质的饱和溶液中，各有关离子相对浓度的幂的乘积，在一定温度下，是一常数。而 Q 是任意情况下，各有关离子相对浓度幂的乘积，在一定温度下，其数值不定。K_{sp} 仅仅是 Q 的一个特例。

在任何给定的溶液中：

当 $Q=K_{sp}$ 时，溶液为饱和溶液，即达到沉淀 - 溶解平衡状态。既无沉淀生成又无沉淀溶解。

当 $Q < K_{sp}$ 时，溶液为不饱和溶液，无沉淀析出；若体系中有固体存在，沉淀物溶解，直至达到新的平衡（饱和）为止。

当 $Q > K_{sp}$ 时，溶液为过饱和溶液，有新沉淀从溶液中析出，直至饱和为止。

上述 Q 与 K_{sp} 的关系及其结论称为溶度积规则（the rule of solubility），是沉淀 - 溶解平衡移动规律的总结，可以用来判断沉淀的生成和溶解，或者沉淀和溶液是否处于平衡状态，是沉淀反应的基本规则。

四、同离子效应和盐效应

1. 同离子效应

在难溶强电解质的饱和溶液中，加入与该电解质含有相同离子的易溶强电解质时，使难溶强电解质的溶解度减小的现象，称为同离子效应（common ion effect）。

例如在 Ag_2CrO_4 的饱和溶液中加入 Na_2CrO_4，使 CrO_4^{2-} 浓度增大，从而引起 Ag_2CrO_4 沉淀溶解平衡向着生成沉淀的方向移动，使 Ag_2CrO_4 的溶解度减小。

[例 2-5] 计算 25 ℃ 时 AgCl 在 0.01mol・L^{-1} NaCl 溶液中的溶解度是多少？已知 $K_{sp}(AgCl)=1.56\times10^{-10}$。

解 设平衡时 AgCl 的溶解度为 S，

$$AgCl(s) \rightleftharpoons Ag^+ + Cl^-$$

平衡时 $\quad S \quad S+0.01 \approx 0.01$

$$[Ag^+] = \frac{K_{sp}(AgCl)}{[Cl^-]} = \frac{1.56\times10^{-10}}{0.01}$$

$$=1.56\times10^{-8}\,mol\cdot L^{-1}$$

AgCl 的溶解度 1.56×10^{-8}mol・L^{-1}。

2. 盐效应

在难溶强电解质的饱和溶液中，加入不含相同离子的易溶强电解质，使难溶强电解质的溶解度略微增大的现象称为盐效应（salt effect）。例如，在 AgCl 的饱和溶液中，加入一定量的 $NaNO_3$ 时，其溶解度比在纯水中更大。

产生盐效应的原因是易溶的强电解质的加入，使溶液的离子强度增加，引起 Ag^+ 和 Cl^- 活度降低，原来已达饱和的溶液变为不饱和，从而使难溶电解质的溶解度增大。

在沉淀中加入含相同离子的强电解质溶液，在产生同离子效应的同时，也会产生盐效应。但盐效应的影响比同离子效应要小得多，这种情况下可忽略盐效应的影响。

五、分步沉淀

如果在溶液中有两种以上的离子都可与同一试剂产生沉淀，则沉淀实际上是分步形成的。首先析出的是离子积最先达到溶度积的化合物，然后根据这个道理逐步析出其他沉淀。这种现象称为分步沉淀（fractional precipitation）。

根据溶度积原理，当 $Q > K_{sp}$ 时，就会产生沉淀，因此只要比较产生沉淀时需要的沉淀剂浓度，就可以确定沉淀的先后次序。

对于相同类型的沉淀剂，当溶液中被沉淀离子浓度相同时，K_{sp} 小的先沉淀；对于不同类型的沉淀，或者说沉淀类型相同但混合溶液中被沉淀离子浓度不同时，不能直接比较 K_{sp} 的大小，必须通过计算。

［例 2-6］ 在含有 $0.010mol \cdot L^{-1}$ I^- 和 $0.010mol \cdot L^{-1}$ Cl^- 的溶液中，滴加 $AgNO_3$ 溶液，计算（1）AgI 和 AgCl 何者先沉淀？（2）当后一种离子开始出现沉淀时，前一种离子的浓度为多少？计算时忽略溶液体积变化。已知 AgI 的 $K_{sp}=1.50\times10^{-16}$，AgCl 的 $K_{sp}=1.56\times10^{-10}$。

解 生成 AgI 沉淀所需 Ag^+ 的最低浓度为

$$[Ag^+]=\frac{K_{sp}}{[I^-]}=\frac{1.50\times10^{-16}}{0.010}=1.50\times10^{-14}(mol \cdot L^{-1})$$

生成 AgCl 沉淀所需 Ag^+ 的最低浓度为

$$[Ag^+]=\frac{K_{sp}}{[Cl^-]}=\frac{1.56\times10^{-10}}{0.010}=1.56\times10^{-8}(mol \cdot L^{-1})$$

沉淀 I^- 离子所需的 $[Ag^+]$ 要比沉淀 Cl^- 所需的 $[Ag^+]$ 低得多，所以 AgI 沉淀首先析出。

开始析出 AgCl 时，溶液中剩余 I^- 的浓度为：

$$[I^-]=\frac{K_{sp}(AgI)}{[Ag^+]}=\frac{1.50\times10^{-16}}{1.56\times10^{-8}}=1.0\times10^{-8}(mol \cdot L^{-1})$$

一般认为，当溶液中某种离子的浓度小于 $1.0\times10^{-5}mol \cdot L^{-1}$ 时，该离子已经沉淀完全。由计算可知，当 AgCl 开始沉淀时，I^- 已经沉淀完全。

拓展阅读

离子交响曲——人体电解质稳态

电解质以离子的形式存在于体液中，通过调节细胞膜的通透性，控制水分和离子的进出，参与并影响着许多关键的生物过程，包括细胞的渗透压、酸碱平衡以及神经信号的传递等。

目前，人体已发现的电解质多达 20 余种，其中比重较大的是钙、磷、钾、硫、钠、氯、镁等，而微量元素则包括铁、锌、硒、钼、氟、铬、钴、碘等。

电解质中的钠离子是细胞外液的主要阳离子，通过渗透压调节细胞内外水分分布，维持体液平衡；钠离子参与神经冲动的传导和肌肉收缩过程，保障肢体活动与反射功能的正常运作；钠通过与碳酸氢盐等阴离子的结合，帮助中和体内代谢产生的酸性物质。

镁离子是人体 600 多种酶的辅助因子，主要存在于线粒体中，其含量在细胞外液中仅次于钠和钙。镁参与神经传导、肌肉收缩和代谢调节，维持心脑血管和神经系统健康。缺乏可导致糖尿病、偏头痛等疾病。

铁离子是血红蛋白和肌红蛋白的核心成分，缺铁会直接导致血红蛋白合成不足，引发缺铁性贫血；铁离子通过调节免疫细胞的分化和功能，增强机体抵抗力。缺铁可能导致免疫功能下降，使身体更易受到细菌和病毒的侵害。

人体的血液中常含有一定量的钙盐，这种钙盐对于肌肉运动至关重要，其含量过低会导致临床上的抽搐症状。此外，在伤口破损时，钙盐也发挥着至关重要的作用，它能促进血液凝固，防止大出血等致命情况的发生。

体液中的电解质（如 HCO_3^-、HPO_4^{2-} 等）及其相应的共轭酸类可组成缓冲对，是维持体液酸碱平衡的重要物质。这一机制能维持血液 pH 值在 7.35 ～ 7.45 的正常范围内，防止酸中毒或碱中毒。

当人体体液中电解质的平衡状态被打破，可能出现肌肉无力、恶心、呕吐、心律不齐、呼吸困难、昏迷、严重休克等电解质紊乱的症状。在日常饮食中，这些电解质广泛存在于食物中。只要饮食均衡，且机体自身具备调节功能，一般不会出现电解质失衡的情况。

学习小结

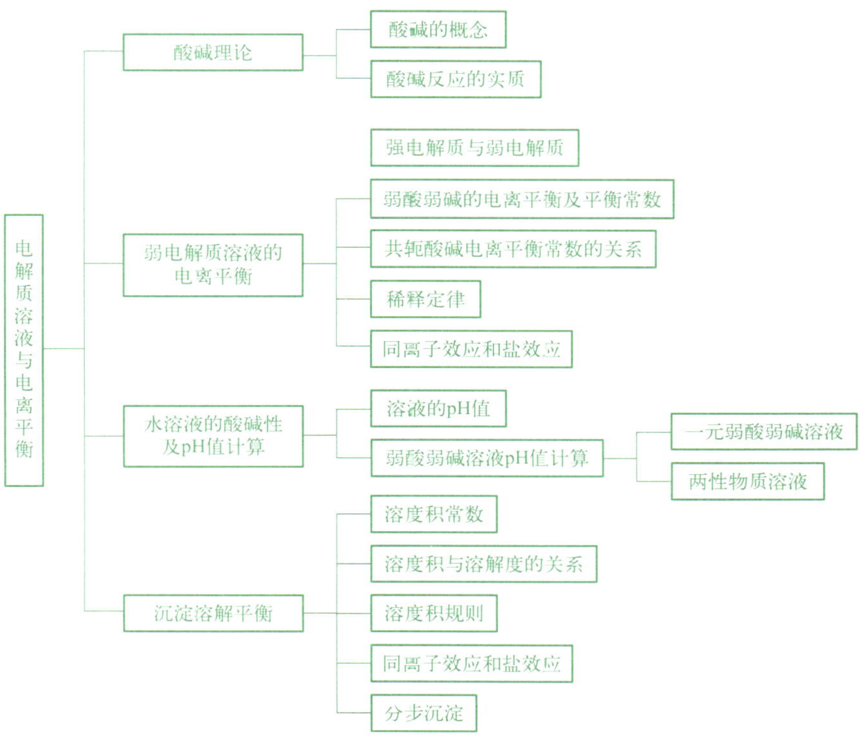

习题

一、选择题

1. 下列物质中，既是质子酸，又是质子碱的是（　　）。

A. OH^-　　B. S^{2-}　　C. HPO_4^{2-}　　D. PO_4^{3-}

2. 下列电解质中，解离度最小的是（　　）。

A. 0.10mol・L^{-1} NaAc　　B. 0.010mol・L^{-1} NH_3・H_2O

C. 0.10mol・L^{-1} HCl　　D. 0.10mol・L^{-1} NH_3・H_2O

3. 共轭酸碱对的电离平衡常数之间的关系式为（　　）。

A. $K_aK_b=K_w$　　B. $K_aK_b=1$　　C. $K_a/K_b=K_w$　　D. $K_b/K_a=K_w$

4. 下列弱电解质溶液中，pH 最大的溶液是（　　）。

A. 0.010mol・L^{-1} NH_3・H_2O　　B. 0.010mol・L^{-1} HAc

C. 0.10mol・L^{-1} HAc　　D. 0.10mol・L^{-1} NH_3・H_2O

5. 在 0.1mol・L^{-1} 的 NH_3・H_2O 溶液中，加入一些 NH_4Cl 固体，则（　　）。

A. NH_3 的 K_b 增大　　B. NH_3 的 K_b 减小　　C. 溶液 pH 增大　　D. 溶液 pH 减小

6. 在纯水中，加入一些酸，其溶液的（　　）。

A. [H^+] 与 [OH^-] 乘积变大　　B. [H^+] 与 [OH^-] 乘积变小

C. [H^+] 与 [OH^-] 乘积不变　　D. [H^+] 等于 [OH^-]

7. 下列关于 K_{sp} 叙述正确的是（　　）。

A. K_{sp} 可由热力学关系得到，因此是热力学平衡常数

B. K_{sp} 表示难溶电解质在水中达到沉淀溶解平衡时，溶液中离子浓度的乘积

C. K_{sp} 只与难溶电解质的本性有关，而与外界条件无关

D. K_{sp} 越大，难溶电解质的溶解度越大

8. 向饱和 $BaSO_4$ 溶液中加水，下列叙述中正确的是（　　）。

A. $BaSO_4$ 的溶解度增大、K_{sp} 不变　　B. $BaSO_4$ 的溶解度、K_{sp} 增大

C. $BaSO_4$ 的溶解度不变、K_{sp} 增大　　D. $BaSO_4$ 的溶解度、K_{sp} 均不变

9. 欲增加 $Mg(OH)_2$ 在水中的溶解度，可采用的方法是（　　）。

A. 增大溶液 pH 值　　B. 加入 2.0mol・L^{-1} NH_4Cl

C. 加入 0.1mol・L^{-1} $MgSO_4$　　D. 加入适量 95% 乙醇

10. 下列有关分步沉淀的叙述，正确的是（　　）。

A. 溶解度小的物质先沉淀　　B. 离子积先达到 K_{sp} 的先沉淀

C. 溶解度大的物质先沉淀　　D. 被沉淀离子浓度大的先沉淀

二、简答题

1. 弱酸 HAc 的浓度增大一倍时，溶液的电离度降低了，但为什么溶液的酸性反而增强？HAc 的浓度稀释一倍时，溶液的电离度增大了，而为什么溶液的酸性却减弱？

2. NaH_2PO_4 在水溶液中呈酸性，Na_2HPO_4 在水溶液中却是呈碱性，为什么？

3. 解释：为什么 $BaSO_4$ 在生理盐水中的溶解度大于其在纯水中的溶解度，而 AgCl 在生理盐水中的溶解度却小于其在纯水中的溶解度。

4. 在含有固体 AgCl 的饱和溶液中，加入下列物质，对 AgCl 的溶解度有什么影响？并

解释原因。

（1）盐酸　（2）$AgNO_3$　（3）KNO_3　（4）氨水　（5）NaCl

三、计算题

1. 在剧烈运动时，肌肉组织中会积累一些乳酸（$CH_3CHOHCOOH$），使人产生疼痛或疲劳的感觉。已知乳酸的 $K_a=1.4\times10^{-4}$，测得某样品的 pH 为 2.45。计算该样品中乳酸的浓度。

2. 已知某二元弱酸 H_2A 的电离常数为 $K_{a1}=1.0\times10^{-4}$，$K_{a2}=1.0\times10^{-7}$，试计算 $0.1mol\cdot L^{-1}$ 的 Na_2A 溶液 pH 值。

3. 大约有 50% 的肾结石由 $Ca_3(PO_4)_2$ 组成。人体每天的正常排尿量为 1.4L，其中约含有 0.10g 的 Ca^{2+}，为使尿中不形成 $Ca_3(PO_4)_2$ 沉淀，其中的 PO_4^{3-} 浓度不得高于多少？已知 $K_{sp}[Ca_3(PO_4)_2]=2.07\times10^{-33}$。

4. 已知 $K_{sp}(Ag_2CrO_4)=1.12\times10^{-12}$，计算 Ag_2CrO_4 在 $0.10mol\cdot L^{-1}$ Na_2CrO_4 溶液中的溶解度，并与 Ag_2CrO_4 在纯水中溶解度进行比较。

5. 混合溶液中含有 $0.010mol\cdot L^{-1}$ 的 Pb^{2+} 和 $0.10mol\cdot L^{-1}$ 的 Ba^{2+}，向溶液中逐滴加入 K_2CrO_4 溶液，何者先沉淀？当第二种沉淀出现时，第一种离子的浓度是多少？能否用 K_2CrO_4 将两者完全分离？已知：$K_{sp}(PbCrO_4)=2.8\times10^{-13}$, $K_{sp}(BaCrO_4)=1.2\times10^{-10}$。

第三章

缓冲溶液及其医学应用

学习目标

（1）了解缓冲溶液的定义、组成及其在医学中的应用，理解缓冲溶液的作用机制。

（2）掌握缓冲溶液 pH 值计算方法；了解缓冲溶液的缓冲容量及缓冲范围。

溶液的 pH 值是影响化学反应的重要因素之一。生物体内的化学反应，往往需要在一定的 pH 条件下才能正常进行。例如细菌培养、生物体内的酶催化反应等。正常人血液的 pH 范围为 7.35 ～ 7.45，超出这个范围，就会出现不同程度的酸中毒或碱中毒症状，严重时可危及生命。在药剂生产上，根据人体的生理状况及药物的稳定性和溶解度等情况，选择适当的缓冲溶液来稳定溶液的 pH。因此，如何控制溶液的 pH，使溶液保持相对稳定，在化学和医药学上都具有重要意义。

第一节　缓冲溶液

一、缓冲溶液的组成

取 50mL 纯水、50mL 0.10mol·L^{-1} NaCl 溶液、50mL 含有等体积 0.10mol HAc 与 0.10mol NaAc 的混合溶液，分别加入等量的浓度为 1mol·L^{-1} 的 HCl 和 NaOH；三种溶液的 pH 变化见表 3-1。

表 3-1　加酸或加碱后溶液 pH 的变化

项目	溶液		
	纯水	0.10mol·L^{-1} NaCl	等体积 0.10mol HAc 与 0.10mol NaAc
溶液本身 pH	7.00	7.00	4.75

续表

项目	溶液		
	纯水	$0.10mol \cdot L^{-1}$ NaCl	等体积 0.10mol HAc 与 0.10mol NaAc
加入 0.05mL HCl 后 pH	3.00	3.00	4.74
加入 0.05mL NaOH 后 pH	11.00	11.00	4.76

数据表明，向三种溶液中加入等量的 HCl 和 NaOH 后，pH 变化是不同的；在纯水中和 NaCl 溶液中加入少量 HCl 和 NaOH 后，pH 值均改变了 4 个单位；而 HAc 和 NaAc 混合溶液的 pH 值几乎不发生变化。像这样能够抵抗外加少量强酸或强碱而保持溶液的 pH 值不发生明显改变的作用叫缓冲作用（buffer action）。具有缓冲作用的溶液叫作缓冲溶液（buffer solution）。若对 HAc 和 NaAc 混合溶液加水作适当稀释，其 pH 值也几乎不变。

一种缓冲溶液，通常必须同时含有两种物质。一种是能够抵抗外加 H^+ 的成分，又叫抗酸成分（anti-acid component）；另一种是能够抵抗外加 OH^- 的成分，又叫抗碱成分（anti-base component）。这两种成分合称为缓冲系（buffer system）或缓冲对（buffer pair）。

按照酸碱质子理论，缓冲系为共轭酸碱对。其中共轭酸为抗碱成分，共轭碱为抗酸成分。例如：弱酸及其对应的盐（H_2CO_3-$NaHCO_3$）、弱碱及其对应的盐（NH_3-NH_4Cl）、多元酸的酸式盐及其对应的次级盐（$NaHCO_3$-Na_2CO_3、NaH_2PO_4-Na_2HPO_4）等。

溶液中进行的许多化学反应，特别是生物体内的化学反应，往往需要在一定的 pH 值条件下才能正常进行。人的体液之所以具有一定的 pH 值，是因为它本身就是缓冲溶液，具有抵抗外来少量强酸或强碱的能力，从而能够稳定溶液的 pH 值，保证人体正常的生理活动。

二、缓冲溶液的缓冲作用原理

缓冲溶液为什么具有抗酸、抗碱、抗稀释的作用？现在以 HAc-NaAc 为例，说明缓冲作用原理。

$$\boxed{HAc} \rightleftharpoons H^+ + \boxed{Ac^-}$$
$$NaAc \longrightarrow Na^+ + \boxed{Ac^-}$$

在 HAc-NaAc 混合溶液中，NaAc 是强电解质，在溶液中完全解离，以 Na^+ 和 Ac^- 的状态存在。HAc 是弱电解质，在水中解离度很小，并且来自 NaAc 的 Ac^- 产生同离子效应，进一步抑制了 HAc 的电离，使 HAc 几乎完全以分子状态存在于溶液中。因此，HAc-Ac^- 混合溶液中存在大量的 HAc 和 Ac^-，二者是共轭酸碱对。

当外加少量强酸时，H^+ 浓度增加，共轭碱 Ac^- 立即接受质子生成 HAc，使 HAc 的电离平衡向左移动，向减少 $[H^+]$ 的方向移动。当达到新的平衡时，H^+ 浓度不会显著增加，溶液 pH 值不会明显下降。Ac^- 在此起抵抗强酸的作用，称之为抗酸成分。

抗酸离子方程式：$Ac^- + H^+ \longrightarrow HAc$。

若加入少量强碱时，$[OH^-]$ 浓度增加，溶液中的抗碱成分 HAc 立即与加入的 OH^- 发生中和反应，结合生成 H_2O，这样引起了 $[H^+]$ 减少，此时溶液中足够浓度的共轭酸 HAc 立即

将质子转移给 H_2O，以补充所消耗的 H^+，使 HAc 电离平衡向右移动。当建立新的平衡时，溶液的 pH 也几乎不变。HAc 在此起抵抗碱的作用，称之为抗碱成分。

抗碱方程式：$HAc+OH^- \longrightarrow Ac^-+H_2O$。

在溶液稍加稀释时，其中［H^+］虽然降低了，但［Ac^-］同时也降低了，同离子效应减弱，促使 HAc 的电解增加，所产生的 H^+ 可维持溶液的 pH 值不发生明显的变化。可见，缓冲溶液中有足够的抗酸成分和抗碱成分，通过缓冲对的质子转移平衡移动来调节溶液的 pH 值。

三、缓冲溶液 pH 值的计算

缓冲溶液的 pH 可根据酸碱质子理论进行推算。

缓冲系 $HB\text{-}B^-$ 组成的缓冲溶液，在水溶液中存在如下质子传递平衡：

$$HB + H_2O \rightleftharpoons H_3O^+ + B^-$$

平衡时：

$$K = \frac{[B^-][H_3O^+]}{[HB][H_2O]}$$

在稀溶液中，［H_2O］可视为常数，HB 达到质子转移平衡时：

$$[H_3O^+] = K_a \frac{[HB]}{[B^-]}$$

等式两边各取负对数：

$$-\lg[H_3O^+] = -\lg K_a - \lg\frac{[HB]}{[B^-]}$$

$$pH = pK_a + \lg\frac{[B^-]}{[HB]} = pK_a + \lg\frac{[共轭碱]}{[共轭酸]} \quad (3\text{-}1)$$

上式为计算缓冲溶液 pH 值的亨德森 - 哈塞尔巴赫（Henderson-Hasselbach）方程式，简称为亨德森方程式。式中 K_a 为缓冲对中共轭酸的电离常数。［HB］和［B^-］分别是缓冲溶液中共轭酸和共轭碱的平衡浓度。

由于缓冲溶液中共轭酸、共轭碱的电解都很少，实际计算时可以近似用 c_a 代替［HB］，c_b 代替［B^-］，则有：

$$pH = pK_a + \lg\frac{[B^-]}{[HB]} = pK_a + \lg\frac{c(B^-)}{c(HB)} \quad (3\text{-}2)$$

设缓冲溶液的体积为 V，有 $c(HB)=n(HB)/V$，$c(B^-)=n(B^-)/V$，所以

$$pH = pK_a + \lg\frac{n(B^-)/V}{n(HB)/V} = pK_a + \lg\frac{n(B^-)}{n(HB)} \quad (3\text{-}3)$$

若使用初始浓度相等、体积为 $V(HB)$ 的弱酸和体积为 $V(B^-)$ 的共轭碱，混合配制缓冲溶液，由于 $c_{初始}(HB)=c_{初始}(B^-)$，而 $n(B^-)=c_{初始}(B^-)\times V(B^-)$，$n(HB)=c_{初始}(HB)\times V(HB)$，代入（3-3）得

$$\mathrm{pH} = \mathrm{p}K_a + \lg\frac{c_{初始}(\mathrm{B}^-)\times V(\mathrm{B}^-)}{c_{初始}(\mathrm{HB})\times V(\mathrm{HB})} = \mathrm{p}K_a + \lg\frac{V(\mathrm{B}^-)}{V(\mathrm{HB})} \tag{3-4}$$

由以上各式可知：

（1）缓冲溶液的 pH 值取决于共轭酸的 $\mathrm{p}K_a$ 值与缓冲系中共轭碱和共轭酸的浓度比值（c_b/c_a），即缓冲比（buffer ratio）。

（2）对于一个给定的缓冲系来说，$\mathrm{p}K_a$ 值是一定的，pH 值取决于缓冲比，如果改变缓冲比，可以在一定范围内配制不同 pH 值的缓冲溶液。

（3）当缓冲比等于 1 时，缓冲溶液的 pH 值和 $\mathrm{p}K_a$ 值相等，即 $\mathrm{pH}=\mathrm{p}K_a$。

（4）适当稀释缓冲溶液时，缓冲比基本不变，缓冲溶液的 pH 值也基本不变。若过分稀释，不能维持缓冲系的足够浓度，缓冲溶液将丧失缓冲能力。

［例 3-1］ 将 $0.10\mathrm{mol\cdot L^{-1}}$ 盐酸溶液 100mL 加入 $0.10\mathrm{mol\cdot L^{-1}}$ 氨水 400mL 中，求混合后溶液的 pH 值？（氨水的 $\mathrm{p}K_b=4.75$）

解 加入的盐酸全部被氨水中和生成 NH_4Cl，混合后的溶液中是 NH_4^+-NH_3 缓冲系，总体积为 500mL。

$$[\mathrm{NH_4^+}] = \frac{100\times 0.10}{100+400} = 0.02(\mathrm{mol\cdot L^{-1}})$$

$$[\mathrm{NH_3}] = \frac{400\times 0.10 - 100\times 0.10}{100+400} = 0.06(\mathrm{mol\cdot L^{-1}})$$

已知 NH_3 的 $\mathrm{p}K_b=4.75$

故，NH_4^+ 的 $\mathrm{p}K_a=\mathrm{p}K_w-\mathrm{p}K_b=14-4.75=9.25$

$$\mathrm{pH} = 9.25 + \lg\frac{0.06}{0.02} = 9.73$$

第二节 缓冲溶液的配制

一、缓冲容量

缓冲溶液的缓冲能力有一定的限度，当加入的强酸或强碱量超过一定量时，缓冲溶液的 pH 值将发生较大的改变。1922 年，范斯莱克（Vanslyke）提出以缓冲容量（buffer capacity）作为衡量缓冲溶液缓冲能力大小的尺度。所谓缓冲容量（β）是指使单位体积缓冲溶液的 pH 值改变 1 个单位，所需加入 H^+ 或 OH^- 的物质的量。用数学式表示为：

$$\beta = \left|\frac{\Delta n}{\Delta \mathrm{pH}}\right| \tag{3-5}$$

其中，Δn 为单位体积缓冲溶液 pH 值改变 ΔpH 时所加入 H^+ 或 OH^- 的物质的量。

从式（3-5）可导出缓冲容量与缓冲溶液总浓度的关系：

$$\beta=2.303\times[HB][B^-]/c_{总} \tag{3-6}$$

实践表明，对于给定的缓冲系，缓冲溶液的缓冲容量主要取决于总浓度和缓冲比两个因素。

（1）总浓度对缓冲容量的影响　对于同一缓冲系，当缓冲比一定时，总浓度（$[HB]+[B^-]$）越大，抗酸成分和抗碱成分越多，缓冲容量越大，缓冲能力就越强；反之，总浓度越小，缓冲容量越小，缓冲能力就越弱。

（2）缓冲比对缓冲容量的影响　对于同一缓冲系，当缓冲溶液的总浓度（$[HB]+[B^-]$）一定时，缓冲比越接近1，缓冲容量越大，缓冲能力就越强；反之，缓冲比越偏离1，缓冲容量越小，缓冲能力就越弱。当缓冲比为1，即$[HB]/[B^-]=1∶1$时，缓冲容量（β）达最大值，此时缓冲溶液的$pH=pK_a$。

二、溶液的缓冲范围

当缓冲溶液的总浓度一定时，弱酸（HB）的浓度与其共轭碱（B^-）的浓度相差越大，缓冲容量就越小，甚至可能失去缓冲作用。当弱酸的浓度与其共轭碱的浓度相差10倍以上，即缓冲比小于0.1或大于10时，缓冲溶液的缓冲能力很小，可以认为没有缓冲作用。因此，只有当缓冲比在0.1～10范围内时，缓冲溶液才能发挥缓冲作用。通常把缓冲溶液能发挥缓冲作用（缓冲比为0.1～10）的pH范围称为缓冲区间。不同缓冲系的缓冲溶液，由于其pK_a值不同，因而有不同的pH缓冲范围。

$$\frac{1}{10}\leqslant\frac{[共轭碱]}{[酸]}\leqslant\frac{10}{1}$$

有效缓冲范围：$pH=pK_a\pm1$或$pOH=pK_b\pm1$。

强酸强碱溶液虽然不属于我们所讨论的缓冲溶液类型，但它们的缓冲能力很强，甚至比普通缓冲溶液的缓冲能力还要强。这是因为强酸中有高浓度的H^+，在强碱中有高浓度的OH^-，当加入少量碱或酸时，不足以明显地改变溶液中$[H^+]$和$[OH^-]$，因而溶液的pH值不会明显改变。

三、缓冲溶液的配制方法

在实际工作中，常要配制一定pH值的缓冲溶液。配制时应按照下列原则进行：

1. 选择适当的缓冲系

为使缓冲溶液具有较大的缓冲容量，欲配制溶液所需的pH值与缓冲系中的弱酸的pK_a相等或者在缓冲系的缓冲范围（$pH=pK_a\pm1$）内。例如，配制pH=5.00的缓冲溶液，可选用HAc-NaAc缓冲系；配制pH=7.30的缓冲溶液，应选用NaH_2PO_4-Na_2HPO_4缓冲系等。

2. 缓冲溶液要有适当的总浓度

为了使缓冲溶液具有足够大的缓冲容量，所配制的缓冲溶液要有一定的总浓度。通常缓冲溶液总浓度在0.05～0.2mol·L^{-1}为宜。

3. 计算所需缓冲系的量

缓冲系确定之后，根据公式计算所需共轭酸及其共轭碱的量或体积。为操作方便，常常使用相同浓度的弱酸及其共轭碱配制缓冲溶液。

4. 校正

由于没有考虑离子强度等因素的影响，计算结果与实测值有差异。因此对 pH 要求精确的实验，还需使用 pH 计，利用加入强酸或强碱的方法，对所配缓冲溶液的 pH 加以校正。

［例 3-2］ 配制 pH=5.10 缓冲溶液 100mL，需要 0.10mol • L^{-1} HAc 溶液和 0.10mol • L^{-1} NaAc 溶液的体积各多少？

解 设需 HAc 溶液的体积为 V_a，NaAc 溶液的体积为 V_b，

$$V_a+V_b=100mL$$

$$V_a=100mL-V_b$$

$$pH=pK_a+\lg(V_b/V_a)=4.75+\lg[V_b/(100mL-V_b)]$$

$$\lg[V_b/(100mL-V_b)]=0.35，V_b/(100mL-V_b)=2.24$$

$$V_b=69mL，V_a=31mL$$

按计算结果，量取 0.10mol • L^{-1} HAc 31mL 和 0.10mol • L^{-1} NaAc 69mL 相混合，即得所需缓冲溶液。

第三节　缓冲溶液在医学上的应用

生物有机体要正常地进行生命活动，首先必须具有一个稳定的内环境，这个内环境包括具有一定 pH 值的各种体液。人体内以酶为催化剂的各种生物化学反应只能在合适的 pH 条件下进行。缓冲溶液可以维持生理和体外环境的酸碱平衡。血液中的碳酸氢盐缓冲系（HCO_3^-/H_2CO_3）等能中和代谢产生的酸或碱，保持血液 pH 稳定在 7.35 ～ 7.45，确保酶活性和细胞正常功能。在药物制剂中，缓冲溶液调节药液 pH，增强稳定性并减少注射刺激；医学检验中用于样本保存（如 PBS 缓冲液）和实验分析（如电泳缓冲液）；治疗上则用于血液透析等设备，模拟生理环境。此外，局部消毒（如醋酸缓冲液）和抗生素溶剂也依赖缓冲系，是医疗实践不可或缺的基础工具。

一、维持生理酸碱平衡

正常人血液的 pH 值保持在 7.35 ～ 7.45 之间。若 pH 值低于 7.35 就会出现酸中毒，严重时可危及生命。相反，血液 pH 值高于 7.45 会造成碱中毒。体内代谢生成或随食物摄入非挥发性酸（也称固定酸，如磷酸、硫酸、乳酸、丙酮酸等）和碱（如柠檬酸盐、乳酸盐、酒石酸盐等）后，机体能够保持 pH 值在一个恒定的范围内，其中体液的缓冲能力起着十分重要的作用。血液中存在着许多缓冲对，在血浆中主要有 H_2CO_3-$NaHCO_3$、NaH_2PO_4-Na_2HPO_4、血浆蛋白 - 血浆蛋白盐等；在红细胞内液中主要有 HHb（血红蛋白）-KHb，$HHbO_2$（氧合血红蛋白）-$KHbO_2$、H_2CO_3-$KHCO_3$、KH_2PO_4-K_2HPO_4 等。

血浆中以 H_2CO_3-HCO_3^- 缓冲系最为重要，在血液中浓度最高，缓冲能力最大，维持血液正常的 pH 值也最重要。因此，临床上常把 HCO_3^- 浓度看作是血液的碱储量，作为一种常规

检查。

正常血浆中，HCO_3^- 浓度平均为 24mmol・L^{-1}，H_2CO_3 浓度可根据血浆二氧化碳分压（p_{CO_2}）及其溶解系数（K）算出。在 37℃时校正后的 H_2CO_3 的 pK_{a1}=6.10，血浆的 pH 为：

$$pH = pK_{a1} + \lg\frac{[HCO_3^-]}{[H_2CO_3]} = pK_{a1} + \lg\frac{[HCO_3^-]}{Kp_{CO_2}}$$

$$pH = 6.10 + \lg\frac{24}{0.030\times 40} = 6.10 + \lg\frac{20}{1} = 7.40$$

在血浆中，H_2CO_3-HCO_3^- 缓冲对存在下列电离平衡：

$$CO_2（溶解）+H_2O \rightleftharpoons H_2CO_3 \rightleftharpoons H^+ + HCO_3^-$$

当酸性较强的非挥发性酸进入血浆，主要由 HCO_3^- 发挥抗酸作用，HCO_3^- 与非挥发性酸电离出的 H_3O^+ 结合生成 H_2CO_3，使上述电离平衡逆向移动，生成的 H_2CO_3 被带到肺部并以 CO_2 的形式排出体外，而损失的 HCO_3^- 则由肾脏的调节得到补充，因此 $c(HCO_3^-)/c(H_2CO_3)$ 比值不变，血浆的 pH 也基本保持恒定。由于血液中的 $NaHCO_3$ 在一定程度上可代表血浆对非挥发性酸的缓冲能力，故习惯上把 $NaHCO_3$ 称为碱储。

当碱性物质加入血液中，血浆中的 H_3O^+ 与碱结合，上述电离平衡正向移动以补充消耗的 H_3O^+，减少的 H_2CO_3 可由肺控制对 CO_2 的呼出量来补偿，HCO_3^- 增多的部分则由肾脏排出体外，从而使血浆的 pH 基本保持恒定。

虽然血浆中的 H_2CO_3-HCO_3^- 缓冲系的缓冲比为 20∶1，已超出体外缓冲溶液的有效缓冲范围 10∶1 ～ 1∶10，但碳酸缓冲系仍然是血液中的重要的缓冲系。这是因为人体是一个敞开系统，HCO_3^- 和 CO_2（aq）浓度的改变可通过肺的呼吸作用和肾脏的生理功能进行补充或调节，使得血浆中的 HCO_3^- 和 CO_2（aq）的浓度保持相对稳定，从而维持血液的 pH 恒定。

二、药物制剂与临床治疗

缓冲溶液可以维持药物的稳定性，调节药物溶液的 pH，防止活性成分降解。例如，维生素 C 注射剂需用 $NaHCO_3$ 将 pH 调至 5.5 ～ 6.0，以减轻注射疼痛并增强稳定性。局部治疗中，醋酸缓冲液（浓度 1% ～ 5%）用于清洗创面或治疗皮肤真菌感染，发挥杀菌保护作用。部分抗生素注射剂中加入维生素 C 或甘氨酸钠作为缓冲剂，减少机体刺激并促进吸收。

三、医学检验与生物实验

在样本处理上，磷酸盐缓冲液（PBS）用于细胞培养、微生物培养、组织切片染色等，以维持稳定的渗透压和 pH 环境；在核酸 / 蛋白分析上，Tris- 盐酸、硼酸盐等缓冲液（如 TAE、TBE）广泛应用于电泳实验，保护 DNA/RNA 结构的完整性并提高分离精度；在免疫检测中，缓冲液稳定反应体系（如 ELISA），能够保障检测结果的准确性。不仅如此，缓冲溶液在血液透析、人工心肺机等医疗设备中用于模拟生理环境，维持治疗过程中的体液平衡。

拓展阅读

酸碱平衡的守护者——缓冲系

人体组织细胞必须处在合适的氢离子浓度范围内，才能完成正常生理活动。在生命活动的组织细胞代谢过程中，体内不可避免地不断生成大量酸性的代谢产物和少量碱性产物，此外，也有相当数量的酸性物质和碱性物质随食物或药物进入体内。但是，正常人体内含有的酸性物质和碱性物质总是保持着一定的数量和比值，体液（一般分为细胞内液、组织间液和血浆）的酸碱性（pH 值）总稳定在一定范围内。人体是如何维持血浆 pH 值相对稳定的？原来，缓冲溶液起了重要作用。体液中存在多种酸碱缓冲系，并且组织间液和细胞内液中的缓冲系与血浆中的缓冲系种类相似。但是，由于组织间液和细胞内液缓冲系的缓冲作用较小，所以，体液的缓冲作用以血液为主。血液是由液态的血浆和具有细胞形态的成分——红细胞、白细胞和血小板组成的，其缓冲系的缓冲作用最为重要。

学习小结

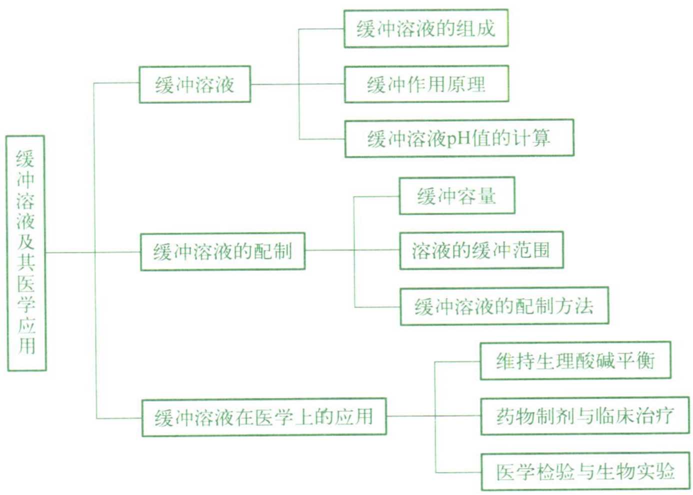

习题

一、选择题

1. 在 HAc-NaAc 组成的缓冲溶液中，如果 [HAc] ＞ [NaAc]，则该缓冲溶液抵抗酸或碱的能力为（　　）。

A. 抗酸能力大于抗碱能力　　B. 抗酸能力小于抗碱能力

C. 抗酸碱能力相同　　D. 无法判断

2. 欲配制 pH=9.0 的缓冲溶液，最好选用下列缓冲系中的（　　）。

A. 邻苯二甲酸（pK_{a1}=2.89；pK_{a2}=5.51）　　B. 甲胺盐酸盐（pK_a=10.63）

C. 甲酸（pK_a=3.75）　　D. 硼酸（pK_a=9.27）

3. 配制 pH=7 缓冲溶液，（NH_3 的 $K_b=1.8\times10^{-5}$；H_2S 的 $K_{a1}=8.9\times10^{-8}$，$K_{a2}=1.0\times10^{-19}$）

选择最合适的缓冲对（　　）。

A. NH_3，NH_2^-　　B. NaOH，Na^+　　C. H_2S，HS^-　　D. H_2O，OH^-

4. 决定 HAc-NaAc 缓冲系 pH 值的因素是（　　）。

A. HAc 的浓度　　B. NaAc 的浓度

C. HAc 与 NaAc 的总浓度　　D. HAc 与 NaAc 的浓度比

5. 下列物质中，既是质子酸，又是质子碱的是（　　）。

A. OH^-　　B. S^{2-}　　C. HPO_4^{2-}　　D. PO_4^{3-}

二、简答题

1. HAc 溶液中同时存在未解离的 HAc 和解离产生的 Ac^-，HAc 溶液具有缓冲作用吗？

2. 总浓度均为 0.10mol・L^{-1} 的 HAc-NaAc 和 H_2CO_3-HCO_3^- 缓冲系的缓冲容量相同吗？为什么？

3. 医学上缓冲溶液的选择原则是什么？

4. Tris-Tris・HCl 缓冲系为什么在医学上广泛使用？配制时加入 NaCl 的目的是什么？

5. 血浆中碳酸缓冲系的缓冲比为 20∶1，已超出体外缓冲溶液的缓冲作用范围 10∶1～1∶10，为什么还可发挥缓冲作用？

三、计算题

1. 欲配制 pH=5，含 HAc 0.20mol・L^{-1} 的缓冲溶液 1L，需 1mol・L^{-1} HAc、1mol・L^{-1} NaAc 溶液各多少 mL？（HAc 的 $K_a=1.76\times10^{-5}$）

2. 现配制 pH 为 5.10 的缓冲溶液，计算在 50.0mL 浓度为 0.1mol・L^{-1} 的 HAc 中应加入 0.1mol・L^{-1} NaOH 多少 mL？（HAc 的 $pK_a=4.75$）

3. 取 0.10mol・L^{-1} HB 溶液 50.00mL 与 0.10mol・L^{-1} KOH 溶液 20.00mL 混合，将混合溶液加水稀释至 100.0mL，测得其 pH 为 5.25，试求此弱酸（HB）的电离平衡常数。

4. 今欲配制 37℃时近似 pH 为 7.40 的生理缓冲溶液，试问在 Tris 和 Tris・HCl 浓度分别为 0.0500mol・L^{-1} 的 100mL 溶液中，需加 0.0500mol・L^{-1} HCl 多少 mL？已知 Tris・HCl 在 37℃时的 $pK_a=7.85$。

5. 在 500mL 0.20mol・L^{-1} C_2H_5COOH 溶液中加入 NaOH 1.8g，求所得溶液的近似 pH。丙酸的 $pK_a=4.87$，忽略加入 NaOH 引起的体积变化。

第四章

胶体分散系与表面现象

学习目标

（1）了解胶体的概念及胶体分散系的基本特征。

（2）掌握胶团结构，溶胶的稳定性原因和导致溶胶聚沉的方法。

（3）学会应用胶体的特性解释探照灯、雾霾等现象，树立环保理念，培养环保意识。

胶体溶液是分散相粒子的大小在 1 ～ 100nm 范围内的一种分散体系。胶体分散系可分为溶胶和高分子化合物溶液。胶体在药物、食品、油漆、石油、催化、气象等领域应用广泛，并在医学上有重要意义。机体组织和细胞中的基础物质，如蛋白质、核酸、淀粉、糖原、纤维素等都可以形成胶体；血液、细胞等都是典型的胶体系统；生物体的许多生理现象和病理变化也与其胶体性质密切相关。

第一节　分散系

一、分散系的概念

一种或数种物质以或大或小的粒子分散在另一种物质中形成的体系称为分散体系（disperse system），简称分散系。被分散的物质称为分散相（disperse phase）（分散质）；而容纳分散相的连续介质称为分散介质（disperse medium）（分散剂）。胶体分散系统，表现出与其他类型分散系统不同的动力学性质、光学性质、流变性质、电学性质和稳定性。目前，胶体分散系统的基本原理已广泛应用于石油、冶金、造纸、橡胶、塑料、电子、食品等工业领域，以及生物学、土壤学、生物化学、医学、气象学、地质学等其他学科。因此，胶体分散系统的研究已经从胶体化学发展成为一门独立的学科。

二、分散系的分类

分散系统按其形成的相态可分为均相系统和多相系统；按分散相粒子大小可分为三大类，即粗分散系统，分散相粒径大于 100nm；胶体分散系统，分散相粒径在 1 ～ 100nm 之间；分子分散系统，分散相粒径小于 1nm。表 4-1 列出各类分散系统的粒子大小及主要特征。

表 4-1　各分散系特征

分散相粒子大小	分散系统类型		分散相粒子的组成	一般性质	实例
＜ 1nm	真溶液		小分子或离子	均相；热力学稳定系统；分散粒子扩散快，能透过滤纸和半透膜，形成真溶液	NaCl、NaOH、$C_6H_{12}O_6$ 等水溶液
1 ～ 100nm	胶体分散系	溶胶	胶粒（分子、离子、原子的聚集体）	非均相；热力学不稳定系统；分散相粒子扩散慢，能透过滤纸，不能透过半透膜	氢氧化铁、硫化砷及金、银、硫等单质溶胶
		高分子溶液	高分子	均相；热力学稳定系统；分散相粒子扩散慢，能透过滤纸，不能透过半透膜，形成溶液	蛋白质、核酸等水溶液，橡胶的苯溶液
		缔合胶体	胶束	均相；热力学稳定系统；分散相粒子扩散慢，能透过滤纸，不能透过半透膜，形成胶束溶液	超过一定浓度的十二烷基硫酸钠溶液
＞ 100nm	粗分散系（乳状液、悬浮液）		粗粒子	非均相；热力学不稳定系统；分散相粒子不能透过滤纸和半透膜	泥浆、乳汁等

憎液溶胶（lyophobic sol）简称溶胶（sol），是由粒径在 1 ～ 100nm 之间的难溶物固体粒子分散在液体介质中形成的，有很大的相界面，易聚沉，是热力学上的不稳定体系。一旦将介质蒸发掉，再加入介质就无法再形成溶胶，是一个不可逆体系，如氢氧化铁溶胶、碘化银溶胶等。

高分子溶液又称为亲液溶胶（lyophilic sol），大分子物质溶解在水中，形成均相系统，具有热力学稳定性。

三、界面现象与表面活性物质

当物质形成高度分散系统时，因表面积大大增加，表面性质就十分突出。通常将相与相之间的接触面称为界面（interface），有气 - 液、气 - 固、液 - 液、液 - 固等类型。体系的界面很薄，是仅有几个分子直径的薄层。两相中若有一相为气体，则习惯上称为表面（surface）。一个相的表面分子与内部分子性质的差异，以及由此引起的发生在各种不同相界面上的一系列现象称为界面现象，一般也通称为表面现象（surface phenomena）。

任何两相的界面分子与其相内分子所处状况不同，它们的能量也不同。例如，在液 - 气两相中（图 4-1），处于液体内部的 A 分子受到周围分子等同的引力，合力为零。但处于液体表层的 B 分子和 C 分子受力不均，合力指向液体内部。若要增大表面积，就必须克服液相内部分子的引力而做功，功以势能形式储存于表层分子。这种表层分子比内部分子多出的能量称为表面能（surface energy）。

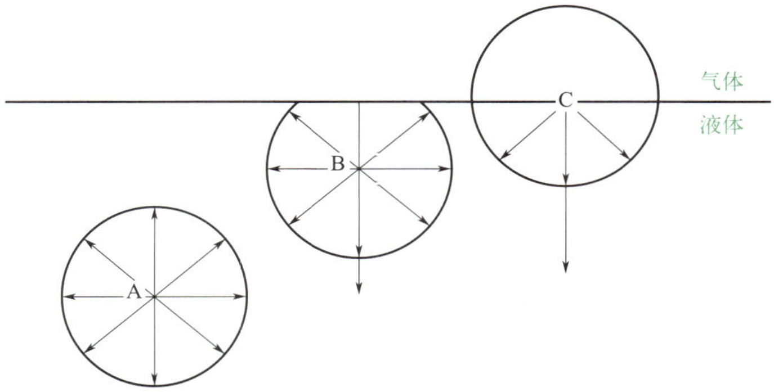

图 4-1　液体表面分子受力情况示意图

液体表面有自动缩小表面积的趋势，是自发过程。溶胶比表面积大，所以表面能也大，具有自动聚积成大颗粒而减小表面积的趋势，称为聚结不稳定性，所以溶胶为热力学不稳定系统。

表面能不仅存在于液体表面，同样也存在于固体表面，只要有表面或界面存在，就一定有表面能或界面能存在。

比表面能（σ）在数值上等于在液体表面上垂直作用于单位长度线段上的表面紧缩力，所以 σ 又称为表面张力（surface tension）。

凡是能使溶液表面张力降低的物质，皆应称为表面活性物质。但习惯上只把那些溶入少量就能显著降低溶液表面张力的物质，称为表面活性物质或表面活性剂（surface active agent）。

表面活性剂分子的两端由不同性质的原子基团组成，一端是亲水的极性基团（亲水基），如—OH、—COOH、—NH_2 等；另一端是亲油的非极性基团（亲油基），一般是 n-C_9H_{19} 到 n-$C_{18}H_{37}$ 直链烃基（也可能是环烃基）。当表面活性剂溶入水中后，极性基留在水中，而非极性基倾向于翘出水面，或朝向非极性的有机溶剂。当水中的表面活性剂达到一定量时，表面活性剂会以疏水基在内、亲水基朝外（朝向水）的形式聚集起来，形成缔合胶体。

表面活性剂品种繁多，在生产、科研和日常生活中被广泛应用。如在洗涤剂、化妆品、制药、纺织、化学纤维、食品、塑料、橡胶、石油、采矿、建筑等工业部门，以及化学研究领域中，表面活性剂都起到了极为重要的作用，有人形象地称它为“工业味精”。选择合适的表面活性剂，可起到去污、增溶、发泡或消沫、乳化或破乳、润湿或去润湿、杀菌等作用。

第二节　溶胶

一、溶胶的性质

溶胶的基本特性是多相性、高度分散性和聚结不稳定性，其光学性质、动力学性质和电学性质都是由这些基本特性引起的。

（一）光学性质

在暗室内，让一束聚集的光线通过胶体溶液，从光束的垂直方向观察，可以清楚地观察到发亮的圆锥形光柱，称为丁铎尔现象（Tyndall phenomenon），见图 4-2。

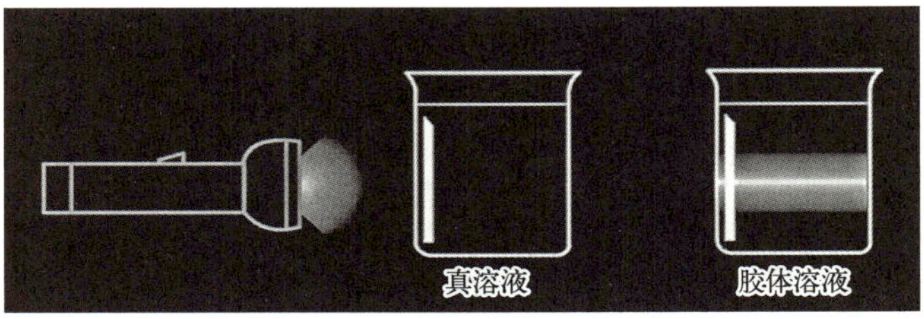

图 4-2　丁铎尔现象示意图

该现象实质上是由胶粒对光的散射形成的。当胶粒直径小于入射光波长时，光环绕胶粒向各个方向散射，成为散射光（或称乳光）。当光束通过粗分散体系时，由于粒子直径大于入射光的波长，主要发生反射，使体系呈现混浊。高分子溶液对光的散射较微弱。低分子真溶液则主要是透射光，因为其分散相粒径远远小于入射光波长。

（二）动力学性质

1. 布朗运动

1872 年，布朗（Brown）在显微镜下观察到悬浮在水中的花粉颗粒作永不停息的无规则的移动和转动。后续研究发现其他微粒（如矿石、金属和碳等）也有同样的现象，且温度越高，粒子越小，运动得也越快。这种现象称为布朗运动（Brownian movement），见图 4-3。布朗运动是溶胶的特征，是由于胶粒在某一瞬间受到来自周围各方向介质分子碰撞的合力未完全抵消而引起的。运动的胶粒可使其本身不下沉，所以布朗运动是胶体溶液能保持相对稳定的原因之一。

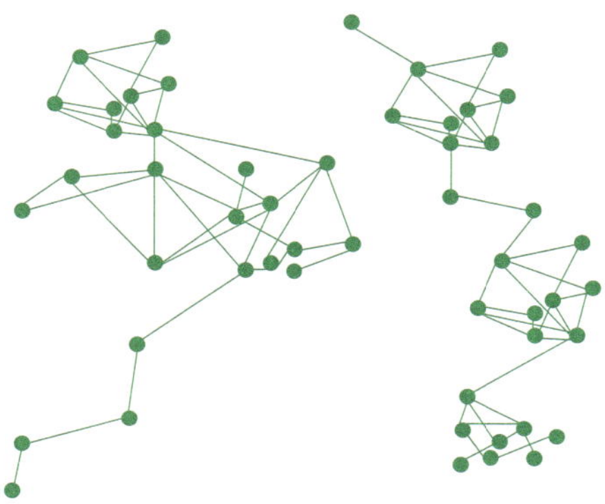

图 4-3　布朗运动

溶胶由于动力学性质，可以保持胶体粒子不因重力作用而聚沉在容器底部。这种保持分散相不从分散介质中分离出来的性质，称为动力学稳定性。

2. 扩散和沉降平衡

当溶胶中存在浓度差时，胶粒从浓度大的区域向浓度小的区域迁移的现象，称为扩散(diffuse)。扩散现象是由胶粒的布朗运动引起的。温度越高，溶胶的黏度越小，胶粒越容易扩散。

在重力场中，胶粒受重力的作用而下沉的现象，称为沉降(sedimentation)。溶胶的胶粒较小，扩散和沉降两种作用同时存在。当沉降速度等于扩散速度时，系统处于沉降平衡状态，这时，胶粒的浓度从上到下逐渐增大，形成一个稳定的浓度梯度(图 4-4)。这种状态称为沉降平衡(sedimentation equilibrium)。

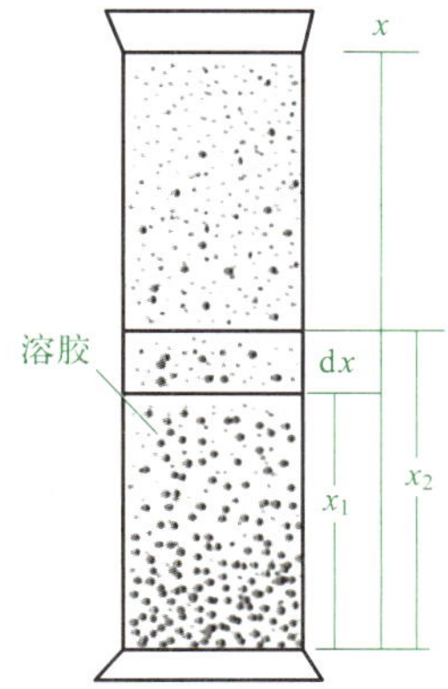

图 4-4　沉降平衡示意图

由于胶体粒子的粒径很小，在重力场中的沉降速度很慢，需要很长的时间才能达到沉降平衡。瑞典科学家 Svedberg 用超速离心机使胶体分散粒子迅速沉降。应用超速离心技术，可以测定胶体分散系中颗粒的大小以及它们的分子量，这也是生物医学研究中分离胶体分散系中颗粒的重要手段。

（三）电学性质

将两个电极插入胶体溶液，通以直流电，发现胶粒向与其所带电荷相反的电极方向移动，这种现象称为电泳(electrophoresis)。胶体溶液具有电泳性质，说明胶粒带有电荷。从电泳方向可以确定胶粒带有何种电荷。大多数金属硫化物、硅酸、金、银等溶胶向正极迁移，胶粒带负电，称为负溶胶；大多数金属氢氧化物溶胶向负极迁移，胶粒带正电，称为正溶胶。

若把溶胶充满多孔性隔膜(如活性炭、素烧磁片等)，胶粒被吸附而固定，由于整个溶胶系统是电中性的，介质必然带与胶粒相反的电荷。在外电场作用下，液体介质将通过多孔隔膜向与介质电荷相反的电极方向移动。这种在外加电场作用下，分散介质的定向移动现象，称为电渗(electroosmosis)。

电泳和电渗都是由于分散相和分散介质作相对运动时产生的电动现象，它们不仅具有理论意义，而且具有实际应用价值(图 4-5)。电泳技术在氨基酸、多肽、蛋白质及核酸等物质的分离和鉴定方面有广泛的应用。

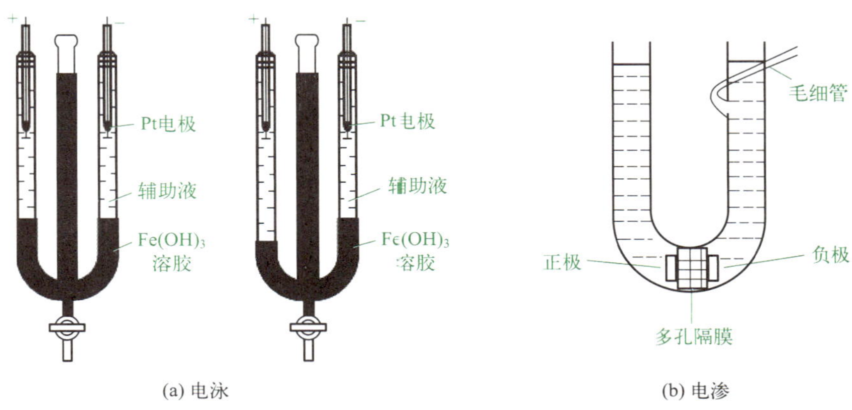

图 4-5　电泳和电渗示意图

二、溶胶的稳定性和聚沉

（一）胶粒带电的原因

1. 胶核界面的选择性吸附

实验证明，凡是与溶胶粒子中某一组成相同的离子优先被吸附，这一规律称为法金斯（Fajans）规则。例如，用 $AgNO_3$ 与 KI 溶液反应制备 AgI 溶胶时，若 $AgNO_3$ 过量，胶粒表面吸附 Ag^+ 而带正电荷；若 KI 过量，则胶粒表面吸附 I^- 而带负电荷。

2. 电离

当溶胶粒子本身带有可电离的基团时，可通过自身电离而带电。例如硅胶粒子表面的 SiO_2 分子，水化后形成 H_2SiO_3，在酸性条件下电离出 OH^- 使溶胶粒子带正电，在碱性条件下电离出 H^+ 使溶胶粒子带负电。

（二）胶团结构

根据胶粒的双电层结构模型，胶粒的中心称为胶核（colloidal nucleus），它是由许多原子或分子聚集而成。胶核周围是吸附在胶核表面上的定位离子、部分反离子和溶剂分子所组成的吸附层。胶核和吸附层组成胶粒（colloidal particle）。吸附层以外的剩余反离子为扩散层。胶核、吸附层与扩散层共同组成胶团（colloidal micelle）。

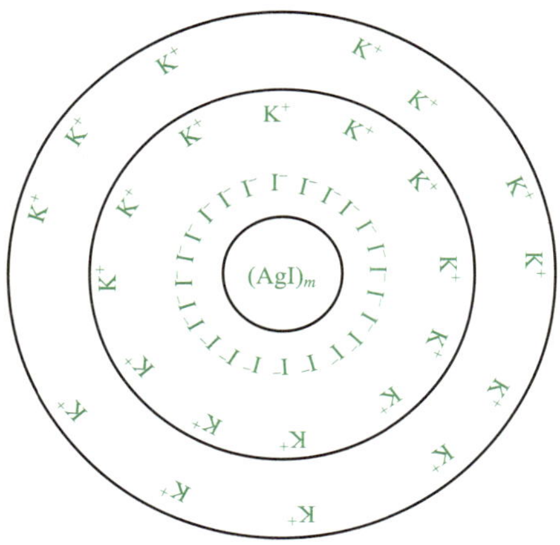

图 4-6　碘化银胶团示意图

例如 AgI 溶胶，它以（AgI）$_m$ 为胶核，在过量 KI 中，吸附的 I^- 为定位离子，K^+ 为反离子。nI^- 及（$n-x$）K^+ 进入吸附层，剩余的 x 个反离子分散在扩散层中。具体结构见图 4-6。也可以用简式表示如下：

$$\underbrace{\underbrace{\underbrace{[(AgI)_m}_{\text{胶核}} \cdot \underbrace{\overbrace{nI^-}^{\text{特定离子}} \cdot \overbrace{(n-x)K^+]^{x-}}^{\text{反离子}}}_{\text{吸附层}}}_{\text{胶粒}} \cdot \underbrace{nK^+}_{\text{扩散层}}}_{\text{胶团}}$$

（三）溶胶的稳定与聚沉

1. 溶胶稳定性的因素

（1）动力稳定性　溶胶粒子的布朗运动虽然增加了相互碰撞的机会，但它所形成的扩散作用，不利于粒子的浓集和下沉，因此溶胶具有动力稳定性。溶胶粒子的分散度越大，扩散能力越强，溶胶越稳定；介质黏度越大，胶粒越难沉降，溶胶的动力稳定性也越高。

（2）胶粒带电的稳定作用　当胶粒相互靠近到一定程度时，扩散层相互叠加，产生静电斥力，阻止粒子间的聚集，从而保持溶胶的稳定性。

（3）溶剂化的稳定作用　胶团的水合双电层膜犹如一层弹性膜，阻碍胶粒相互碰撞合并变大。因此，溶胶的稳定性与胶粒的水合膜层厚度有密切关系。水合膜层越厚，胶粒越稳定。

2. 溶胶的聚沉

当溶胶的稳定因素受到破坏，胶粒碰撞时合并变大，从介质中沉淀下来的过程，称为聚沉（coagulation）。

（1）电解质的影响　电解质对溶胶的聚沉作用主要是改变胶粒吸附层的结构。由于电解质中反离子的加入，促使扩散层的反离子更多地进入吸附层，扩散层厚度与水化层厚度迅速变薄，溶胶的稳定性下降，最终聚沉。例如，在 $Fe(OH)_3$ 溶胶中加入少量 K_2SO_4 溶液，立即发生聚沉作用，析出氢氧化铁沉淀。

溶胶对电解质十分敏感，在制备时极少量的电解质对溶胶有稳定作用，但稍微过量，即会引起聚沉。电解质聚沉能力的大小，常用聚沉值（coagulation value）表示。聚沉值就是使一定量溶胶在一定时间内完全聚沉所需电解质的最低浓度。聚沉值越小，聚沉能力越大。聚沉能力主要决定于反离子的价数，反离子价数越高，其聚沉能力越大。

同价反离子的聚沉能力也有不同。例如，不同碱金属的一价正离子生成的硝酸盐对负溶胶的聚沉能力次序为：

$$H^+ > Cs^+ > Rb^+ > NH_4^+ > K^+ > Na^+ > Li^+$$

而不同的一价负离子所形成的钾盐，对正溶胶的聚沉能力次序为：

$$F^- > Cl^- > Br^- > NO_3^- > I^-$$

同价离子的聚沉能力的次序称为感胶离子序（lyotropic series）。

（2）溶胶的相互聚沉作用　带相反电荷的溶胶有相互聚沉的能力。只有正、负溶胶按适当比例混合至使胶粒所带的电荷恰被中和时，才能完全聚沉。例如，污水中的胶体悬浮粒子一般带负电，明矾中的硫酸铝水解生成的 $Al(OH)_3$ 是带正电的溶胶，二者混合后发生相互聚沉，再加上 $Al(OH)_3$ 絮状物的吸附作用，使污物得以清除。

第三节　高分子化合物溶液

一、高分子化合物的特性

高分子化合物是指分子量在 $10^4 \sim 10^6$ 的大分子化合物。如构成人体组织、细胞以及存在于体液中的重要物质——蛋白质、核酸、糖原等都是高分子化合物。此外，人工合成的天然橡胶、聚乙烯塑料等也称为高聚物。高分子化合物与适当溶剂直接作用时，先溶胀，后溶解成的溶液称为高分子化合物溶液（macromolecular solution）。因高分子化合物分子直径范围为 10^{-9} ～ 10^{-7}m，所以高分子化合物溶液又被列入胶体体系。因此高分子化合物某些性质与溶胶类似，如扩散速率慢、不能透过半透膜等，但高分子化合物也具有自己的特征。

高分子化合物是由一种或几种简单化合物（称为单体）交联而成，这些结构单元重复地结合而成为长链的高分子化合物。故这些结构也称为链节，其中的链节数（n）称为聚合度。如淀粉［$(C_6H_{10}O_5)_n$］是由许多个葡萄糖单元（—$C_6H_{10}O_5$—）连接而成；蛋白质的结构单元是氨基酸分子，彼此之间通过“肽键”（—CONH—）连接而成。高分子化合物一般是不同聚合度的同系物的混合物，每种高分子具有一定的摩尔质量。因此，通常采用平均摩尔质量来反映高分子的特性。

各种高分子化合物的分子链长度以及链节的连接方式不同，则形成线状和分枝状结构。不少高聚物常交联聚合成分枝状。

1. 稳定性

高分子化合物溶液属均相分散系，可长期放置而不沉淀。由于高分子化合物在溶液中的溶剂化能力很强，分子中有许多亲水能力很强的基团，可通过氢键与水形成很厚的水化膜，使其稳定不易凝聚。

2. 黏度

黏度（viscosity）是流体流动时内摩擦力大小的量度。高分子化合物溶液的黏度比一般溶液或溶胶大得多，主要是由于高分子化合物是链状分子，长链之间互相靠近而结合，把一部分液体包围在结构中使它失去流动性，结合后的大分子在流动时阻力也很大，而高分子的溶剂化也束缚了大量溶剂。

在医学上，人体内的正常血液循环要求血液黏度保持在合适的水平。若血液黏度异常，会导致微循环障碍，并引起血栓病。血液黏度的测量有助于疾病的诊断与治疗。

3. 盐析

蛋白质的水合作用是蛋白质稳定的主要因素。如果在蛋白质溶液中加入大量无机盐，如硫酸铵、硫酸钠等，由于无机离子强烈的水合作用，蛋白质的水合程度下降，稳定因素受破坏而沉淀。这种因加入大量无机盐使蛋白质从溶液中析出的作用称为盐析（salting out）。盐析的本质是蛋白质的脱水过程。盐析以硫酸铵为最佳，即使浓度很高也不会引起蛋白质变性。盐析并不破坏蛋白质的结构，不引起蛋白质变性。加溶剂稀释后，蛋白质可以重新溶解。

在蛋白质溶液中加入乙醇、丙酮和甲醇等极性较大的有机溶剂时，由于这些有机溶剂与水的亲和力大，能破坏蛋白质颗粒的水化膜，使蛋白质脱水而沉淀。但用有机溶剂沉淀蛋白质时，如不注意用量，往往使蛋白质的生物活性丧失。

4. 等电点

蛋白质等高分子化合物在水溶液中往往以离子形式存在，常称之为聚电解质或高分子电解质。在溶液中，蛋白质的电荷数量及电荷分布受溶液 pH 影响。使蛋白质所带正电荷与负电荷数量相等（净电荷为零）时溶液的 pH 称为该蛋白质的等电点（isoelectric point），以 pI 表示。若溶液 pH ＞ pI，羧基给出质子多，蛋白质带负电；若 pH ＜ pI，氨基接受质子多，蛋白质带正电；若 pH=pI，蛋白质处于等电状态，主要以两性离子形式存在。蛋白质在不同

pH 溶液中的平衡移动可用下式表示：

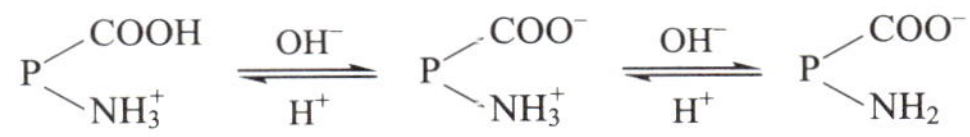

蛋白质正离子 pH<pI　　蛋白质两性离子 pH=pI 等电点　　蛋白质负离子 pH>pI

例如，人血清白蛋白的等电点是 4.64，如果将其置于 pH 为 6.0 的缓冲溶液中，蛋白质以阴离子状态存在。如果溶液的 pH 为 4.0，蛋白质就以阳离子状态存在。调节溶液的 pH 至 4.64，蛋白质处于等电状态。处于等电点的蛋白质在外加电场中不发生泳动，也容易发生聚沉。各种蛋白质的氨基酸组成及空间构型不同，等电点也各不相同。

在等电点时，蛋白质分子呈电中性，其溶解度、黏度、渗透压、膨胀性都最小。

二、高分子化合物对溶胶的保护作用

在一定量的溶胶中加入足够量的高分子化合物溶液，高分子物质吸附于胶粒的表面包围住了胶粒，对介质的亲和力加强，可以增强溶胶的稳定性。当受到外界因素作用时（如加入电解质），不易发生聚沉，这种现象称为高分子化合物对溶胶的保护作用。例如，医药中的杀菌剂蛋白银就是由蛋白质保护的银溶胶；血液中所含的难溶盐碳酸钙、磷酸钙就是靠血液中的蛋白质保护而以胶态存在。如果血液中的蛋白质减少，则难溶盐就可能沉积在肾、胆囊等器官中，形成各种结石。

高分子化合物之所以能保护胶体，是由于高分子化合物都是链状能卷曲的线性分子，很容易吸附在胶粒表面并包住胶粒；由于高分子化合物本身很稳定，有较厚的水化膜，这样将阻止胶粒对溶液中异电离子的吸引，并降低胶粒之间互相碰撞的概率，从而大大增强溶胶的稳定性。

第四节　凝胶

一、凝胶的分类

在适当条件下，大分子或溶胶质点交联成空间网状结构，分散介质充满网状结构的空隙，形成失去流动性的半固体状态的胶冻，处于这种状态的物质称为凝胶（gel），这种自动形成胶冻的过程称为胶凝（gelation）。若分散介质为水，则该凝胶称为水凝胶（hydrogel）。

凝胶是介于固体和液体之间的一种特殊状态。实际上，凝胶中分散相和分散介质都是连续的，凝胶是由固 - 液或固 - 气两相组成的分散系统。

人体的肌肉、脏器、细胞膜、皮肤及毛发、指甲、软骨等都可看作凝胶，人体中约占体重 2/3 的水也基本上保存在凝胶里面。由于凝胶处于溶液和固体高分子的中间状态，一方面具有一定强度以维持形态，另一方面可以让许多物质在其中进行物质交换。对于生命现象而言，凝胶的作用十分重要。

凝胶可分为弹性凝胶（elastic gel）和刚性凝胶（rigid gel）。弹性凝胶是由柔性的线形大分子形成的凝胶。弹性凝胶吸收或脱除分散介质都是可逆的，也称为可逆凝胶。例如明胶、琼脂。弹性凝胶干燥后，体积明显缩小而变得有弹性，但如将干凝胶再放到合适的分散介质中，又会溶胀变大，甚至完全溶解。

刚性凝胶是由刚性分散相质点交联成网状结构的凝胶，也称为非弹性凝胶。在吸收或脱除吸附介质时，空间网状结构基本不变，不能再吸收分散介质重新变为凝胶，也称为不可逆凝胶。例如硅胶、氢氧化铁凝胶，粒子间交联强、骨架坚固。若干燥后，网孔中的介质可被驱出，而凝胶的体积和外形无明显变化。

二、凝胶的性质

1. 溶胀作用

干燥的弹性凝胶放入适当的溶剂中，会自动吸收液体，使体积和质量增大的现象，称为溶胀作用（swelling）。如果吸收液体的作用进行到一定程度便停止，称为有限溶胀。如果吸收液体的作用一直进行下去，最终使凝胶的网状骨架完全消失而形成溶液，称为无限溶胀。非弹性凝胶不能溶胀。溶胀现象对于药用植物的浸取是很重要的，一般只有在植物组织溶胀后才能将有效成分提取出来，片剂的崩解也与溶胀有关。

2. 离浆作用

凝胶形成后，其性质并没有完全固定下来，随着时间的延续，液体会自动从凝胶中分离出来使凝胶体积收缩，这种现象称为离浆（syneresis）。对弹性凝胶，离浆是溶胀的逆过程。对刚性凝胶，离浆后不能吸收液体恢复原状，而是形成致密的沉淀。离浆原因是凝胶网状结构继续交联，网架上粒子会进一步趋向靠近，促使网孔收缩而将一部分液体从网孔中挤出。

离浆现象十分普遍，如糨糊、干酪素、果浆等脱液收缩。细胞老化失水、老人皮肤变皱等都属离浆现象。

3. 扩散作用

凝胶中的分散介质是连续相，构成网状结构的分散相也是连续相，从这个角度看凝胶和液体一样。大分子在凝胶中的扩散速率较之在液体介质中明显降低。凝胶的三维网状结构具有筛分作用，分子越大，在凝胶中的扩散速率越慢。凝胶的网状结构有相当的柔性和活动度，在电场作用下，大于凝胶孔径的蛋白质分子可以硬挤过去，因而凝胶电泳的分离效果尤其突出。基于上述原理发展起来的凝胶电泳和凝胶色谱法已得到广泛的应用。

4. 化学反应

在凝胶中的物质通过扩散可以发生化学反应。由于没有对流与混合作用，在凝胶中化学反应生成的沉淀物呈现周期性分布。如图 4-7 所示，将含有 0.1% $K_2Cr_2O_7$ 凝胶置于试管中，在其表面滴上一层浓度为 0.5% $AgNO_3$ 溶液，几天后在试管上可以看到生成砖红色的 $Ag_2Cr_2O_7$ 沉淀一层层间歇分布。这种现象是里根（Liesegang）发现的，故称为里根环。Liesegang 环的成因可以认为是沉淀反应造成了浓度差。除凝胶外，在具有毛细管、多孔介质或其他无对流存在的环境中也可以形成 Liesegang 环。例如，天然矿物中的玛瑙、树木的年轮等都具有周期性层状或环状结构。动物的胆、肾等器官内形成的结石，可能是体内复杂的有机磷酸盐在病变条件下以层状析出而产生的 Liesegang 现象。

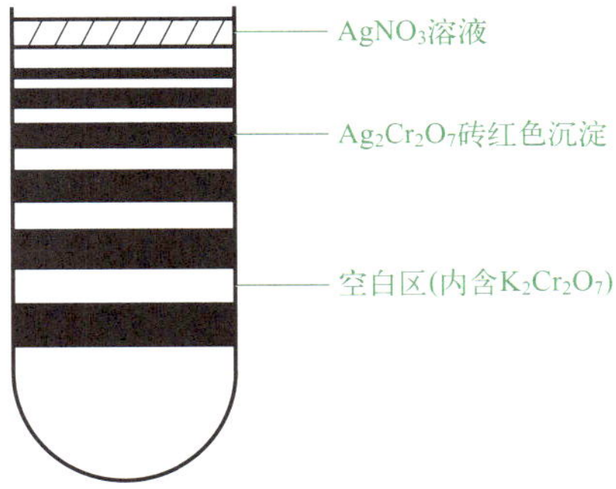

图 4-7 里根环

拓展阅读

纳米尺度的生命现象

自 1854 年 Graham 第一次提出“晶体物质可通过半透膜扩散”的渗透学说起，至今血液透析历史已有一个多世纪。血液净化是治疗某些特殊疾病（如急慢性肾功能衰竭、血液中毒等）最为有效的手段。血液净化的方式分为体外循环血液净化和体内循环血液净化两种。目前，我国临床血液净化系统包含有 RO（反渗透）水及 A、B 液供给，人工肾机（血透机），人为操作规范等软硬件，其中人工肾机是体外血液净化系统中的核心装备，其技术安全且有效，是目前各大医院临床血液净化的主要方式。

目前全世界用于临床的透析器中的透析膜具备了较好的生物相容性、适当的超滤渗水性、选择性透过小分子和中分子的溶质、足够的湿态强度、对人体安全无害等条件。但是，现在用于血液净化的方式还存在透析或清除有毒物质不充分的缺点，血液中很多中大分子的毒害物质不能通过现有的半透膜析出，长期替代治疗会给患者带来并发症。这可能是科学家寻找其他血液净化原理以实现更好的血液净化效果的唯一动力。

学习小结

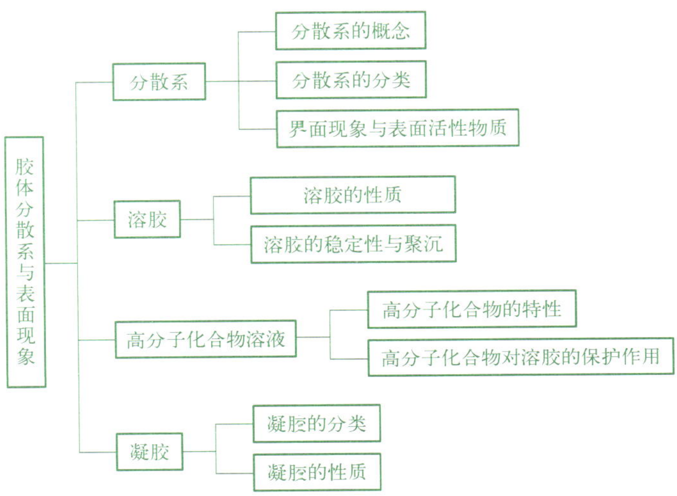

习题

一、选择题

1. $Fe(OH)_3$ 胶粒优先吸附的微粒是（　　）。

A. FeO^+　　B. Fe^{3+}　　C. OH^-　　D. Cl^-

2. 关于胶体，下列说法不正确的是（　　）。

A. 胶体是热力学稳定系统　　B. 溶胶是非均相分散系

C. 胶体的颗粒大小为 1 ～ 100nm　　D. 溶胶是热力学不稳定系统

3.下面对溶胶的叙述正确的是（　　）。

A. 溶胶是热力学不稳定系统，但具有动力学稳定性

B. 溶胶具有动力学不稳定性，并且是热力学不稳定系统

C. 溶胶是热力学稳定系统，且具有动力学不稳定性

D. 溶胶是热力学稳定系统，同时又具有动力学稳定性

4. 溶液、胶体、悬浊液三种分散系的根本区别是（　　）。

A. 是否为大量分子或离子的集合体　　B. 分散系粒子的直径大小

C. 能否透过半透膜或滤纸　　D. 是否均匀、透明稳定

5. 不是因为胶体的性质而产生的现象是（　　）。

A.石膏能使豆浆变成豆腐

B.花粉能在水面上作布朗运动

C.氢氧化铁胶体通电，阴极附近颜色加深

D.太阳光透过弥漫着灰尘的室内时，会形成明显的光的通路

二、简答题

1. 为什么说溶胶是不稳定体系，而实际上又常能相对稳定地存在？

2. 为什么溶胶会产生 Tyndall 效应？解释其本质原因。

3. 溶胶粒子为什么会产生 Brown 运动？

4. 电解质为什么能使胶体聚沉？

5. 溶胶具有稳定性的原因有哪些？用什么方法可以破坏它们的稳定性？

第五章

氧化还原反应与电极电势

学习目标

（1）了解电极电位的组成和原电池的书写原则，掌握氧化还原反应、原电池的构成及工作原理。

（2）掌握电池电动势的运算法则以及由此推导出 Gibbs 自由能；学会应用 Nernst 方程计算电极电位，了解影响电极电位的因素。

氧化还原反应（oxidation-reduction reaction）是普遍存在于自然界的一类重要化学反应，它广泛应用于工农业生产、日常生活。如电池的使用、电解电镀工业、金属的腐蚀和防腐等。氧化还原反应也是生物学中重要的化学反应，如生物的光合作用、呼吸过程、新陈代谢、神经传导、生物电现象等。氧化还原反应在医药学上也有极其重要的应用。药物在体内的许多化学反应都属于氧化还原反应，药物的质量、药效及其稳定性也与氧化还原反应密切相关。

第一节　氧化还原反应

一、氧化还原反应的概念

（一）氧化与还原

人们对氧化还原反应的认识是逐步的。化学发展初期，人们把物质与氧结合的过程称为氧化；把含氧物质失去氧的过程称为还原。随着对化学反应的进一步研究，人们认识到物质失去电子的过程为氧化，物质得到电子的过程为还原。

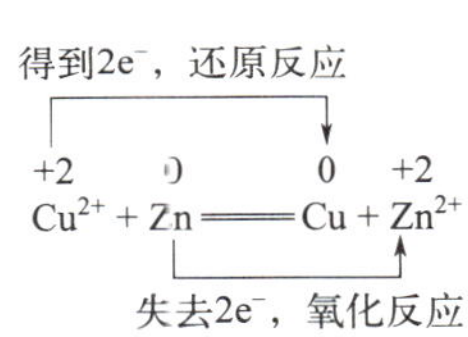

上述反应中，Zn 失去电子发生氧化反应，本身是还原剂，又称为电子的供体；Cu^{2+} 得到电子发生还原反应，本身为氧化剂，又称为电子的受体。

在上述有简单离子参与或生成的反应中，反应物之间电子的转移是很明显的。而在仅有共价化合物参与的反应中，虽然没有上述那种电子的完全转移，但发生了电子对的偏移。

例如：

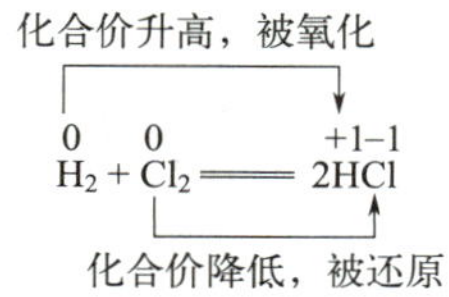

由于氯的电负性大于氢，所以在 HCl 分子中共用的电子对偏向氯一方，尽管其中的氯和氢都没有获得或失去电子，却也有一定程度的电子转移（电子对偏移）。这种反应也属于氧化还原反应。

综上所述，氧化还原反应实质上是有电子转移或电子对偏移的反应。

（二）氧化数

根据 1970 年国际纯粹与应用化学联合会（IUPAC）给出的定义，氧化数（又称氧化值，oxidation number）是某元素一个原子的表观荷电数（apparent charge number），这种荷电数是假设把每一个化学键中的成键电子指定给电负性较大的原子而求得。

（1）单质中原子的氧化数为零。

（2）单原子离子中原子的氧化数等于离子的电荷数。如 Na^+ 中 Na 的氧化数为 +1。

（3）氧的氧化数在大多数化合物中为 −2，但是在过氧化物中，氧的氧化数为 −1，在氟的氧化物，如 OF_2 和 O_2F_2 中，氧的氧化数分别为 +2 和 +1。在所有氟化物中，氟的氧化数都为 −1。

（4）氢的氧化数在大多数化合物中为 +1，但在金属氢化物中为 −1，如在 NaH、CaH_2 中。

（5）电中性的化合物中所有原子的氧化数之和为零。多原子离子中所有原子的氧化数之和等于离子的电荷数。

如 MnO_4^-，电荷数 $=+7+(-2)\times 4=-1$

氧化数与化合价的区别：化合价反映原子间形成化学键的能力，常是整数；氧化数是对元素原子外层电子偏离状态的人为规定，是一种表观电荷数，并不是真实电荷。当多个同种原子以不同形式处于同一个分子或原子团时，氧化数使用均值，可以是整数或分数。例如，$Na_2S_4O_6$ 中 S 的氧化数平均值为 +2.5。

二、氧化还原电对

氧化还原反应可以根据电子的转移，由两个氧化还原半反应（redox half-reaction）构成。例如氧化还原反应：

$$Zn + Cu^{2+} \rightleftharpoons Cu + Zn^{2+}$$

反应中 Zn 失去电子，生成 Zn^{2+}，这个半反应是氧化反应：

$$Zn-2e^- \longrightarrow Zn^{2+}$$

Cu^{2+} 得到电子，生成 Cu，这个半反应是还原反应：

$$Cu^{2+} + 2e^- \longrightarrow Cu$$

电子有得必有失，因此，氧化反应和还原反应同时存在，在反应过程中得失电子的数目相等。

氧化还原半反应的通式写作：

$$氧化型 + ne^- \rightleftharpoons 还原型$$

$$Ox + ne^- \rightleftharpoons Red$$

式中，n 为半反应中电子转移的数目；符号 Ox 表示氧化型物质（oxidized species），物质中某元素原子的氧化数相对较高；符号 Red 表示还原型物质（reduced species），物质中该元素原子的氧化数相对较低。同一元素原子的氧化型物质及对应的还原型物质称为氧化还原电对（redox electric couple）。

氧化还原电对通常写成：氧化型 / 还原型（Ox/Red），如 Cu^{2+}/Cu、Zn^{2+}/Zn。每个氧化还原半反应中都含有一个氧化还原电对。

当溶液中的介质参与半反应时，虽然它们在反应中未得失电子，也应写入半反应中。例如半反应：

$$MnO_4^- + 8H^+ + 5e^- \rightleftharpoons Mn^{2+} + 4H_2O$$

式中，电子转移数为 5，氧化型包括 MnO_4^- 和 H^+，还原型为 Mn^{2+}（溶剂 H_2O 不包括）。电对为：MnO_4^- / Mn^{2+}。

第二节　原电池与电极电势

一、原电池

（一）原电池的组成

如图 5-1，将锌片插入硫酸锌溶液中，将铜片插入硫酸铜溶液中，两种溶液用一个装满饱和氯化钾溶液和琼脂的倒置 U 形管（称为盐桥）连接起来，再用导线连接锌片和铜片，并在导线中间接一个电流计，使电流计的正极和铜片相连，负极和锌片相连，则看到电流计的指针发生偏转。这说明反应中确有电子的转移，而且电子是沿着一定方向有规则地运动。这种借助于氧化还原反应将化学能转变为电能的装置称为原电池（primary cell）。原电池可以将自发进行的氧化还原反应所产生的化学能转变为电能，同时做电功。从理论上讲，任何一个氧化还原反应都可以被设计成一个原电池。

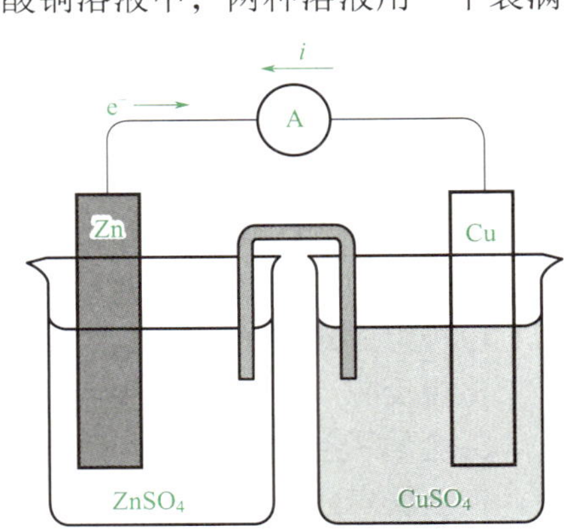

图 5-1　原电池示意图

在铜锌原电池里，锌片上的锌原子失去电子变成锌离子，进入溶液中，因此锌片上有了过剩电子而成为负极，在负极上发生氧化反应；同时铜离子得到电子变成铜原子，沉积在铜片上。因此，铜片上有了多余的正电荷成为正极，在正极上发生还原反应。

负极（电子流出）：$Zn(s) - 2e^- \longrightarrow Zn^{2+}(aq)$ 氧化反应

正极（电子流入）：$Cu^{2+}(aq) + 2e^- \longrightarrow Cu(s)$ 还原反应

由正极反应和负极反应所构成的总反应，称为电池反应（cell reaction）。

$$Zn(s) + Cu^{2+}(aq) = Zn^{2+}(aq) + Cu(s)$$

在铜锌原电池里，电子由锌片定向地转移到铜片。当 Zn 原子失去电子变成 Zn^{2+} 进入溶液时，溶液中的 Zn^{2+} 增多而带正电，同时，Cu^{2+} 在铜片上获得电子变成 Cu 原子，$CuSO_4$ 溶液中的 Cu^{2+} 浓度减少而带负电。这种情况会阻碍电子由锌片向铜片流动。盐桥可以消除这种影响，盐桥中的负离子如 Cl^- 向 $ZnSO_4$ 溶液中扩散，正离子如 K^+ 向 $CuSO_4$ 溶液中扩散，以保持溶液的电中性，使氧化还原反应继续进行到 Cu^{2+} 几乎全部被还原为止。

（二）原电池的符号

原电池的组成可以用电池组成式（电池符号，cell diagram）表示。上述 Cu-Zn 原电池的电池组成式是：

$$(-)\ Zn(s)\,|\,Zn^{2+}(c_1)\ \|\ Cu^{2+}(c_2)\,|\,Cu(s)\ (+)$$

书写电池组成式要注意以下几点：

（1）半电池中用单竖线“|”表示物质的相界面，同一相中的不同物质用逗号“，”隔开。用双竖线“‖”表示盐桥。

（2）溶液中的溶质须在括号内标注浓度，气体物质须在括号内标注压力。当溶液浓度为 $1mol \cdot L^{-1}$ 或气体分压为 100kPa 时可不标注。半电池中的溶液紧靠盐桥，电极板写在外边，固体、气体物质紧靠电极板。

（3）习惯上负极写在盐桥的左边，正极写在盐桥的右边，电极的极性在括号内用“+”“–”标注。

（三）常用电极的类型

1. 金属 - 金属离子电极

以金属为电极板，插入该金属的盐溶液中构成的电极。如 Zn^{2+}/Zn 电极。

电极组成式　$Zn(s)\,|\,Zn^{2+}(c)$

电极反应　$Zn^{2+} + 2e^- \rightleftharpoons Zn$

2. 气体电极

将气体通入含有相应离子的溶液中，并用惰性导体（如石墨或者金属铂）作电极板所构成的电极，如氯气电极。

电极组成式 $Pt(s)\,|\,Cl_2(p)\,|\,Cl^-(c)$

电极反应　$Cl_2 + 2e^- \rightleftharpoons 2Cl^-$

3. 金属 - 金属难溶盐 - 阴离子电极

在金属表面涂有其金属难溶盐的固体，然后浸入与该盐具有相同阴离子的溶液中所构成的电极。如 Ag-AgCl 电极，在 Ag 的表面涂有 AgCl，然后浸入有一定浓度的 Cl^- 溶液中。

电极组成式　$Ag(s) | AgCl(s) | Cl^-(c)$

电极反应　$AgCl + e^- \rightleftharpoons Ag + Cl^-$

4. 氧化还原电极

将惰性导体浸入含有同一种元素的两种不同氧化值状态的离子溶液中所构成的电极。如将 Pt 浸入含有 Fe^{2+}、Fe^{3+} 的溶液，构成 Fe^{3+}/Fe^{2+} 电极。

电极组成式　$Pt(s) | Fe^{2+}(c_1), Fe^{3+}(c_2)$

电极反应　$Fe^{3+} + e^- \rightleftharpoons Fe^{2+}$

二、电极电势

（一）电极电势的产生

当把金属（如锌片或铜片）插入其盐溶液时（图 5-2），构成了相应的电极。一方面金属表面的金属原子因热运动和受溶液中极性水分子的作用以水合离子的形式进入溶液中；另一方面溶液中的金属离子也有可能碰撞金属接受其表面的电子而沉积在金属表面上，当这两个相反过程的速率相等时，就建立如下动态平衡：

$$M(s) \underset{\text{沉积}}{\overset{\text{溶解}}{\rightleftharpoons}} M^{n+}(aq) + ne^-$$

若溶解倾向大于沉积倾向，平衡时极板表面将有过剩的负电荷，极板附近的溶液中将有过剩的正电荷，于是在极板表面及靠近极板处溶液间形成界面双电层，反之亦然。界面双电层存在界面电位差，该界面电位差就是金属的电极电势（electrode potential）。电极电势是电极与溶液之间处于平衡状态时的电势差。

不难理解，金属越活泼，金属溶解趋势就越大，平衡时金属表面负电荷过剩越多，该金属电极的电极电势就越低；金属越不活泼，金属溶解趋势就越小，平衡时金属表面负电荷过剩越少，该金属电极的电极电势就越高。

电极电势用符号 $\varphi_{Ox/Red}$ 表示，单位是伏特（V）。电极电势的大小除了与金属的本性有关外，还与温度、金属离子的浓度（或活度）有关。

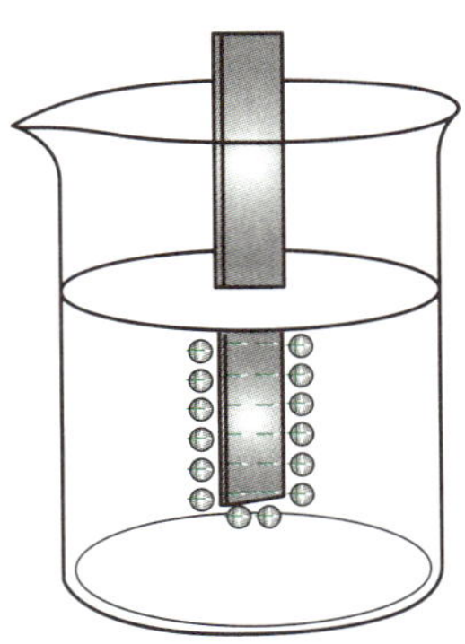

图 5-2　双电层示意图

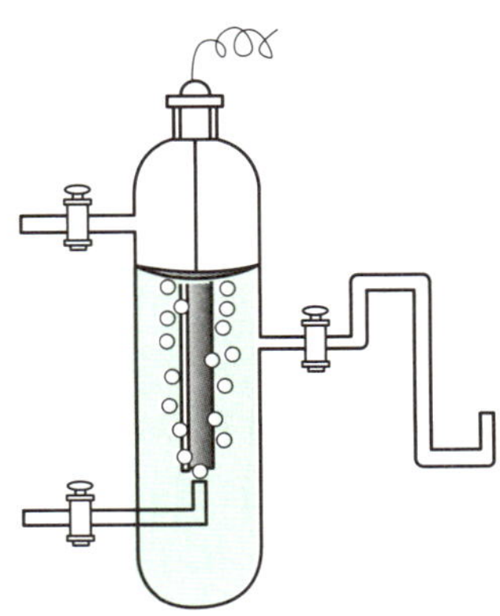

图 5-3　标准氢电极示意图

（二）标准氢电极

单个电极电势的绝对值是无法直接测定的，实际中使用的是相对值。IUPAC 规定，以标准氢电极（standard hydrogen electrode，SHE）为参照，规定它的电极电势为零。图 5-3 是标准氢电极的示意图。将铂电极插入含氢离子的酸性溶液中，不断通入氢气，使铂电极吸附的氢气达到饱和，并与溶液中的氢离子达到平衡：

$$2H^+(\alpha=1mol \cdot L^{-1}) + 2e^- \rightleftharpoons H_2(g, p^\ominus)$$

当温度为298.15K，氢气分压为100kPa，氢离子浓度为1mol・L^{-1}（严格地说是活度为1）时，则

$$\varphi^\ominus(H^+/H_2) = 0.0000V$$

（三）标准电极电势

将待测电极和标准氢电极组成一个原电池，在标准状态下测定出来的电池电动势（battery electromotive force）即该电极的标准电极电势（standard electrode potential）。用符号 $\varphi^\ominus$表示，单位为 V。电极电势的标准状态与热力学标准状态是一致的，即对于溶液，各电极反应物的浓度为 1mol・L^{-1}（严格地说是活度为 1），若有气体参加反应，则气体的分压为100kPa，反应温度未指定，IUPAC 推荐参考温度 298.15K。

根据 IUPAC 建议，电极电势应是下述电池的平衡电动势：

$$Pt(s) \mid H_2(100kPa) \mid H^+(\alpha=1mol \cdot L^{-1}) \parallel Mn^+(\alpha=1mol \cdot L^{-1}) \mid M(s)$$

电池的平衡电动势（通常也称为电池电动势）是在电流强度趋近于零、电池反应极弱、电池中各物质浓度基本上维持恒定的可逆条件下测定的。因此，电池电动势是指电池正负极之间的平衡电势差。

$$E_{池}^\ominus = \varphi_{正}^\ominus - \varphi_{负}^\ominus$$

例如，铜电极的标准电极电位的测定。用电池组成式表示，标准氢电极写在左边，铜电极写在右边：

$$(-)\ Pt(s) \mid H_2(100kPa) \mid H^+(\alpha=1mol \cdot L^{-1}) \parallel Cu^{2+}(\alpha) \mid Cu(s)\ (+)$$

在标准状态下测得标准电动势 $E^\ominus$，即为铜电极的标准电极电势：

$$E^\ominus = \varphi^\ominus(Cu^{2+}/Cu) - \varphi_{SHE}$$

$$\varphi^\ominus(Cu^{2+}/Cu) = E^\ominus = 0.3419V$$

将各种氧化还原电对的标准电极电势按一定的方式汇集就构成标准电极电势表。编制成表的方式有多种，部分常见氧化还原电对的标准电极电势见表 5-1。

使用标准电极电势表时要注意以下几点。

（1）标准电极电势是指在热力学标准状态下的电极电势，应在满足标准状态的条件下使用。由于该表中的数据是在水溶液中求得的，因此不能用于非水溶液或高温下的固相反应。

（2）标准电极电势表中，所有电极反应都用还原反应表示：

$$氧化型 + ne^- \rightleftharpoons 还原型$$

表 5-1　一些常见的氧化还原反应和标准电极电势（298.15K）

半反应	$\varphi^\ominus$/V
$Na^+ + e^- \rightleftharpoons Na$	-2.71
$Zn^{2+} + 2e^- \rightleftharpoons Zn$	-0.7618
$Pb^{2+} + 2e^- \rightleftharpoons Pb$	-0.1262
$2H^+ + 2e^- \rightleftharpoons H_2$	0.00000
$AgCl + e^- \rightleftharpoons Ag + Cl^-$	0.22233
$Cu^{2+} + 2e^- \rightleftharpoons Cu$	0.3419
$I_2 + 2e^- \rightleftharpoons 2I^-$	0.5355
$O_2 + 2H^+ + 2e^- \rightleftharpoons H_2O_2$	0.695
$Fe^{3+} + e^- \rightleftharpoons Fe^{2+}$	0.771
$Ag^+ + e^- \rightleftharpoons Ag$	0.7996
$Br_2(l) + 2e^- \rightleftharpoons 2Br^-$	1.066
$Cr_2O_7^{2-} + 14H^+ + 6e^- \rightleftharpoons 2Cr^{3+} + 7H_2O$	1.232
$Cl_2 + 2e^- \rightleftharpoons 2Cl^-$	1.35827
$MnO_4^- + 8H^+ + 5e^- \rightleftharpoons Mn^{2+} + 4H_2O$	1.507

（左侧箭头向下：氧化剂的氧化能力增强；右侧箭头向上：还原剂的还原能力增强）

（3）电极电势是强度性质，没有加合性，因此其数值与反应系数无关。

$$Zn^{2+} + 2e^- \rightleftharpoons Zn \quad \varphi^\ominus(Zn^{2+}/Zn)=-0.7618V$$

$$\frac{1}{2}Zn^{2+} + e^- \rightleftharpoons \frac{1}{2}Zn \quad \varphi^\ominus(Zn^{2+}/Zn)=-0.7618V$$

（4）标准电极电势是相对值，其正、负只是相对标准氢电极而言的。

（5）表中所列标准电极电位的正负不因电极反应方向而改变。

$$Zn^{2+} + 2e^- \rightleftharpoons Zn \quad \varphi^\ominus(Zn^{2+}/Zn)=-0.7618V$$

$$Zn - 2e^- \rightleftharpoons Zn^{2+} \quad \varphi^\ominus(Zn^{2+}/Zn)=-0.7618V$$

（6）表中的标准电极电势数据为 298.15K 时的，由于电极电势随温度变化并不很大，其他温度下的电极电势也可参照使用此表。

三、影响电极电势的因素

标准电极电势是在标准状态下测定的电极电势，但绝大多数氧化还原反应都是在非标准状态下进行的。影响电极电势的因素很多，除了电极本性外，还有温度、各物质的浓度、气体的分压、溶液的 pH 等诸多外界因素。这些影响因素可由能斯特方程（Nernst equation）联系起来。

对于任意一个氧化还原反应：

$$a\mathrm{Ox}_1 + b\mathrm{Red}_2 \rightleftharpoons d\mathrm{Ox}_2 + e\mathrm{Red}_1$$

电池的能斯特方程为：

$$E = E^\ominus - \frac{RT}{nF}\ln\frac{[\mathrm{Red}_1]^e[\mathrm{Ox}_2]^d}{[\mathrm{Ox}_1]^a[\mathrm{Red}_2]^b} \tag{5-1}$$

$E^\ominus$为电池标准电动势（V），R 为气体常数（$8.314J \cdot mol^{-1} \cdot K^{-1}$），$F$ 为法拉第常数

(96485C·mol^{-1})，T 为绝对温度，n 为电池反应中转移的总电子数。

当温度为 298K 时，能斯特方程可改写为：

$$E = E^{\ominus} - \frac{0.05916\text{V}}{n}\lg\frac{[\text{Red}_1]^e[\text{Ox}_2]^d}{[\text{Ox}_1]^a[\text{Red}_2]^b} \tag{5-2}$$

对于任意一个电极反应：

$$p\text{Ox} + n\text{e} \rightleftharpoons q\text{Red}$$

其电极电势的能斯特方程为：

$$\varphi(\text{Ox/Red}) = \varphi^{\ominus}(\text{Ox/Red}) + \frac{RT}{nF}\ln\frac{[\text{Ox}]^p}{[\text{Red}]^q} \tag{5-3}$$

当温度为 298K 时，能斯特方程可改写为：

$$\varphi(\text{Ox/Red}) = \varphi^{\ominus}(\text{Ox/Red}) + \frac{0.05916\text{V}}{n}\lg\frac{[\text{Ox}]^p}{[\text{Red}]^q} \tag{5-4}$$

应用能斯特方程时，应注意以下几点：

（1）若反应式中有纯固体、纯液体或介质水时，它们的浓度不列入方程式中，若气体则用分压除以 100kPa 表示。

例如：

$$\text{Cl}_2 + 2\text{e}^- \rightleftharpoons 2\text{Cl}^-$$

$$\varphi(\text{Cl}_2/\text{Cl}^-) = \varphi^{\ominus}(\text{Cl}_2/\text{Cl}^-) + \frac{0.05916\text{V}}{2}\lg\frac{p(\text{Cl}_2)/p^{\ominus}}{[\text{Cl}^-]^2}$$

（2）对半反应 $\text{Ox} + n\text{e}^- = \text{Red}$ 来说，Ox 包含半反应左边所有物质，Red 包含半反应右边所有物质。

例如：

$$\text{Cr}_2\text{O}_7^{2-} + 14\text{H}^+ + 6\text{e}^- \rightleftharpoons 2\text{Cr}^{3+} + 7\text{H}_2\text{O}$$

$$\varphi(\text{Cr}_2\text{O}_7^{2-}/\text{Cr}^{3+}) = \varphi^{\ominus}(\text{Cr}_2\text{O}_7^{2-}/\text{Cr}^{3+}) + \frac{0.05916\text{V}}{6}\lg\frac{[\text{Cr}_2\text{O}_7^{2-}][\text{H}^+]^{14}}{[\text{Cr}^{3+}]^2}$$

第三节　电极电势的应用

一、比较氧化剂、还原剂的相对强弱

电极电势的数据反映了氧化还原电对得失电子的趋向，根据电极电势的高低可判断氧化还原能力的相对强弱。

（1）电极电势越高，氧化还原电对中氧化型物质得电子的能力越强，是较强的氧化剂；电极电势值越低，氧化还原电对中还原剂型物质失电子的能力越强，是较强的还原剂。

（2）在氧化还原电对中，较强氧化剂对应的还原剂型物质的还原能力较弱，较强还原剂对应的氧化剂型物质的氧化能力较弱。如 MnO_4^-/Mn^{2+} 和 $Cr_2O_7^{2-}/Cr^{3+}$ 相比，MnO_4^- 的氧化能力较 $Cr_2O_7^{2-}$ 强，而 Mn^{2+} 的还原能力较 Cr^{3+} 弱。

（3）较强氧化剂和较强还原剂作用，生成较弱的还原剂和较弱的氧化剂，这是一个自发过程。例如：

$$Zn + Cu^{2+} \rightleftharpoons Zn^{2+} + Cu$$

因为 $\varphi^{\ominus}_{Cu^{2+}/Cu}$=0.3419V，$\varphi^{\ominus}_{Zn^{2+}/Zn}$= −0.7618V，所以氧化性 Cu^{2+} > Zn^{2+}、还原性 Zn > Cu，这个反应的过程是自发的。

用 $\varphi^{\ominus}$ 判断氧化还原能力的强弱是在标准状态下进行的，如果在非标准状态下比较氧化剂和还原剂的相对强弱时，必须利用能斯特方程进行计算，求出在非标准状态下的 φ 值，然后再进行比较。

［例 5-1］ 计算 298K 时，Pt | Fe^{3+}（1mcl · L^{-1}），Fe^{2+}（0.001mol · L^{-1}）电极的电极电位。

解　电极反应为：$Fe^{3+} + e^- \rightleftharpoons Fe^{2+}$

已知 n=1，[Fe^{3+}]=1mol · L^{-1}，[Fe^{2+}]=0.001mol · L^{-1}，$\varphi_{Fe^{3+}/Fe^{2+}}$=0.77V，则：

$\varphi=\varphi^{\ominus}$ +（0.05916/n）× {lg[Fe^{3+}]/[Fe^{2+}]}=0.77V+（0.05916/1）× [lg(1/0.001)]=0.95V

此例说明，电对的电极电位随着氧化型物质浓度增大而升高（氧化型的氧化性增强），随着还原型物质浓度增大而降低（氧化型的氧化性降低），但通常情况下，影响不大。

二、判断氧化还原反应进行的方向

任何氧化还原反应原则上均可设计成原电池，根据电池电动势大小，判断其反应的方向。当 E > 0，反应正向自发进行；E < 0，反应逆向自发进行；E=0，反应达到平衡。

当然，也可以用电极电势高的电对中的氧化型，氧化电极电势低的电对中的还原型，来判断反应方向。这两种方法本质上是一致的。

［例 5-2］ 判断 298K 时，下列氧化还原反应自发进行的方向。

（1）Pb^{2+}(1mol · L^{-1}) + Sn(s) $\rightleftharpoons$ Pb(s) − Sn^{2+}(1mol · L^{-1})

（2）Pb^{2+}(0.1mol · L^{-1}) + Sn(s) $\rightleftharpoons$ Pb(s) + Sn^{2+}(1mol · L^{-1})

解　（1）$\varphi^{\ominus}_{Pb^{2+}/Pb} = -0.126V$；$\varphi^{\ominus}_{Sn^{2+}/Sn} = -0.138V$

标准状态：$E^{\ominus}_{池} = \varphi^{\ominus}_{Pb^{2+}/Pb} - \varphi^{\ominus}_{Sn^{2+}/Sn} = 0.012V > 0$

标准状态下，此反应可正向自发进行。

（2）

$$E_{池} = E^{\ominus}_{池} - \frac{0.059V}{n}\lg\frac{[Sn^{2+}]}{[Pb^{2+}]} = 0.012V - \frac{0.059V}{2}\lg\frac{1}{0.1} = -0.017V < 0$$

非标准状态下，此反应可逆向自发进行。

氧化还原反应进行的程度，可以用标准平衡常数 $K^{\ominus}$值的大小来衡量。

$$RT\ln K^{\ominus} = nE^{\ominus}_{池}F$$

当 T=298.15K 时，

$$\lg K^{\ominus} = \frac{nE^{\ominus}}{0.0592} \tag{5-5}$$

上式中，n 是配平后的氧化还原反应方程式中转移的总电子数。从式（5-5）可以看出，在给定温度下，氧化还原反应的平衡常数与标准状态下的电池电动势以及转移的电子数有关。也就是说，平衡常数与氧化剂和还原剂的本性有关，与物质的浓度无关。

[例 5-3] 计算下列反应在 298.15K 时的标准平衡常数。

$$Zn + Cu^{2+} \rightleftharpoons Zn^{2+} + Cu$$

解

正极：　$Cu^{2+} + 2e^- \longrightarrow Cu \quad \varphi^{\ominus}(Cu^{2+}/Cu) = 0.340V$

负极：　$Zn \longrightarrow Zn^{2+} + 2e^- \quad \varphi^{\ominus}(Zn^{2+}/Zn) = -0.7626V$

$$E^{\ominus}_{池} = \varphi^{\ominus}(Cu^{2+}/Cu) - \varphi^{\ominus}(Zn^{2+}/Zn) = 0.340V - (-0.7626V) = 1.103V$$

$$\lg K^{\ominus} = \frac{nE^{\ominus}_{池}}{0.0592V} = \frac{2 \times 1.103V}{0.0592V} = 37.26$$

$K^{\ominus}=1.8\times10^{37}$，$K^{\ominus}$ 很大，说明该反应向右进行得很彻底。

第四节　电极电势的医学应用

电极电势是电化学中最重要的物理量，它的意义是多方面的。运用能斯特方程对各种无机物（离子、简单配合物、沉淀物等）相应电对的电极电势都已做了详尽的讨论并给出明确的结果。在生物体系中有大量的氧化还原反应发生，这些反应大多被多种氧化还原酶所催化。生物电化学就是研究生物体内电化学现象的学科，如细胞氧化机理、细胞电势、神经信息传递、血液稳定性、人造器官可用性等。在一个金属酶体系中，任何过渡金属电对的电极电势值，将决定该电对在电子传递中可能起的作用。与一般化学体系不同的是，在自然界生物体内，对于给定的一个生命金属离子电对，其电极电势在配体环境的影响下可以在很宽的范围内变化，这使配体变化不大也可引起电极电势相当明显的改变。例如，Ni^{3+}/Ni^{2+} 电对的电极电势依赖于四氮大环配体的性质，电极电势的值可从 −0.5V 变至 +1.3V。

另外，生物体系的电极电势是指 pH=7 时的电势，这一规定显然与体液血液的 pH 值（除胃酸 1 ～ 2 外）一般都在 7.35 ～ 7.45 范围内有关。另一特点是生物体系中，蛋白质配体基团将在很大程度上控制其氧化还原电势。因此，我们可用测定典型配合物的稳定常数来研究相应金属电对的电极电势，进而以此电势比较配体的差异，探讨酶体系电势变化的规律。如同对铜、铁配合物以及 Cu^{2+}/Cu、Fe^{3+}/Fe^{2+} 氧化还原电势所做的大量很有价值的工作那样。

拓展阅读

电子传递与生命能量

线粒体通过其电子传递链的氧化与磷酸化反应的偶联为有机体生成90%的ATP，作为生理功能的能源。因而，线粒体历来被生物学家誉为细胞的“电力站”。近年来又有大量研究证明，线粒体还具有多种其他极为重要的新功能，包括产生超氧阴离子等活性氧、调节氧化还原电势和细胞氧化还原信号转导、调控细胞凋亡和基因表达等，并发现在生物的生长、发育、衰老、疾病、死亡以及生物进化等研究中都有多方面的重要意义，从而构成当前生命科学中一个新生长点。

1925年，Keillin首次提出了线粒体呼吸链（电子传递链）的概念。线粒体内膜中的电子传递链是线粒体内膜上的一系列酶和辅酶复合体。它们按照特定的顺序排列，通过传递氢和电子，将代谢物脱下的氢氧化成水，并释放能量。这个过程是细胞能量产生的重要途径。

线粒体质子漏是经典生物力能学问题，而电子漏及超氧阴离子的生成则是自由基生物医学中的新热点。生物力能学家通过大量实验发现，质子漏对机体的基础代谢率、能量转移过程的调节和能量分配可能起着重要作用。自由基生物学家发现线粒体电子传递过程中电子漏所产生的氧自由基，是一类活性极强的物质，对组织、细胞具有较强的损伤性。它在生物衰老、疾病发生发展（如肿瘤、心肌梗死、炎症等）及细胞程序性死亡中起着极为重要的作用。

学习小结

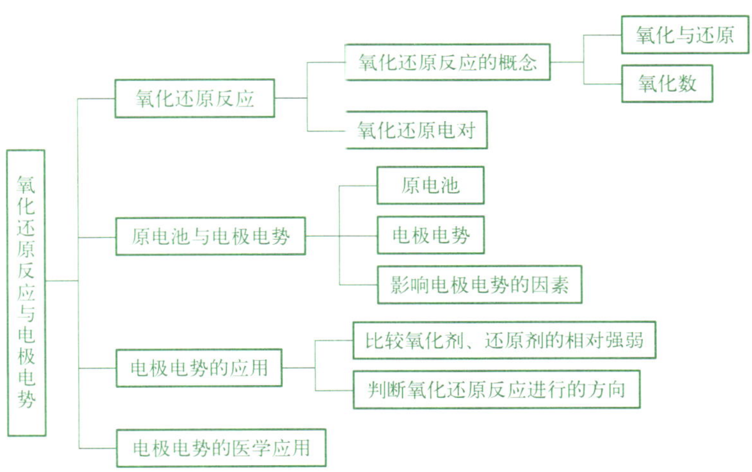

习题

一、选择题

1. 下列关于氧化数的叙述中，错误的是（　　）。

A. 单质的氧化数均为零

B. 离子团中，各原子的氧化数之和等于离子的电荷数

C. 氧化数既可以为整数，也可以为分数

D. 氢的氧化数均为 +1，氧的氧化数均为 −2

2. 在测定 Ag^+/Ag 电对的电极电位时，分别装有下列溶液的盐桥中，不能使用的是（　　）。

A. KCl　　B. KNO_3　　C. NH_4NO_3　　D. $NaNO_3$

3. 电池反应 $2MnO_4^- + 5H_2O_2 + 6H^+ \rightleftharpoons 2Mn^{2+} + 5O_2 + 8H_2O$ 的正极属于下列哪一类电极（　　）。

A. 金属 - 金属离子电极　　B. 气体 - 离子电极

C. 氧化还原电极　　D. 金属 - 金属难溶盐 - 阴离子电极

4. 下列物质中，S 的氧化值为 +2 的是（　　）。

A. H_2S　　B. $Na_2S_4O_6$　　C. $Na_2S_2O_3$　　D. H_2SO_4

5. 已知 $\varphi^\ominus(Fe^{2+}/Fe)=-0.41V$，$\varphi^\ominus(Ag^+/Ag)=0.80V$，$\varphi^\ominus(Fe^{3+}/Fe^{2+})=0.77V$，标准状态下，上述电对中最强的氧化剂和还原剂分别是（　　）。

A. Ag^+，Fe^{2+}　　B. Ag^+，Fe　　C. Fe^{3+}，Fe　　D. Fe^{2+}，Ag^+

二、简答题

1. 举例说明电极的类型，并写出铜锌原电池的电池组成式。

2. 同种离子不同浓度的溶液，是否能组成原电池？这种电池的电极反应是什么？

3. 在原电池中，根据电极上物质的相态与组成，通常将电极分为四大类，请分别写出这四类电极的名称，并各举一例说明（用电极符号）。

4. 能斯特方程表明浓度对电极电势有着直接的影响，改变电对物质的浓度，电对的电极电势或电池电动势一定会发生相应的改变。上述说法是否正确，并作出解释。

5. 为什么应用标准电极电势可以比较氧化剂和还原剂的强弱？

第二篇

物质结构与性质

第六章

原子结构与元素周期律

学习目标

（1）掌握氢原子光谱的能量变化及微观粒子运动的基本特征。

（2）了解波函数、量子数、多电子原子轨道能级。

（3）掌握能级组与周期；学会应用原子核外电子排布判断元素的一般性质；了解元素周期性变化规律。

原子是构成元素的基本单元，由原子核（含质子和中子）和核外电子组成。质子数决定元素种类，质子数与中子数之和为质量数（区分同位素）。化学反应中，核外电子运动是重点，其排布规律由量子力学解释，并决定了元素周期律。这些理论支撑了材料科学、药物设计等领域，学习它既能掌握化学知识，又能培养科学思维。

第一节　原子核外电子的运动特征

一、量子数与原子轨道

（一）量子化特征

1. 氢原子光谱

1900 年，德国物理学家 Max Planck 为了解决黑体辐射实验数据和经典理论计算方法之间的矛盾，提出假设：辐射能的吸收和发射是以基本量 $h\nu$ 为单位整数倍地递增或减小，是不连续的，即辐射能具有量子化特征。辐射能的基本能量（E）和频率（ν）的关系为：

$$E=h\nu \tag{6-1}$$

式（6-1）中 h 为普朗克常数（Planck constant），其值为 6.626×10^{-34} J • s。

研究表明，能量及其他物理量的不连续性是微观世界的重要特征，因此原子核外电子的能量也具有量子化特征。

由于氢原子核只有一个质子，核外有一个电子，是最简单的原子，因此原子结构的探索都是从氢原子开始。在一个连接着两个电极且抽成真空的玻璃管内，填充满氢气，在电极两边通电压，发现玻璃管内会发出光线，这是核外电子从高能状态到低能状态释放能量产生的光。通过光栅分光在黑屏上可以看到氢原子的发射光谱，从这个图谱可以发现发射光线是不连续的线状光谱，在可见光区内有四条颜色不同的明显谱线，波长分别为红色 656.3nm、青色 486.1nm、蓝色 434.1nm 和紫色 410.2nm（图 6-1）。

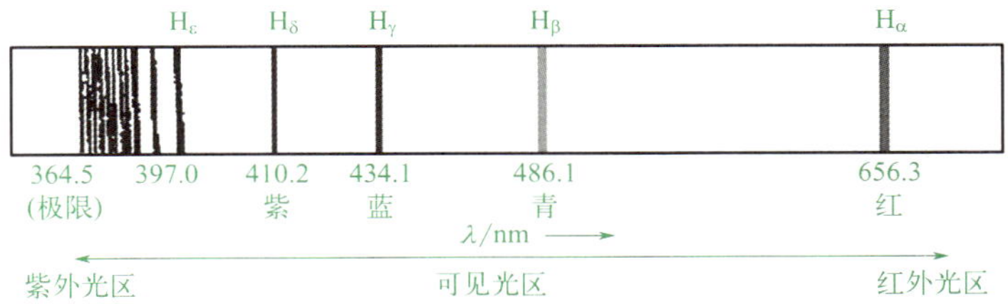

图 6-1 氢原子线性光谱

按照经典电磁理论，若氢原子的电子绕原子核做圆周运动时，电子将不断发射不同波长的电磁波，所以原子光谱就应该是连续的，而且发射电磁波后电子的能量将逐渐降低，电子的运动半径逐渐减小，最后坠入原子核上，就好像人造卫星最终将坠入地球一样，结果原子将不能稳定存在。这个结论显然与氢原子光谱的实验事实完全不符，说明不能用经典物理学理论来解释氢原子的光谱。同时，氢原子光谱也说明这样一个事实：原子中电子运动的能量是不连续的，是量子化的。

2. 玻尔理论

1913 年，为了解释氢原子光谱的规律，丹麦物理学家玻尔（Bohr）提出了著名的玻尔原子模型，包括以下三点假设。

（1）定态假设：核外电子不能沿任意轨道运动，只能沿某些特定的、稳定的轨道绕核旋转，电子在轨道上运动的时候，既不吸收能量，也不释放能量，这种状态叫作定态（stationary state）。能量最低的定态称为基态（ground state），能量较高的定态称为激发态（excited state）。

（2）轨道的量子化特性：在一定轨道上运动的电子具有一定的能量，它们只允许是不连续的分立值，即能量的量子化。

$$E=-\frac{Z^2}{n^2}\times 2.18\times 10^{-18}\text{J} \qquad n=1，2，3，\cdots \tag{6-2}$$

式（6-2）中，Z 为核电荷数，n 为正整数。

（3）频率假设：当电子从一个能量状态跃迁到另一个能量状态时，会吸收或释放一定能量的光。光的频率取决于离核较远轨道的能量与离核较近轨道的能量之差：

$$E_1-E_2=h\nu \tag{6-3}$$

式（6-3）中，ν 为光的频率，h 为普朗克常数（Planck constant）。

Bohr 成功解释了氢原子（类氢离子）光谱和原子轨道能级的关系，玻尔理论揭示了核外电子运动的量子化特征，但玻尔理论未能冲破经典牛顿力学的束缚，提出来的原子模型不能说明多电子原子光谱，甚至不能说明氢原子光谱的精细结构（氢光谱的每条谱线实际上是由几条精细谱线组成的)。玻尔理论打破了经典物理学一统天下的局面，为量子理论体系奠定了基础。

（二）波粒二象性

1. 粒子性

爱因斯坦在 1905 年提出的光电效应理论，使人们意识到光不仅具有波动性，同时也具有粒子性。1924 年，年轻的法国物理学家 De Broglie 提出假设，所有的实物粒子都有波粒二象性，并指出光的波粒二象性公式也适用于电子等实物粒子。

$$\lambda = \frac{h}{p} = \frac{h}{mv} \tag{6-4}$$

式（6-4）中 p 为电子的动量，m 为电子的质量，v 为电子的速度，λ 为电子的波长。通过普朗克常数，把电子的波动性和粒子性定量地联系在一起。

2. 波动性

1927 年戴维逊（Davisson）和革末（Germer）用高能电子轰击一块镍金属晶体样品时，得到了与 X 射线相似的衍射图片。电子衍射照片具有一系列明暗相间的衍射环纹，这是波的相互干涉的结果，而且从衍射图样上求出的电子波的波长，证明了德布罗意的假设。

波粒二象性是所有微观粒子运动的一个重要特征。微观粒子的粒子性无须解释，但波动性是每个运动着的微粒的不确定性造成的，这种不确定性符合统计规律，即物质波不是真实的物理存在，而是大量粒子在统计行为下的概率波。电子衍射示意图如图 6-2 所示。

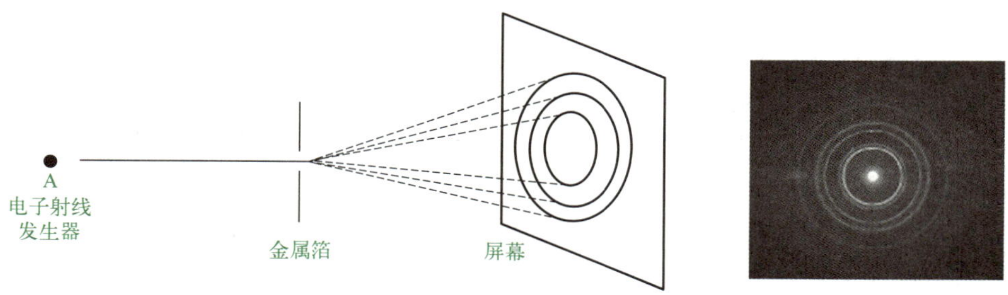

图 6-2　电子衍射示意图

3. 测不准原理

1927 年，年仅 26 岁的德国科学家海森伯（Heisenberg）提出了著名的不确定性原理（测不准原理）。该原理指出同时准确地测定微观粒子的位置和动量是不可能的。用数学式表示为：

$$\Delta x \times \Delta P \geqslant \frac{h}{4\pi} \tag{6-5}$$

式中，Δx 为确定粒子位置时的测量误差；ΔP 为确定粒子动量时的测量误差。由于 h 是一个极小的量，从上式可知，Δx 越小，则 ΔP 越大，反之亦然。

测不准原理并不意味着微观粒子运动的无规律，只是说它不符合经典力学的规律，需要用量子力学来描述。

（三）原子轨道和波函数

为了描述波粒二象性微观粒子的运动状态，1926年奥地利物理学家薛定谔（Schrödinger）提出了描述微观粒子运动的量子力学波动方程，即薛定谔方程（波动方程）：

$$\frac{\partial^2\Psi}{\partial x^2}+\frac{\partial^2\Psi}{\partial y^2}+\frac{\partial^2\Psi}{\partial z^2}+\frac{8\pi^2 m}{h^2}(E-V)\Psi=0 \tag{6-6}$$

式（6-6）中，Ψ 称为波函数（wave function）；E 是系统中电子的总能量，V 是系统的总势能，m 是电子的质量，这些都是电子具有粒子性的表现。

求解薛定谔方程得出的波函数 Ψ 是代表电子运动状态的数学函数，要了解薛定谔方程必须引入三个量子数，分别用 n、l 和 m 表示，分别称为主量子数、角动量量子数和磁量子数。当三个量子数的组合方式一定时，才能确定一个波函数，即确定了一个原子轨道。

由于在解决氢原子精细光谱结构时，发现电子有两种不同的状态，为解决这个问题，又引入了另外一个量子数 m_s，即自旋磁量子数。下面分别讨论这四个量子数的意义、取值以及它们与运动状态的关系。

（四）四个量子数

1. 主量子数

主量子数（principal quantum number），用 n 表示，是用来描述原子中电子出现概率最大区域离核的平均距离，是决定原子轨道能量高低的主要因素。在同一原子中，主量子数相同的电子，可认为在同一个区域内运动，这个区域又称电子层。它的数值可取1、2、3、4、5等正整数。

主量子数（n）	1	2	3	4	5	6	7 …
电子层顺序	1	2	3	4	5	6	7 …
光谱学符号	K	L	M	N	O	P	Q …

对单电子原子或类氢离子来说，由于没有核外电子间的相互作用，电子的能量完全由 n 的数值决定。n 的数值越小，电子的运动空间离核越近，能量越低；n 的数值越大，电子的运动空间离核越远，能量越高。

2. 角动量量子数

角动量量子数（orbital angular momentum quantum number），用 l 表示，简称角量子数，表示原子轨道的形状，这是由电子的角动量引起的。l 值受 n 值的限制，l 的数值只能取小于 n 的正整数和零，即 l 可取0，1，2，3……（n−1），共可取 n 个数值。

l 的数值、光谱符号、电子亚层和电子云形状之间的联系，可以表示为：

l 的数值	0	1	2	3	…
光谱符号	s	p	d	f	…
原子轨道形状	球形	哑铃形	花瓣形	更复杂的花瓣形	…

在多电子原子中，由于存在电子间的相互作用，因此，同层的电子，其能量也会由于 l 的不同而有所差异，即多电子原子轨道的能量与 n 和 l 二者都有关系。在同一电子层（n 相

同)，l 越大，相应的轨道能量就越高：$E_s < E_p < E_d < E_f$；所以对多电子原子来说，角量子数（l）和主量子数（n）一起决定原子轨道的能量。不过主量子数（n）是决定轨道能量的主要因素，而角量子数（l）是决定原子轨道能量的次要因素。

3. 磁量子数

磁量子数（magnetic quantum number），用 m 表示，表示原子轨道在空间的取向（伸展方向）。m 的取值受 l 值的限制，对于给定的 l 值，$m=0$，$\pm1\cdots\pm l$，所以 m 共有（$2l+1$）个数值。$l=0$ 时，$m=0$，只有 1 个取值，即一个取向，光谱符号为 s；$l=1$ 时，$m=+1$，0、-1，有 3 种取向，光谱符号为 p_x，p_y，p_z；$l=2$ 时，$m=+2$，$+1$，0、-1、-2，有 5 种取向，光谱符号为 d_{xy}，d_{xz}，d_{yz}，$d_{x^2-y^2}$，d_{z^2}。s、p、d 电子亚层的原子轨道角度分布图如图 6-3 所示。

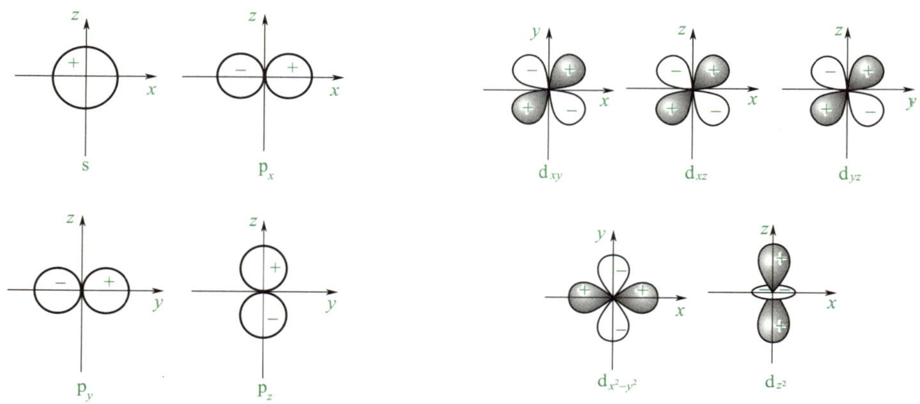

图 6-3 s、p、d 电子亚层的原子轨道角度分布图

l 相同、m 不同的轨道在能量上相等，这些轨道称为简并轨道（degenerate orbital）。总之，波函数可以用 n，l，m 三个量子数来描述，而每一个波函数表示一个电子可以驻留的原子轨道，每个电子层的轨道数为 n^2。

4. 自旋量子数

自旋量子数（spin quantum number），用 m_s 表示，表示电子的自旋方向，要描述核外电子的运动状态还需要引入第四个量子数——自旋量子数，它不是为描述原子轨道而设定的，所以与 n，l，m 无关。在量子力学建立之前，为了解释氢原子光谱的精细结构，提出电子本身有自旋运动。电子的自旋方向有顺时针和逆时针两种，分别用 +1/2 和 −1/2 表示。习惯上通常用“↑”和“↓”表示电子的自旋方向，“↑”表示电子顺时针方向自旋，“↓”表示电子逆时针方向自旋。

综上所述，原子中每个电子的运动状态可以用 n、l、m、m_s 四个量子数来描述。主量子数（n）决定电子出现概率最大的区域离核的远近（或电子层），并且是决定电子能量的主要因素；角动量量子数（l）决定原子轨道（或电子云）的形状，同时也影响多电子原子中电子的能量；磁量子数（m）决定原子轨道（或电子云）在空间的伸展方向；自旋量子数（m_s）决定电子自旋的方向。因此，四个量子数可以全面确定电子在核外的一种运动状态，多电子原子中的每个电子都有区别于其他电子的一套量子数。

二、核外电子的排布规律

多电子原子的核外电子的排布是根据原子轨道能级高低顺序来进行的，由于受到钻穿效应和屏蔽效应的共同影响，轨道能量高低并不仅仅由主量子数决定，还与角动量量子数及电子的具体排布有关，最终根据光谱实验的结果和对元素周期律的分析、归纳、总结出核外电子的排布规律。

（一）多电子原子轨道的能级

1. 屏蔽效应

在多电子原子中，电子不仅受原子核的吸引，而且受电子之间的相互排斥。屏蔽（遮挡）或削弱了原子核对选定电子的吸引，由于核外电子处于高速运动状态，要准确地确定这种排斥作用是不可能的，因此，把其他电子对选定电子的排斥归结为抵消了一部分核电荷，使有效核电荷（effective nuclear charge）降低，削弱了核电荷对该电子的吸引作用，称为屏蔽效应（shielding effect）。

在多电子原子中，在不同电子层的电子之间有屏蔽效应，电子离核越远，被屏蔽的核电荷越多，受到核的吸引越少，能量越高，$E_{1s} < E_{2s} < E_{3s} < E_{4s}\cdots$；在同一电子层中不同亚层的电子之间也有屏蔽效应，即主量子数（n）相同，l 的数值越大，能量越高，$E_{ns} < E_{np} < E_{nd} < E_{nf}$。

2. 钻穿效应

钻穿效应（penetration effect）是多电子原子中电子行为的重要量子力学现象，描述了外层电子“穿透”内层电子云靠近原子核的能力，直接影响原子能级结构与元素性质。n 相同，l 越小，钻穿能力越强，钻穿效应的大小顺序是 ns > np > nd > nf，能量顺序与之相反，$E_{ns} < E_{np} < E_{nd} < E_{nf}$。这种由于角动量量子数（$l$）（电子亚层）不同，电子的钻穿能力不同，而引起的能级能量的变化称为电子的钻穿效应。

n 和 l 都不相同，这种情况较复杂，例如，在一定情况下（n−1）d 轨道的能量高于 ns 轨道的能量（如 $E_{3d} > E_{4s}$），（n−2）f 轨道的能量高于 ns 轨道的能量（如 $E_{4f} > E_{6s}$）。这些均可用钻穿效应加以解释。例如 4s 的能级低于 3d，因 4s 电子钻得更深，核对它的吸引力更强，使轨道能级降低的作用超过了主量子数增大使轨道能级升高的作用，故 $E_{4s} < E_{3d}$，使能级发生错位，也称能级交错。利用此理论同样也能解释其他能级交错现象。

3. 原子轨道近似能级图

1932 年，美国化学家鲍林（Pauling）根据光谱实验结果总结出多电子原子的原子轨道近似能级顺序。用小圆圈代表原子轨道，电子填入能级的先后次序可表示为图 6-4。需要注意的是，鲍林近似能级图反映了同一个多电子原子中原子轨道的相对高低，不具有绝对意义。不同原子间由于核电荷数的不同，相同标号能级的能量也存在巨大的差异。因此，绝不能用鲍林近似能级图来比较不同元素原子轨道能级的相对高低。

我国化学家徐光宪教授在 1956 年由光谱数据总结出一条规律：原子轨道的（n+0.7l）值越大，能级越高。例如，3d 轨道（n+0.7l）为 4.4，而 4s 轨道为 4.0，所以 $E_{3d} > E_{4s}$。徐光宪把（n+0.7l）的第 1 位数字相同的能级合并为一个能级组，此结果与 Pauling 的近似能级顺序一致。组内能级间的能量间隔较小，组与组之间的能量间隔较大。

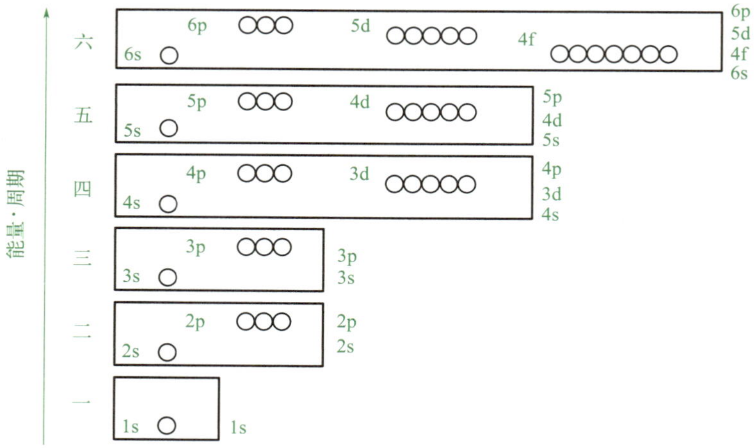

图 6-4　多电子原子的近似能级图

（二）多电子原子的核外电子排布规律

1. 鲍林（Pauling）不相容原理

在同一个原子中，不可能有运动状态完全相同的两个电子，也就是说描述电子运动状态的四个量子数（n、l、m、m_s），不可能有两个电子具有完全相同的数值。换句话说，对于在同一原子轨道中的电子，描述电子运动状态的前 3 个量子数（n、l、m）相同，但第 4 个量子数（m_s）必须不同。根据该原理和 4 个量子数的取值规则可知，每个电子层中最多可容纳的电子数为 $2n^2$ 个。

2. 能量最低原理

在符合 Pauling 不相容原理的前提下，原子核外的电子总要尽先占据能量最低、最稳定的轨道，这就是能量最低原理。这就是说，电子首先填充 1s 轨道，然后按照图 6-4 所示的次序，依次填入较高能量的轨道。

3. 洪德（Hund）规则

在能量相同的简并轨道上排布的电子，将尽可能分占不同的轨道，而且自旋方向相同。量子力学计算证明这样的电子排布可使原子的能量最低，这是对能量最低原理的补充。但根据光谱实验结果，洪德规则存在一些特例，即简并轨道上电子全充满（p^6、d^{10}、f^{14}）、半充满（p^3、d^5、f^7）和全空（p^0、d^0、f^0）的状态时体系能量最低、最稳定。

例如，基态氮原子核外有 7 个电子，核外电子排布式为 $1s^22s^22p^3$，如图 6-5，2p 的 3 个电子以相同自旋方式分占 3 个简并轨道。

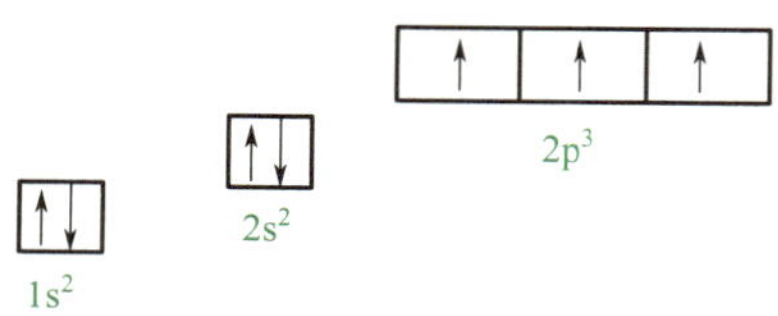

图 6-5　氮原子的核外电子排布式

再如，基态钠原子核外有 11 个电子，则核外电子排布式为 $1s^22s^22p^63s^1$。

事实证明，由于内层原子轨道上运动的电子能量较低而不活泼，而在外层原子轨道上运动的电子能量较高而活泼；一般化学反应只涉及外层原子轨道上的电子，这些电子称为价电子。在主族元素中，价电子数就是最外层电子数；副族元素原子的价电子，除最外层电子外，还可包括次外层电子及某些元素的倒数第三层电子。价电子所在的电子层称为价层。

书写核外电子排布式时，要注意下面几点：

① 在书写原子电子排布时，一律按电子层的顺序写，如 Cr 原子的价电子排布式应为 $3d^5 4s^1$，而不是 $4s^1 3d^5$。

② 为了避免电子结构式过长，通常把内层电子已达到稀有气体结构的部分写成稀有气体的元素符号外加方括号的形式来表示，这部分称为原子实或原子芯。如 $_{19}K$ 的核外电子排布式也可以表示为 $[Ar]4s^1$，$_{26}Fe$ 的核外电子排布式表示为 $[Ar]3d^6 4s^2$。

③ 离子的电子排布是在基态原子的电子排布基础上加上电子（负离子）或失去电子（正离子），但要注意，在填充电子时 4s 能量比 3d 低，但形成离子时，先失去离核较远的 4s 上的电子，使离子更接近稀有气体的电子构型、总能量最低。例如，Fe^{2+}：$[Ar]3d^6 4s^0$（失去 4s 上的 2 个电子），Fe^{3+}：$[Ar]3d^5 4s^0$（先失去 4s 上的 2 个电子，再失去 3d 上的 1 个电子）。

第二节　元素周期律

1869 年俄国化学家门捷列夫（Mendeleyev）绘制出第一张元素周期表，之后的 100 多年以来，至少已经出现了 700 多种不同形式的元素周期表。制作元素周期表的目的是方便研究元素性质的周期性变化。研究对象不同，元素周期表的形式不同。现今使用的元素周期表称为维尔纳长式周期表，由诺贝尔奖得主维尔纳（Werner）首先提出。

一、电子层结构与周期

（一）能级组与周期

现代元素周期表有 7 行，分别为第 1 至第 7 周期（period）。周期对应于能级组（表 6-1）。每当电子开始填充到一个新的能级组，就标志着新增了一层；相应地，就开启一个新的周期。而每个周期包含的元素数目则等于各能级组中全部轨道所容纳的电子总数。7 个周期所包含的元素数目依次为 2、8、8、18、18、32、32。前 3 个周期为短周期，从第 4 周期开始往后为长周期。

表 6-1　能级组与周期的关系

周期数	周期	能级组	对应的能级	起止元素	元素数目
一	特短周期	1	1s	$_1H \rightarrow _2He$	2
二	短周期	2	2s 2p	$_3Li \rightarrow _2Ne$	8
三	短周期	3	3s 3p	$_{11}Na \rightarrow _{20}Ar$	8
四	长周期	4	4s 3d 4p	$_{19}K \rightarrow _{36}Kr$	18

续表

周期数	周期	能级组	对应的能级	起止元素	元素数目
五	长周期	5	5s 4d 5p	$_{37}$Rb → $_{54}$Xe	18
六	特长周期	6	6s 4f 5d 6p	$_{55}$Cs → $_{86}$Rn	32
七	特长周期	7	7s 5f 6d 7p	$_{87}$Fr → $_{118}$Og	32

注：元素所在周期数等于该元素原子的电子层数，即该元素基态原子最外层电子的主量子数。（周期数 = 能级组数 = 电子层数）

（二）原子的价电子排布与族

原子的价电子排布相似的元素排在同一列，称为族（group）。凡最后 1 个电子填入 ns 或 np 亚层的称为主族元素，用罗马数字后面加“A”表示族号；凡最后 1 个电子填入（n−1）d 或（n−2）f 亚层的称为副族元素，用罗马数字后面加“B”表示。周期表共有 18 列，其中第 8 ～ 10 列（含 Fe、Co、Ni 等元素）合起来称为第Ⅷ B 族（又称为Ⅷ族），其余每一列为一族。根据价电子排布可分为主族和副族。

主族：周期表有ⅠA ～ⅧA 共 8 个主族。主族元素原子的最外层是价电子，余下的原子实内各亚层都已充满电子。因为原子实是稳定结构，所以除ⅧA 族外主族元素的最高可能氧化数取决于最外层电子数，与族号一致。例如，ⅦA 族元素 Cl 的核外电子排布式为 [Ne]$3s^23p^5$，价电子排布式为 $3s^23p^5$，最高氧化数是 7，相应的化合物如 Cl_2O_7，$HClO_4$。ⅧA 族（0 族）元素是稀有气体，其最外层全部填满，价电子排布式为 $1s^2$ 或 ns^2np^6，是最稳定结构。

族数 = 价层电子数 = 最高氧化数。

副族：周期表有 8 个副族。

副族元素区别于主族元素的主要特点是副族元素的价电子排布式含有（n−1）d 或（n−2）f 亚层。副族元素的最外层电子、（n−1）d 电子及（n−2）f 电子的部分或全部都可以参加化学反应，它们都是价电子。ⅢB ～ⅦB 族号与价电子数一致。例如，ⅦB 族元素 Mn 的核外电子排布式为 [Ar]$3d^54s^2$，价电子排布式为 $3d^54s^2$。ⅠB 和ⅡB 族元素的（n−1）d 亚层已经填满，其族号等于最外层电子数。例如，ⅡB 族元素 Zn 的价电子排布式为 $3d^{10}4s^2$。Ⅷ族有 3 列，12 种元素。最后一个电子填充的（n−1）d 亚层上，价电子排布式为 $(n-1)d^{6\sim8}ns^2$，电子总数为 8 ～ 10。

二、价电子排布与分区

元素周期表中的元素除按周期和族划分外，还可根据电子层结构的特征分为五个区（图 6-6）。

（一）s 区元素

s 区元素原子的价电子排布式为 $S^{1\sim2}$，包括ⅠA 族碱金属和ⅡA 族碱土金属。s 区元素的原子容易失去 1 个或 2 个电子，形成 +1 价或 +2 价离子，它们都是活泼金属。

（二）p 区元素

p 区元素原子的价电子排布式为 $s^2p^{1\sim6}$，包括ⅢA～ⅧA 元素。ⅧA 元素除 He 原子的最外电子层只有两个电子（$1s^2$）外，其余元素原子的最外电子层的 s 和 p 轨道都已充满，共有 8 个电子（ns^2np^6）。

（三）d 区元素

d 区元素原子的价电子排布式为（n−1）$d^{1\sim9}ns^{0\sim2}$，包括ⅢB～ⅧB，d 区元素又称为过渡元素。

（四）ds 区元素

ds 区元素原子的价电子排布式为（n−1）$d^{10}ns^{1\sim2}$，包括ⅠB 和ⅡB 族元素。

（五）f 区元素

f 区元素原子电子层结构的差别，在倒数第三层（n−2）f 亚层里电子数不同，而它们最外两层电子数基本相同，价电子排布式为（n−2）$f^{0\sim14}$（n−1）$d^{0\sim2}ns^2$。f 区元素包括镧系和锕系元素，化学性质非常相似。

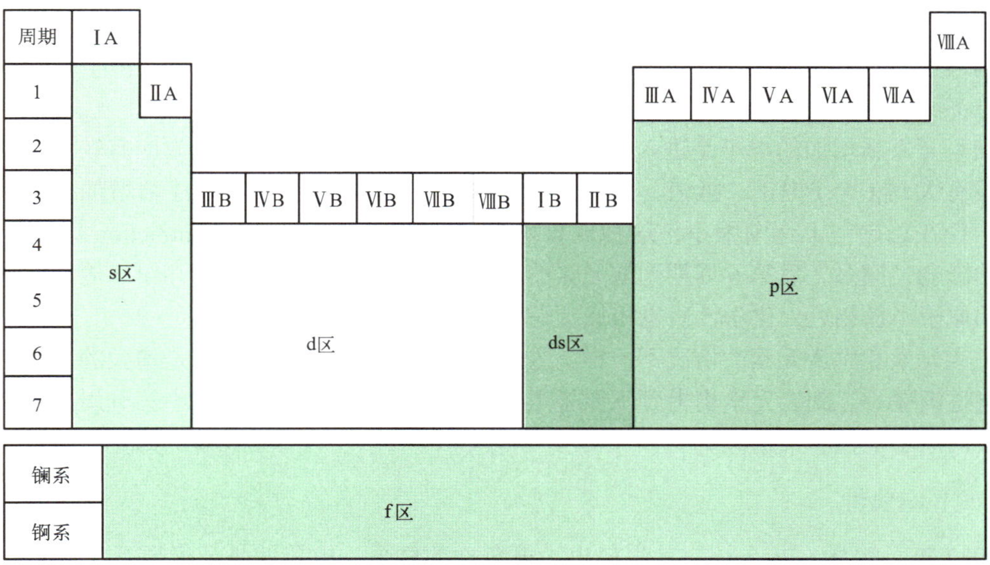

图 6-6　周期表中元素的分区

三、元素基本性质的周期性

随着元素原子序数的增加，原子核外电子排布呈现周期性变化。因此，元素的基本性质和原子半径、电负性等也呈现周期性变化。

（一）原子半径

原子有三种不同的原子半径（图 6-7），分别为共价半径（covalent radius）、金属半径

(metallic radius）和范德华半径（van der Waals radius）。将同种元素的两个原子以共价单键相结合时，它们核间距离的一半称为共价半径；在金属晶体中金属原子核间距离的一半称为金属半径；在分子晶体和液体中不属于同一分子的两个最接近的原子核间距离的一半称为范德华半径。

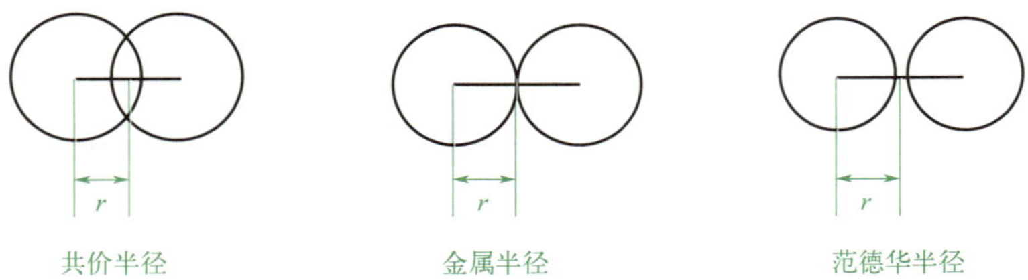

图 6-7　原子半径示意图

同一周期元素原子半径的变化规律为：

随着元素原子序数（核电荷数）的增加，原子核对外层电子的吸引力增强，从而使原子半径倾向于变小；到了惰性气体，外电子层达到饱和，电子间的排斥占主导地位，所以原子半径突然变大。

在长周期中，原子半径变化情况较为复杂。对于过渡元素（副族元素）来说，在同一周期中自左向右，随着 d 电子数的增加，原子半径逐渐变小，只是变小的程度不像短周期元素自左向右原子半径变小得那么显著。但当 d 电子填充到接近 10 个电子时，由于有较大的屏蔽效应，原子半径又突然变大。

镧系元素新增加的电子是进入外数第 3 层的 f 亚层，这虽然对屏蔽效应有较大贡献，但毕竟没有大到 1 个 f 电子“抵消”1 个核电荷的程度。因此，随着原子序数增加，镧系元素原子半径在总趋势上逐渐缩小，这种现象称为镧系收缩（lanthanide contraction）。由于镧系收缩的影响，镧系之后第 6 周期副族元素的原子半径都比较小，以至于和第 5 周期副族相应元素的原子半径相近，化学性质也相似。

主族元素和副族元素的情况不一样。主族元素由上到下原子半径都是增大的，只是增大的幅度逐渐减小。副族元素由上到下原子半径略有增大，但是，各副族中第五周期和第六周期元素的原子半径非常相似。

（二）电负性

1932 年，鲍林（Pauling）首先提出了电负性的概念，电负性是元素原子在分子中吸引电子的能力。Pauling 根据热化学的数据和分子的键能，规定氟的电负性为 4.0（后来修正为 3.9），求出了其他元素的相对电负性（表 6-2）。电负性越大，元素原子吸引电子的能力越强，获得电子形成阴离子的倾向越大，非金属性越强；反之，电负性越小，元素原子吸引电子的能力越小，失去电子形成阳离子的倾向越大，金属性越强。同一周期从左往右，电负性逐渐增大；主族元素之间差别明显，副族元素的变化幅度较小。同一族从上往下，主族元素的电负性一般是递减的，但也有个别元素的电负性数值异常；副族元素的变化情况较复杂。一般来说，金属元素的电负性在 2.0 以下，而非金属元素的电负性在 2.0 以上，但这并不是一个严格的界限。

表 6-2　鲍林的元素电负性

H																	
2.1																	
Li	Be											B	C	N	O	F	
1.0	1.6											2.0	2.5	3.0	3.5	4.0	
Na	Mg											Al	Si	P	S	Cl	
0.9	1.2											1.5	1.8	2.1	2.5	3.6	
K	Ca	Sc	Ti	V	Cr	Mn	Fe	Co	Ni	Cu	Zn	Ga	Ge	As	Se	Br	
0.8	1.0	1.3	1.5	1.6	1.6	1.5	1.8	1.9	1.9	1.9	1.6	1.6	1.8	2.1	2.5	2.8	
Rb	Sr	Y	Zr	Nb	Mo	Te	Ru	Rh	Rd	Ag	Cd	In	Sn	Sb	Te	I	
0.8	1.0	1.2	1.4	1.6	1.8	1.9	2.2	2.2	2.2	1.9	1.7	1.7	1.8	1.9	2.1	2.5	
Cs	Ba	La	Hf	Ta	W	Re	Os	Ir	Pt	Au	Hg	Ti	Pb	Bi	Po	At	
0.7	0.8	1.1	1.3	1.5	1.7	1.9	2.2	2.2	2.2	2.4	1.9	1.8	1.8	1.9	2.0	2.2	

第三节　元素的医学意义

一、人体的必需元素

在天然的条件下，地球上或多或少地可以找到 90 多种元素，根据掌握的情况，多数科学家比较一致的看法是，生命必需元素一共有 29 种，包括氢、硼、碳、氮、氧、氟、钠、镁、硅、磷、硫、氯、钾、钙、钒、铬、锰、铁、钴、镍、铜、锌、砷、硒、溴、锶、钼、锡和碘。在 29 种生命必需的元素中，按体内含量的高低可分为宏量元素（常量元素）和微量元素。

（一）常量元素

宏量元素（常量元素）指含量占生物体总质量 0.01% 以上的元素。如氧、碳、氢、氮、磷、硫、氯、钾、钠、钙和镁，这些元素在人体中的含量均在 0.03% ～ 62.5% 之间，这 11 种元素共占人体总质量的 99.95%。

（二）微量元素

微量元素指占生物体总质量 0.01% 以下的元素。如铁、硅、锌、铜、溴、锡、锰等。这些微量元素占人体总质量的 0.05% 左右。这些微量元素在体内的含量虽小，但在生命活动过程中的作用是十分重要的。已被确认与人体健康和生命有关的必需微量元素有 18 种，即铁、铜、锌、钴、锰、铬、硒、碘、镍、氟、钼、钒、锡、硅、锶、硼、溴、砷等。

二、人体必需元素的生物学功效

（一）常量元素的生物功能

常量元素构成人体结构主体，参与能量代谢、神经传导等核心生理过程。

1. 钙（Ca）

钙是人体含量最丰富的矿物质，构成骨骼与牙齿的主要成分，并参与神经传导、肌肉收缩、血液凝固等重要生理过程。此外，钙还调节酶活性、激素分泌，并维持细胞膜通透性与心脏节律，对整体健康至关重要。

① 骨骼与牙齿的构成：骨骼和牙齿是人体中钙含量最高的组织，约占人体总钙量的99.3%。它们使骨骼具有特定的硬度、强度和机械性能。

② 神经与肌肉活动：钙离子参与神经递质的释放、神经冲动的传导以及心脏的正常搏动。它能够降低神经肌肉的兴奋性，当血清钙下降时，神经肌肉兴奋性升高，可能导致抽搐。

③ 细胞信息传递：钙离子作为细胞内最重要的“第二信使”之一，在细胞受到刺激后，胞质内的 Ca^{2+} 浓度升高，引发一系列细胞内反应。

④ 凝血过程：凝血因子Ⅳ就是钙离子，它参与血液凝固的多个过程，有助于止血和伤口愈合。

⑤ 酶活性调节：钙离子对许多参与细胞代谢的酶具有重要调节作用。

⑥ 细胞膜稳定性与激素分泌：钙离子维持细胞膜的完整性与稳定性，调节激素的分泌与神经递质的释放。

2. 磷（P）

磷参与骨骼和牙齿的形成，调节体内酸碱平衡，是核酸和蛋白质的重要组成部分。

① 构成骨骼和牙齿的重要成分：磷与钙一起形成羟基磷灰石，这是骨骼和牙齿的主要成分，赋予它们硬度和结构稳定性。磷还参与骨骼的矿化过程，对骨骼的生长、发育和修复起着关键作用。

② 参与能量代谢：磷是 ATP 的组成成分，ATP 是细胞内能量的主要储存和传递形式。磷参与 ATP 的合成和水解，为细胞的各种生理活动提供能量。

③ 维持酸碱平衡：磷在体内参与酸碱平衡的调节。它可以与氢离子结合形成磷酸氢根和磷酸二氢根等缓冲物质，帮助维持血液和细胞内环境的酸碱平衡。

④ 构成生命物质成分：磷是构成生命物质的重要成分，如 DNA 和 RNA 等。这些核酸是遗传信息的携带者，磷参与核酸的合成和代谢，对遗传信息的传递和表达起着重要作用。

⑤ 参与构成多种重要的酶：磷是许多酶的活性中心，对酶的活性起着关键作用。这些酶参与人体的各种生化反应，对维持人体的正常生理功能至关重要。

3. 镁（Mg）

镁对人体作用重大，参与骨骼健康、调节代谢、神经肌肉功能及维持心脏功能，在骨骼构成、能量代谢、神经传导、心脏节律调节等方面发挥关键作用。

① 参与骨骼健康。构成骨骼成分：镁是骨骼的重要组成部分，与钙、磷等矿物质共同

构成骨骼的结构，使骨骼具有一定的强度和硬度；促进骨骼生长：镁参与骨骼的新陈代谢过程，有助于新骨的形成和旧骨的修复，促进钙的吸收和利用，维持骨骼的正常生长和发育。

② 调节代谢功能。能量代谢：镁是参与能量代谢的重要矿物质，可以激活多种酶的活性，促进碳水化合物、脂肪和蛋白质的代谢，为身体提供能量；血糖调节：镁可以提高胰岛素的敏感性，促进葡萄糖的转运和利用，有助于调节血糖水平。缺乏镁可导致胰岛素抵抗，增加糖尿病的发生风险。

③ 参与神经肌肉功能。神经传导：镁在神经传导过程中起着重要的作用，可以调节神经细胞的兴奋性，维持正常的神经传导功能。缺乏镁可导致神经兴奋性增加，出现肌肉痉挛、抽搐等症状。肌肉收缩：镁参与了肌肉的收缩和舒张过程，与钙等矿物质相互作用，调节肌肉的收缩力和张力，维持正常的肌肉功能。

④ 维持心脏功能。调节心脏节律：镁对心脏的正常节律起着重要的调节作用，可以稳定心肌细胞膜，减少心律失常的发生。缺乏镁可导致心脏节律失常，增加患心脏病的风险。降低心脏病风险：镁可以扩张血管，降低血压，减轻心脏负担。同时还可以抑制血小板的聚集，防止血栓的形成，降低心脏病和脑卒中的发生风险。

（二）微量元素的生物功能

1. 铁（Fe）

① 铁是血红蛋白（红细胞中的关键蛋白）和肌红蛋白（肌肉中的储氧蛋白）的核心成分。血红蛋白通过与氧气结合，将氧气从肺部输送到全身组织；肌红蛋白则为肌肉细胞储存氧气，支持运动时的能量供给。

② 铁参与细胞色素酶系统的构成，这是细胞线粒体中产生三磷酸腺苷（ATP）的重要环节。此外，铁还作为过氧化氢酶等抗氧化酶的辅助因子，帮助清除自由基，减少氧化损伤。

③ 铁通过维持 T 淋巴细胞和中性粒细胞的功能，增强人体对病原体的防御能力。但需注意，过量的铁可能被病原体利用，因此需平衡摄入。

④ 铁参与甲状腺激素的合成，调节新陈代谢速率；同时，它也是 DNA 复制和修复的必需元素，保障细胞正常分裂。

2. 锌（Zn）

① 锌可作为多种酶的功能成分或激活剂。锌是碳酸酐酶、DNA 聚合酶、RNA 聚合酶、胸腺嘧啶核苷激酶、碱性磷酸酶、亮氨酸氨肽酶等含锌酶的组成成分。

② 促进机体生长发育，促进核酸及蛋白质的生物合成。缺锌后创伤溃疡难愈合，生长发育不良，性器官发育不全或减退，成为缺锌性侏儒或肠原性肢端皮炎。

③ 增强免疫及吞噬细胞的功能。缺锌后免疫功能低下。

④ 抗氧化、抗衰老及抗癌作用。锌亦是超氧化物歧化酶的组成成分，能防止自由基对细胞膜造成的损伤，减少过氧化脂质的生成。

3. 碘（I）

碘为机体合成甲状腺激素不可缺少的物质，碘的生理功能以甲状腺激素的功能作用来体现。

① 参与能量代谢。在蛋白质、脂类与碳水化合物的代谢中，碘促进氧化和氧化磷酸化过程。

② 促进代谢和体格的生长发育。碘缺乏可致儿童生长发育受阻，可造成侏儒症。

③ 促进神经系统发育，孕妇缺碘对胎儿的智力发育造成影响，碘缺乏可造成儿童呆小症。

④ 具有垂体激素作用。

⑤ 调节水盐代谢，促进维生素吸收利用。

4. 硒（Se）

硒是人体必需的微量元素，主要参与抗氧化、免疫调节、甲状腺功能维持等生理过程，临床用于辅助治疗克山病、大骨节病、男性不育等疾病，并可能降低某些癌症风险。

① 抗氧化保护：硒是谷胱甘肽过氧化物酶（GPX）的关键成分，可直接清除自由基，减少氧化应激损伤，保护细胞膜和 DNA 完整性。同时，硒参与合成辅酶 Q10，增强线粒体功能。

② 免疫调节：硒通过激活免疫细胞（如 T 细胞、B 细胞和自然杀伤细胞）增强免疫功能，提高抗病毒能力。缺硒可能降低疫苗效果或增加感染风险。

③ 甲状腺功能支持：甲状腺中硒浓度最高，参与甲状腺激素（T4 → T3）转化酶（脱碘酶）的合成。缺硒可能加重甲状腺炎或甲减症状。

④ 生殖健康：男性睾丸中硒含量较高，参与精子形成和活力维持。研究表明，补硒可能改善少弱精子症，但需结合其他营养素（如锌、维生素 E）发挥协同作用。

⑤ 心血管保护：硒通过减少血管氧化损伤和炎症反应，改善动脉硬化，降低患心血管疾病风险。流行病学监测数据显示，低硒地区人群冠心病发病率较高。

⑥ 肝脏解毒：硒参与肝脏解毒酶的合成，增强机体对重金属（如汞、铅）和毒素的代谢能力。

微量元素与人体健康有着密切的关系。就大部分人而言，体内的各种微量元素是正常的，因为我们日常饮食足以满足对微量元素的需求。人体内微量元素的缺少有两个原因：一是地方性缺乏某种微量元素，如地方性缺碘等；二是因病丢失体内的微量元素。是否属于微量元素缺乏必须经过检验才能确定。一旦被确定为微量元素缺乏，不能随便用药，必须在医生的指导下用药或进行饮食治疗。

拓展阅读

元素周期表——化学元素的史诗巨作

德米特里·门捷列夫（Dmitri Mendeleyev）在 1867 年成为圣彼得堡大学化学教研室主任后，着手编写化学教材并系统研究元素分类方法。他通过整理 63 种已知元素的原子量、化合价等数据，制作了“化学纸牌”进行排序实验，最终于 1869 年提出了第一版元素周期表。1871 年，他改进周期表结构，将竖排改为横排，并基于周期律预言了“类铝”（镓）、“类硼”（钪）等未知元素的性质与存在。这些预言在后续几十年间被逐一证实，推动了新元素的发现。

元素周期表后续发展历程中的重要事件包括：

编排依据革新：随着原子结构研究的深入，周期表排序标准从原子量修正为质子数；

合成与应用拓展：1955 年合成 101 号元素钔（Md）以纪念门捷列夫；

国际认可：2019 年，联合国教科文组织将周期表诞生 150 周年定为“国际化学元素周期表年”。

当前周期表已涵盖118种元素，既是化学研究的核心框架，也为超重元素合成与材料科学探索提供理论支持。其演变过程体现了人类认知从经验归纳到理论演绎的科学范式跃迁。

学习小结

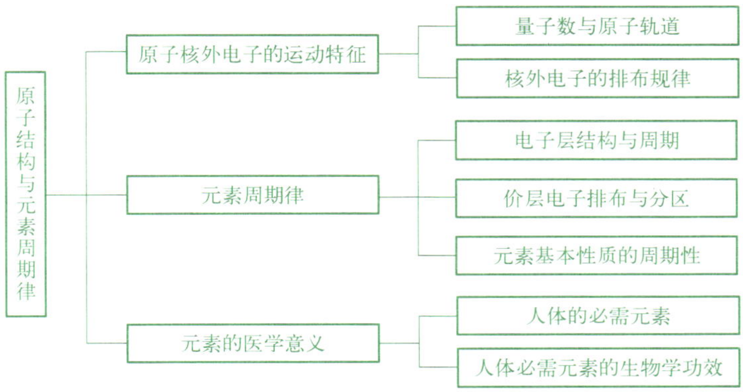

习题

一、选择题

1. 下列原子的外层电子排布合理的是（　　）。

A. $2s^22p_x^22p_y^1$　　B. $3p^34s^2$　　C. $3s^23p^4$　　D. $3d^94s^2$

2. 确定一个轨道，不需要（　　）。

A. 主量子数　　B. 角动量量子数　　C. 磁量子数　　D. 自旋量子数

3. 同周期元素的性质递变规律是（　　）。

A. 原子半径减小　　B. 电离能增大

C. 电负性增大　　D. 以上三项均正确

4. 开拓中国原子簇化学研究领域，提出固氮酶活性中心结构模型的中国科学家是（　　）。

A. 卢嘉锡　　B. 徐光宪　　C. 侯德榜　　D. 黄鸣龙

5. 基态 $_{24}Cr$ 的核外电子排布式为（　　）。

A. [Ar] $4s^23d^4$　　B. [Kr] $4s^23d^4$　　C. [Ar] $3d^54s^1$　　D. [Xe] $4s^13d^5$

6. 在多电子原子中，决定电子能量的量子数为（　　）。

A. n　　B. n 和 l　　C. n，l 和 m　　D. l

7. 首次将量子化概念应用到原子结构，并解释了原子稳定性的科学家是（　　）。

A. John Dalton　　B. Rutherford　　C. Bohr　　D. Albert Einstein

8. 当 n=4 时，m 的最大取值是（　　）。

A. 2　　B. 3　　C. 4　　D. 0

9. 在主量子数为4的电子层中，最多能容纳的电子数是（　　）。

A. 8　　B. 16　　C. 32　　D. 36

10. 下列各组量子数取值合理的是（　　）。

A. n=1，l=1，m=−1　　B. n=1，l=1，m=1

C. n=1，l=−1，m=−1　　D. n=1，l=0，m=0

二、简答题

1. 什么叫屏蔽效应？为什么在多电子原子中 $E_{3s} < E_{3p} < E_{3d}$？

2. 某元素的原子核外有 27 个电子，它在周期表中属于哪一周期、哪一族、什么区？

3. 为什么 He^+ 中 3s 和 3p 轨道的能量相等，而在 Ar^+ 中 3s 和 3p 轨道的能量不相等？

4. 3d 和 4s 轨道为什么会出现能级交错现象？

5. 硒与健康关系密切，硒在体内的活性形式为含硒酶和含硒蛋白。缺硒会引起克山病、大骨节病、白内障等。根据硒在周期表中的位置，推测硒的最高价氧化物。

第七章

分子结构与分子间作用力

学习目标

（1）理解共价键的现代价键理论、杂化轨道理论。

（2）掌握 σ 键、π 键的特点；了解共价键参数和分子间作用力的类型。

（3）熟悉范德华力的类型、存在范围，理解氢键产生的条件、特点以及对物质性质的影响。

分子之所以能够稳定存在，是因为直接相邻的原子之间存在强烈的相互作用，这种作用称为化学键（chemical bond）。本章将重点讨论原子的价层电子怎样形成化学键、分子的空间构型等问题。根据成键电子的运动方式，化学键可以分为离子键和共价键两种类型。由于成键的原子轨道具有不同的伸展方向，分子中的原子在空间上的排列相互制约，从而决定了分子具有一定的几何形状。不同形状的分子具有不同的物理化学性质，这些性质影响分子和分子之间的作用方式，最终表现出不同的物质特性。在分子世界中，“分子握手”并非诗意化的隐喻，而是一种基于结构与作用力协同的动态识别机制。这种机制不仅决定了生命大分子的自组装、酶的催化特异性，还深刻影响着药物设计与材料科学的发展方向。

第一节　共价键理论

一、价键理论

（一）经典共价键理论

1916 年，美国化学家路易斯（G.N.Lewis）依据除了氦以外的惰性气体原子具有 8 电子稳定结构的事实，提出了共价键的概念。他认为分子中的电子有成对倾向，当同种元素的原子以及电负性相近的原子形成分子时，它们可以通过共享电子来满足 8 电子稳定结构，习惯上称作八隅律（octet rule）。原子间通过共用电子对形成的化学键称作共价键（covalent bond)。Lewis 提出的共价键的概念，只指出非金属原子间可以形成共价键，没有从本质上说明共价键的成因。八隅律在实际运用中遇到不少困难。例如，第二周期的 Be 和 B 元素分别形成的 $BeCl_2$ 和 BF_3 分子，Be 原子和 B 原子外层只有 4 个和 6 个电子；第三周期的 P 和 S 元素分别形成 PCl_5 和 SF_6 分子，P 原子和 S 原子外层分别有 10 和 12 个电子。Lewis 的经典共价键理论（classical covalent bond theory）不能说明为什么带负电荷的两个电子能够相互配对，也不能解释共价键为什么具有方向性和饱和性。1927 年，海特勒（Heitler）和伦敦（London）继承了路易斯共用电子对的概念，并应用量子力学求解氢分子的薛定谔方程，成功地解释了共价键的本质。1930 年，美国化学家鲍林（Pauling）等将量子力学研究氢分子的结果推广到其他分子体系，建立了现代价键理论。1931 年，鲍林又提出了杂化轨道理论。

（二）现代价键理论

1. 共价键的本质

若两个氢原子的电子自旋方向相同，相互接近时，体系的能量随 r 的减小而不断增大，两个原子轨道不能重叠，核间电子云稀疏，概率密度几乎为零，故不能形成稳定分子，这种状态称为排斥态。

若两个原子的电子自旋方向相反，它们相互靠近时，两个电子的原子轨道发生重叠；电子在两原子核间出现的概率增加，核间电子云密度增大，此时体系的能量随着核间距（r）的减小而不断降低，到 $r=r_0$ 时，两个原子轨道发生最大重叠，体系能量最低，两个氢原子间便形成稳定的共价键，即形成了稳定氢分子，这种状态称为氢分子的基态。如果 r 进一步缩小，原子间的斥力增大，使体系能量迅速升高，体系便不稳定。r_0 为 H_2 分子的核间距离，实验值为 74pm。氢原子接近时系统势能变化曲线如图 7-1 所示。

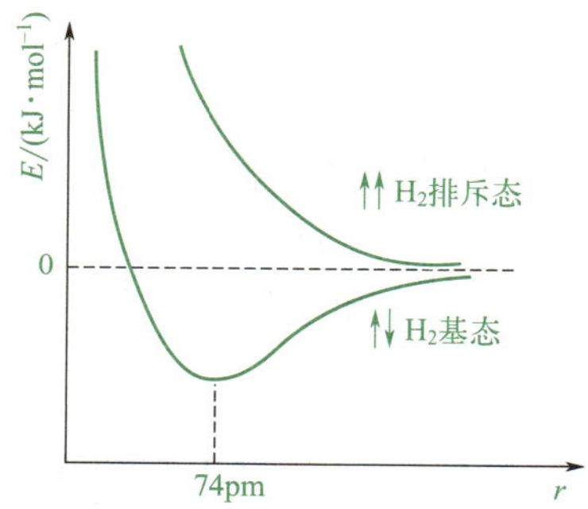

图 7-1　氢原子接近时系统势能变化曲线

海特勒和伦敦首次从理论上解释了 H_2 分子稳定的原因，初步阐明了共价键的本质：两个成键原子具有自旋方向相反的未成对电子，它们的原子轨道发生了重叠，单电子在两核之间自旋配对，使系统能量降低而形成共价键，如图 7-2 所示。

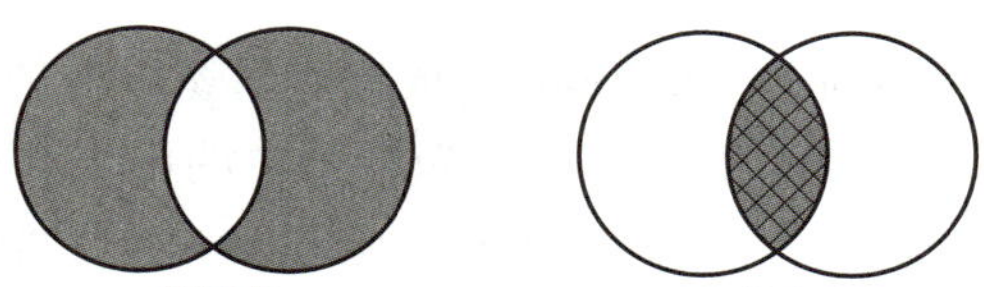

图 7-2　两个 H 原子相互接近时原子轨道重叠示意图

2. 价键理论的要点

量子力学对氢分子的处理结果，可推广到其他分子体系，现代价键理论的基本要点如下：

① 只有自旋方向相反的单电子才可以相互配对形成稳定的共价键。如果两个原子各含一个未成对的电子，则相互配对形成共价单键；如果两个原子各含有两个或三个未成对电子，则配对形成双键或叁键。

② 成键电子的原子轨道尽可能达到最大重叠。轨道重叠程度越大，两核之间电子的概率密度越大，系统能量降低得越多，形成的共价键越稳定。这称为最大重叠原理。

3. 共价键的特征

（1）饱和性　一个原子有几个未成对电子，便可与几个自旋方向相反的电子配对成键，一个原子所形成的共价键的数目取决于该原子的单电子数目，这就是共价键的饱和性。例如，两个 F 原子各有一个单电子，它们可以配对形成 F—F 共价单键；两个 O 原子各有两个单电子，则它们配对形成 O═O 共价双键；两个 N 原子各有三个单电子，则它们配对形成 N≡N 共价叁键。

（2）方向性　共价键尽可能沿着原子轨道最大重叠的方向形成，这就是共价键的方向性。轨道重叠越多，共价键越稳定。两个原子间形成共价键时往往只能沿着一定的方向结合。例如，H 原子与 Cl 原子共用电子形成 H—Cl 共价键时，由于 H 原子 1s 轨道的角度分布图是球形，而 Cl 原子的 3p 轨道有 1 个未成对电子（假设处于 $3p_x$ 轨道），则成键应该是 H 原子的 1s 轨道与 Cl 原子 $3p_x$ 轨道的重叠。只有 H 原子的 1s 轨道沿着 Cl 原子 $3p_x$ 轨道的最大值方向（x 轴方向）的重叠才能实现最大程度的重叠，形成稳定的 H—Cl 共价键［图 7-3（a）］。而沿其他方向的重叠，如图 7-3（b）和图 7-3（c）等，均不能满足最大程度的有效重叠。

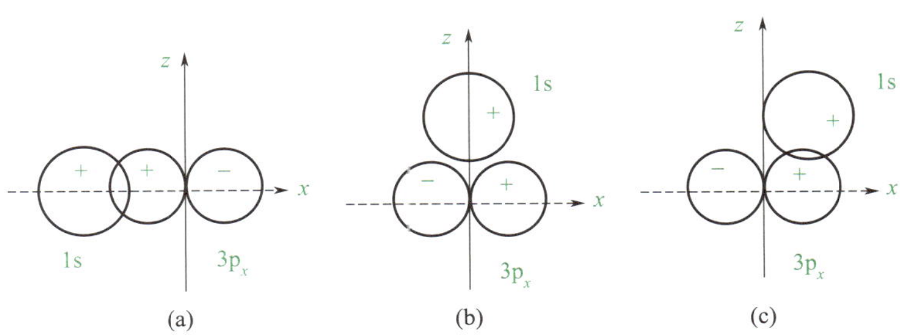

图 7-3　氢原子的 1s 轨道与氯原子的 $3p_x$ 轨道的重叠方式示意图

4. 共价键的类型

（1）σ 键　原子轨道重叠有两种不同的方式，因此形成两类不同的共价键。一类是原子轨道沿键轴（成键两原子的核间连线）方向以“头碰头”的方式重叠，此时形成的共价键叫作 σ 键。σ 键的特征是：轨道重叠部分沿键轴圆柱形对称分布，绕键轴旋转任意角度，轨道的形状和符号都不改变。σ 键重叠程度大，较稳定，不易断裂，化学活性小，可以独立存在于两原子之间。例如，当设定 x 轴为键轴时，s—s、s—p_x、p_x—p_x 轨道头碰头重叠形成了 σ 键，如图 7-4 所示。

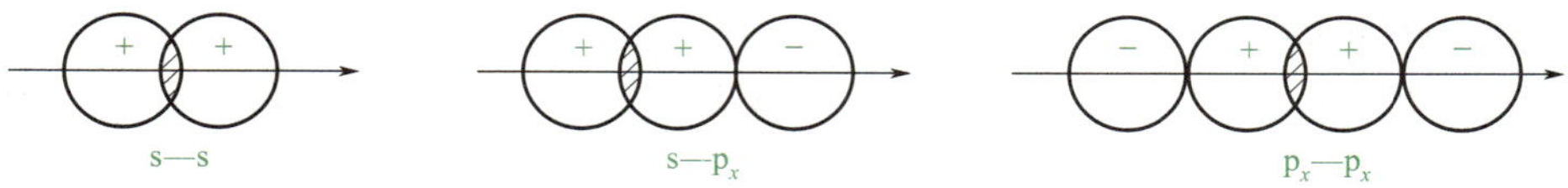

图 7-4　σ 键示意图

（2）π 键　另一类原子轨道沿键轴方向以“肩并肩”方式重叠，这样形成的键叫 π 键。π 键的特征是：轨道重叠部分镜面反对称分布，即上、下形状对称，符号相反，不能绕键轴任意旋转，π 键重叠程度小，易断裂，化学活性较强，只能与 σ 键共存于双键或叁键中。p_y—p_y、p_z—p_z 原子轨道重叠形成 π 键，如图 7-5 所示。

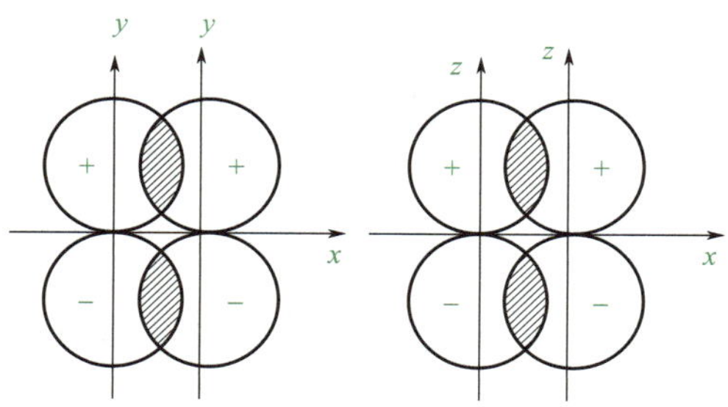

图 7-5　π 键示意图

例如，在 N_2 分子中，氮原子的电子层结构为 $1s^22s^22p_x^12p_y^12p_z^1$，三个未成对的 p 电子分别占三个互相垂直的 p 轨道。当两个氮原子结合成 N_2 分子时，p_x 电子云沿 x 轴方向以“头碰头”方式重叠形成一个 σ 键，每个氮原子剩下的两个 p 电子云不能再沿轴方向“头碰头”重叠，只能让 p_y、p_z 轨道以“肩并肩”方式重叠，形成两个互相垂直的 π 键（图 7-6）。

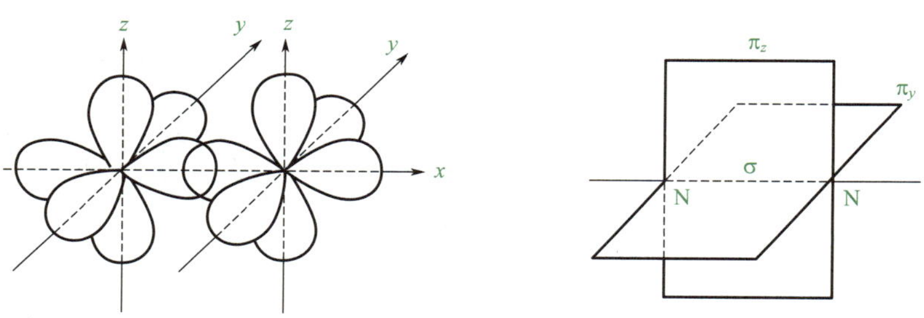

图 7-6　N_2 分子中 σ 键和 π 键的示意图

二、杂化轨道理论

价键理论较好地说明了共价键的本质，解释了共价键的饱和性和方向性，但对分子的空间构型却不能很好地说明。例如 CH_4 分子，它有四个 C—H 键，实验测得键角为 109°28′，分子的空间构型为正四面体。若根据价键理论就无法解释这些事实，因为基态碳原子的电子构型为 $1s^22s^22p_x^12p_y^1$，只有两个未成对电子，从价键理论来看，只能形成两个共价键，且键角应为 90° 左右，这显然与事实不符。1931 年 Pauling 等为了解决 CH_4 分子的空间构型问题，提出了杂化轨道理论，补充和发展了价键理论，较好地说明了许多实验事实。

杂化轨道理论认为，同一原子中能量相近的不同类型的原子轨道重新组合，形成能量、形状、方向与原轨道不同的新的原子轨道叫作杂化轨道（hybrid orbital）。

（一）杂化轨道理论的要点

（1）在形成分子的过程中，为了提高成键能力，中心原子能量相近（通常是同层或同一能级组）的原子轨道进行重新组合，即杂化。

（2）参加杂化的原子轨道的数目与形成的杂化轨道的数目相等。

（3）杂化轨道的成键能力增强，这是医为杂化后轨道的形状变得一头特别肥大，更有利于轨道的重叠。

（4）杂化轨道在空间的取向以轨道间排斥力最小为原则，以保持体系能量较低。

（二）杂化轨道的类型和分子结构

1. sp^3 杂化

sp^3 杂化是一个 ns 轨道和三个 np 轨道间的杂化，杂化后得到四个等同的 sp^3 杂化轨道，每个杂化轨道含 1/4s 成分和 3/4p 成分，轨道夹角为 109°28′，空间构型为正四面体。

基态 C 原子外层电子构型为 $2s^22p^2$，只有两个未成对电子，根据杂化轨道理论，在形成 CH_4 分子时，2s 轨道上的一个电子被激发到 2p 轨道，其外层电子排布变为 $2s^12p^3$，因此可以提供四个未成对电子成键，但由于 s 轨道和 p 轨道的能量和形状不同，若按这种状态成键，必然有一个键的强度不同于其他三个键。为了解决这个矛盾，杂化轨道理论认为，碳原子的一个 2s 轨道和三个 2p 轨道进行了混合，重新组成了四个等同的 sp^3 杂化轨道。杂化轨道的形状一头大一头小，轨道夹角是 109.28°，大头一端指向四面体的顶角。成键时四个氢原子的 1s 轨道分别沿四面体的顶角与碳原子的 sp^3 杂化轨道进行重叠，生成四个等同的 σ 键（C—H），从而形成了 CH_4 分子正四面体骨架结构，如图 7-7 所示。

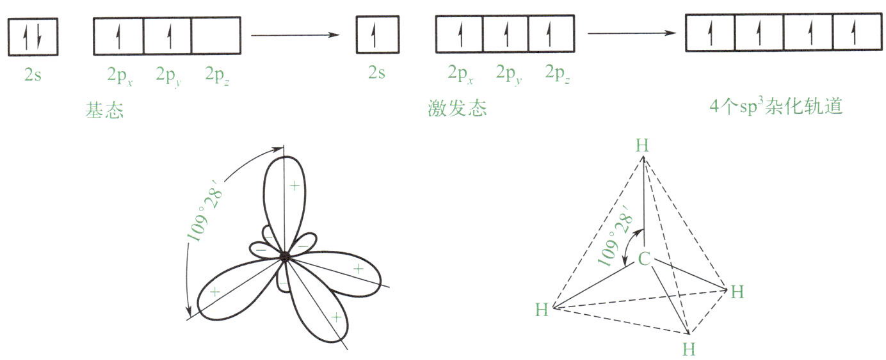

(a) 4个sp^3杂化轨道　　(b) 正四面体构型的CH_4分子

图 7-7　CH_4 分子形成示意图

2. sp^2 杂化

sp^2 杂化由一个 ns 轨道和两个 np 轨道进行的杂化，杂化后得到三个等同的 sp^2 杂化轨道，每个杂化轨道含 1/3s 成分和 2/3p 成分，轨道夹角为 120°，构成平面三角形。

基态 B 原子外层电子构型为 $2s^22p^1$，只有 1 个未成对电子。根据杂化轨道理论，2s 轨道上的一个电子被激发到 2p 空轨道上，形成 $2s^12p_x^12p_y^1$ 排布，再进行 sp^2 等性杂化，得到 3 个

sp^2 杂化轨道。然后 B 原子的 3 个 sp^2 杂化轨道分别与 F 原子的 2p 轨道重叠，自旋相反的两个电子配对，形成 σ 键，即生成 BF_3 分子。由于每两个 sp^2 杂化轨道之间的夹角都是 120°，所以 BF_3 分子具有平面三角形的结构，如图 7-8 所示。

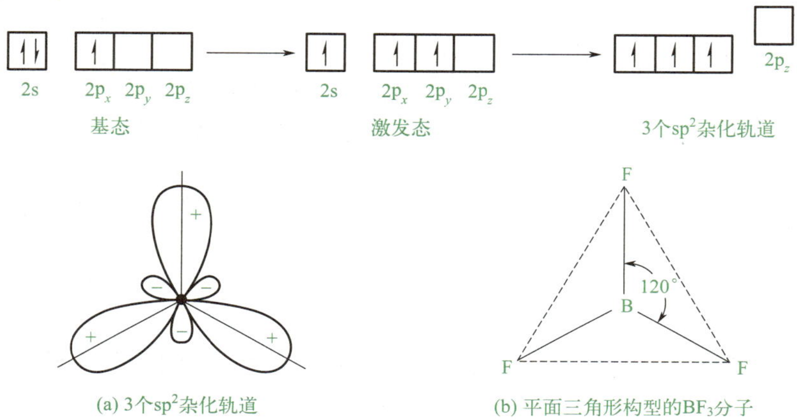

图 7-8　BF_3 分子形成示意图

在乙烯分子中，2 个 C 原子和 4 个 H 原子处于同一平面上，每个 C 原子用 3 个 sp^2 杂化轨道分别与 2 个 H 原子的 s 轨道及另一个 C 原子的 sp^2 杂化轨道成键，而 C 原子中未参与杂化的 2p 轨道相互重叠形成 1 个 π 键，所以 C_2H_4 分子的 C═C 双键中一个是 sp^2—sp^2 重叠形成的 σ 键，另一个是 p—p 轨道重叠形成的 π 键。

3. sp 杂化

由一个 *n*s 轨道和一个 *n*p 轨道进行的杂化，杂化后得到两个等同的 sp 杂化轨道，每个杂化轨道含 1/2s 成分和 1/2p 成分，键角为 180°，空间取向呈直线形。

形成 $BeCl_2$ 分子的杂化过程如图 7-9 所示。基态 Be 原子的价层电子排布是 $2s^2$，形成共价化合物时，把一个 2s 电子激发到 2p 轨道上，形成 $2s^12p^1$ 排布，再进行 sp 等性杂化，得到两个等性 sp 杂化轨道。Be 原子的两个 sp 杂化轨道分别与两个 Cl 原子的 3p 轨道重叠，自旋相反的两个电子配对，形成 σ 键，即生成 $BeCl_2$ 分子。由于两个 sp 杂化轨道互成 180° 分布，所以 $BeCl_2$ 是直线形分子。

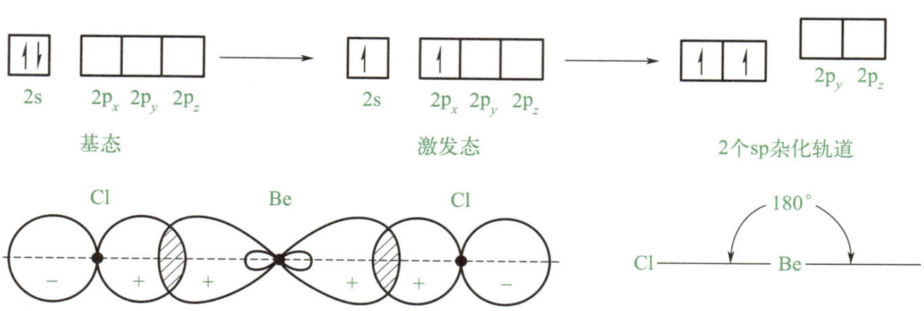

图 7-9　$BeCl_2$ 分子形成示意图

乙炔（C_2H_2）分子的空间构型也可以用 sp 杂化轨道的概念来说明。在 C_2H_2 分子中，一般认为 C 原子的外层电子排布式为 $2s^22p^2$，在成键前 2s 轨道和 1 个 2p 轨道杂化，形成 $sp^1sp^12p_y^12p_z^1$ 的新电子排布。每个 C 原子以 1 个 sp 杂化轨道与另一个 C 原子形成 C—C σ 键，以另一个 sp 杂化轨道与 H 原子的 s 轨道形成 C—H σ 键，从而形成直线形的 H—C—C—H 分子骨架。剩余两个各有 1 个电子的 2p 轨道相互重叠形成 2 个 π 键，所以 C_2H_2 分子结构为 H—C≡C—H。其中碳—碳间为叁键，由 1 个 σ 键和 2 个 π 键组成。

如表 7-1 为 s、p 型杂化与分子空间结构的关系。

表 7-1　s、p 型杂化与分子空间结构的关系

杂化类型	杂化轨道数目	轨道夹角	几何形状	举例说明
sp^3	4 个 sp^3	109°28′	正四面体	CH_4
sp^2	3 个 sp^2	120°	正三角形	BF_3
sp	2 个 sp	180°	直线形	$BeCl_2$

三、共价键参数

（一）键能

键能（bond energy）是从能量因素来衡量共价键强度的物理量。对于双原子分子，键能就等于分子的解离能。在 100kPa 和 298.15K 下，将 1mol 理想气态分子 AB 解离为理想气态的 A、B 原子所需要的能量，称为 AB 的解离能，单位为 $kJ \cdot mol^{-1}$。

对于多原子分子，键能和解离能不同。例如，H_2O 分子中有两个等价的 O—H 键，两个 O—H 键的解离能分别为 $502kJ \cdot mol^{-1}$ 和 $423.7kJ \cdot mol^{-1}$，O—H 键的键能是两个 O—H 键的解离能的平均值，即为 $463kJ \cdot mol^{-1}$。

同一种共价键在不同的多原子分子中的键能虽有差别，但差别不大。我们可用不同分子中同一种键能的平均值，即平均键能作为该键的键能。键能越大，键越牢固。

需要注意的是，单键一般是指双原子之间的普通 σ 键，而多重键既有 σ 键又有 π 键，因此多重键的键能不等于相应单键键能的简单倍数。例如，C—C 单键的键能是 $346kJ \cdot mol^{-1}$，C═C 双键的键能是 $610kJ \cdot mol^{-1}$，两者之间不是二倍的关系；C≡C 叁键的键能为 $835kJ \cdot mol^{-1}$，并不等于单键键能的三倍。

（二）键长

分子中两成键原子的核间平均距离称为键长（bond length）。光谱及衍射实验的结果表明，同一种键在不同分子中的键长几乎相等。因而可用其平均值，即平均键长作为该键的键长。例如，C—C 单键的键长在金刚石中为 154.2pm；在乙烷中为 153.3pm；在丙烷中为 154pm；在环己烷中为 153pm。因此将 C—C 单键的键长定为 154pm。两原子形成的同型共价键的键长越短，键越牢固。就相同的两原子形成的共价键而言，单键键长＞双键键长＞叁键键长。

（三）键角

分子中同一原子形成的两个化学键间的夹角称为键角（bond angle）。它是反映分子空间

构型的一个重要参数。如水分子中的键角为104°45′，表明水分子为V形结构。一般而言，根据分子中的键角和键长可确定分子的空间构型。

在上述三个参数中，键能和键长表征化学键强度，键长和键角一起可以确定分子的几何形状。如表7-2为常见共价键的键能和键长数据。

表7-2 常见共价键的键能和键长数据（298.15K，101kPa）

化学键	键长 /pm	键能 /（kJ·mol^{-1}）	化学键	键长 /pm	键能 /（kJ·mol^{-1}）
B—F	—	644	N—H	101	389
B—O	—	515	N—N	145	159
Br—Br	229	193	N═N	125	456
C—B	156	393	N≡N	110	946
C—Br	194	276	N—O	146	230
C—C	154	332	N═O	114	607
C═C	134	611	Na—Br	250	367
C≡C	120	837	Na—Cl	236	412
C—Cl	177	328	Na—F	193	519
C—F	138	485	Na—H	189	186
C—H	109	414	Na—I	271	304
C—I	214	240	O—H	98	464
C—N	148	305	O—O	148	146
C═N	135	615	O═O	120	498
C≡N	116	891	P—Br	220	272
C—O	143	326	P—Cl	203	331

（四）键的极性

键的极性是由成键原子的电负性不同而引起的。当成键原子的电负性相同或相近时，核间的电子云密集区域在两核的中间位置附近，两个原子核正电荷所形成的正电荷重心和成键电子对的负电荷重心几乎重合，这样的共价键称为非极性共价键（nonpolar covalent bond）。如H_2、O_2、Cl_2等分子中的共价键就是非极性共价键。

当成键原子的电负性不同时，核间的电子云密集区域偏向电负性较大的原子一端，使之带部分负电荷（δ^-），而电负性较小的原子一端则带部分正电荷（δ^+），键的正电荷重心与负电荷重心不重合，这样的共价键称为极性共价键（polar covalent bond）。如HCl分子中的H—Cl键就是极性共价键。

共价键的大小，可以用键的偶极矩（dipole moment）来衡量，用$\boldsymbol{\mu}$表示，定义为化学键电荷重心所带电量（q）和正负电荷重心间距离（d）的矢量乘积，即：

$$\mu = q \cdot d \qquad (7\text{-}1)$$

偶极矩的单位为 C·m（库仑·米）或 Debye（德拜，缩写为 D）（$1D=3.336\times10^{-30}C\cdot m$）。一般说来，原子之间的电负性差值越大，共价键的极性越大，例如 HI、HBr、HCl 和 HF 的键距依次增大。但 CO 分子是一个特例，其 δ^- 在 C 侧，键距的方向是 O→C。

第二节　分子极性与分子间作用力

一、分子的极性

分子极性的大小也可用偶极矩（μ）度量，定义为正、负电荷重心间的距离（d）与电荷量（q）的乘积。对于双原子分子来说，共价键的极性就是分子的极性。所以，同核双原子分子如 H_2、O_2 是非极性键也是非极性分子；异核双原子分子如 HCl、HBr 是极性键也是极性分子。

多原子分子的情况稍微复杂些，其有无极性不仅取决于分子中各个键有无极性，而且还与这些键在分子空间如何分布有关。如果分子中所有共价键都是非极性键，则该分子也是非极性分子。

偶极矩可以用实验方法测得。一些不太复杂的分子，也能从理论上算出。

从表 7-3 中可知，对于多原子分子，例如 CS_2 分子是直线形的，即分子的几何构型是对称的，它的偶极矩等于零。而 H_2O、O_3 等分子是角形，它们的几何构型是不对称的，偶极矩就不等于零。因此，知道了分子的几何形状可推测分子的偶极矩是否等于零；反之，知道了分子的偶极矩可推测分子的几何形状是否对称。

表 7-3　分子的偶极矩和几何构型

分子	$\mu/(\times10^{-30}C\cdot m)$	几何构型	分子	$\mu/(\times10^{-30}C\cdot m)$	几何构型
H_2	0	直线形	HCl	3.34	直线形
CS_2	0	直线形	NH_3	4.90	三角锥形
BF_3	0	平面三角形	H_2O	6.17	角形
CCl_4	0	正四面体形	O_3	1.78	角形

二、分子间作用力

化学键讨论分子内部原子之间存在的结合力，化学键的键能大约在 150 ~ 650kJ·mol^{-1}。物质的分子与分子之间的作用力较弱。由于分子间作用力（intermolecular force）的存在，气体分子才能凝聚成液体和固体。分子间作用力主要包括范德华力（van der Waals force）和氢键（hydrogen bond）。

（一）范德华力

在研究气体的体积、压力和温度之间的定量关系时发现实际气体的行为偏离理想气体，并提出了范德华气体方程式，式中的修正项与分子间作用力有关。后来，人们习惯上把这类分子间作用力称为范德华力（也称范德瓦耳斯力），其可分为取向力、诱导力和色散力三种。

1. 取向力

极性分子一端为正电荷端，另一端为负电荷端，因而存在着一个永久偶极（permanent dipole）。在大量极性分子存在时，一个极性分子的负电荷端必吸引另一极性分子的正电荷端，排斥其负电荷端。这样使原来处于杂乱无章的极性分子作定向排列。这种永久偶极与永久偶极的静电引力称作取向力（orientation force）。

取向力随极性分子的永久偶极的增大而增大；当极性分子间的距离变大时，取向力迅速减小。另外，温度升高时，分子热运动程度增加，极性分子的取向被一定程度地破坏，它们之间的取向力减小。取向力形成示意图如图 7-10 所示。

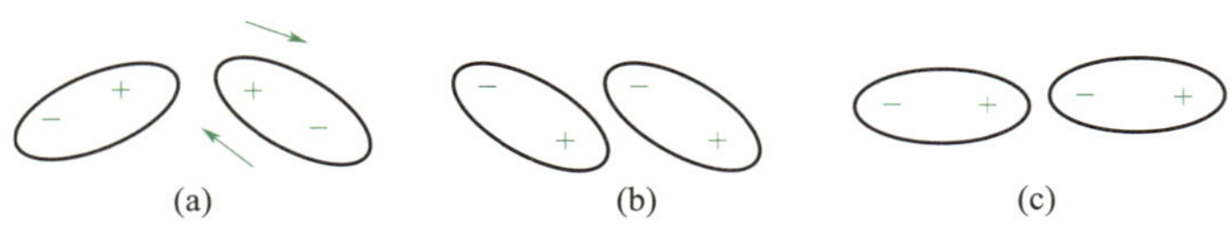

图 7-10　取向力形成示意图

2. 诱导力

当极性分子与非极性分子相互靠近时，极性分子永久偶极所产生的电场使非极性分子的电子云变形，电子云偏向极性分子永久偶极的正极，使非极性分子的正、负电荷中心不再重合而产生了诱导偶极（induced dipole）。由诱导偶极与永久偶极之间产生的作用力称作诱导力（inducation force）。

在极性分子之间也存在着诱导力。极性分子的永久偶极相互作用，使其电子云进一步变形，产生诱导偶极，其结果使极性分子的偶极矩增大。因此，极性分子与极性分子之间除了有取向力外，还存在着诱导力。诱导偶极形成示意图如图 7-11 所示。

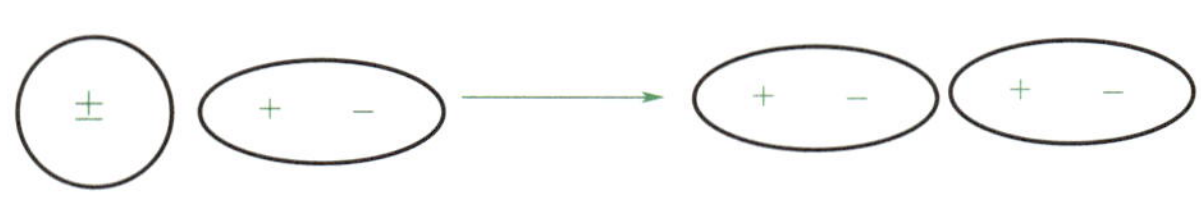

图 7-11　诱导偶极形成示意图

3. 色散力

对于任何一个分子来说，由于原子核的振动和电子的运动而不断地改变它们的相对位置，在某一瞬间可造成正、负电荷重心不重合而产生一个瞬间的偶极，称作瞬时偶极（temporary induced dipole）。这一瞬时偶极将诱导与它相邻的分子产生诱导偶极而与它相互吸引。表示这种作用的精确公式与光的色散公式很相似，所以把这种作用力称作色散力（dispersion force）。色散力示意图如图 7-12 所示。

极性分子也能产生瞬间偶极，因此在极性分子之间除取向力、诱导力外，还存在色散力。同理，极性分子与非极性分子之间除诱导力外，也存在色散力。

色散力大小与分子是否容易变形有关。在同类型的化合物中，分子量越大，分子变形程度越大，分子间色散力就越大。

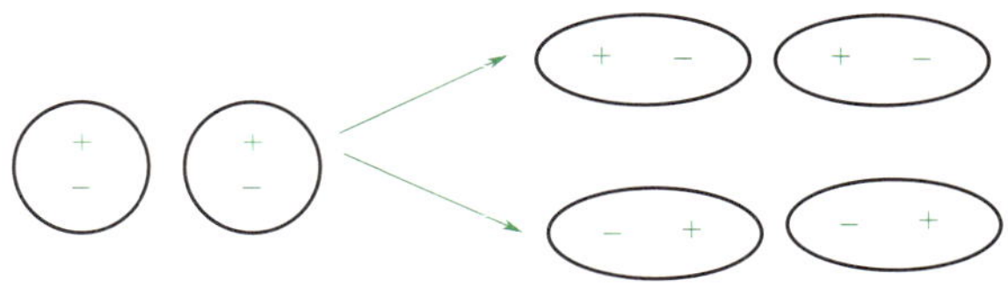

图 7-12　色散力示意图

总的看来，在非极性分子之间只有色散力存在；在极性分子和非极性分子之间则既有色散力又有诱导力；而在极性分子之间则存在色散力、诱导力和取向力三种范德华力。范德华力具有下述一些特性：

（1）存在于分子间的一种弱的静电引力；

（2）作用范围只有几纳米（nm）；

（3）能量比化学键的键能小一两个数量级；

（4）没有饱和性和方向性；

（5）色散力是主要的，诱导力是次要的，取向力只在较大的极性分子间才占一定的比例。

（二）氢键

水的一些物理性质（如熔点、沸点等）存在反常现象。所谓“反常”的意思是：H_2O、H_2S、H_2Se 和 H_2Te 都是氧族元素的氢化物，分子量大的氢化物变形性也大，范德华力越强，物质的熔点、沸点越高。虽然 H_2O 的分子量最小，但是其熔点、沸点在氧族元素的氢化物中最高。同样，HF 在卤化氢系列中、NH_3 在氮族元素的氢化物中也有类似的反常现象。可见在 H_2O、HF 和 NH_3 中，除范德华力影响熔点、沸点之外，分子之间还存在其他的作用力，这就是我们将要讨论的氢键（hydrogen bond）。

1. 氢键的形成

H_2O、HF 等如何形成氢键呢？以 HF 为例，氢原子与氟原子以共价键结合，由于氟原子的电负性大、原子半径小，电子对被强烈地吸引向氟原子，结果氟原子带部分负电荷，氢原子带部分的正电荷几乎变成裸露的质子。当两个 HF 分子充分靠近，带正电荷的氢原子能够吸引另一分子中带负电荷的氟原子，从而产生静电吸引作用。这个静电吸引作用力就是所谓的氢键。

氢键通常表示为 X—H⋯Y，其强弱不仅与 X 和 Y 的电负性有关，而且还与 X、Y 的半径大小有关。经典的氢键中的 X、Y 一般代表电负性大而半径小的 F、N、O 等原子，这样的氢键较强。Cl 的电负性和 N 相同，但半径比氮原子大，只能形成弱氢键。碳原子因电负性小，一般不形成氢键，常见氢键的强弱顺序是：

F—H⋯F > O—H⋯O > O—H⋯N > N—H⋯N > O—H⋯Cl > O—H⋯S

以往，人们对氢键特性的研究主要借助于 X 射线衍射、拉曼光谱、中子衍射等技术进行间接分析，但是从来没有真正地看到过氢键。2013 年，中国科学家利用高分辨的原子力显微镜，第一次真实地看到了氢键电子密度的图像。2021 年，超短氢键被认为是从氢键到化学键过渡的交界点。说明，氢键是分子间作用力到化学键的中间状态。

2. 氢键的特点

氢键基本上还是属于静电作用力，这种作用力的能量一般在 15 ～ 40kJ・mol^{-1}，比化学键弱得多，但比范德华力稍强。

氢键不同于范德华力，有方向性和饱和性。氢键的饱和性是指 X—H 只能吸引一个带负电荷的原子 Y。原因是氢原子半径很小，第二个原子 Y 受到原有 X 和 Y 原子很大的斥力，其周围空间位阻作用使其不再接受第二个 Y 原子，不能靠近再形成一个氢键，这就是氢键的饱和性。

氢键的方向性是指 X—H 与 Y 形成氢键时，尽可能沿着 Y 中孤对电子的电子云伸展方向，即 X—H…Y 在同一直线上。这样，H 和 Y 之间的吸引力大，X 与 Y 间斥力小，形成的氢键相对稳定。

3. 氢键的类型

一个分子的 X—H 与另一个分子的 Y 原子相吸引而生成的氢键称作分子间氢键，如图 7-13 所示；一个分子的 X—H 键与它内部的 Y 原子相吸引所生成的氢键称作分子内氢键。有些有机化合物分子上的羟基可以与同一分子上邻位的—COOH、—NO_2、—NO、—OH 及—Cl 等取代基之间形成分子内氢键（图 7-14）。若这些取代基处于间位或对位，则因成环距离太远而不能形成分子内氢键。

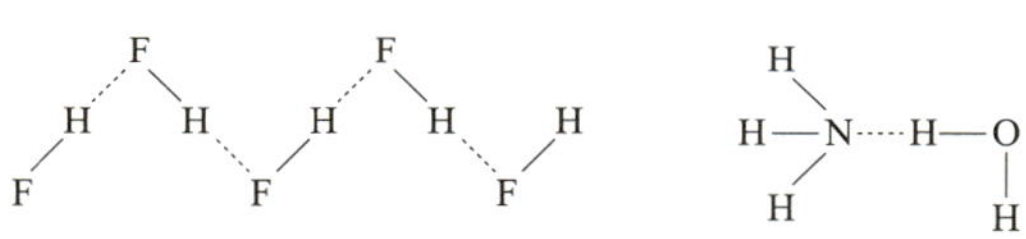

图 7-13　分子间氢键示例

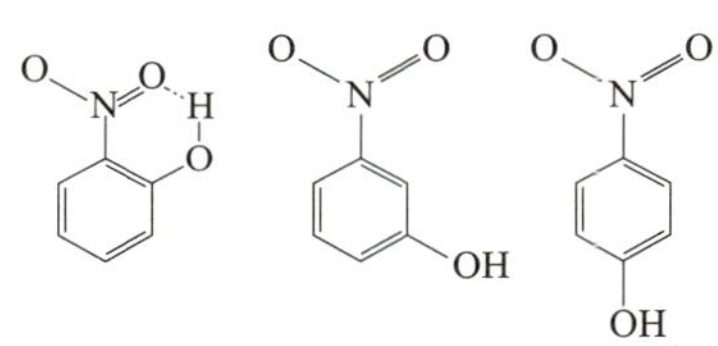

图 7-14　硝基苯酚的结构示意图

4. 氢键对物质性质的影响

（1）对熔点和沸点的影响　前面已讨论过分子间氢键使水、氨和氟化氢的熔点及沸点反常。同样，这些物质的熔化热和汽化热等也相应偏高。相反，形成分子内氢键的化合物，其熔点、沸点常比同类化合物低。如上述，邻硝基苯酚的熔点是 318K，而间硝基苯酚和对硝基苯酚的熔点分别为 369K 和 387K，因为后两者形成分子间氢键。

（2）对物质溶解度的影响　如果溶质和溶剂分子之间可以形成氢键，则溶解度大。如乙醇、乙酸等可以与水混溶，氢键起很重要的作用。如果溶质分子生成分子内氢键，则在极性溶剂中的溶解度减小，在非极性溶剂中的溶解度增加。如邻位与对位的硝基苯酚在 293K 水中的溶解度之比为 0.39，而在苯中该比值为 1.93。

（3）对生物体的影响　一些生物大分子如核酸、蛋白质中均有氢键的存在，氢键对其高级结构的形成具有重要作用。DNA 分子的双螺旋结构是靠两条核苷酸链上的碱基之间形成的氢键维持的。同样，蛋白质的高级结构，如 α 螺旋、β 折叠的构建也要靠大量的氢键维系。一旦氢键被破坏，DNA 或蛋白质的分子空间结构发生改变，将导致其物理化学性质发生改变和生物活性丧失。

第三节　分子结构在医学中的应用

分子是由两个或更多个原子通过化学键结合而成的微观粒子。这些原子可以是同一种元素，也可以是不同种元素。分子是物质的基本构成单位，具有特定的结构和性质。在生命体中，分子扮演着至关重要的角色。分子结构在医学中的意义极为重要，其作用贯穿药物设计、疾病机制研究以及生物医学技术的发展等多个方面。

一、药物设计与开发

（1）氢键是药物分子与受体之间最常见的相互作用形式之一。药物分子中的氢键供体（如羟基、氨基）可以与受体中的氢键受体（如羰基、羧基）形成稳定的相互作用，从而提高药物的选择性和效力。例如，美沙醇通过叔胺基与醇羟基之间的氢键缔合，表现出类似哌替啶的镇痛活性。此外，分子内氢键（IMHB）也在药物设计中被广泛应用，通过稳定分子构象、提高渗透性和优化溶解性来增强药物的理化性质与生物活性。它能锁定活性构象，减少柔性并增强与靶标结合；降低极性以提高膜透过性（如吡咯乙酰胺）；并通过掩蔽氢键供体改善溶解性。IMHB 可优化药物并延长半衰期。

（2）手性药物分子的不同构型。对映异构体之间具有等同的药理活性和强度，如左旋和右旋氯喹具有相同的抗疟活性。对映异构体之间产生相同的药理活性，但强弱不同，如 D-（−）- 异丙肾上腺素的支气管扩张作用比 L-（+）- 异丙肾上腺素强 800 倍。对映异构体中一个有活性，一个没有活性，如氯霉素有两个手性碳，其四个异构体中只有（1*R*, 2*R*）-（−）异构体有抗菌活性。对映异构体之间产生不同类型的药理活性，如右丙氧芬为镇痛药，左丙氧芬为镇咳药；奎宁为抗疟药，奎尼丁（奎宁的对映异构体）则为抗心律失常药。氯胺酮为中枢性麻醉药物，只有（*S*）-（+）- 对映体才具有麻醉作用（具有催眠止痛效果），而左旋体［异构体（*R*）-（−）- 氯胺酮］则产生噩梦、幻觉等副作用。

（3）引入羟基可增强与受体的结合力，增加水溶性，改变生物活性。如山莨菪碱在 C-6 上比阿托品多一个羟基，其脂溶性降低，对中枢的作用也随之降低。巯基有较强的亲和性，可与金属离子形成络合物。如卡托普利分子中的巯基与酶分子中的锌离子络合，抑制血管紧张素转换酶，而发挥抗高血压作用。分子中含有氨基和酰胺的化合物易与生物大分子形成氢键，其中氨基易与受体蛋白的羧基形成离子键；这类化合物易与受体结合，常显示出很好的活性并表现出多种特有的生物活性。氨基酰化可提高化合物的脂溶性，有利于药物在体内的吸收及转运，同时降低原药的毒性；而酰胺在体内可被水解并释放出氨基，因此，这一特性成为制备前药的一种方法。此外，胺类显碱性，能与多种受体结合，表现出多样的生物活性。但需注意，季铵易电离成稳定的铵离子，作用较强，但其水溶性大，不易透过血脑屏障。

二、疾病机制研究

（1）分子结构的研究有助于揭示疾病的分子基础。例如，通过解析蛋白质或核酸的三维结构，科学家可以了解其功能变化及其在疾病状态下的异常表现。这种研究不仅帮助我们理解疾病的成因，还为开发新的治疗方法提供了关键线索。蛋白质的三级结构由氨基酸序列决定，并通过氢键、疏水作用、离子键等相互作用形成稳定的构象，这种构象直接决定了蛋白质的功能活性位点、稳定性以及动力学行为。

① 活性位点的形成——催化残基或结合位点的空间排布是酶促反应或分子识别的结构基础（如血红蛋白中血红素口袋的疏水环境）；

② 稳定性调控——紧密的疏水核心可抵抗变性，而柔性区域则参与构象变化（如 G 蛋白偶联受体的信号转导）；

③ 动力学行为——局部构象波动可能影响底物结合或变构效应（如变构酶通过结构微调调节活性）。若三级结构异常（如错误折叠导致疏水核心暴露），可能引发蛋白聚集疾病（如阿尔茨海默病的 β 淀粉样蛋白沉积）。

（2）通过分析病毒与宿主细胞结合位点的分子结构，并考虑到病毒蛋白及其与宿主细胞相互作用中的关键结构域，科学家们已经开发出多种策略以阻断病毒的入侵过程。一种关键的策略是针对病毒与宿主细胞表面受体的结合位点进行干预。这些受体通常是病毒用来与宿主细胞结合的关键结构。例如，SARS-CoV-2 的 S 蛋白通过结合宿主细胞上的 ACE2 受体，实现了与宿主细胞的融合过程。例如青蒿素及其衍生物被发现可以影响新冠病毒刺突蛋白的 Lys353 和 Lys31 结合位点，进而影响其与 ACE2 受体的融合，阻止病毒的吸附。这种策略显示出了通过调控宿主细胞表面受体的功能来抑制病毒入侵的潜力。福替沙韦作为一种附着抑制剂，通过与病毒包膜表面的 gp120 蛋白结合，阻止其形态变化，从而阻止 HIV 病毒对宿主细胞膜上 CD4 蛋白的识别和附着。这一发现揭示了通过直接靶向病毒蛋白结构域的方法抑制病毒与宿主细胞结合的可能性。这些药物不仅有助于治疗由这些病毒引起的疾病，还可能成为未来预防病毒性疾病的有效工具。随着对这些相互作用的深入理解，我们有望设计出更有效的抗病毒药物，为抗击病毒提供更多选择。

三、分子生物活性与功能

（1）酶的分子结构决定了其催化活性。酶的催化活性高度依赖于其精确的分子结构，包括一级序列、二级 / 三级折叠以及四级组装（如多亚基酶）。酶的一级序列是酶的基础结构，决定催化基础；二级结构形成使酶分子在空间上具有一定的结构稳定性；三级结构决定了酶分子的整体形状，包括酶分子的酶活性中心的位置和相关功能区域的空间结构；四级结构在一定程度上影响酶分子的稳定性和功能。

（2）DNA 通过其独特的双螺旋结构以及碱基序列的排列，编码了生物体的所有遗传信息，这些信息决定了生物体的生长、发育、功能和繁殖等特性。DNA 由四种碱基（腺嘌呤 A、鸟嘌呤 G、胞嘧啶 C 和胸腺嘧啶 T）组成，这些碱基按照特定的顺序排列形成基因，基因是 DNA 的基本单位，每个基因包含制造特定蛋白质的指令，这些蛋白质在生物体内执行各种功能，如催化化学反应、调节代谢过程以及维持细胞结构。DNA 具有极高的存储密度：理论上 1 克 DNA 可以存储约 455EB（exabyte），相当于 10^{18} 字节的数据量。这种高密度存储能力使得 DNA 成为一种极具潜力的信息存储介质。此外，DNA 的信息密度甚至可以达到每克 215PB（petabyte），这表明其在数据存储领域具有巨大的应用前景。遗传信息的传递机制：遗传信息的传递遵循中心法则，即 DNA 通过转录生成 RNA，RNA 再通过翻译生成蛋白质。这一过程确保了遗传信息从 DNA 到 RNA 再到蛋白质的准确传递。

四、分子医学的应用

（1）通过对 DNA 和 RNA 分子结构的深入研究，科学家们已经建立了一套完整的遗传病诊断与基因编辑技术开发体系。在诊断方面，从一级结构的单碱基突变检测（如 Sanger 测序发现 β- 地中海贫血突变）到动态突变分析（如三核苷酸重复扩增导致的亨廷顿病），再到表观遗传修饰研究（如甲基化检测诊断 Prader-Willi 综合征），多层次的核酸结构解析为遗传病诊断提供了精准工具。特别是高通量测序技术的应用，使得全外显子筛查和复杂结构变异检测成为可能。在治疗领域，基于核酸结构的基因编辑技术取得了突破性进展：CRISPR/Cas 系统通过改造 PAM 识别域开发出高特异性 Cas9 变体；碱基编辑器利用 dCas9- 脱氨酶融合结构实现了单碱基精准修正；而 ADAR 系统则靶向 RNA 双链结构进行编辑。这些技术的发展离不开对核酸高级结构的理解，如表观遗传编辑通过 dCas9-DNMT3a 融合蛋白靶向甲基化特定基因组区域。当前研究正朝着多组学整合方向发展，如结合单细胞转录组和染色质可及性分析来解析囊性纤维化等疾病的分子机制。尽管仍面临结构预测精度和递送效率等技术挑战，但随着 AlphaFold 等 AI 工具的进步和 LNP 递送系统的优化，基于核酸结构的精准医疗正在开创遗传病诊疗的新纪元——从静态序列解读到动态三维构象调控的范式转变，为人类战胜遗传疾病提供了前所未有的可能性。

（2）基于蛋白质结构的靶向治疗已成为精准医疗的重要支柱，其核心在于通过高分辨率结构解析和智能化分子设计实现对疾病相关蛋白的精准干预。借助 X 射线晶体学、冷冻电镜及 AlphaFold 等 AI 预测工具，研究人员能够获取目标蛋白的三维构象并识别关键功能域——例如利用“靶向扩散”算法设计出与目标蛋白形状完美互补的结合分子。在治疗策略上，抗体工程技术通过优化 CDR 区增强特异性；非抗体支架（如锚蛋白重复蛋白）突破传统抗体限制；而多功能融合设计则实现细胞内递送等复杂需求。临床应用已覆盖三大领域：肿瘤治疗中 AI 设计的 TNFR 家族结合蛋白可选择性激活免疫检查点；自身免疫病领域通过破坏 IL-6R 等炎症因子的互作界面开发变构抑制剂；针对 SARS-CoV-2 刺突蛋白的纳米抗体更展现了应对新发传染病的潜力。尽管面临膜蛋白解析困难、mRNA- 蛋白丰度不一致等技术瓶颈，但 CRISPR 辅助的表位标记技术和全自动 AI 设计平台正将开发周期缩短 80%，推动该领域从单一靶点干预向动态互作网络调控的范式转变。随着 LNP 递送系统的革新和蛋白质动态构象模拟精度的提升，这种融合了结构生物学、人工智能与临床医学的研发模式，正在开创从靶点发现到临床转化的全链条创新时代。

随着科学技术的飞速发展，分子结构研究在医学领域的应用正迎来革命性的突破。其中，人工智能（AI）和机器学习（ML）技术的引入极大地加速了新药的设计与开发进程。传统药物研发往往依赖大量实验筛选，耗时耗力且成本高昂；而如今，基于深度学习的分子建模技术能够快速预测药物分子的三维结构及其与靶蛋白的相互作用，显著提高药物发现的效率。例如，AlphaFold 等 AI 工具已能高精度预测蛋白质结构，帮助科学家理解疾病机制并设计靶向药物。

此外，机器学习算法可分析海量化学数据库，识别潜在活性化合物并优化其药效学特性（如亲和力、选择性和代谢稳定性）。AI 还能模拟药物分子的 ADME（吸收、分布、代谢、排泄）特性，降低临床试验失败率。在个性化医疗领域，结合基因组学和结构生物学数据，AI 可辅助设计针对患者特定基因突变的定制化疗法。

未来，随着量子计算和AI的进一步融合，分子动力学模拟将实现更高精度的实时计算，甚至可能突破传统化学合成的限制，直接生成全新药物分子结构。这些技术进步不仅缩短研发周期、降低成本，还将推动罕见病治疗、抗病毒药物研发等领域的突破性进展。

拓展阅读

分子“握手”的力量——分子间相互作用

分子“握手”的力量这一形象比喻生动地揭示了分子间相互作用的精妙机制。这种微观层面的“握手”主要表现为分子间作用力和手性分子的特异性识别，其本质是电磁相互作用的具体表现。从强度梯度来看，分子“握手”可分为三类：最强的氢键（如水中O—H···O键能约20kJ·mol^{-1}）、中等强度的偶极-偶极作用（如HCl分子间约3kJ·mol^{-1}），以及最弱的范德华力（如惰性气体原子间约1 kJ·mol^{-1}）。特别有趣的是手性分子的“镜像握手”现象，就像人类的左右手一样，乳酸、氨基酸等分子存在无法重合的立体异构体。生物系统能精准识别特定构型，如人体仅利用*L*-氨基酸构建蛋白质。这种选择性“握手”在药物研发中至关重要——沙利度胺的悲剧证明，错误构型的分子“握手”可能引发严重副作用。从分子极性角度分析，“握手”强度与分子电荷分布密切相关：极性分子如水通过氢键形成三维网络，类似“紧密握手”；以聚乳酸（PLA）和聚羟基脂肪酸酯（PHA）等生物基材料为例，科研人员通过弱化分子链间的氢键作用（键能从20kJ·mol^{-1}降至8kJ·mol^{-1}），并引入动态酯键等可断裂官能团，成功将材料降解周期从传统塑料的400年缩短至6～12个月。

而非极性分子如甲烷仅依靠瞬时偶极产生的色散力作用，如同“轻轻相触”。这种层级差异解释了诸多宏观现象：DNA双链通过碱基间氢键“握手”（A-T两对，G-C三对）稳定遗传信息；石墨层间仅靠范德华力“握手”就能产生润滑特性；而“相似相溶”原理本质上就是分子极性匹配的“握手”效应。最新研究发现，星际空间中存在的手性分子暗示宇宙中可能普遍存在这种分子级的“握手”选择性，为生命起源研究提供了新视角。理解这种微观“握手”机制对掌握分子识别、材料设计等前沿领域至关重要，如药物设计中利用氢键网络提高靶向性，纳米材料中调控分子间作用力优化性能等。这种看似微弱的分子间“握手”力量，实则是构建物质世界多样性和生命特异性的化学基石。

学习小结

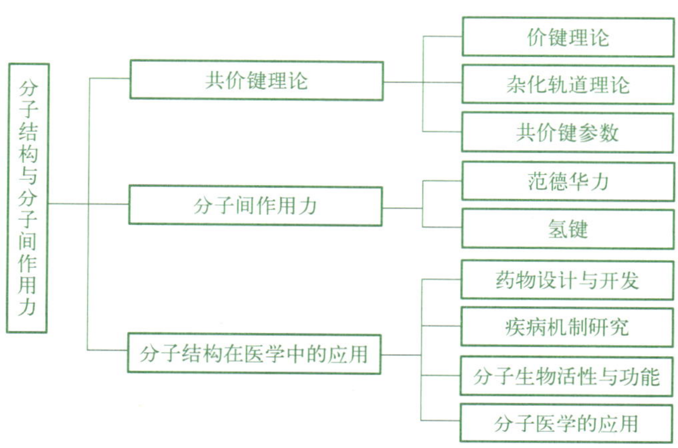

习题

一、选择题

1. 水具有反常的高沸点是由于存在着（　　）。

A. 共价键　　B. 氢键　　C. 孤对电子　　D. 诱导力

2. 下列分子中极性最小的是（　　）。

A. NaCl　　B. HF　　C. HCl　　D. HI

3. 在 Br—CH═CH—Br 分子中，C—Br 间键合所用的轨道是（　　）。

A. s-p　　B. sp-p　　C. sp^2-s　　D. sp^2-p

4. 下列各组分子间同时存在取向力、诱导力、色散力和氢键的是（　　）。

A. C_6H_6 和 CCl_4　　B. N_2 和 N_2　　C. H_2O 和 C_2H_5OH　　D. O_2 和 N_2

5. 下列分子中，μ=0 的是（　　）。

A. PCl_3　　B. NF_3　　C. SO_2　　D. CO_2

6. $BeCl_2$ 分子构型是直线形，Be 的杂化方式是（　　）。

A. sp　　B. sp^2　　C. sp^3　　D. dsp

7. 下列说法错误的是（　　）。

A. 同一个原子中能量相近的轨道可以杂化

B. 几个原子轨道参与杂化就可以形成几个新轨道

C. 分子的空间构型与杂化方式无关

D. 原子轨道杂化后成键能力增强

8. AB_3 分子中，中心原子 A 有 3 个价电子，配位原子 B 各提供 1 个价电子，其空间构型为（　　）。

A. 平面三角形　　B. V 形

C. T 形　　D. ∠ BAB=90° 的三角锥体

9. 下列化合物中，存在分子间氢键的是（　　）。

A. 乙醚　　B. 丙酮　　C. 乙醇　　D. 甲烷

10. 原子结合成分子的作用力是（　　）。

A. 分子间作用力　　B. 氢键　　C. 核力　　D. 化学键

二、简答题

1. 在气相中，BeF_2 是直线形而 SF_2 是 V 形。

2. 试用杂化轨道理论说明下列分子或离子的中心原子可能采取的杂化类型及分子或离子的空间构型。

（1）PH_3；（2）$HgCl_2$；（3）$SnCl_4$；（4）$SeBr_2$；（5）H_3O^+。

3. 邻硝基苯酚的溶解度比对硝基苯酚的溶解度小，为什么？

4. 非极性分子之间为什么存在色散力？

5. 某一对健康有很大影响的有机溶剂，分子式为 AB_4，A 属第Ⅳ主族，B 属第Ⅶ主族，A、B 的电负性分别为 2.55 和 3.16，试回答以下问题：

（1）已知 AB_4 的空间构型为正四面体，推测原子 A 与 B 的轨道杂化类型。

（2）A—B 键的极性如何？ AB_4 的分子极性如何？

（3）AB_4 在常温下是液体，该化合物分子间存在什么作用力？

第八章

配位化合物及其生物功能

学习目标

(1) 了解配合物的定义、组成、命名及配合物在医学上的意义。
(2) 掌握配合物的价键理论。
(3) 学会应用价键理论解释配合物的空间结构和性质。

配位化合物（coordination compound）是由中心金属离子与配体通过配位键形成的化合物。1893 年，瑞士科学家维尔纳提出配位理论，确立配位数、配位结构等基本概念，被誉为“配位化学之父”。从创立到现在，经过 100 多年的发展历程，配位化学取得了长足的发展，尤其在现代测试技术和量子力学理论应用到其中之后，配位化学更是获得了飞速发展，现已形成一门独立的学科——配位化学。

配位化学在生物医学领域具有重要应用：叶绿素（含镁配合物）参与光合作用；血红素（含铁配合物）负责氧运输；维生素 B_{12}（含钴配合物）参与代谢；多种金属酶（如含锌、铜的配合物）催化生化反应。在医药领域，顺铂等抗癌药物通过形成 DNA- 金属配合物发挥作用，而 EDTA 等螯合剂可用于重金属解毒。此外，在生化检验、药物分析、环境监测等方面，以配位反应为基础的分析方法应用也十分广泛。

第一节 配合物的基本概念

一、配合物的定义及组成

（一）配位化合物的定义

如果在 $CuSO_4$ 溶液中加入氨水，首先得到浅蓝色难溶物，继续加入氨水，难溶物溶解，得到透明的深蓝色溶液。实验证明，上述深蓝色溶液是 $[Cu(NH_3)_4]SO_4$，Cu^{2+} 和 NH_3 分子结合形成了一种复杂离子 $[Cu(NH_3)_4]^{2+}$。

$$CuSO_4 + 4NH_3 \xlongequal{\quad} [Cu(NH_3)_4]SO_4$$

$$[Cu(NH_3)_4]SO_4 \xlongequal{\quad} [Cu(NH_3)_4]^{2+} + SO_4^{2-}$$

这种由阳离子（如 Cu^{2+}）或原子与一定数目的阴离子或中性分子（如 NH_3）以配位键结合形成的具有一定特性的复杂离子或分子，通常称为配位单元。含有配位单元的化合物称为配位化合物，简称配合物。

比如，亚铁氰化钾（$K_4[Fe(CN)_6]$）和铁氰化钾（$K_3[Fe(CN)_6]$）都属于配合物，虽然都含有 CN^-（NaCN、KCN 有剧毒），却没有毒性，这是因为 Fe^{2+} 或 Fe^{3+} 与 CN^- 结合成牢固的复杂离子 $[Fe(CN)_6]^{4-}$、$[Fe(CN)_6]^{3-}$，使游离的 CN^- 浓度降至极低，失去了原有的毒性。

配合物结构复杂，但具有复杂结构的物质不一定是配合物。一些复杂的称为复盐（complex salt）的无机盐类，例如，明矾 $[K_2SO_4 \cdot Al_2(SO_4)_3 \cdot 24H_2O]$ 在溶液中，则全部解离成 K^+、SO_4^{2-}、Al^{3+}。

（二）配位化合物的组成

配合物一般可分为内层和外层两个组成部分。内层（inner sphere）由中心原子和配体构成，二者之间以配位键相结合，较难离解。写化学式时，内层用方括号括起来。配合物中与配离子带相反电荷的离子，即在方括号外的离子称为配合物的外层（outer sphere）。如在配合物 $K_4[Fe(CN)_6]$ 中，内层为 $[Fe(CN)_5]^{4-}$，外层为 K^+。内外层之间以离子键结合在一起，溶于水后完全离解成相应的阴、阳离子。配离子与外层离子所带电荷的总量相等，符号相反。如 $[Cu(NH_3)_4]SO_4$ 在水中主要以 $[Cu(NH_3)_4]^{2+}$、SO_4^{2-} 的形式存在。$[Cu(NH_3)_4]SO_4$ 中，Cu^{2+} 是中心原子，NH_3 是配体。$[Cu(NH_3)_4]SO_4$ 各部分的名称表示如下：

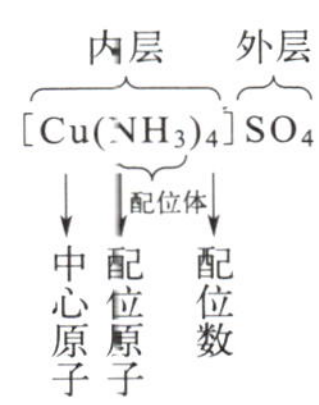

有些配合物不带电荷，本身是一个中性化合物，只有内层，没有外层，例如：$[Fe(CO)_5]$、$[PtCl_2(NH_3)_2]$。

1. 中心原子

中心原子（central atom）是能够接受电子对的原子或离子，位于配合物的中心位置，是配合物的核心。中心原子具有空的价层电子轨道，是电子对的接受体。中心原子可以是正离子（多为金属离子），如 Zn^{2+}、Cd^{2+}、Hg^{2+}、Cr^{3+}、Fe^{3+} 和 Co^{3+} 等离子；还可以是高氧化数的非金属元素原子或金属原子，如 $[SiF_6]^{2-}$ 中的 Si(Ⅳ) 和 $[Fe(CO)_5]$ 中的 Fe 原子。

2. 配体和配位原子

与中心原子以配位键的形式结合的中性分子或阴离子叫配体（ligand），其特点是能提供孤对电子。如中性分子 NH_3、H_2O、CO、有机胺等，以及阴离子 F^-、I^-、OH^-、CN^-、CH_3COO^- 等。配体中能给出孤对电子与中心原子直接形成配位键的原子或离子称为配位原子或配位离子。

根据配体中所含配位原子（离子）的数目，可以将配体分为单齿配体（monodentate

ligand）、双齿配体（bidentate ligand）和多齿配体（multidentate ligand）。只含一个配位原子（离子）的，称为单齿配体；提供 2 个配位原子与中心原子形成配位键的配体称为双齿配体；提供多个配位原子与中心原子形成配位键的配体称为多齿配体。见表 8-1 所示。

表 8-1　常见的配体

配体类型	名称	化学式	缩写
单齿配体	卤离子	$:F^-$、$:Cl^-$、$:Br^-$、$:I^-$	
	羟基、氨基、硫代硫酸根	$:OH^-$、$:NH_2$、$:S_2O_3^{2-}$	
	氰根、异氰根	$:CN^-$、$:NC^-$	
	硝基、亚硝酸根	$:NO_2^-$、$:ONO^-$	
	硫氰酸根、异硫氰酸根	$:SCN^-$、$:NCS^-$	
	氨、水、羰基	$:NH_3$、$H_2O:$、$:CO$	
双齿配体	乙二胺	$H_2\ddot{N}CH_2CH_2\ddot{N}H_2$	en
	草酸根	$^-\ddot{O}OC—CO\ddot{O}^-$	ox
多齿配体	乙二胺四乙酸	$CH_2\ddot{N}(CH_2CO\ddot{O}H)_2$ │ $CH_2\ddot{N}(CH_2CO\ddot{O}H)_2$	EDTA
	氨三乙酸	$:N(CH_2CO\ddot{O}H)_3$	NTA

3. 配位数

与中心原子直接成键的配位原子的数目叫配位数（coordination number）。如果配体是单齿的，配位数等于配体的个数。如 $[Co(NH_3)_6]Cl_3$ 中，NH_3 是单齿配体，有 6 个 N 原子向 Co 配位，配位数是 6；如果含有多齿配体，则配体的个数总是小于配位数。如 $[Cu(en)_2]^{2+}$ 中，en 是双齿配体，配体数为 2 个，有 4 个 N 向 Cu 配位，配位数是 4。一般中心原子的配位数为偶数（2、4、6、8），最常见的是 4 和 6。

二、配合物的命名

（一）俗名法

由于配合物较为复杂，命名比较困难，至今仍有一些配合物用其习惯上沿用的名称。如 $K_4[Fe(CN)_6]$ 称为黄血盐或亚铁氰化钾，$K_3[Fe(CN)_6]$ 称为赤血盐，$K_2[PtCl_6]$ 称为氯铂酸钾，$[Ag(NH_3)_2]^+$ 称为银氨配离子，$H_2[SiF_6]$ 称为氟硅酸等。

（二）系统命名法

1. 配合物内界的命名原则

配离子及配位分子的命名是先配体后中心原子，配体前面用二、三、四等数字表示配体的个数；不同配体之间用“•”隔开，复杂的配体名称写在圆括号中，以免混淆；配体与中心原子之间加“合”字；中心原子后面用加括号的罗马数字（Ⅰ、Ⅱ、Ⅲ等）表示其氧化值。

即命名顺序：配体数目—配体名称—“合”—中心原子名称—中心原子电荷数。

$[Cu(NH_3)_4]^{2+}$	四氨合铜（Ⅱ）配离子
$[Fe(CN)_6]^{3-}$	六氰合铁（Ⅲ）配离子
$[Ag(NH_3)_2]^+$	二氨合银（Ⅰ）配离子

配体命名的先后顺序：

（1）无机配体在前，有机配体在后。

$[Co(NH_3)_2(en)_2]^{3+}$	二氨·二（乙二胺）合钴（Ⅲ）配离子
$[PtCl_2(Ph_3P)_2]$	二氯·二（三苯基膦）合铂（Ⅱ）

（2）阴离子配体在前，中性分子配体在后。

$[PtCl_3(NH_3)]^-$	三氯·氨合铂（Ⅱ）配离子
$[Co(ONO)(NH_3)_5]^{2+}$	亚硝酸根·五氨合钴（Ⅲ）配离子

（3）配体类型相同（同为阴离子或同为中性分子），先后顺序按配位原子的元素符号在英文字母表中的次序。

$[Co(NH_3)_5H_2O]^{3+}$	五氨·一水合钴（Ⅲ）配离子

（4）配体类型相同，配位原子相同，配体中原子个数少的在前。

$[Pt(py)(NH_3)(NH_2OH)(NO_2)]^+$	硝基·氨·羟胺·吡啶合铂（Ⅱ）配离子

（5）配体类型、配位原子以及配体中原子个数相同时，则按和配位原子直接相连的其他原子的元素符号的英文字母表次序。

$[Pt(NH_3)_2(NO_2)(NH_2)]$	氨基·硝基·二氨合铂（Ⅱ）

2. 配合物的命名原则

配合物的命名方法遵从一般无机物的命名原则：阴离子名称在前，阳离子名称在后；当配离子是阳离子时，如外界为简单阴离子则称“某化某”（如 Cl^-）；外界为复杂阴离子则称“某酸某”（如 SO_4^{2-}）；当配离子是阴离子时，将配阴离子作为酸根，称为“某酸某”；如果外界为 H^+，则称为某酸。配位分子的命名方法与内界的命名方法相似。例如：

配位盐：	$[Co(NH_3)_4Cl_2]Cl$	氯化二氯·四氨合钴（Ⅲ）
	$K_2[PtCl_6]$	六氯合铂（Ⅳ）酸钾
配位酸：	$H_2[PtCl_6]$	六氯合铂（Ⅳ）酸
	$H[AuCl_4]$	四氯合金（Ⅲ）酸
配位碱：	$[Ag(NH_3)_2]OH$	氢氧化二氨合银（Ⅰ）
	$[Ni(NH_3)_4](OH)_2$	氢氧化四氨合镍（Ⅱ）
中性配合物：	$[Co(NH_3)_3Cl_3]$	三氯·三氨合钴（Ⅲ）
	$[Cr(OH)_3(H_2O)(en)]$	三羟·水·乙二胺合铬（Ⅲ）

三、配合物的价键理论

（一）价键理论的基本要点

1928 年，鲍林把杂化轨道理论应用于配位化合物的结构与成键研究，形成了配位化合物的价键理论。价键理论能够定性地解释配合物的空间结构，相对稳定性和磁性。其核心是配体中配位原子的孤对电子向中心原子的空杂化轨道配位形成配位键，配合物的构型由中心原子的杂化方式决定。其基本要点可归纳为：

（1）中心原子与配位原子（离子）以配位键连接，配位原子（离子）提供孤对电子，是电子对给予体，中心原子提供空轨道，是电子对接受体；二者结合形成配位键，以“→”表示。

（2）中心原子所提供的能量相近的空轨道（s、p、d 或 s、p）先杂化后成键。杂化前后轨道数和总能量不变，杂化后轨道的能量和空间分布均一化，使成键能力增强。中心原子的杂化轨道与配位原子的孤对电子轨道在键轴方向成键。

（3）杂化轨道的数目决定了中心原子的配位数，杂化轨道的分布决定了配离子的空间构型、稳定性和磁性。

中心原子的杂化轨道类型和配离子的空间构型见表 8-2。

表 8-2　中心原子的杂化轨道类型和配离子的空间构型

配位数	杂化类型	空间构型	实例
2	sp	直线形 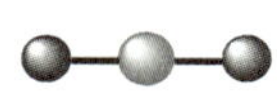	$[Ag(NH_3)_2]^+$ $[Ag(CN)_2]^-$
3	sp^2	平面三角形 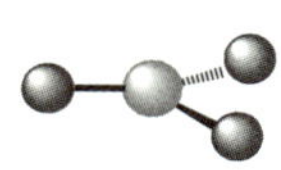	$[HgI_3]^-$ $[CuCl_3]^{2-}$
4	sp^3	四面体形 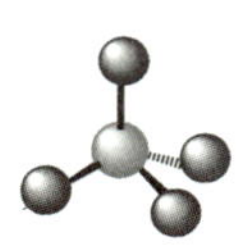	$[Zn(NH_3)_4]^{2+}$ $[Ni(NH_3)_4]^{2+}$
	dsp^2	平面四方形 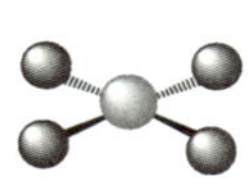	$[PtCl_4]^{2-}$ $[Pt(NH_3)_2Cl_2]$
5	dsp^3	三角双锥形 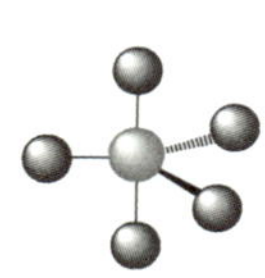	$[Ni(CN)_5]^{3-}$ $[Fe(CO)_5]$

续表

配位数	杂化类型	空间构型	实例
6	sp^3d^2	八面体 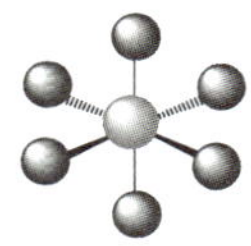	$[FeF_6]^{3-}$、$[Co(NH_3)_6]^{2+}$
	d^2sp^3		$[Fe(CN)_6]^{3-}$ $[Co(NH_3)_6]^{3+}$

（二）内轨配合物和外轨配合物

中心原子采用哪些空轨道杂化，与中心原子的电子层结构及配体中配位原子的电负性有关。过渡金属离子内层的（n−1）d 轨道未填满，外层的 ns、np、nd 是空轨道，它们有 2 种杂化方式，可形成 2 种类型的配合物。但对于（n−1）d 轨道全充满的中心原子，则只能采取 1 种杂化方式。

1. 内轨配合物

中心原子的空轨道参与杂化时，若有次外层 d 轨道即（n−1）d 轨道参加，d 轨道在 s 轨道和 p 轨道的内层，中心原子采取（n−1）d ns np 杂化，则形成的配合物属内轨型。当中心原子的（n−1）d 轨道电子数≤ 3，空的 d 轨道数目≥ 2 时，通常生成内轨配合物。

例　　Cr：　$3d^54s^1$　　$[Cr(H_2O)_6]^{3+}$　　Cr^{3+}：$3d^3$

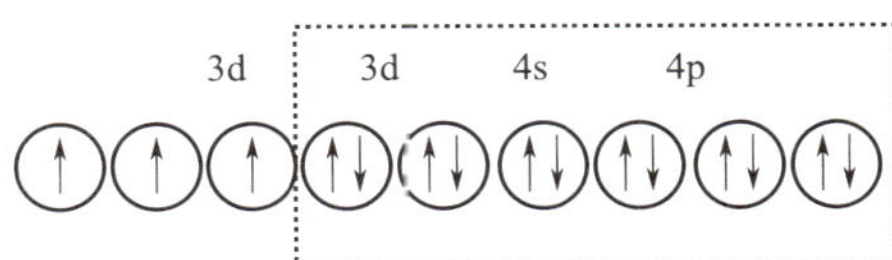

当中心原子的（n−1）d 轨道电子数为 4 ～ 7 时，既可以形成内轨配合物又可以形成外轨配合物。若配体的配位能力较强，生成内轨配合物。电负性较小的配位原子（如 C、N）容易给出孤对电子，对中心原子电子层结构影响较大，使中心原子的（n−1）d 电子发生重排，空出部分的（n−1）d 轨道参与杂化形成内轨配合物。例如 $[Fe(CN)_6]^{3-}$ 就是内轨配合物。

由于 CN^- 容易给出电子，当 CN^- 接近 Fe^{3+} 时，Fe^{3+} 的 3d 轨道上的 5 个 d 电子发生重排，空出 2 个 3d 轨道、1 个 4s 轨道和 3 个 4p 轨道，杂化形成 6 个 d^2sp^3 杂化轨道，然后与 CN^- 形成 6 个配位键，形成 $[Fe(CN)_6]^{3-}$。

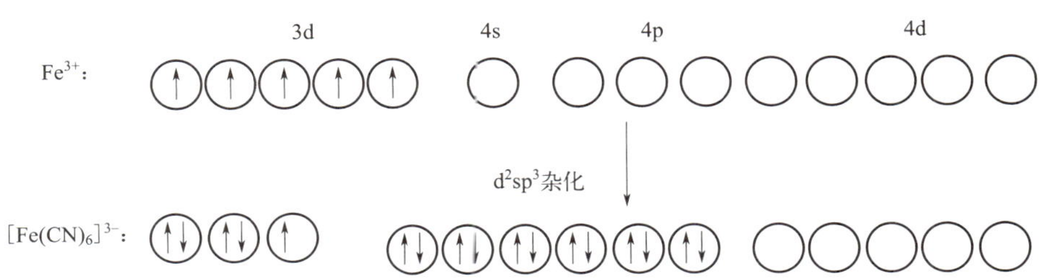

配体 CN^- 能使中心原子的价电子发生重排，因此被称为强场配体。常见的强场配体还有 CO、NO_2^- 等。

2. 外轨配合物

中心原子的空轨道参与杂化时，若 d 轨道为外层轨道（即 *n*d 轨道），中心原子采取 *n*s *n*p *n*d 杂化，则形成的配合物属外轨型。当中心原子的（*n*−1）d 轨道全充满时，没有可以利用的空（*n*−1）d 轨道，所以形成的是外轨配合物，如 $[Ag(CN)_2]^-$、$[Zn(CN)_4]^{2-}$；当（*n*−1）d 轨道电子数为 8 ～ 10 个，空的 d 轨道数目＜ 2 时，通常形成外轨配合物。

例　Ni：$3d^84s^2$　　$[Ni(NH_3)_6]^{2+}$、Ni^{2+}：$3d^8$

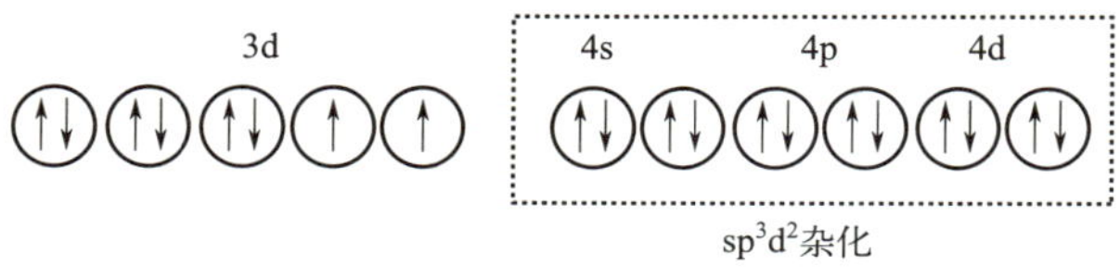

当中心原子的（*n*−1）d 轨道电子数为 4 ～ 7 时，既可以形成内轨配合物又可以形成外轨配合物。若配体的配位能力较弱，生成外轨配合物。电负性较高的配位原子（如卤素原子、氧原子）不容易给出孤对电子，对中心原子内层 d 电子排布几乎没有影响，易占据外层轨道形成外轨配合物。例如 $[Fe(H_2O)_6]^{3+}$ 是外轨配合物。

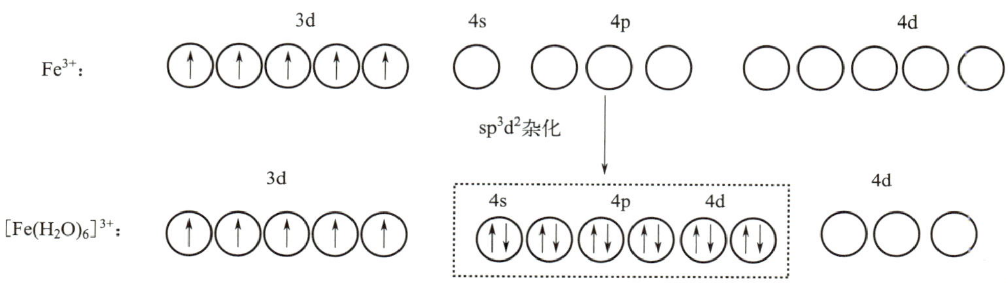

在 H_2O 的影响下，Fe^{3+} 的 1 个 4s 空轨道，3 个 4p 空轨道，2 个 4d 空轨道进行杂化，杂化形成 6 个 sp^3d^2 杂化轨道，然后与 6 个含孤对电子的 H_2O 形成 6 个配位键，形成 $[Fe(H_2O)_6]^{3+}$。

配体 H_2O 不能使中心原子的价电子发生重排，称为弱场配体。常见的弱场配体还有 F^-、Cl^-、$C_2O_4^{2-}$ 等。

与外轨配合物相比，内轨配合物（*n*−1）d 轨道距原子核较近，形成配位键时，共用电子对受核引力大，能量较低，更多地呈现共价键性质。因此，内轨配合物的稳定性要高得多。

（三）配合物的磁性

物质的磁性与物质内部未成对电子数（即单电子数）有关，未成对电子数越多，磁性越强，表现出来的磁矩越大，磁矩（$\boldsymbol{\mu}$）与未成对电子数的定量关系为 $\mu \approx \sqrt{n(n+2)}\mu_B$，$\mu_B$ 为玻尔磁子（Bohr magneton），$\mu_B=9.27\times10^{-24}A\cdot m^2$。因此可以利用此公式求出未成对电子数（*n*），由此可判断成键轨道的杂化类型和配合物的空间构型，区分出内轨配合物和外轨配合物。

表 8-3 列出了几种配合物的磁矩实验值，据此可以判断配合物的类型。

表 8-3　几种配合物的单电子数与磁矩的实验值

配合物	中心原子的 d 电子	μ/μ_B	单电子数	配合物类型
$[Mn(CN)_6]^{4-}$	5	1.57	1	内轨型
$[Fe(H_2O)_6]^{2+}$	6	4.91	4	外轨型
$[Ni(NH_3)_6]^{2+}$	8	2.83	2	外轨型
$[Co(NH_3)_6]^{3+}$	6	0	0	内轨型
$[FeF_6]^{3-}$	5	5.45	5	外轨型
$[Fe(CN)_6]^{3-}$	5	2.13	1	内轨型

形成内轨配合物时，中心离子电子结构发生变化，使未成对电子数减少（故内轨配合物又称低自旋配合物），相应地磁矩也变小；形成外轨配合物时，中心离子电子结构在生成配合物前后不发生变化，未成对电子数较多（故外轨配合物又称高自旋配合物），磁矩变大。通过测量磁矩可以判断配合物的自旋状态。

粒子的磁性在药物治疗中有重要意义，借助外界磁场，可将磁性药物分子富集在某一特定部位，因此较小剂量即可达到治疗效果。这种方法尤其适用于那些毒副作用较强的药物。

配合物的价键理论较好地解释了配离子的空间构型、稳定性大小及有无磁性问题，并能定性地说明一些配合物的稳定性，在配位化学的发展过程中起了很大的作用。

第二节　螯合物

多齿配体中两个或两个以上配位原子可与同一个中心原子配位，形成包括中心原子在内的环状结构，这类配合物也称为螯合物（chelate）。由于环状结构的生成而使配合物具有特殊稳定性的作用称为螯合效应（chelate effect）。常为五元环或六元环，具有较高的稳定性。这种多齿配体也叫螯合剂，如乙二胺、EDTA 等。

一、螯合物的结构特点

（1）配体含有 2 个或 2 个以上配位原子，且配位原子间间隔 2 个或 3 个其他原子。

（2）螯合剂和中心原子键合形成稳定的五元环或六元环。环数目越多，螯合物稳定性越高。

例如：Cu^{2+} 与乙二胺（en）形成的配合物结构如图 8-1 所示。

绝大多数的螯合剂是含氨基和羧基的有机化合物，称为氨羧螯合剂。如乙二胺四乙酸（EDTA）。通过分子中的 4 个 O 原子及 2 个 N 原子与金属离子形成 5 个五元环。乙二胺四乙酸水溶性较差，常制备成二钠盐形式。它是一种广谱螯合剂，不仅能螯合过渡金属离子，还能螯合 Ca^{2+}、Mg^{2+} 等主族金属元素离子，Ca^{2+} 与乙二胺四乙酸（EDTA）形成的配合物结构如图 8-2 所示。

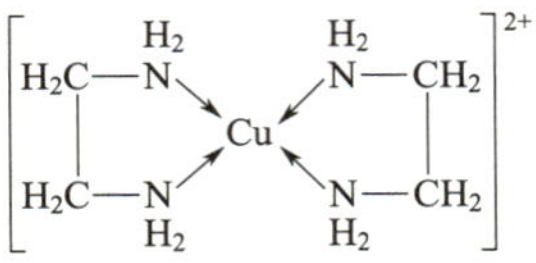

图 8-1　$[Cu(en)_2]^{2+}$ 的结构图（一）

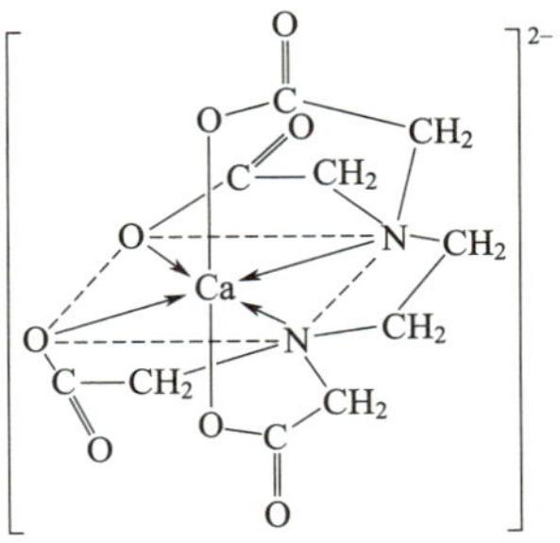

图 8-2　Ca^{2+}-EDTA 的结构图

许多重要的生物分子也是螯合物，哺乳动物血液中传输 O_2 的血红素是 Fe^{2+} 的螯合物。因为它的结构中存在一个卟啉环，卟啉的 4 个 N 原子可与金属离子形成配位键而将金属离子包围在环中心。图 8-3 为卟啉和血红素的结构图。

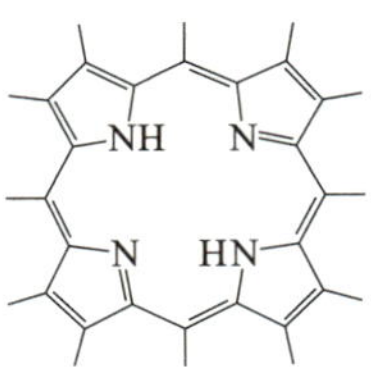

(a)

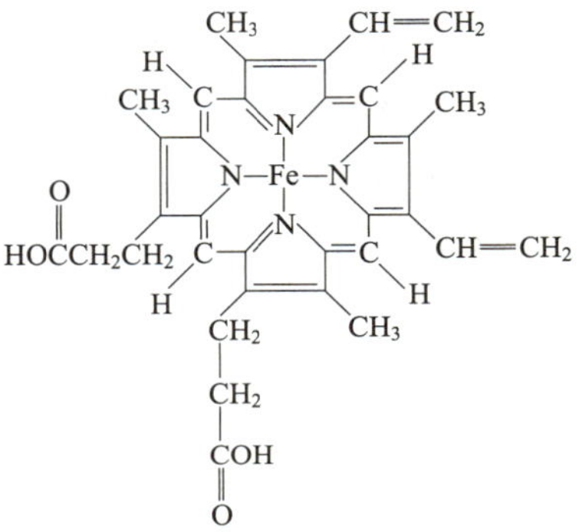

(b)

图 8-3　卟啉（a）和血红素（b）的结构图

二、螯合物的稳定性及影响因素

1. 螯合环的大小

通常情况下，形成的五元环或六元环越多，螯合物的稳定性越高。这是因为五元环的键角为 108°，配位原子与 sp^3 杂化的碳原子相连，sp^3 杂化轨道的夹角是 109°28′，两种键角比较接近，张力小，形成的螯合环更稳定，例如，Ca^{2+} 与乙二胺四乙酸（EDTA）形成的螯合物。若为三元环或四元环的螯合物，会使键角更加偏离 109°28′，张力增大，螯合物不稳定。一些配体含有共轭双键，可与中心原子形成六元环的螯合物，使稳定性增加，因为六元环的键角为 120°，与配体中 sp^2 杂化的碳原子的键角（120°）接近，形成的螯合环更稳定，如 $[Cu(en)_2]^{2+}$，见图 8-4。

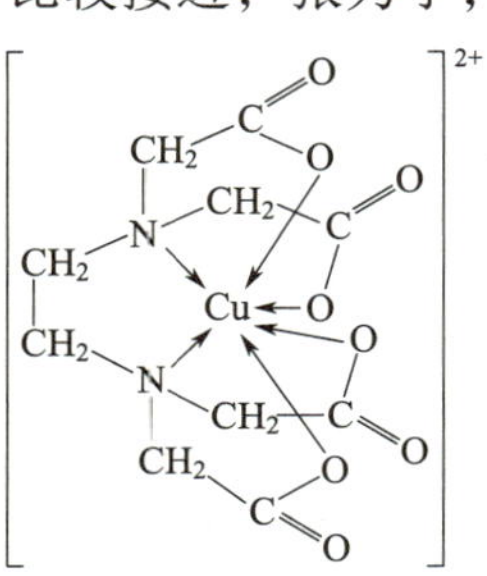

图 8-4　$[Cu(en)_2]^{2+}$ 的结构图（二）

2. 螯合环的数目

螯合物中螯合环越多，螯合物越稳定。这是因为形成的螯合环越多，多齿配体中的配位原子越多，同一种配体与中心原子所形成的配位键就越多，配体脱离中心原子的机会就越小，螯合物越稳定。

第三节　配合物的医学意义

配合物在生活的诸多方面有着重要的应用。近年来，配合物在抗癌药物、造影剂、解毒剂、药物输送和诊断成像等方面越来越受到人们的关注，对于配合物的研究也越来越深入。

一、抗癌药物

配合物在抗癌药物中发挥着重要作用，其中铂类配合物（如顺铂、卡铂、奥沙利铂等）已成为临床化疗的核心药物。顺铂（$[Pt(NH_3)_2Cl_2]$）作为典型代表，其抗癌作用机制和传统的有机药物有所不同。顺铂进入体内后，首先受到细胞膜的阻碍。由于顺铂含有脂溶性基团氨，整个分子为电中性，有一定的脂溶性。同时，分子体积小，所以容易跨过脂质双层结构的细胞膜，进入细胞内。由于细胞内的氯离子浓度低，顺铂进入细胞后，很快就发生水合解离，生成带正电荷的水合离子$[Pt(NH_3)_2(H_2O)_2]^{2+}$。DNA 是细胞的遗传物质，位于细胞核内，带有负电荷。当顺铂水合离解后，受到 DNA 的静电吸引力，定向快速往细胞核迁移，到达靶标。这种作用使其在卵巢癌、睾丸癌、头颈部鳞癌等实体瘤治疗中具有显著疗效，并成为多种联合化疗方案的基础。

然而，顺铂的临床应用也面临挑战，如肾毒性和神经毒性，需通过水化治疗或辅助用药来缓解。为克服这些限制，后续开发的卡铂和奥沙利铂等衍生物在保持抗癌活性的同时降低了毒性，其中奥沙利铂（Oxaliplatin）因其更优的安全性成为结直肠癌治疗的重要选择。其结构为二氨环己烷（DACH）及一个草酸基结合的铂类化合物。奥沙利铂是单一对映结构体，即顺式 - 草酸（反式 -1-1-1, 2-DACH）铂。与其他铂类药的作用相同，即均以 DNA 为靶作用部位，铂原子与 DNA 形成交叉联结，拮抗其复制和转录。与氟尿嘧啶（5-FU）联合应用具有协同作用；体外和体内研究表明与顺铂之间无交叉耐药性。

二、诊断成像辅助

钆（Ⅲ）配合物如钆二乙烯三胺五乙酸（gadopentetate dimeglumine，Gd-DTPA）作为磁共振成像对比剂，可显著提高影像分辨率，是一种钆的螯合物，由带 3 个正电荷的钆离子（Gd^{3+}）被带负电的螯合物包围而成。水溶性：具有高度水溶性。几乎全部分布于细胞外间隙，由肾小球排泄。应用：钆剂是临床上常用的磁共振对比剂之一，安全、方便、增强效果良好，可用于全身所有器官和组织的检查，能够更清晰地显示血管、器官和其他非骨组织。但需注意，严重肾功能不全的患者使用含钆造影剂后，应及时进行血液透析，以帮助患者尽快排出体内的钆。在癌症检测方面，Gd-DTPA 增强的磁共振成像可以提供比其他成像方法更多的信息。

临床检验中，利用配合物反应生成具有某种特殊颜色的配离子，根据不同颜色的深浅可进行定性和定量分析。例如：测定尿中铅的含量，常用二硫腙与 Pb^{2+} 生成红色螯合物，然后进行比色分析；而 Fe^{3+} 可用硫氰酸盐和其生成血红色配合物来检验。再如，检验人体是否有机汞农药中毒，取检液经酸化后，加入二苯胺基脲醇清液，若出现紫色或蓝紫色配合物，即证明有汞离子存在。

三、解毒剂应用

有些作为配体的螯合剂能有选择地与有毒的金属或类金属（如 As、Hg）形成水溶性大、稳定性强而无毒的螯合配合物，经肾脏排出而解毒。因此，此类螯合剂称为金属解毒剂。例如：*D*- 青霉胺、半胱胺酸、金精三羧酸在机体内可分别结合 Ca^{2+}、Ba^{2+} 形成水溶性配合物排出体外；1, 2- 二巯基丙醇，简称 BAL，它和 As、Hg、Pb 等的螯合配位能力比蛋白质和这些金属的螯合力强，所以，它是一种常用来治疗砷中毒和汞中毒的金属解毒剂。毒性较低的二巯基丁酸（DMSA），具有良好的耐受性，副作用缓和，对血铅和尿铅等有明显的降低作用，被广泛用于治疗 Pb、Hg 和 As 中毒。又如，铜是体内氧化还原体系中一个有效催化剂，缺铜会引起贫血，但积累过多又会导致 Wilson 病（即肝豆状核变性），出现肝硬化、坏死及神经系统紊乱等症状。此外，EDTA 可排出 Ca、Al、Pb、Cu、Au、K、Na，其中最为有效的是用于治疗高钙血症和职业性铅中毒。

四、血液处理

枸橼酸钠是一种常用的抗凝血剂，其主要作用机制是通过与血液中的钙离子结合，形成稳定的螯合物，降低血液中游离钙离子的浓度，抑制凝血酶原激活，进而阻止血液凝固。这一作用原理被广泛应用于血液保存、输血，以及血液样本的采集和检测中。

具体来说，枸橼酸钠与血液中的 Ca^{2+} 结合后，生成可溶性的枸橼酸钙络合物，这种络合物不易解离，使血液中的 Ca^{2+} 浓度显著降低，从而抑制凝血酶原转化为凝血酶，进而阻止纤维蛋白原转化为纤维蛋白，最终达到抗凝的效果。

枸橼酸钠在血液保存中的应用非常广泛。例如，在输血科中，枸橼酸钠常用于献血者红细胞的抗凝处理，以防止血液在体外凝固。此外，它还被用于血液透析和血液净化过程中，作为体外局部抗凝剂。在血液保存液中，枸橼酸钠与血液的比例通常为 1∶9 或 1∶4，具体比例取决于血液的类型和保存时间。

值得注意的是，枸橼酸钠的抗凝作用是可逆的。当枸橼酸钙复合物进入体内后，可以通过三羧酸循环代谢为碳酸氢盐（HCO_3^-），并释放出 Ca^{2+}，从而使血液中的钙离子浓度恢复正常。这一特性使得枸橼酸钠在临床应用中具有较高的安全性。枸橼酸钠通过螯合血液中的 Ca^{2+} 来防止血液凝固，是血库保存和临床应用中不可或缺的抗凝剂。

五、药物递送与靶向治疗

新型金属配合物在生物成像和靶向抗癌治疗中展现出潜力，可能替代传统铂类药物。铱配合物在癌症治疗领域的研究近年来取得显著进展，其独特的光物理性质、靶向能力和多模式协同效应展现出广阔的应用前景。铱 Ir(Ⅲ) 配合物在一定程度上可以抑制肿瘤细胞的生长，是有望接替铂类药物的新型抗癌试剂。Ir(Ⅲ) 配合物稳定性高、水溶性好、易于合成和结构修饰，这为研究者们开发微调 Ir(Ⅲ) 配合物的结构来改善其抗肿瘤活性提供了方便。光动力治疗（PDT）是抗癌研究领域的新途径，光敏剂的选择与使用是光动力治疗的核心要素，提高光敏剂的靶向选择性以及降低暗毒性是 PDT 研究的热点。由于 Ir(Ⅲ) 配合物在乏氧条件下依然具有很强的产生氧气的能力，在 PDT 光敏剂的研发领域备受青睐。

以上事例表明，利用配体可以改变外源性金属离子的生物学效应，也可以调节必需金属元素在体内的平衡。从这两条思路出发，可能研制出各种各样的治疗和诊断试剂，诸如抗肿瘤药物、抗微生物药物、抗病毒药物、抗偏瘫药物、抗风湿药物、光疗敏化剂和磁共振成像造影剂。

拓展阅读

配位化合物——金属离子与生命的纽带

李时珍在《本草纲目》(1596 年) 中对矿物药的分类体系展现出超越时代的科学洞见，其“金石部”的分类方法与现代晶体化学原理高度契合，比现代配位化学理论 (1893 年) 的提出早了近 300 年。这一分类体系不仅系统记载了朱砂、雄黄等矿物药的形态特征，更通过“金石相感”“刚柔相济”等概念，暗合了现代配位化学中金属离子与配体相互作用的原理。

现代研究表明，中药的有效成分多为有机分子与金属离子形成的配位复合物，如枸橼酸钾通过羧基与钙离子配位，竞争性抑制草酸钙结石形成；银杏黄酮与过渡金属形成的配合物则表现出显著的抗氧化活性。这些发现证实了李时珍对矿物药“性味归经”的描述具有分子层面的物质基础。特别值得注意的是，李时诊记载的矿物药炮制方法 (如煅淬、醋制) 本质上是通过改变金属离子的配位环境来调控药效，这与现代通过配体设计优化金属药物性能的思路如出一辙。

李时珍在《本草纲目》中对矿物药的分类和研究方法，与现代晶体化学和配位化学理论有着惊人的契合。这种传统经验与现代科学的惊人契合，既彰显了古代医药学的智慧，也为中药现代化研究提供了独特范式。这一历史性的科学思想不仅为传统中药的现代化研究奠定了基础，也为现代医学提供了新的研究方向和方法。通过结合传统经验和现代科学技术，可以更好地发掘中药的潜在价值，并为临床治疗提供更有效的支持。

学习小结

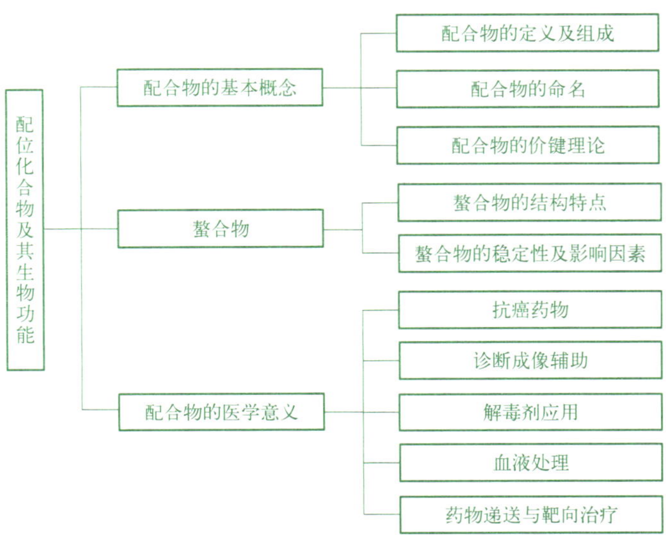

习题

一、选择题

1. 配合物 $[Co(en)(C_2O_4)_2]^-$ 的配位数为（　　）。

A. 2　　B. 3　　C. 6　　D. 5

2. 下列配体能形成螯合物的是（　　）。

A. SCN^-　　B. H_2O　　C. EDTA　　D. NH_3

3. $[Co(NH_3)_6]^{3+}$ 是内轨配离子，则 Co^{3+} 未成对电子数和杂化轨道类型是（　　）。

A. 4, sp^3d^2　　B. 0, sp^3d^2　　C. 4, d^2sp^3　　D. 0, d^2sp^3

4. 下列分子或离子能做螯合剂的是（　　）。

A. H_2N-NH_2　　B. NH_2-OH　　C. CH_3COO^-　　D. H_2NCH_2-CH_2NH_2

5. Co^{3+} 与 $[Co(CN)_6]^{3-}$ 氧化能力的关系是（　　）。

A. $Co^{3+} = [Co(CN)_6]^{3-}$　　B. $Co^{3+} > [Co(CN)_6]^{3-}$

C. $Co^{3+} < [Co(CN)_6]^{3-}$　　D. 以上说法都不正确

6. Al^{3+} 与 EDTA 形成（　　）。

A. 螯合物　　B. 聚合物　　C. 非计量化合物　　D. 夹心化合物

7. 生物体中的许多必需微量元素都是以（　　）的形式存在的。

A. 阳离子　　B. 阴离子　　C. 化合物　　D. 配合物

8. 配合物的内层和外层之间是以（　　）结合的。

A. 共价键　　B. 离子键　　C. 配位键　　D. 氢键

9. 哺乳动物体内，铁大多以（　　）或血红素的形式存在。

A. 卟吩配合物　　B. 卟啉配合物　　C. 吡咯配合物　　D. 吡啶配合物

10. 下列关于配合物的叙述错误的是（　　）。

A. 配合物不一定都有外层

B. 中心原子的配位数与配体数不一定相等

C. 配离子的电荷数等于中心原子和配体所带电荷的代数和

D. 配体都有一个配位原子

二、简答题

1. Ni^{2+} 与 CN^- 生成反磁性的正方形配离子 $[Ni(CN)_4]^{2-}$，请用价键理论解释该现象。

2. 用价键理论解释为什么 $[Fe(CN)_6]^{4-}$ 为反磁性。

3. 用价键理论写出 $[Fe(en)_2]^{2+}$（$\boldsymbol{\mu}$=5.5B.M）的电子构型，中心离子杂化轨道类型，配离子几何构型，是内轨配合物吗？（1B.M=1μB ≈ 9.274×10^{-24}J/T）

4. 某患者服用诺氟沙星后，立即喝牛奶，这种做法是否正确？为什么？

第三篇

有机化学基础

第九章

链烃和环烃的结构与性质

学习目标

（1）掌握烷烃和环烷烃的定义、烷烃的分子结构特点与碳原子类型，以及其化学性质，了解自由基取代反应机理及不同碳原子卤代反应速率差异。

（2）了解烯烃的同分异构现象和物理性质，了解其命名规则和结构特点，掌握其化学反应性质，理解亲电加成反应机理。

（3）了解炔烃的结构特点及其物理性质，了解炔烃、二烯烃的命名规则，掌握其化学反应性质，理解诱导效应和共轭效应的特点及区别。

（4）了解苯及其同系物的结构特点及其物理性质，了解其命名规则，掌握其化学性质，理解亲电取代反应机理。

只含有碳和氢两种元素的有机化合物叫碳氢化合物，简称为烃（hydrocarbon）。烃是有机化合物的母体，其他各类有机化合物可以看作是烃的衍生物。烃的种类很多，在烃类化合物里，碳原子以 4 个共价键分别与 4 个其他原子（C、H）以单键相连，称为饱和烃（saturated hydrocarbons）。根据烃分子中碳原子互相连接的方式不同，可将烃分为两大类：烷烃和环烷烃。烷烃也称饱和链烃，它的结构特征是分子中碳原子互相连接成不闭合的链状。环烷烃也称闭链烃，分子中的碳原子连接成闭合的碳环。

- 烃
  - 开链烃(脂肪烃)
    - 饱和开链烃——烷烃
    - 不饱和开链烃
      - 烯烃
      - 炔烃
  - 闭链烃(环烃)
    - 脂环烃(环烷烃、环烯烃等)
    - 芳香烃

烃在自然界中主要存在于天然气、石油和煤炭中，是古老生物埋藏于地下经历特殊地质作用形成的，是不可再生的宝贵资源，是社会经济发展的主要能源物质，也是合成各类生活用品和临床药物的基础原料。

第一节　烷烃和环烷烃

一、烷烃结构和命名

（一）烷烃的结构

烷烃的结构特点是指在分子中碳原子之间以单键相互连接并形成链状骨架的饱和烃，其通式为 C_nH_{2n+2}（n 为正整数），甲烷、乙烷、丙烷、丁烷和戊烷的分子式分别是：CH_4、C_2H_6、C_3H_8、C_4H_{10} 和 C_5H_{12}。两个烷烃的分子式在组成上相差一个或数个 CH_2。而在构造和性质上它们又相似或相同，这样的一系列化合物属于同系列，其中的每个化合物彼此互为同系物，CH_2 为同系列的系差。

1. sp^3 杂化碳原子和碳碳 σ 键

甲烷分子是四面体结构，其中碳原子是 sp^3 杂化，4 个 sp^3 杂化轨道与 4 个氢原子的 1s 轨道成键（C_{sp^3}—H_{1s} 键）形成了甲烷分子。在甲烷中，∠HCH=109.28°。为什么烷烃分子中各单键之间是这样的键角呢？根据原子轨道杂化理论，碳原子的核外电子排布是 $1s^22s^22p^2$，在最外层的四个价电子中，两个是已经配对的 s 电子，另外两个是未配对的 p 电子，这样碳在形成共价键时应是两价。但在大多数情况下，有机化合物中的碳是四价。为此，鲍林假设，如果供给基态的碳一定的能量，将使一个电子从 2s 轨道激发到 2p 轨道中，使碳处于激发态，这时碳就有四个未成对的电子，所以这四个共价键应有所不同，但这与实际情况也不符合，甲烷的四个碳氢键完全相同。为了解释这种情况，鲍林提出了原子轨道杂化理论：在一个原子中，能量相近而类型不同的几个原子轨道“混合”，重新组合（杂化）为能量相等的新轨道——杂化轨道。甲烷的碳原子杂化以后的新轨道含有 1/4 的 s 成分和 3/4 的 p 成分，它们的电子云呈“葫芦形”。四个 sp^3 杂化轨道的电子云对称地分布在碳原子的周围，其中心轴间的夹角为 109.28°。这样形成的碳氢和碳碳单键，它们的电子云具有圆柱状的轴对称性，称为 σ 键。

在其他烷烃分子中，碳原子也是 sp^3 杂化，每两个碳原子之间都是由 sp^3 杂化轨道以“头碰头”的方式相互交盖，形成 C_{sp^3}—C_{sp^3} σ 键；每个碳原子都是一个“四面体”的中心。在一般的烷烃分子中，C—H 键键长和 C—C 键键长分别约为 0.11nm 和 0.154nm，∠CCC 约为 112°；因而，在直链高级烷烃的晶体中，烷烃同系物分子中的碳链并非结构式中看到的直线排列，而是在空间形成锯齿状或波浪状：

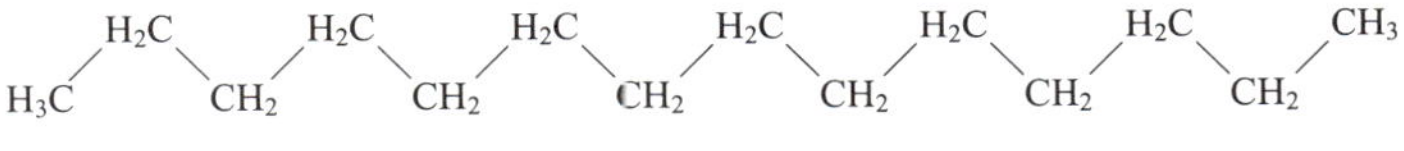

烷烃中 C—C σ 键具有饱和性和方向性。形成 C—C σ 键的一对电子在两个成键碳原子之间的运动轨迹——电子云——是沿键轴对称分布的。两个碳原子绕 σ 键键轴做相对旋转时不影响 σ 键电子云的分布，即不影响形成 C_{sp^3}—C_{sp^3} σ 键的 sp^3 杂化轨道之间的重叠程度。所以，σ 键两端的碳原子可以绕 σ 键键轴“自由”旋转，此为 σ 键的特点。图 9-1 为正丁烷的球棍模型和比例模型。

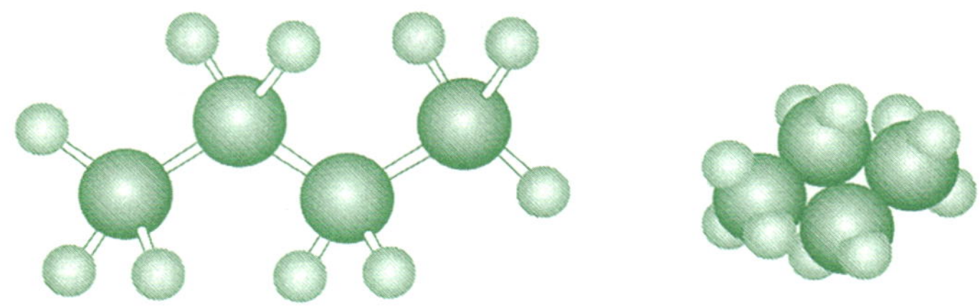

(a) 球棍模型　　(b) 比例模型

图 9-1　正丁烷的球棍模型和比例模型

2. 烷烃的同分异构现象

分子中原子之间相互连接的方式和顺序称为分子的构造（constitution）。严格地讲，有机化合物的分子结构（molecular structure）包含构造、构型（configuration）和构象（conformation）三方面。

（1）构造异构　由分子中原子连接方式和顺序不同导致的同分异构现象称为构造异构（constitutional isomerism）。烷烃的同分异构现象主要表现为碳链的骨架不同。分子中碳原子在四个或以上时，就会产生同分异构体，例如，C_4H_{10} 有两种异构体，结构式如下：

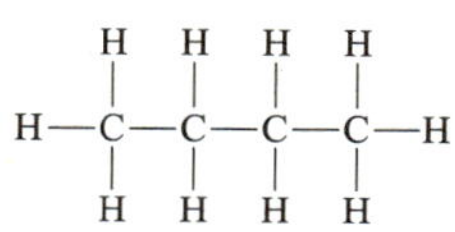

正丁烷
n-butane

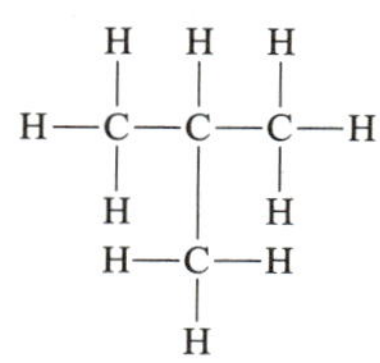

异丁烷
iso-butane

C_5H_{12} 有三种异构体，结构式如下：

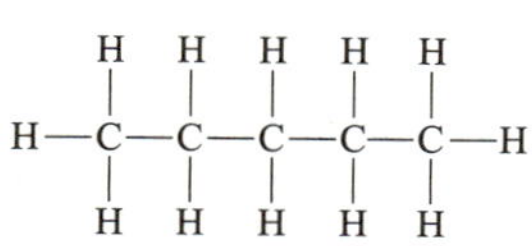

正戊烷
n-pentane

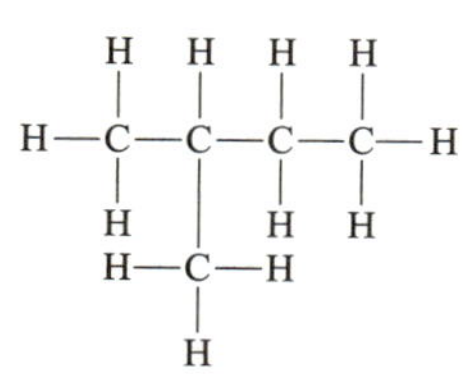

异戊烷
iso-pentane

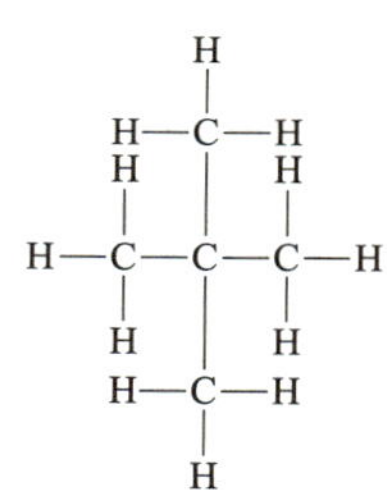

新戊烷
neo-pentane

由于碳是四价的，在烷烃中每个碳原子可与其他碳原子或氢原子成键，随着烷烃中碳原子数目的增加，构造异构体的数目将不断增多。如碳原子数分别为 6、7、8、9、10、15、20 的烷烃，其相应的同分异构体数目分别为 5、9、18、35、75、4347、366319。

（2）构象异构　有机物分子中，仅由于围绕单键旋转分子中各原子在空间有不同排布方式，称为构象（conformation）。不同构象之间互称构象异构体，构象异构属于立体异构的一种。各种异构体都处于相互转化的动态平衡体系中。

例如，乙烷是含有碳碳单键的最简单的化合物，在乙烷分子中，碳碳单键可以自由转动。假定固定其中一个碳原子，另一个碳原子围绕碳碳单键旋转，则每转动一个角度，乙烷分子中原子在空间就会形成一个新的排列形式，每个排列形式称为乙烷的一个构象。

在纸平面上将烷烃的空间构象以及构象异构体之间的差异表示出来，常用两种表示方式：一种是锯架式（也称透视式），另一种是纽曼投影式。

锯架式是在分子球棍模型基础上，用实线表示分子中各原子或基团在空间的相对位置关系的一种表示形式。锯架式比较直观，分子中所有原子和键都能看见，但对空间的表达不够清晰。

纽曼（Newman）投影式是在分子球棍模型基础上，将视线放在碳碳键的键轴上，距离观察者较近的一个碳原子用一圆圈表示，从圆圈中心开始画三条实线，表示该碳原子上所连的三个原子或原子团；距离观察者较远的碳原子因被较近碳原子遮挡，不画出，只从圆圈边线开始画三条实线，表示较远碳原子上所连的三个原子或原子团。纽曼投影式书写方便，且在表示分子空间结构时比较直观。

（Ⅰ）和（Ⅱ）是乙烷的两种典型构象。（Ⅰ）式中两组氢原子处于交叉位置，这种构象称为交叉式（guche form）。式中两组氢原子彼此相距最远，C—H 键 σ 电子对的相互斥力最小，能量最低，因而稳定性最大，这种构象称为优势构象。（Ⅱ）式中，两组氢原子两两相对重叠，C—H 键上 σ 电子对的相互斥力最大，这种构象称为重叠式（eclipsed form）。重叠式构象具有较高的内能，是一种相对不稳定的构象。尽管乙烷构象之间内能不同，但差异较小，常温下分子间的碰撞就足以使不同构象快速转变，无法分离出某个构象，因而乙烷实质上是交叉式和重叠式以及介于两者之间若干构象异构体的平衡混合物。交叉式最稳定，在平衡混合物中占有最高比例，所以一般情况下用交叉式表示乙烷。

（Ⅰ）

（Ⅱ）

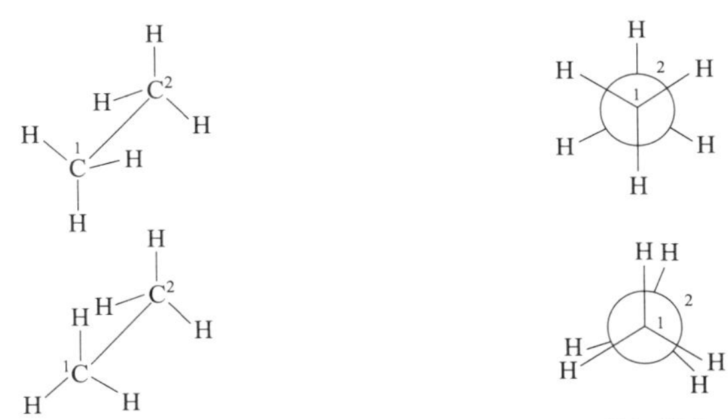

锯架式(透视式)　　　　纽曼投影式

丁烷分子中有三个碳碳单键，每个碳碳单键都可以通过自由旋转产生若干构象异构体。若固定丁烷两端碳原子，旋转中间两碳原子的单键，也会产生无数个构象，每转动 60° 就得到一个典型构象，这样一共得到四种代表性构象。如下所示：

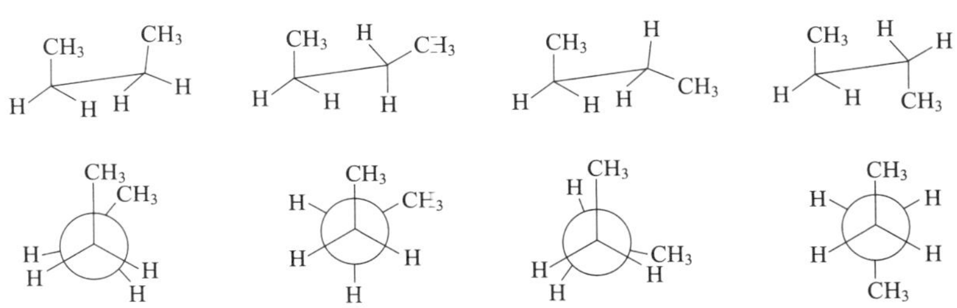

全重叠式　　邻位交叉式　　部分重叠式　　对位交叉式

在正丁烷的构象中，对位交叉式的两个甲基相距最远，相互斥力最弱，内能最低，是最稳定的构象。邻位交叉式的两个甲基相距较近，所以稳定性稍差。部分重叠式的甲基和氢原子十分靠近，相互斥力大，稳定性较邻位交叉式差。而在全重叠式中，由于两个甲基处于十分靠近的位置，相互排斥作用最大，稳定性最差。四种构象内能高低顺序为：

全重叠式＞部分重叠式＞邻位交叉式＞对位交叉式

可见，对位交叉式构象是正丁烷的优势构象，是丁烷的主要存在形式。在链状化合物中，优势构象都是类似于正丁烷对位交叉式的构象，所以直链烷烃都呈锯齿状。但是，分子主要以其优势构象存在，并不意味着其他构象不存在，而是所占比例较少而已。和乙烷一样，丁烷也是若干构象的平衡混合物。尽管丁烷不同构象之间存在内能差，但同样不能分离出单个构象异构体。应当特别注意，构象异构一般是多种异构体处于动态平衡体系，它们之间的能量差（能垒）较小，不易分离，故视为同种物质。而其他类型的异构体，属于不同的物质，在性质上有差异，一般都能够分离。

（3）碳原子的类型

在有机物中，存在大量的碳原子，这些碳原子所处位置不尽相同。根据分子中碳原子所连碳原子数目的不同，可分为伯、仲、叔和季四种类型，分别记为1℃、2℃、3℃和4℃。只与一个碳原子直接相连的碳原子称伯碳，又称一级碳原子或1℃；与两个碳原子直接相连的碳原子称仲碳，又称二级碳原子或2℃；依次类推，与三个、四个碳原子相连的碳原子分别称叔碳（三级碳原子或3℃）和季碳（四级碳原子或4℃）。例如：

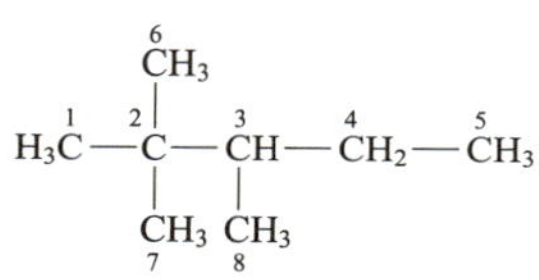

伯碳(1℃)：C-1、C-5、C-6、C-7、C-8
仲碳(2℃)：C-4
叔碳(3℃)：C-3
季碳(4℃)：C-2

与伯、仲、叔碳相连的氢原子分别被称为伯氢（1°H）、仲氢（2°H）、叔氢（3°H），它们在化学反应中表现出不同的反应活性。

（二）烷烃的命名

烷烃不仅数目众多，且结构复杂，又有许多异构体，所以必须有一个合理的命名法（nomenclature），以便于识别。给予正确的名称不仅能反映出分子组成，还能进一步表示分子的化学结构，从而推断其所具有的理化性质。烷烃的命名法也是学习其他类型有机化合物命名法的基础，也是学好有机化学的一项重要基本功。

1. 普通命名法（习惯命名法）

烷烃的命名不仅要考虑组成原子及数目，而且要反映出化合物的结构。结构简单的烷烃一般采用习惯命名法，也称普通命名法。

基本原则为：

（1）分子中碳原子的数目在10以内的用甲、乙、丙、丁、戊、己、庚、辛、壬、癸表示，碳原子数在10以上的用中文数字十一、十二……表示，命名为“某烷”。

（2）当烷烃存在简单的同分异构体时，用正、异、新及伯、仲、叔等来区别异构体。普通命名法只适用于结构比较简单的烷烃，要命名复杂的烷烃，需要具有普遍适用性的系统命名法。

2. 系统命名法

该方法是采用国际通用的IUPAC命名原则，结合我国文字特点制定的。根据系统命名法，直链烷烃的命名与普通命名法基本相同；带有支链的烷烃可以看作直链烷烃的烷基衍生物。命名原则：

（1）选主链　选择最长的碳链为主链，根据主链所含的碳原子数目称为某烷，把支链作为取代基；若等长碳链皆可做主链时，应选取代基最多的作为主链。

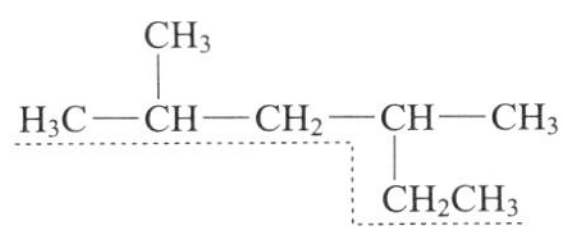

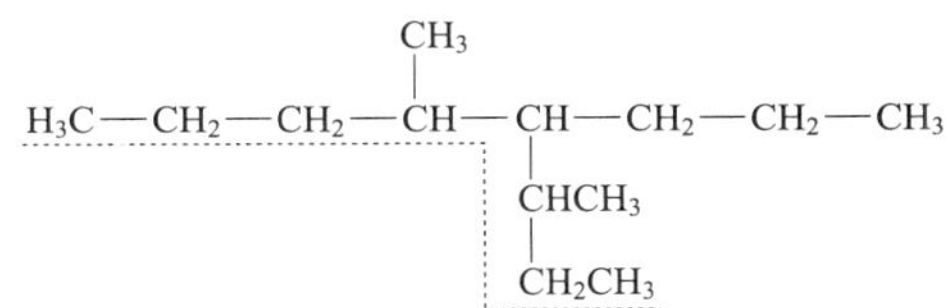

（2）编号　从靠近支链的一端开始，用阿拉伯数字编号，指明取代基的位次。相同取代基在两端位次相同时，要使其他取代基有较小的位次。具有相同编号位次的取代基，按照“次序规则”最优基团优先编号。把取代基的位次号与名称用一短线相连，写在母体名称之前。

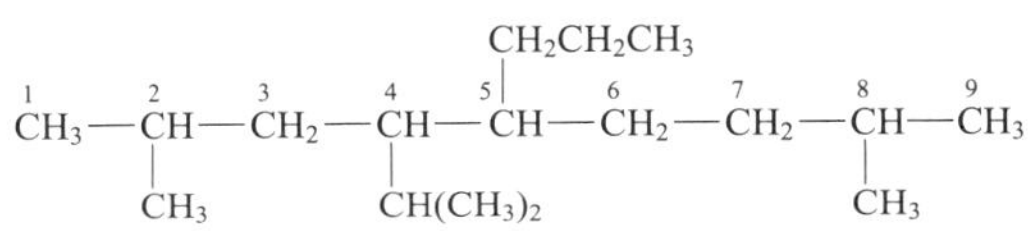

2, 8-二甲基-4-(1-甲基丙基)-5-丙基壬烷

2, 8-dimethyl-4-(1-methylpropyl)-5-propylnonane

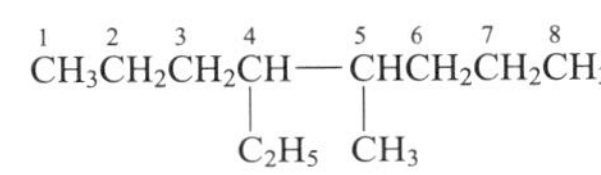

4-乙基-5-甲基辛烷

4-ethyl-5-methyloctane

（3）写名称　将取代基的位次及名称写在母体名称的前面，数字与汉字之间用短横“-”隔开；如果含有不同的取代基，按取代基英文名称首字母顺序依次进行排序；含有相同的取代基，把取代基合并，在取代基的名称前用二、三、四等中文数字表示取代基的数目，英文用“di”“tri”“tetra”等表示，且将其位次逐一标明，位次之间用“，”隔开，但表示取代基个数的复数字头“di”“tri”“tetra”等不计入字母顺序。

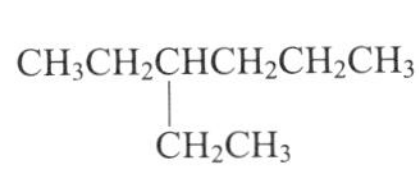

3-乙基己烷

3-ethylhexane

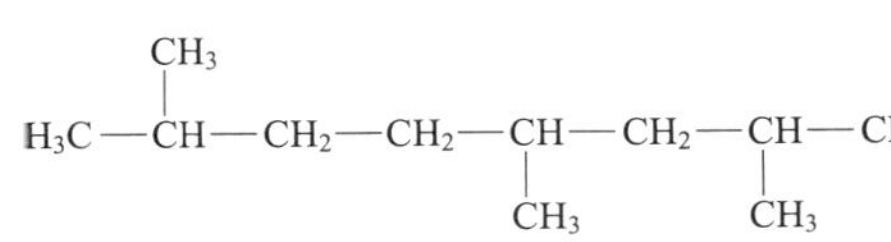

2, 4, 7-三甲基辛烷

2, 4, 7-trimethyloctane

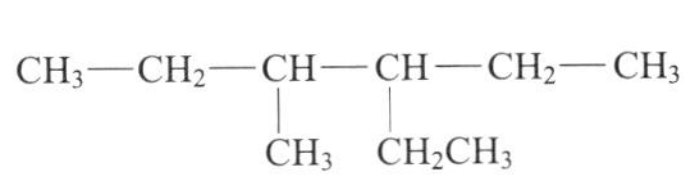

3-乙基-4-甲基己烷

3-ethyl-4-methylhexane

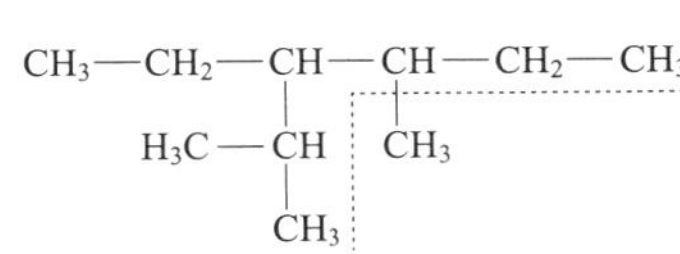

3-乙基-2, 4-二甲基己烷

3-ethyl-2, 4-dimethylhexane

对于带支链的取代基，则从与主链直接相连的碳原子开始再进行编号，然后将支链取代基的位次、数目、名称作为一个整体放在括号内，括号外写出这个取代基在主链上的位次。

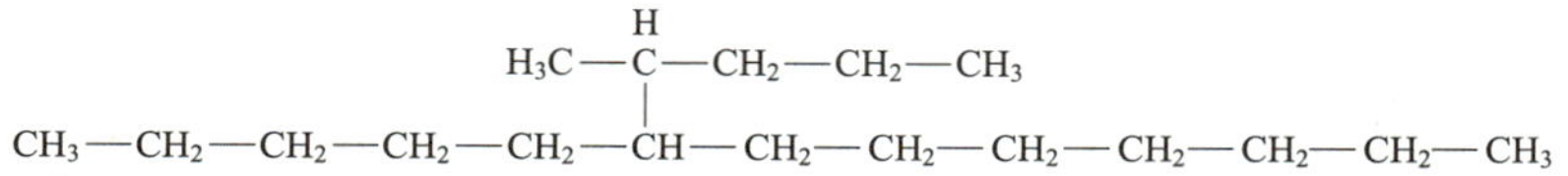

6-(1-甲基丁基)十三烷

6-(1-methylbutyl) tridecane

二、烷烃的性质

（一）物理性质

有机化合物的物理性质通常是指其一般状态、熔点、沸点、折射率、溶解度、相对密度及波谱特征。纯物质的物理性质在一定条件下是固定的，称为物理常数。可通过测定物理常数来鉴定有机化合物并判断其是否为纯物质。通常情况下，有机化合物中构造相近的同系列化合物，其物理常数随分子量的变化而有规律地变化。烷烃随分子中碳原子数的增加，其物理性质呈现规律性的变化。主要规律如下：

① 常温常压下，C_1 ～ C_4 的直链烷烃是气体，C_5 ～ C_{16} 是液体，C_{17} 及以上是固体。

② 烷烃的沸点主要与分子间作用力有关（范德华力）。分子量越大，分子间范德华力越强，则沸点越高，如图 9-2 所示。

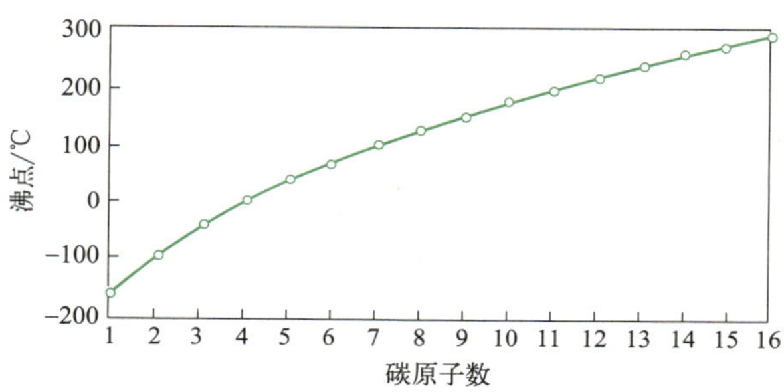

图 9-2　直链烷烃的沸点与分子中所含碳原子数的关系图

对于分子量相同的同分异构体，则支链越多，分子间接触面越小，范德华力越小，因而沸点越低。例如：

烷烃	沸点	熔点
正戊烷	36℃	−129℃
异戊烷	25℃	−159℃
新戊烷	9℃	−18℃

熔点虽然也随烷烃分子量增加而升高，但是不完全一致，这主要是因为物质熔点除与分子量有关之外，还与该物质在晶体中排列的紧密程度密切相关。对于同分异构体，对称性高的物质熔点相对较高，如新戊烷高于正戊烷和异戊烷。

③ 烷烃的极性很小，不溶于极性大的水，易溶于非极性或弱极性的有机溶剂，如四氯化碳、乙醚、苯等。液态烷烃也常被用作有机溶剂溶解某些有机物。例如，石油醚（戊烷和己烷的混合物）常用来提取中草药中的活性成分。

④ 烷烃的相对密度也随着碳原子数的增加而增大，但增加的幅度很小，始终都小于水

（$1g \cdot cm^{-3}$）。表 9-1 列出了几种直链烷烃（正烷烃）的一些物理常数。

表 9-1　几种直链烷烃的物理性质（常温常压）

名称	常温下状态	熔点 /℃	沸点 /℃
甲烷	气	−182.5	−164.0
乙烷	气	−183.3	−88.63
丙烷	气	−187.1	−42.07
丁烷	气	−138.4	−0.5
戊烷	液	−129.7	36.07
己烷	液	−94.0	68.7
庚烷	液	−90.61	98.42
辛烷	液	−56.79	125.7
壬烷	液	−53.7	150.7
癸烷	液	−29.7	174.1
十六烷	液	18.1	286.5
十七烷	固	22.0	301.8
十九烷	固	32.0	330.0

（二）化学性质

烷烃分子中，原子间都是以比较稳定的 σ 键连接，常温下，化学性质很稳定，与强酸、强碱、强氧化剂、强还原剂等均不起反应。但稳定性是相对的，在特定条件下，如光照、加热、催化剂等条件下，也能发生一些化学反应。化合物的结构决定其化学性质，同系物结构相似，因此它们的化学性质也很相近。而表现一类化合物特征结构的关键是官能团。掌握了官能团的典型化学性质，就可以推测同系物的性质。

1. 取代反应

烷烃在光照、高温或催化剂的作用下，可与卤素单质发生反应。例如，甲烷和氯气在强烈的日光或紫外光照射下剧烈反应，甚至发生爆炸。

$$CH_4 + 2Cl_2 \xrightarrow[h\nu]{\text{紫外光或光能}} C + 4HCl + \text{热量}$$

在漫射的日光下则起氯化反应，生成氯甲烷、二氯甲烷、三氯甲烷（俗称氯仿）和四氯化碳等。烷烃的氯化过程是逐步进行的。每一步被取代出来的氢原子与另一个氯原子结合成氯化氢。

$$CH_4 + Cl_2 \xrightarrow{\text{光照}} CH_3Cl + HCl$$

$$CH_3Cl + Cl_2 \xrightarrow{\text{光照}} CH_2Cl_2 + HCl$$

$$CH_2Cl_2 + Cl_2 \xrightarrow{光照} CHCl_3 + HCl$$

$$CHCl_3 + Cl_2 \xrightarrow{光照} CCl_4 + HCl$$

以上四种氯代烷的沸点不同，可用分馏法分离。但控制反应条件，也可以获得一种主要产物。例如，用少量的氯与过量的甲烷反应主要得到氯甲烷，但收率低。

这种有机物分子中某个原子或基团被其他原子或基团替代的反应称为取代反应。若是被卤素原子替代，则称为卤代反应，产物为卤代烃。烷烃的卤代反应属于自由基反应，具体反应历程如下：

（1）$Cl—Cl \xrightarrow[或加热]{光照} 2Cl^{\cdot}$　自由基引发阶段

（2）$Cl^{\cdot} + H—CH_3 \longrightarrow HCl + {}^{\cdot}CH_3$
（3）$Cl—Cl + {}^{\cdot}CH_3 \longrightarrow Cl^{\cdot} + Cl—CH_3$
（2）、（3）：链增长阶段

（2）和（3）反复发生

（4）$Cl^{\cdot} + Cl^{\cdot} \longrightarrow Cl—Cl$
（5）$Cl^{\cdot} + {}^{\cdot}CH_3 \longrightarrow Cl—CH_3$
（6）${}^{\cdot}CH_3 + {}^{\cdot}CH_3 \longrightarrow CH_3—CH_3$
（4）～（6）：链终止阶段

甲烷的氯代反应是由上述（1）～（3）步反应完成的。首先是反应（1）的发生，在光照或加热的条件下，氯分子离解成氯原子（离解能约为 $243kJ \cdot mol^{-1}$），接着在式（2）中，氯原子夺得甲烷中的氢原子生成氯化氢和甲基自由基，后者在式（3）中与氯分子中的氯结合生成一氯甲烷和另一个氯原子，式（2）和式（3）循环，发生链传递反应，结果生成大量 CH_3Cl。式（1）为链引发反应；式（2）和式（3）为生成 CH_3Cl 的链增长阶段；式（4）～式（6）是由两个原子或自由基生成分子，并不再产生自由基的反应，当这种反应占主导地位时，链传递反应逐渐停止，此为链终止阶段。

2. 氧化反应

烷烃都可以在空气中燃烧，彻底氧化为二氧化碳和水，同时放出大量的热能。

$$C_nH_{2n+2} + \left(\frac{3n+1}{2}\right) O_2 = nCO_2 + (n+1)H_2O + \Delta H^{\ominus}$$

若氧气不足，则会生成有毒的一氧化碳和水。因而在使用天然气时，应保持室内通风，以免发生一氧化碳中毒。人体内也在不断地发生氧化反应，将产生的能量供给细胞，不过体内的氧化反应非常缓和。另外，为人体提供能量的不是烷烃，而是烃的衍生物糖类和脂肪等。

烷烃除了在点燃或者高温情况下能够发生燃烧氧化之外，也能在催化剂作用下被空气氧化。如石蜡等高级烷烃在高锰酸钾催化下，被空气中的氧气氧化生成多种脂肪酸。

$$RCH_2CH_2R' + O_2 \xrightarrow[\triangle]{KMnO_4} RCOOH + R'COOH$$

中等教育阶段的无机化学从电子得失和电子偏移的角度介绍过氧化还原反应，但是有机化合物均为共价化合物，电子的得失和偏移都不太容易判断。因而，有机化学常从得氧失氧和得氢失氢的角度来判定氧化还原反应。得氧或失氢的反应称为氧化反应；失氧或得氢的反应称为还原反应。氧化还原反应也是常见且重要的有机反应类型。

烷烃同系物的结构与甲烷相似，根据结构与性质的关系，由甲烷的性质可以推测其他烷烃的性质。这是学习有机化学的重要方法，也是学好有机化学的思维模式。

基于烷烃在物理和化学性质上的特点，也有一些在医药上的应用。液体石蜡是 18 个到 24 个碳原子的烷烃混合物，在医药上用作缓泻剂；也常作为基质，用于滴鼻剂或喷雾剂的配制。固体石蜡是 25 个到 34 个碳原子的烷烃混合物，医药上用于蜡疗和调节软膏的硬度，也是制造蜡烛的原料。液体石蜡和固体石蜡的混合物是凡士林，呈软膏状半固体，因不被皮肤吸收，化学性质稳定，不与药物发生反应，常用作软膏的基质。

三、环烷烃的结构与稳定性

环烷烃（cycloalkane）是分子中只有碳和氢两种元素且含有环状结构的烷烃。相对于开链烷烃，环烷烃多了一个成环的 C—C 键而少了两个氢原子，所以单环环烷烃的通式为 C_nH_{2n}。

（一）环烷烃的结构

环烷烃中的碳原子也是 sp^3 杂化，它们的杂化轨道之间的夹角应为 109.28°。但环丙烷的三个碳原子在同一个平面上，C—C 间的 sp^3 杂化轨道没有在两原子核连线的方向上重叠，即没有达到最大程度的重叠，分子中 C—C—C 键角为 105.5°，如图 9-3 所示。所以，分子内存在一种达到最大重叠的倾向，这种倾向被称为“张力”。这种张力使得分子内能较高，因此环不稳定。环丁烷的情况与环丙烷相似，分子中也存在着张力，但比环丙烷要稳定得多。

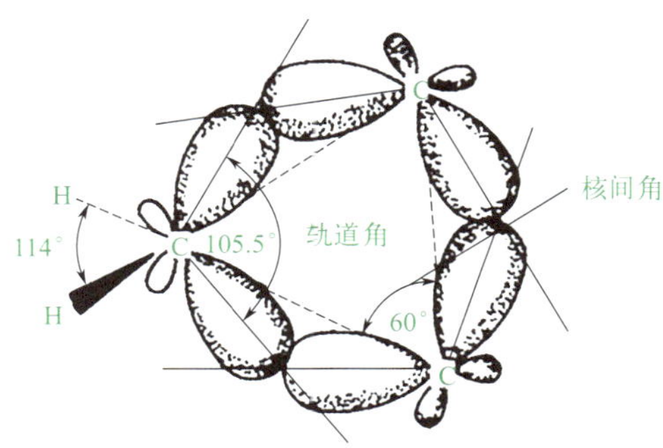

图 9-3　环丙烷中 sp^3 杂化轨道重叠示意图

C_4 及 C_4 以上的环烷烃环上的碳原子并不都在同一平面上，C—C—C 键角为 109.28° 左右。例如，环戊烷中组成环的五个碳中只有四个碳原子处在同一个平面上，另一个碳是在平面外的。这样的结构是在不断地翻动着，处于平面外的碳原子沿着环迅速地变换位置。因而环戊烷是一个有一个角向上的类平面结构。环己烷有四个碳原子在同一个平面上，其他两个碳一个在此平面的上方，另一个在下方（椅式）；或者两个都在此平面的上方（船式）。

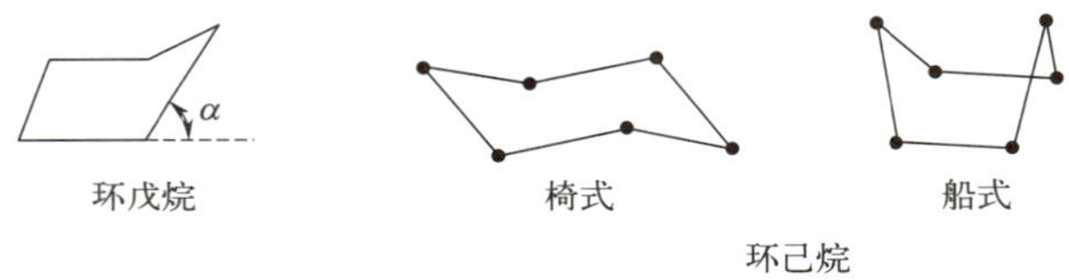

（二）环己烷的构象

在环己烷中，∠CCC 为 109.28°，分子内无角张力，一般情况下环己烷的碳架是一种椅式结构，不存在其他张力因素。环己烷的 6 个碳原子不共平面，是有正常键角和键长的无张力环。环己烷中的 6 个碳原子有两种典型的排列方式，一种是椅式，另一种是船式，这是环己烷的两种不同构象。通过 C—C σ 键的旋转和键角（∠CCC）的扭动，椅式构象和船式构象可以相互转变（图 9-4、图 9-5）。

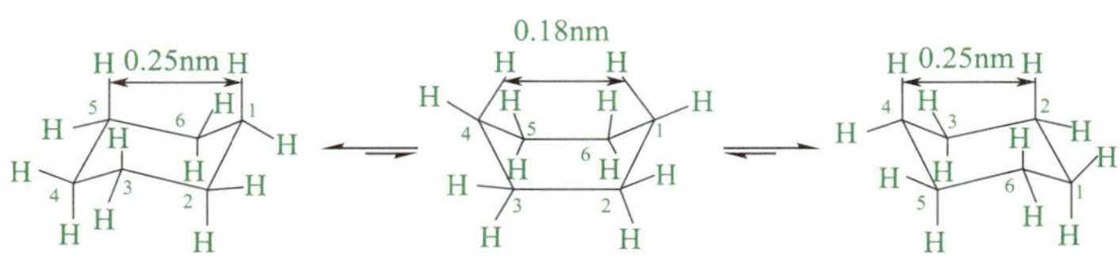

图 9-4　环己烷的椅式构象和船式构象及其相互转变

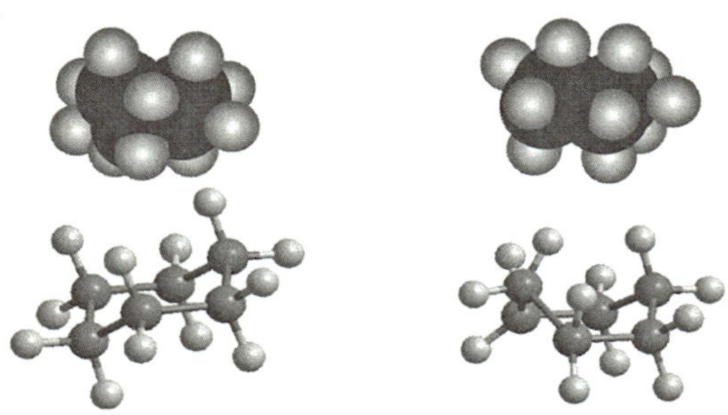

图 9-5　环己烷的椅式构象和船式构象的比例模型及球棍模型

如图 9-6所示，在环己烷的椅式和船式两种构象中，椅式构象是无张力构象，从它们的 Newman 投影式中可见，椅式构象属于交叉式构象；而船式构象属于重叠式构象（C-2、C-3、C-5、C-6 共平面），存在扭转张力（$E\varphi \neq 0$）。此外，在船式构象中，C-1 和 C-4 上相对的两个 C—H 键（又称旗杆键）上的氢原子之间的距离约 0.18nm，此距离小于这两个氢原子的范德华半径之和（0.24nm），因此这两个氢原子的相互排斥产生非键张力（$E_{nb} \neq 0$），船式构象比椅式构象能量高。在常温下，处于相互转变的构象动态平衡体系中，环己烷主要是以稳定的椅式构象存在的（占 99.9% 以上）。

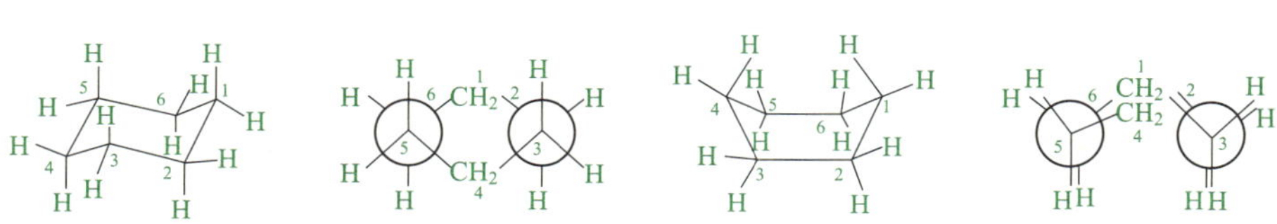

图 9-6　环己烷椅式构象和船式构象的 Newman 投影式

进一步观察环己烷的椅式构象（图 9-7）可见，在椅式构象中，存在两种平面关系。一种是 C-2、C-3、C-5、C-6 四个碳原子在同一平面上，而 C-1 和 C-4 分别在这个平面的上方和下方；另一种是 C-1、C-3、C-5 在一个平面上，C-2、C-4、C-6 在另一个平面上，这两个平面相互平行，两平面间距为 0.050nm。椅式构象中的 C—H 键的取向也有一定规律，每个碳原子上都有一个竖直方向的 C—H σ 键，也称为 a 键（axial bond），这六个 a 键相间同向；每个碳原子上又都有一个“平伏”的 C—H σ 键，又称为 e 键（equatorial bond），它们是斜向上或斜向下的，也是相间同向。如果一个—CH_2—上的两个 C—H 键是一个向上的 a 键和一个斜向下的 e 键，则与之相邻的—CH_2—上的两个 C—H 键，一定是一个向下的 a 键和一个斜向上的 e 键。

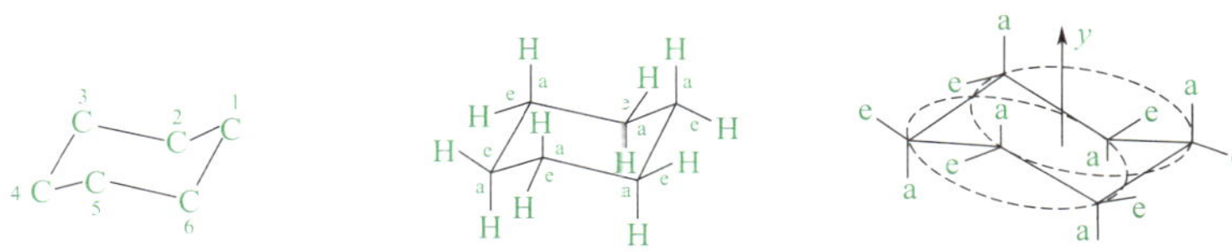

图 9-7　椅式环己烷的碳架及竖直键（a 键）和平伏键（e 键）

（三）环烷烃的稳定性

实验事实说明，环的稳定性与环的大小有关，三碳环最不稳定，四碳环比三碳环稍稳定一些，五碳环和六碳环最稳定。

如图 9-8 所示，当环己烷由一种椅式构象经过环的翻转变为另一种椅式构象后，原来的 a 键都转变成 e 键，而原来的 e 键都转变成 a 键，这两个椅式构象之间的能垒约为 $46.2kJ \cdot mol^{-1}$。

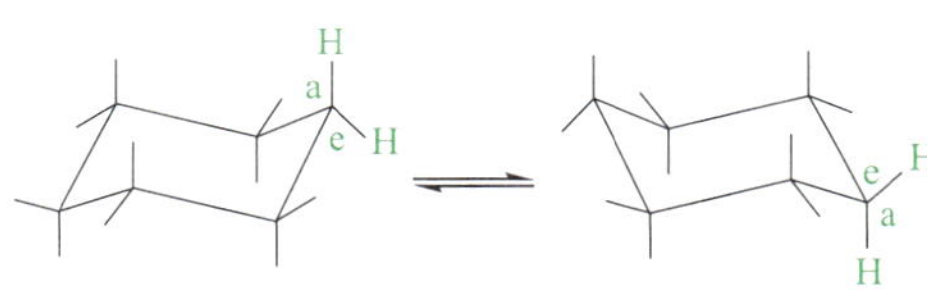

图 9-8　两种椅式构象相互转变后的 a 键和 e 键的转变

在图 9-8所示的两种椅式构象的相互转变过程中，实际上要经过许许多多环己烷的其他不同构象。比较典型的构象有椅式、半椅式、船式和扭船式等（图 9-9）。其中半椅式的内能最高，是最不稳定的环己烷构象；扭船式构象可缓解船式构象中的非键张力和扭转张力，较船式构象稳定性好。

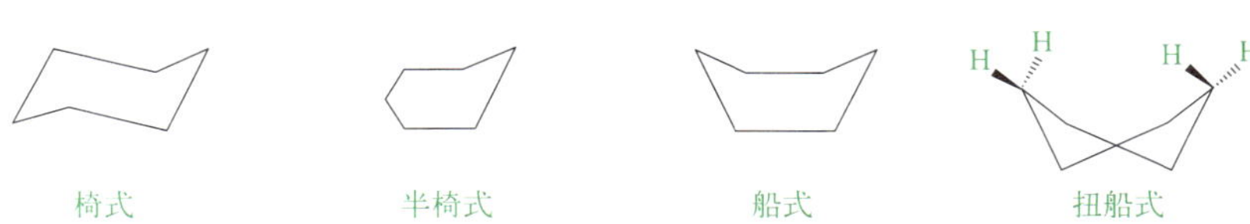

图 9-9　环己烷的四种典型构象

环己烷的构象相互转变的能量变化如图 9-10 所示。

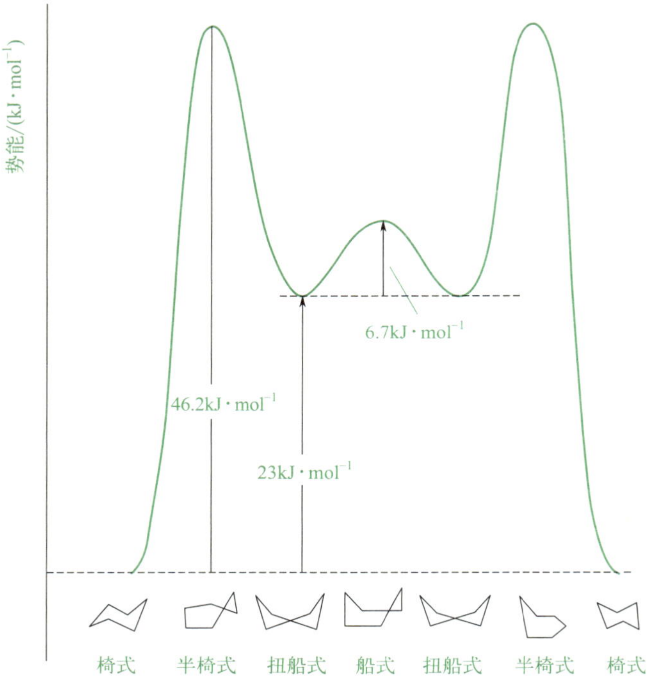

图 9-10　环己烷构象变化的能量曲线

对环己烷来说，这两种构象可以相互转变，但环上有取代基时情况就不同了。一元取代的环己烷，其取代基可以连在 a 键，也可以连在 e 键，形成两种不同的构象。一般以 e 键取代的构象能量较低，比较稳定。这是因为 e 键上的取代基与环上同侧的两个 a 键上的氢原子距离较远，斥力较小，较为稳定。例如，室温下的甲基环己烷中，当甲基在 a 键上时，与环上同侧的两个 a 键上的氢原子距离较近，斥力较大，不稳定。因此，甲基以 e 键连接的分子约占 95%，而以 a 键连接的分子仅占 5%，且存在如下的动态平衡：

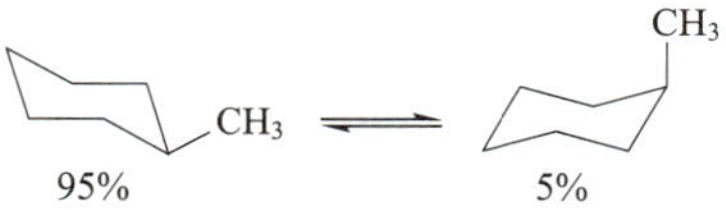

取代基越大，以 e 键取代的构象为主的趋势也越大。

二元取代的环己烷可以有 1, 2-、1, 3-和 1, 4- 三种位置异构体。在每一种异构体中，又有顺式与反式异构体。以 1, 2- 二甲基环己烷为例，它有顺式和反式两种异构体，顺式异构体中两个甲基位于环平面的同侧，其相应的构象为：

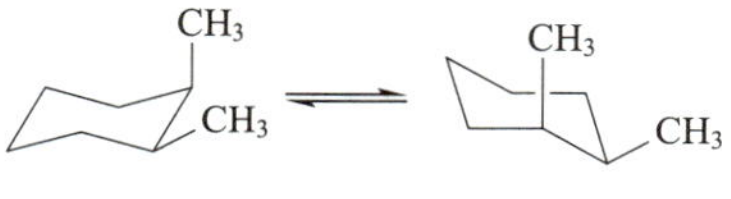

反式异构体中，两个甲基位于环的异侧，两个甲基可以都连在两个 e 键上（ee 型），或都连于两个 a 键上（aa 型），显然 ee 型比较稳定。所以，反式 1, 2- 二甲基环己烷主要以 ee

型构象存在。

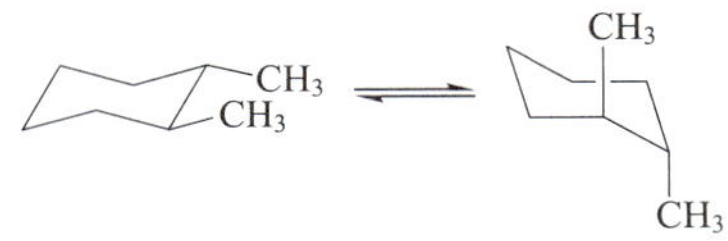

当两个取代基不相同时，如顺 -1- 甲基 -4- 叔丁基环己烷，则以叔丁基在 e 键，甲基在 a 键的构象为优势构象。

环己烷和取代环己烷的构象稳定性有如下规律：

（1）椅形构象比船形构象稳定。

（2）环己烷的一元取代物中，以 e 键取代物最稳定；在多元取代物中，以 e 取代多的构象较稳定。

（3）环上有不同取代基时，大取代基结合在 e 键上的构象更稳定。

在环烷烃中，由于环的存在，限制了 C—C σ 键的自由旋转，因而当两个成环碳原子上连有取代基时，就会产生顺反异构现象。两个相同的原子或原子团在环平面同侧的为顺式构型，用“*cis-*”标记；在异侧的为反式构型，用“*trans-*”标记。表示相对构型的“*cis-*”或“*trans-*”要体现在顺反异构体的命名中。例如：

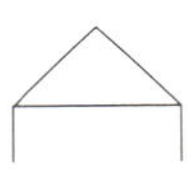

cis-1, 2-
二甲基环丙烷
cis-1, 2-
dimethylcyclopropane

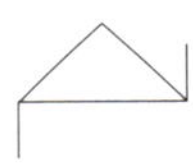

trans-1, 2-
二甲基环丙烷
trans-1, 2-
dimethylcyclopropane

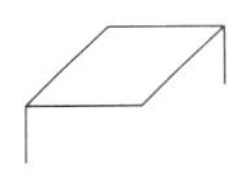

cis-1, 3-
二甲基环丁烷
cis-1, 3-
dimethylcyclobutane

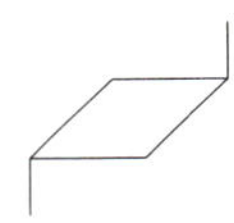

trans-1, 3-
二甲基环丁烷
trans-1, 3-
dimethylcyclobutane

四、医学中常见的烷烃

在医学领域，烷烃类化合物的应用主要基于其稳定性、润滑性和低毒性。以下是一些常见的烷烃及其医学用途。

（一）石蜡（paraffin wax）

由长链烷烃组成的混合物，常用于康复治疗和伤口护理。石蜡浴通过热传导缓解关节炎、肌腱炎等引起的疼痛和僵硬，同时形成保湿屏障，促进皮肤修复，适用于烧伤或慢性溃疡的治疗。此外，医用石蜡油（液体石蜡）作为润滑剂，广泛用于医疗器械（如胃管）的插入操作，以减少摩擦和不适感。

（二）凡士林（vaseline）

以烷烃为主要成分的半固体混合物，具有保湿和皮肤保护作用。常用于护肤品中锁住水分，缓解干燥、皲裂等皮肤问题，也可作为药膏基质或伤口敷料的辅助成分。

（三）液体石蜡（mineral oil）

液态烷烃混合物，除作为润滑剂外，还用于口服缓泻（润滑性泻药），帮助缓解便秘。

此外，它在药物制剂中作为溶剂或赋形剂，例如用于口服或外用药物的载体。

（四）环丙烷（cyclopropane）

最小的环烷烃，历史上曾作为吸入麻醉剂使用。其麻醉效果强，但因易燃易爆且稳定性差，已被现代卤代烷类麻醉剂取代。

（五）其他烷烃类应用

（1）溶剂与提取：短链烷烃如己烷（C_6H_{14}）用于药物成分的提取，石油醚（混合烷烃）作为非极性溶剂在实验室和工业中使用。

（2）消毒与防腐：长链烷烃（如 C_{17} 以上）作为润滑剂和防腐剂，用于医疗器械的防锈处理。某些烷烃衍生物（如双长链季铵盐）被开发为消毒剂，但属于改性化合物。

根据烷烃的特性，在使用过程中需要注意以下两点：

（1）烷烃类物质通常化学性质稳定，但需避免长期或过量接触。例如，液体石蜡口服时应遵医嘱，避免影响脂溶性维生素的吸收。

（2）环丙烷等麻醉剂因安全性问题已较少使用，现代医学多采用更安全的卤代烷或静脉麻醉药物。

这些烷烃的应用体现了其在润滑、保湿、麻醉及药物载体等方面的独特价值，同时也反映了医学领域对材料安全性和功能性的严格要求。

五、小环烷烃开环反应的医学意义

小环烷烃（如环丙烷、环丁烷）因其分子中存在环张力（环丙烷的键角约为 60°，远小于四面体角 109.28°），化学性质活泼，容易发生开环反应（如与卤素、卤化氢等亲电试剂加成）。这类反应在医学领域虽不如药物代谢或合成反应常见，但在特定场景中具有重要意义，主要体现在以下方面。

（一）环丙烷类化合物的历史麻醉应用与作用机制

环丙烷（cyclopropane）曾是早期吸入麻醉剂，其麻醉作用与分子结构密切相关。尽管现代已被淘汰，但其开环反应的潜在机制仍具研究价值：环丙烷的三元环结构具有一定柔性，可能通过开环 - like 构象变化与神经细胞膜脂质或蛋白结合，干扰离子通道功能，从而产生麻醉效果。虽然环丙烷在体内不直接发生开环代谢（因其稳定性高于一般烷烃），但其分子的高反应性可能间接影响生物分子的构象，这一特性为早期麻醉机制研究提供了模型。

（二）药物合成中的环丙烷开环反应

环丙烷结构常作为药物分子的活性中间体或功能基团，通过开环反应引入特定官能团，以优化药物的药理活性。

（1）杀虫剂与药物前体　某些拟除虫菊酯类杀虫剂（如氯氰菊酯）含有环丙烷结构，其杀虫活性依赖于环丙烷环的开环反应，与昆虫神经膜上的钠离子通道结合，导致通道持续开放。虽非直接医学应用，但此类机制为药物设计提供了思路（如开发靶向离子通道的镇痛药）。

（2）药物合成中的关键步骤　环丙烷可通过开环反应引入卤素、羟基、氨基等基团，用于构建复杂药物分子。例如，在合成抗病毒药物或抗肿瘤药物时，环丙烷开环后形成的烯烃或卤代烷结构，可进一步参与共轭体系构建或与靶点共价结合。在某些抗生素（如四环素类衍生物）的合成中，环丙烷开环反应用于构建碳链骨架，增强药物与细菌核糖体的结合能力。

（三）环丙烷衍生物的代谢与毒性研究

体内代谢的潜在风险：若药物分子中含有环丙烷结构，需评估其在体内是否发生开环反应，生成毒性代谢物。例如：环丙烷类化合物经细胞色素 P450 酶催化，可能发生氧化开环，生成醛、羧酸等极性产物，增加肝肾负担或引发过敏反应。研究环丙烷开环代谢路径有助于优化药物结构，避免生成有害中间体（如通过引入甲基取代基提高环稳定性）。

靶向药物设计：利用肿瘤微环境（如高酸、高酶活性）触发环丙烷开环，实现药物的可控释放。例如，将化疗药物与环丙烷基团偶联，当药物到达肿瘤部位时，酸性条件促使环丙烷开环，释放活性成分，从而减少对正常组织的损伤。

（四）环丙烷在生物探针与成像中的应用

环丙烷作为生物正交标记：环丙烷基团可作为“化学标签”引入生物分子（如蛋白质、核酸）中，通过开环反应与荧光探针或放射性标记物共价结合，用于活体成像或靶点追踪。例如，环丙烷修饰的抗体与肿瘤抗原结合后，通过开环反应连接荧光染料，实现了对肿瘤细胞的特异性染色。

开环反应的荧光信号放大：环丙烷开环生成烯烃后，可参与双键共轭体系，增强荧光分子的发光效率，用于高灵敏度的生物检测（如病毒核酸检测）。

小环烷烃的开环反应在医学中虽非直接用于治疗，但其核心价值体现在：

① 药物合成工具：通过开环反应构建复杂分子结构，优化药物活性；

② 机制研究模型：为理解麻醉、毒性及代谢路径提供结构基础；

③ 靶向递送策略：利用环丙烷的反应性实现药物的可控释放与生物标记。

随着化学生物学的发展，环丙烷类化合物的开环反应可能在新型靶向药物、精准诊疗等领域展现更多潜力。

第二节　烯烃

一、烯烃的结构和命名

（一）烯烃的结构

乙烯分子的键角均接近 120°，其平面结构如图 9-11（a）所示。这表明乙烯中的碳原子发生了 sp^2 杂化。在形成乙烯分子时，两个碳原子各用一个 sp^2 杂化轨道沿着键轴方向“头碰头”互相重叠，形成一个碳碳 σ 键，再各用两个 sp^2 杂化轨道与氢原子的 1s 轨道形成两个碳氢 σ 键，每个 sp^2 杂化的碳原子上还各有一个未参与杂化的 p 轨道，这两个 p 轨道的对称轴都垂直于 sp^2 杂化轨道所在的平面，彼此平行，“肩并肩”从侧面互相重叠形成 π 键，这样在两个碳原子之间就形成两个共价键（一个σ键，一个π键），即碳碳双键。乙烯的分子结构如图9-11（b）所示。碳碳双键是由一个σ键和一个π键组成的，使双键上的两个碳原子不能像σ键那样自由旋转，所以碳碳双键上所连接的原子或基团具有固定的空间排列，从而产生顺反异构现象。

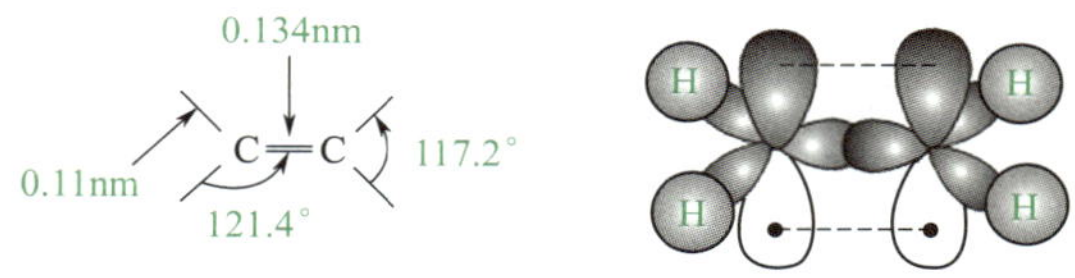

(a) 结构式　　(b) 电子云图

图 9-11　乙烯的分子结构示意图

烯烃的异构现象较为复杂，其异构体的数目比相同碳原子数的烷烃多。构造异构中包括碳链异构、双键位置异构，另外还有因双键而引起的顺反异构。

1. 构造异构

以戊烯为例，它有五种构造异构体：

$CH_3CH_2CH_2CH{=}CH_2$　(1)

$CH_3CH_2CH{=}CHCH_3$　(2)

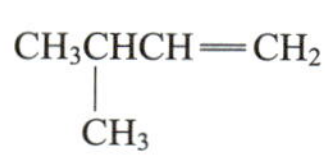

(3)

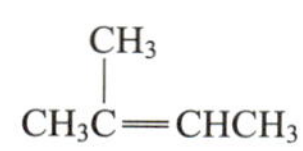

(4)

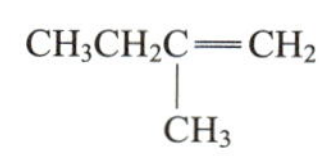

(5)

2. 顺反异构

产生顺反异构的原因是烯烃分子中存在着限制碳原子自由旋转的双键，当双键碳原子上连接不同的原子或基团时，这些原子或基团在双键碳原子上的空间排列方式是固定的，即产生了和环烷烃一样的顺反异构现象。例如，丁-2-烯。

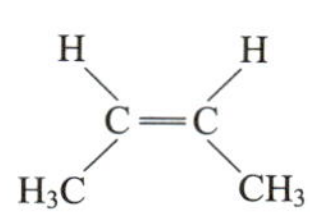

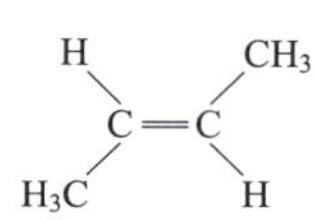

并不是所有烯烃都能产生顺反异构，只有当每个双键碳原子所连接的两个原子或基团不同时，烯烃才有顺反异构体。例如，丁-1-烯、2-甲基丁-2-烯均无顺反异构体。

顺反异构体属于不同的化合物，不仅理化性质不同，往往还有不同的生理活性。一些有生理活性的物质也常常存在特定的构型，主要是由于双键碳原子上的原子或基团的空间距离不同，致使原子或基团之间的相互作用力大小不同，从而使其生理活性出现差异。例如，己烯雌酚是雌激素，供药用的是反式异构体，生理活性较强；而顺式异构体由于两个羟基间距离较小，生理活性较弱。

（二）烯烃的命名

烯烃的系统命名法的关键也是选择母体化合物和确定取代基的位置。其具体步骤如下。命名原则与烷烃大体相同，只是将“烷”字改为“烯”字。

（1）选母体　选含有双键的最长碳链为主链，称为“某烯”。

（2）编号　从靠近双键的一端开始编号（使双键位次最低）。例如：

$$ {}^{1}CH_3—{}^{2}CH═{}^{3}CH—{}^{4}CH_2—{}^{5}CH_3 $$

戊-2-烯

pent-2-ene

（3）写名称　取代基位次、数目、名称、双键位次写在烯名前。例如：

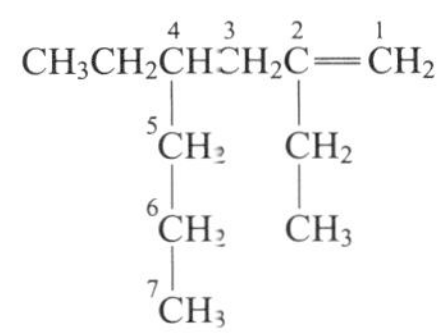

2, 4-二乙基-庚-1-烯

2, 4-diethyl-hept-1-ene

（4）烯烃碳链的碳原子多于 10 个时，命名时在“烯”字之前加“碳”字。例如：

$$ CH_3—(CH_2)_{13}—CH═CH_2 $$

十六碳-1-烯

hexadec-1-ene

（5）烯烃去掉一个氢原子生成一价基团称为烯基，命名时，碳链的编号应从游离价所在的碳原子开始。例如：

$CH_2═CH—$	乙烯基
$CH_3—CH═CH—$	丙 -1- 烯基
$CH_2═CH—CH_2—$	丙 -2- 烯基

（6）对于双键碳原子上连有四个不同取代基的烯烃，其顺反异构体的命名，如简单地用相同基团在双键的同侧或异侧的方法命名则会遇到困难。例如：

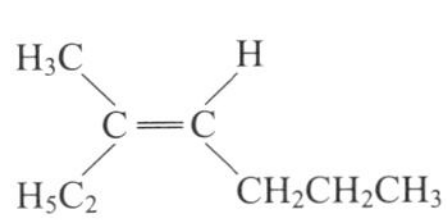

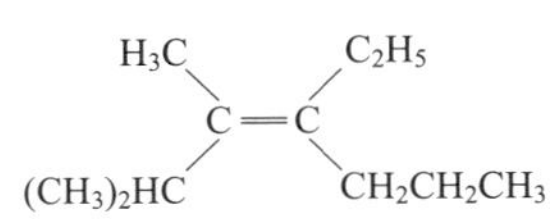

这时应根据 Cahn-Ingold-Prelog 顺序规则对顺反异构体进行命名。取代基顺序规则是为了表达某些立体化学关系，需决定有关原子或原子团的排列次序时所用的方法。其主要内容如下。

① 比较取代基的第一个原子的原子序数大小，大在前，小在后。例如：

I ＞ Br ＞ Cl ＞ S ＞ P ＞ F ＞ O ＞ N ＞ C ＞ D ＞ H（其中“＞”表示优于）

② 多原子取代基，先比较第一个原子。如两个基团的第一个原子相同，则比较与它们直接相连的几个原子。比较时，按原子序数排列，先比较最大的；若仍相同，再依次比较第二、第三个。例如：

$$ —CH_3 < —NH_2 $$

$$ —CH_3 < —CH_2CH_3 $$

$$—CH_2Cl < —CHClF$$

此外应注意，含有一个原子序数大的原子的基团要比含有两个或三个原子序数小的原子的基团优先。例如：

$$—CH_2Cl > —C(CH_3)_3$$

因此，此规则是比较原子序数的大小，而不是几个原子的原子序数之和。

③ 有双键或叁键的基团，可以认为是连着两个或三个相同原子。例如：

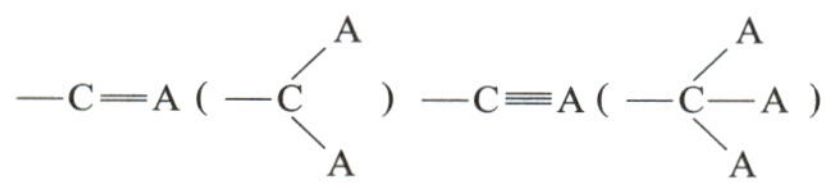

常见基团的优先排列顺序如下：

$—COOR > —COOH > —COR > —CHO > —C≡N > —C≡CH > —CH═CH_2 > —CH_2CH_3 > —CH_3$

④ 若原子的成键不到四个（氢除外），可补加原子序数为零的假想原子使之达到四个。例如：$—NH_2$ 的孤对电子即为假想原子。

按顺序规则决定了双键上每个碳所连两个原子或原子团的优先次序后，如a＞b，c＞d，则当a与c在参考平面（π键所在平面，即与C═C平面相垂直的平面）同侧时，称为*Z*构型（Z取自德文zusammen，在一起）；当a与c在参考平面两侧时，称为*E*构型（E取自德文entgegen，相反、相对）。*Z*、*E*写在括号里，放在化合物系统名称的前面。例如：

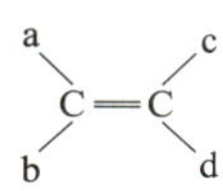

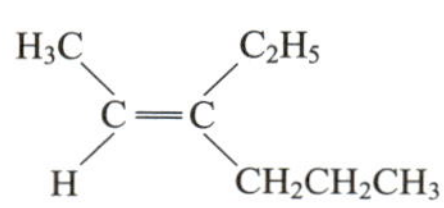

(*E*)-3-乙基-己-2-烯

(*E*)-3-ethyl-hex-2-ene

$CH_3— > H—$

$CH_3CH_2CH_2— > C_2H_5—$

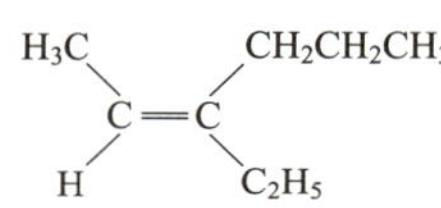

(*Z*)-3-乙基-己-2-烯

(*Z*)-3-ethyl-hex-2-ene

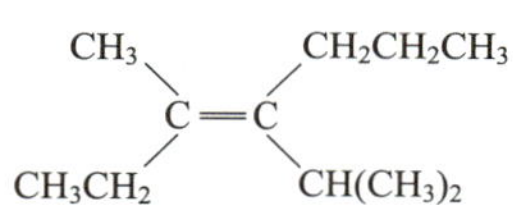

(*Z*)-3-甲基-4-(1-甲基乙基)-庚-3-烯

(*Z*)-3-methyl-4-(1-methylethyl)-hept-3-ene

$CH_3CH_2— > CH_3—$

$(CH_3)_2CH— > CH_3CH_2CH_2—$

二、烯烃的性质

（一）物理性质

烯烃的物理性质和烷烃相似。例如，烯烃的相对密度小于1，不溶于水，易溶于苯、乙醚、氯仿或石油醚等有机溶剂。在烯烃的同系列中，烯烃的沸点随分子量的增加而升高；当分子量相同时，正构烯烃的沸点高于带有支链的烯烃；当碳架相同时，端烯烃的沸点及熔点均低于内烯烃。在烯烃的顺反异构体之间，一般顺式的沸点高于反式的，顺式的熔点低于反式的（表9-2）。

表 9-2　部分烯烃的一般物理性质

名称	结构式	熔点 /℃	沸点 /℃	相对密度（d_4^{20}）
乙烯	$CH_2{=}CH_2$	-169	-102.0	
丙烯	$CH_2{=}CHCH_3$	-185	-48.0	
丁 -1- 烯	$CH_2{=}CHCH_2CH_3$		-6.5	
戊 -1- 烯	$CH_2{=}CH(CH_2)_2CH_3$		30.0	0.643
己 -1- 烯	$CH_2{=}CH(CH_2)_3CH_3$	-138	63.5	0.675
庚 -1- 烯	$CH_2{=}CH(CH_2)_4CH_3$	-119	93.0	0.698
辛 -1- 烯	$CH_2{=}CH(CH_2)_5CH_3$	-104	122.5	0.716
壬 -1- 烯	$CH_2{=}CH(CH_2)_6CH_3$		146.0	0.731
癸 -1- 烯	$CH_2{=}CH(CH_2)_7CH_3$	-87	171.0	0.743
顺 - 丁 -2- 烯	顺 -$CH_3CH{=}CHCH_3$	-139	4.0	
反 - 丁 -2- 烯	反 -$CH_3CH{=}CHCH_3$	-106	1.0	
2- 甲基 - 丙烯（异丁烯）	$CH_2{=}C(CH_3)_2$	-141	-7.0	
顺 - 戊 -2- 烯	顺 -$CH_3CH{=}CHCH_2CH_3$	-151	37.0	0.655
反 - 戊 -2- 烯	反 -$CH_3CH{=}CHCH_2CH_3$		36.0	0.647
3- 甲基 - 丁烯	$CH_2{=}CHCH(CH_3)_2$	-135	25.0	0.648
2- 甲基 - 丁 -2- 烯	$CH_3CH{=}C(CH_3)_2$	-123	39.0	0.660
2, 3- 二甲基 - 丁 -2- 烯	$(CH_3)_2C{=}C(CH_3)_2$	-74	73.0	0.705

由于烯烃中碳碳双键的 π 电子易被极化，烯烃的折射率大于相应的烷烃。又由于烯烃中不饱和碳原子（sp^2 杂化）的电负性大于与之相连的饱和碳原子（sp^3 杂化）的电负性，所以不对称取代的烯烃分子有极性，而且顺式烯烃的极性大于反式烯烃的极性。

（二）化学性质

烯烃的官能团是碳碳双键，因此，烯烃的化学性质体现在碳碳双键的化学反应上。双键可以与试剂发生加成反应，加成类型包括催化加氢、亲电加成、自由基加成等。烯烃能够发生氧化反应，也是加成反应的一种。另外，受双键的影响，α-C 上的 α-H 显示出特殊的活性，与同类型烷烃等相同 sp^3 杂化碳原子上的氢原子相比，能够发生取代和氧化反应。下面具体介绍这些反应。

1. 加成反应

烯烃的加成反应是指烯烃分子中的 π 键断裂，双键碳原子上分别加两个原子或基团，生成两个较稳定的 σ 键，生成饱和化合物的反应。

（1）催化加氢

烯烃与氢通常不反应，加入催化剂可降低反应的活化能，从而使反应得以进行。烯烃在 Pt、Pd、Ni 等金属催化剂的作用下与氢发生加成反应，生成相应的烷烃，催化活性是 Pt >

Pd > Ni。

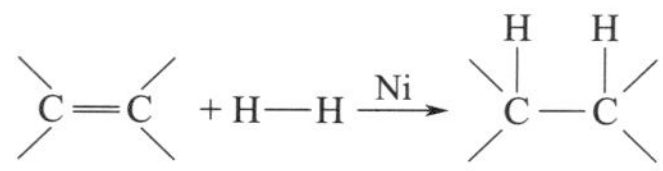

烯烃催化加氢反应是定量的，通过消耗氢气量的测定，可推知烯烃中含有双键的数目。烯烃加氢是放热反应，1mol 单烯烃加 1mol 氢气时所放出的热量叫作氢化热；单烯烃的氢化热一般为 115 ～ 125kJ・mol^{-1}，乙烯的氢化热较高，约为 135kJ・mol^{-1}。烯烃的异构体之间的氢化热有所不同，这反映出各异构体的内能不同。氢化热较小的烯烃内能较低，则其热力学稳定性相对较高。例如：

$$CH_3CH_2CH{=}CH_2 + H_2 \xrightarrow{\text{催化剂}} CH_3CH_2CH_2CH_3 \quad \Delta H = -127kJ \cdot mol^{-1}$$

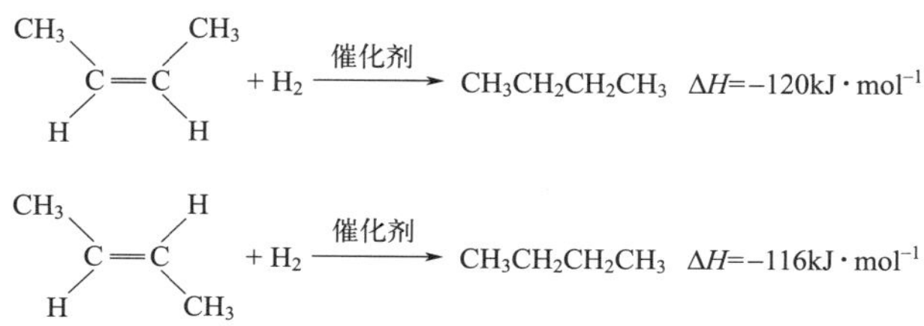

随着双键碳原子上取代基的增多，空间位阻的增大，催化加氢的速率降低。不同烯烃加氢的相对速率为：

乙烯＞一烷基取代烯烃＞二烷基取代烯烃＞三烷基取代烯烃＞四烷基取代烯烃

（2）亲电加成反应

① 与卤素加成　在常温下，烯烃与卤素在四氯化碳或三氯甲烷等溶剂中能发生反应，生成邻二卤代烃。这是制备邻二卤代烷的好方法。例如：

$$CH_2{=}CH_2 + Cl_2 \xrightarrow[\text{1, 2- 二氯乙烷}]{FeCl_3} ClCH_2CH_2Cl$$

$$CH_3CH{=}CH_2 + Br_2 \xrightarrow{CCl_4} CH_3CHBrCH_2Br$$

烯烃与溴的四氯化碳溶液作用生成邻二溴代烷，同时溶液迅速褪色，这一现象可用于鉴定碳碳双键的存在。

卤素与碳碳双键的加成也属于亲电加成。实验结果表明卤素的反应活性次序为：

$$F_2 > Cl_2 > Br_2 \gg I_2$$

氟与烯烃的加成反应放热剧烈，不易平稳控制反应的进行，一般要以惰性气体或溶剂来稀释反应物；碘与烯烃的加成反应，是可逆的平衡反应，邻二碘代烷脱碘的反应是主要的，故不常用。

实验研究表明烯烃与卤素（溴、氯）的加成反应是分两步进行的。以加溴为例说明其反应机理。

第一步，当烯烃的双键与溴分子接近时，双键中的 π 电子对溴分子的极化作用使溴分子中的 σ 键发生极化，溴分子中的两个溴原子因此带有部分正、负电荷；带有正电荷的溴原子作为亲电试剂与双键 π 电子络合成键，生成了一个三元环状溴鎓离子。

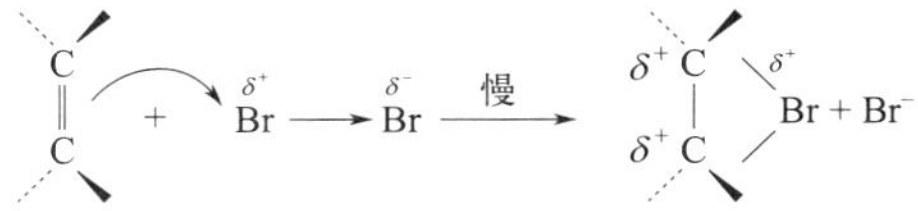

这一步是烯烃加溴反应速率的控制步骤。可以认为溴鎓离子是缺电子溴原子与一对π电子成键的同时，又以一对电子与失去π电子的另一个双键碳原子成键的结果。下面对于溴和 —C═C—加成反应的描述虽然不十分确切，但有助于我们对此亲电加成机理的理解：

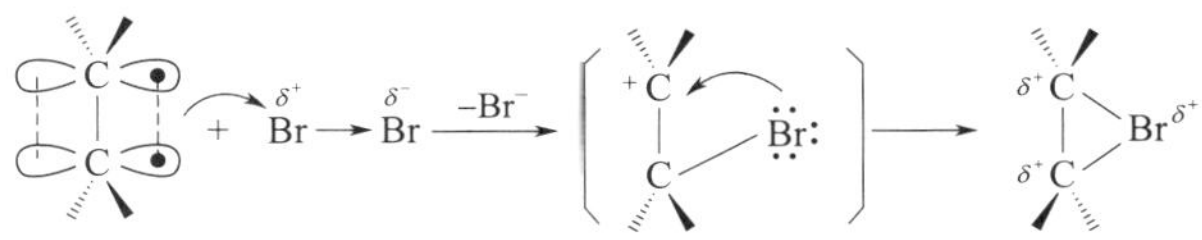

溴鎓离子

第二步，溴离子（Br^-）从背后（溴鎓离子中 Br—C 键的反方向）攻击缺电子碳原子，与此同时，溴鎓离子的三元环开环，生成邻二溴产物。

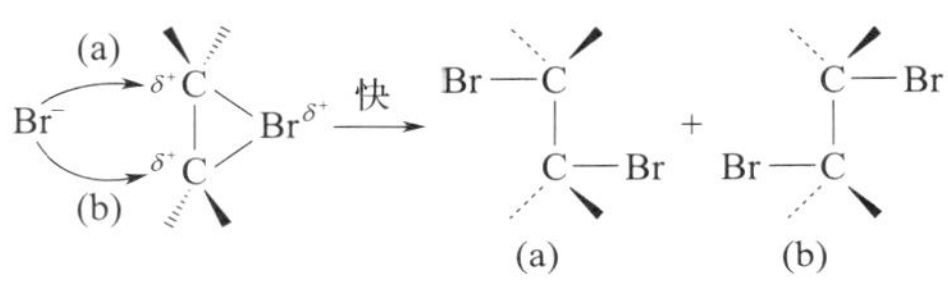

烯烃与溴的加成机理可简要记为：Br^+ 对 C═C 亲电加成，Br^- 对形成的溴鎓离子反式加成开环。

② 与卤化氢加成　烯烃能与 HI、HBr、HCl 等加成，生成相应的卤代烷。实验发现，HX 的酸性越强，加成反应越易进行；即 HX 的反应活性次序为 HI > HBr > HCl。烯烃与卤化氢加成是制备卤代烷的重要方法。例如：

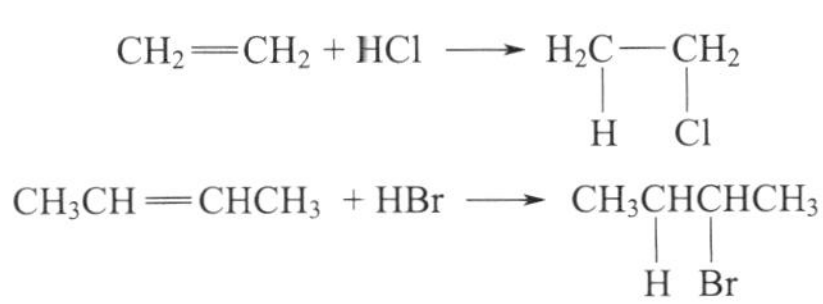

不对称开链烯烃与 HX 加成，可以得到两种产物。例如：

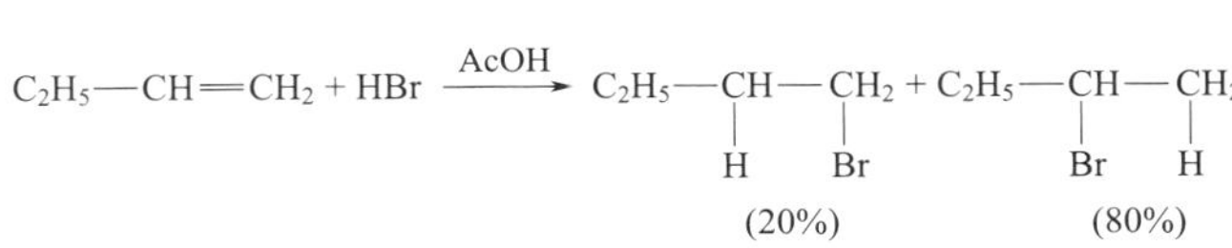

对这两种产物进行含量分析发现，2- 溴丁烷是主要产物。这说明 HX 与不对称的烯烃发生加成反应时，有位置选择性。俄国化学家马尔科夫尼科夫（Markovnikov，1837 ～ 1904 年）在考察了众多的此类反应之后，总结出一个经验规则，即当不对称烯烃与极性试剂（如卤化氢 HX 等）发生亲电加成反应时，试剂中带正电荷的部分（如 H^+）主要加到双键中含氢原子较多的碳原子上，而带负电荷的部分（如 X^-）则加到双键中含氢原子较少的碳原子上。

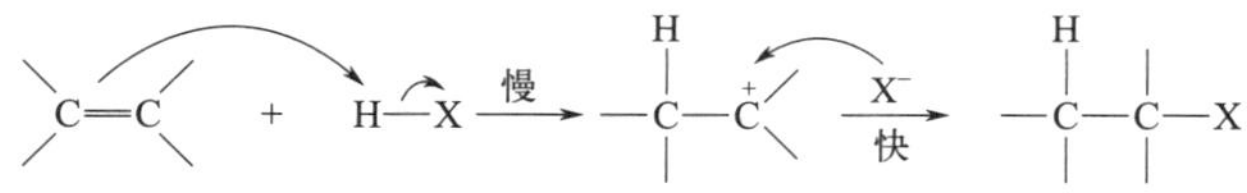

碳正离子中间体

从酸碱概念来看，在烯烃与 HX 亲电加成的第一步反应中，前者属于碱（是 π 电子给予体），后者属于酸（是 π 电子受体）。因而，HX 的酸性越强，烯烃中双键的 π 电子密度越大，亲电加成的反应速率就越快。实验证明，有如下亲电加成反应活性：

$$HI > HBr > HCl$$

$$(CH_3)_2C{=}C(CH_3)_2 > (CH_3)_2C{=}CHCH_3 > (CH_3)_2C{=}CH_2 >$$

$$CH_3CH{=}CHCH_3 > CH_3CH{=}CH_2 > CH_2{=}CH_2 > CH_2{=}CHCl$$

③ 与硫酸和水加成　烯烃与硫酸在低温下（0℃左右）混合，可生成烷基硫酸氢酯。烷烃不与硫酸反应，因此利用此反应可除去烷烃中少量的烯烃杂质。不对称烯烃与硫酸的加成亦遵守马氏规则。例如：

$$CH_3CH{=}CH_2 + H_2SO_4 \longrightarrow CH_3\underset{\large|\atop OSO_2OH}{CH}CH_3$$

生成的烷基硫酸氢酯在水中加热可水解生成醇，该水解反应是工业上制备醇的方法之一，称为间接水合法。例如：

$$CH_3\underset{\large|\atop OSO_2OH}{CH}CH_3 \xrightarrow[\triangle]{H_2O} CH_3\underset{\large|\atop OH}{CH}CH_3 + H_2SO_4$$

在强化条件下，很多酸（如硫酸、磷酸等）都能够催化加水生成醇。工业上常用此方法制备低分子量的醇。不对称烯烃与水加成同样遵守马氏规则。例如，磷酸在 300℃和 7MPa 压力下，可由乙烯制备乙醇。

$$CH_2{=}CH_2 + H_2O \xrightarrow[300℃，7MPa]{H_3PO_4} CH_3CH_2OH$$

（3）自由基加成反应　在有过氧化物（R—O—O—R）存在时，不对称烯烃与溴化氢加成，主要生成“反”马氏规则的产物。例如：

$$CH_3CH_2CH{=}CH_2 + HBr \xrightarrow[\triangle]{ROOR} CH_3CH_2CH_2{-}CH_2Br$$

由过氧化物引起的 HBr 与烯烃加成主产物选择性的改变称为过氧化物效应。不对称烯烃与 HBr 加成的过氧化物效应，反应机理如下。

链引发：

$$R{-}O{-}O{-}R \xrightarrow[(或h\nu)]{\triangle} 2RO^{\cdot}$$

链传递：

$$RO^{\bullet} + H—Br \longrightarrow RO—H + {}^{\bullet}Br$$

$$CH_3CH_2CH{=\!=}CH_2 + {}^{\bullet}Br \longrightarrow CH_3CH_2\dot{C}H—CH_2Br$$

$$CH_3CH_2\dot{C}H\ CH_2Br + H—Br \longrightarrow CH_3CH_2CH(H)CH_2Br + Br^{\bullet}$$

链终止：

$$Br^{\bullet} + Br^{\bullet} \longrightarrow Br-Br$$

$$CH_3CH_2\dot{C}HCH_2Br + CH_3CH_2\dot{C}HCH_2Br \longrightarrow CH_3CH_2CH(CH_2Br)—CH(CH_2Br)CH_2CH_3$$

$$CH_3CH_2\dot{C}HCH_2Br + {}^{\bullet}Br \longrightarrow CH_3CH_2CHBrCH_2Br$$

由于活性中间体碳自由基的稳定性顺序是 3°＞2°＞1°＞$\dot{C}H_3$，按生成较稳定碳自由基的方向进行反应，必然得到反马氏规则的产物。与烯烃加 HBr 相比，这里的情况是 ${}^{\bullet}Br$（不是 H^+）先加到双键碳原子上，作为中间体而生成的是较稳定的碳自由基 $CH_3CH_2\dot{C}HCH_2Br$。

苯乙烯与 HBr 的自由基型加成反应，得到高收率的 β- 溴代乙苯。

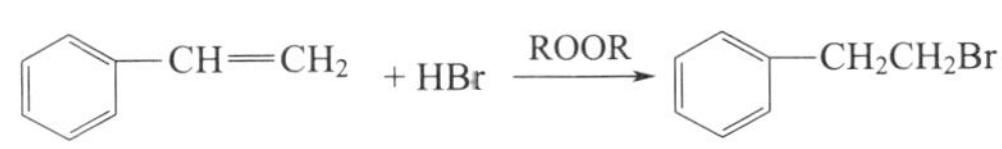

在卤化氢中，只有 HBr 与烯烃加成时才能观察到过氧化物效应。这是因为 HF 和 HCl 的键较牢固，不能形成自由基；虽然 HI 的键较弱，容易形成自由基，但其自由基活性较低，难以与碳碳双键发生自由基加成反应。

碳碳双键发生离子型加成反应中，酸中的氢原子主要是加到含氢原子较多的双键碳原子上，而酸中的负离子则加到含氢原子较少的双键碳原子上。此为 Markovnikov 规则，简称马氏规则。应用这个规则可以正确地预测烯烃发生此类反应的主要产物。

烯烃与卤化氢的加成反应也是分步进行的亲电加成反应，首先卤化氢中的质子氢作为亲电试剂进攻双键的 π 电子，使 π 键打开，形成碳正离子中间体，然后卤素负离子进攻碳正离子。

2. 氧化反应

烯烃易被氧化，氧化反应发生在双键上，π 键首先断开，当反应条件加强时，σ 键也会断裂。所以一定要注意，反应条件不同，烯烃的氧化产物不同。

在碱性或中性介质中，烯烃可以被冷的高锰酸钾溶液氧化，生成邻二醇，同时高锰酸钾的紫红色褪去，生成褐色的二氧化锰沉淀。该反应现象明显，反应条件简单，常用作烯烃的定性鉴别。

$$RCH{=\!=}CHR' \xrightarrow[\text{中性或碱性}]{KMnO_4} RCH(OH)—CH(OH)R' + MnO_2\downarrow$$

在高锰酸钾的酸性溶液中或加热条件下，烯烃的双键发生断裂，结构不同的烯烃可被氧化成二氧化碳、羧酸、酮或它们的混合物。根据烯烃的氧化产物可以判断出烯烃的结构，该反应的实验现象是高锰酸钾溶液褪色。

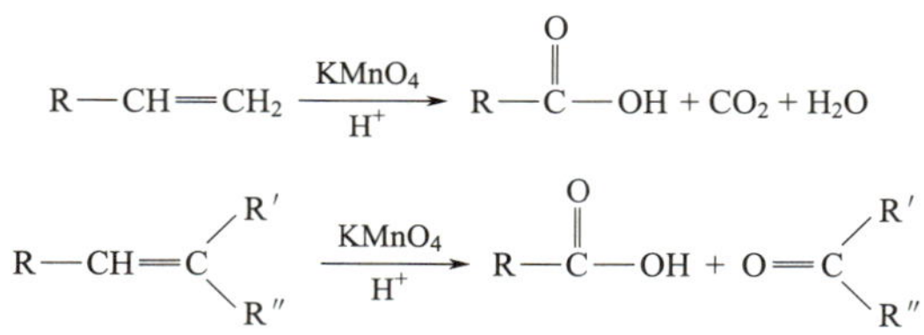

用高锰酸钾氧化烯烃虽然可以得到邻二醇、酮或酸，但这个反应的用途不在于化学合成，而在于分析。因为反应后，溶液的紫色褪去，且有褐色的二氧化锰沉淀生成。所以在有机分析上常用它检验双键的存在和推测分子的结构。

3. 聚合反应

在一定条件下，烯烃能发生自身加成反应。这种由低分子结合成为较大分子的过程称为聚合反应（polymerization），生成的产物称为聚合物（polymer）。烯烃的聚合是通过加成反应进行的，所以这种聚合方式称为加成聚合反应，简称加聚。例如，在高温、高压下，加入少量过氧化物作为引发剂，乙烯分子能彼此发生加成，形成分子量可达 4 万的聚乙烯。

$$nH_2C{=\!=}CH_2 \longrightarrow {+\!\!\!\!-}CH_2{-\!-}CH_2{-\!\!\!\!+}_n \quad (n=500 \sim 2000)$$

烯烃聚合反应在医用高分子化学中应用较多。比如，制作医用高分子微球时，就可用苯乙烯及其衍生物的聚合物。许多聚合物具有广泛而且意义深远的用途，有些聚合物可作为制造器官的材料，如聚氯乙烯可用于制作人工关节，聚四氟乙烯可用于制作人工食管。

三、二烯烃

（一）二烯烃的命名

二烯烃的系统命名法是以含有两个 C═C 的最长碳链为主链，作为母体二烯烃。从靠近 C═C 的一端开始将主链上的碳原子编号，两个 C═C 的位次标明于母体二烯烃名称之前。取代基的位置随主链上碳原子的编号位次而定。例如：

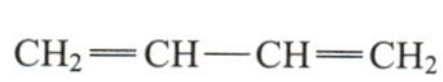

丁-1, 3-二烯

buta-1, 3-diene

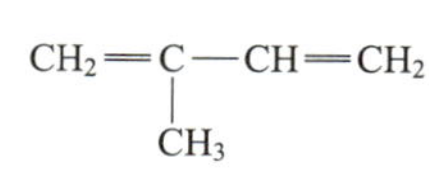

2-甲基丁-1, 3-二烯(异戊二烯)

2-methylbut-1, 3-diene (isoprene)

（二）二烯烃的结构

二烯烃是含有两个 C═C 双键的不饱和烯烃。它比含相同数目碳原子的烯烃少两个氢原子，分子组成的通式为 C_nH_{2n-2}。二烯烃分子中的两个 C═C 的位置和它们的性质有密切关系。根据两个 C═C 的相对位置，可将二烯烃分为三类，其中以共轭二烯烃最为重要。

1. 累积二烯烃

两个双键与同一个碳原子相连，即含有 “C═C═C” 结构体系的二烯烃。例如丁 -1, 2-二烯（$CH_2{=}C{=}CH{-}CH_3$）。

2. 孤立二烯烃

此类二烯烃的两个双键被两个以上的单键隔开，即含有 “C═C—(C)$_n$—C═C（$n \geq 1$）”

结构的二烯烃。例如，戊 -1, 4- 二烯（$CH_2═CH—CH_2—CH═CH_2$）。这类二烯烃的结构和性质与单烯烃相似。

3. 共轭二烯烃

两个 C═C 间有一个单键，即含“C═C—C═C”结构体系（共轭体系）的二烯烃。例如丁 -1, 3- 二烯（$CH_2═CH—CH═CH_2$）。

在共轭二烯烃（conjugated dienes）中，最简单而且最重要的是丁 -1, 3- 二烯。在丁 -1, 3- 二烯分子中，两个 C═C 的键长为 0.137nm，比一般烯烃分子中 C═C 的键长（0.133nm）长；而 C-2 和 C-3 间的键长为 0.146nm，比一般烷烃分子中 C—C 的键长（0.154nm）短，这种现象称为键长的平均化。

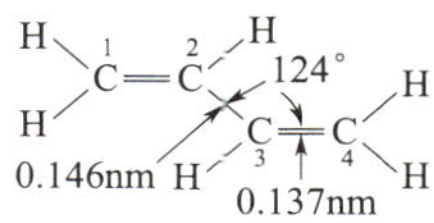

在丁 -1, 3- 二烯分子中，四个碳原子都是以 sp^2 杂化轨道形成 C—Cσ 键，所有的 σ 键都在同一平面内。此外，每个碳原子还留下一个未参与杂化的 p 轨道，它们的对称轴都垂直于 σ 键所在的平面，因而它们彼此互相平行，见图 9-12。丁 -1, 3- 二烯的 C-2 与 C-3 的 p 轨道也是重叠的，这种重叠虽然不像 C-1 和 C-2 或 C-3 和 C-4 轨道之间重叠程度那样大，但它已具有部分双键性质。在这种情况下，这些 p 轨道相互平行重叠，见图 9-13，使四个 p 电子不再分布在原来两个定域的 π 轨道中，而是分布在四个碳原子之间，即发生离域，形成了包括四个碳原子及四个 π 电子的体系。这种体系称为共轭体系，这种键称为共轭 π 键或大 π 键。

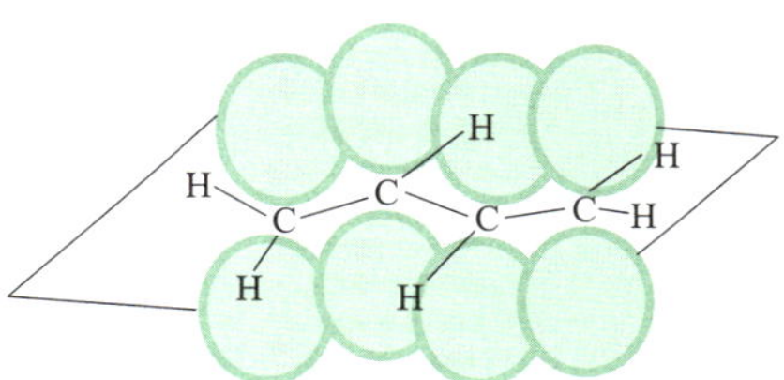

图 9-12　丁 -1, 3- 二烯分子中 p 轨道的重叠

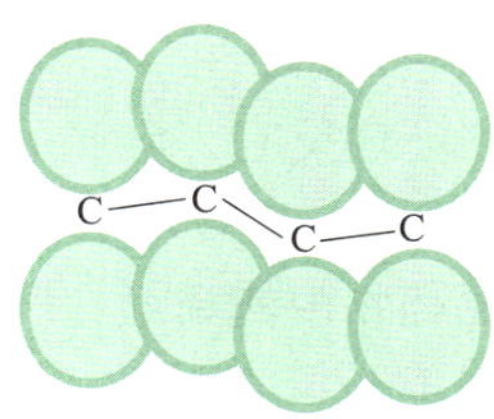

图 9-13　丁 -1, 3- 二烯分子中的大 π 键

像丁 -1, 3- 二烯这样的共轭体系是由两个 π 键组成的。由于共轭 π 键的形成，π 电子能围绕更多的原子核运动，电荷分散，体系的能量降低，共轭体系比相应的非共轭体系更加稳定。共轭体系具有以下几个特征：① 形成共轭体系的原子在同一个平面上；②有可以实现平行重叠的 p 轨道和一定数量的供成键用的 p 电子；③键长平均化；④共轭体系较稳定等。

（三）共轭二烯烃的化学性质

共轭二烯烃的化学性质和烯烃相似，可以发生加成、氧化、聚合等反应。但由于两个双键共轭的影响，又表现出一些特殊的性质。共轭二烯烃可以与 1mol 或 2mol 卤素或卤化氢加成。例如：

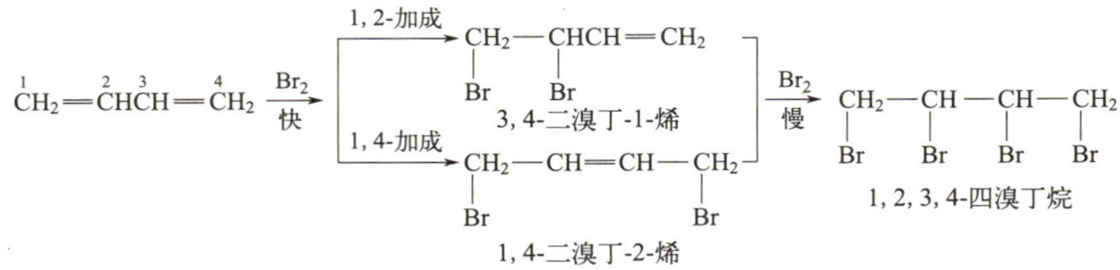

加第一分子溴的速率要比加第二分子溴快得多，反应可以控制在二溴代物阶段，生成的二溴代物也不是一种而是两种：3, 4- 二溴丁 -1- 烯和 1, 4- 二溴丁 -2- 烯。从结构中可以看出，3, 4- 二溴丁 -1- 烯是由溴和一个双键加成而生成的 1, 2- 加成产物。1, 4- 二溴丁 -2- 烯是溴加在共轭双键两端生成的 1, 4- 加成产物。共轭二烯烃的 1, 2- 加成产物与 1, 4- 加成产物的比例取决于反应条件。通常在较低温度及非极性溶剂中，有利于 1, 2- 加成；在较高温度及极性溶剂中，有利于 1, 4- 加成。

四、医学中重要的烯烃

在医学领域，烯烃因其独特的化学结构和生物活性，被广泛应用于药物合成、生物活性分子设计及治疗手段中。以下是几类重要的烯烃及其医学应用。

1. 维生素 A 与 *β*- 胡萝卜素

维生素 A（视黄醇）和 *β*- 胡萝卜素是典型的多烯烃类化合物。维生素 A 的结构中含有五个共轭双键，而 *β*- 胡萝卜素则包含多个共轭双键。它们在视觉功能、免疫系统调节和皮肤健康中起关键作用。例如，维生素 A 参与视网膜中视紫红质的形成，缺乏维生素 A 会导致夜盲症；*β*- 胡萝卜素作为维生素 A 的前体，具有抗氧化作用，可预防自由基损伤。

2. 前列腺素类化合物

前列腺素（如 PGE_2）是一类含有多个双键的二十碳不饱和脂肪酸衍生物，属于多烯烃类。它们在炎症反应、疼痛感知和生殖过程中至关重要。例如，PGE_2 可舒张支气管平滑肌，而 $PGF_{2\alpha}$ 则参与子宫收缩。前列腺素类药物常用于引产、抗感染治疗及心血管疾病的调节。

3. 抗癌药物中的烯烃

紫杉醇（taxol）：作为经典的抗癌药物，紫杉醇的结构中包含多个双键，尤其是环丙烷环和侧链中的双键对其活性至关重要。它通过抑制微管解聚发挥抗肿瘤作用，广泛用于卵巢癌、乳腺癌和肺癌的治疗。

多烯类抗生素：如那他霉素（natamycin），其结构中的四烯双键与真菌细胞膜固醇结合，破坏膜的通透性，用于治疗真菌性角膜炎等眼部感染。

4. 抗生素中的烯烃

红霉素是大环内酯类抗生素的代表，其分子结构中含有多个双键。它通过抑制细菌蛋白质合成发挥抗菌作用，常用于治疗支原体肺炎、军团菌病等。

5. 天然产物中的烯烃

薄荷醇是环类单萜，结构中含有一个双键，具有清凉止痒、局部麻醉和抗炎作用。它广泛用于外用药物（如止痛膏）、口腔护理产品及呼吸道炎症治疗。

6. 药物递送与合成中的烯烃应用

光响应分子设计：通过 AI模型（如 UVGPT）设计的光响应分子，利用烯烃的光敏感性实现药物的精准释放，提高治疗的靶向性和可控性。

智能聚合物载体：如 Nor-PEG-Nor（聚乙二醇二降冰片烯），其降冰片烯单元的烯烃结构可通过化学反应实现药物的可控释放和靶向递送，从而增强生物相容性和载药能力。

7. 抗病毒与抗氧化烯烃

白藜芦醇是芪类化合物的代表，其结构中含有反式烯烃双键。它具有抗病毒、抗炎和抗氧化活性，可抑制多种病毒复制，同时在心血管保护和癌症预防中展现潜力。

这些例子表明，烯烃不仅是药物分子的关键结构单元，还在药物递送和合成中发挥重要作用，为现代医学提供了多样化的治疗策略。

第三节　炔烃

分子中含有碳碳叁键（C≡C）的不饱和烃称为炔烃，碳碳叁键是炔烃的官能团，它比相应的烯烃少两个氢原子，与二烯烃互为同分异构体，通式为 C_nH_{2n-2}。

一、炔烃的结构和命名

（一）炔烃的结构

炔烃分子中碳碳叁键的碳原子都是 sp 杂化，碳原子之间各用一个 sp 杂化轨道轴向重叠形成碳碳 σ 键，另外两个未杂化的 p 轨道彼此侧向“肩并肩”重叠形成两个相互垂直的 π 键。π 键的电子云对称地分布在碳碳 σ 键直线轴上，呈圆柱形。

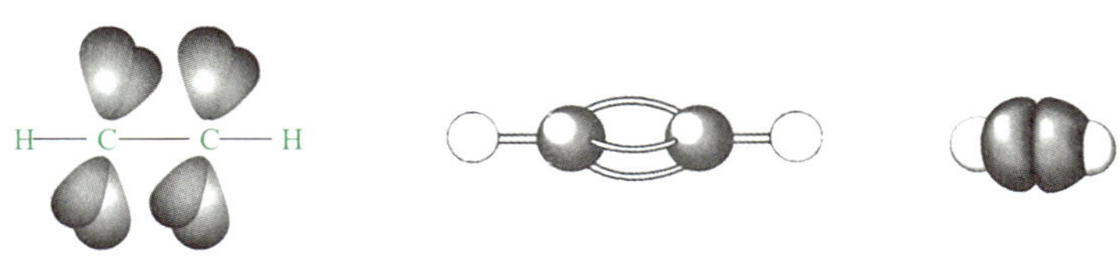

图 9-14　乙炔的示意图及线形结构

乙炔是最简单的炔烃，分子中的 4 个原子在同一条直线上，为线形分子（图 9-14）。

（二）炔烃的命名

炔烃中的叁键为直线形，碳原子只能连一个取代基，因此无顺反异构，只有碳链异构和叁键位置异构。与相同碳原子数的烯烃相比，炔烃异构体数目相对较少。

炔烃的系统命名与烯烃相似，把“烯”改为“炔”即可。例如：

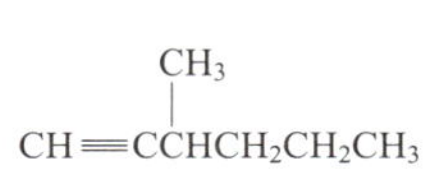

3-甲基己-1-炔

3-methylhex-1-yne

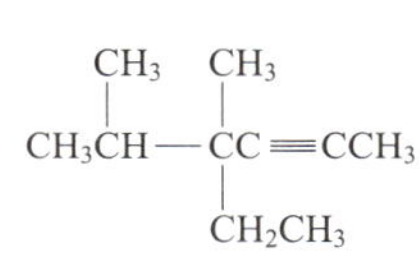

4-乙基-4, 5-二甲基己-2-炔

4-ethyl-4, 5-dimethylhex-2-yne

若分子中同时含碳碳双键和碳碳叁键，则选择最长的连续碳链做主链。

若主链上同时含双键和叁键，则最终称为“某烯炔”，编号从靠近不饱和键的一端开始；如果双键和叁键距离碳端的位置相同，则从靠近双键的一端开始编号，最终称为“烯”或者“炔”。例如：

$$CH_2{=}CH{-}CH_2{-}C{\equiv}C{-}CH_3$$

己-1-烯-4-炔

hex-1-en-4-yne

$$CH{\equiv}C{-}CH_2{-}CH{=}CH_2$$

戊-1-烯-4-炔

pent-1-en-4-yne

二、炔烃的性质

（一）物理性质

烃烃的物理性质与相应的烷烃、烯烃相似，常温下，含有2～4个碳原子的炔烃是气体；含5～15个碳原子的直链炔烃是液体；16个碳原子以上的是固体。一般情况下，炔烃的熔点、沸点和密度比相应的烷烃、烯烃高。这是由于炔烃分子短小细长，在液态和固态中，分子可以彼此靠得很近，分子间的范德华力很强。炔烃难溶于水，但在水中的溶解度比烯烃大，易溶于丙酮、苯、石油醚等弱极性或非极性有机溶剂。

（二）化学性质

炔烃的官能团碳碳叁键（C≡C）含有两个π键，π键电子云分散且暴露在分子外，可极化性强，因此，炔烃化学性质与烯烃相似，易与亲电试剂（E^+）及氧化剂作用，发生加成和氧化反应。此外，炔烃的叁键碳原子属于sp杂化，s成分所占比例大于sp^2和sp^3中的比例，所形成的共价键中电子对更靠近碳原子，即电负性较强，故而炔烃还具有一些独特的化学性质。

1. 加成反应

（1）催化加氢　在铂或钯等金属催化剂的作用下，炔烃与氢加成先生成烯烃，进一步生成烷烃。反应通常不会停留在生成烯烃的一步，最终产物是烷烃。例如：

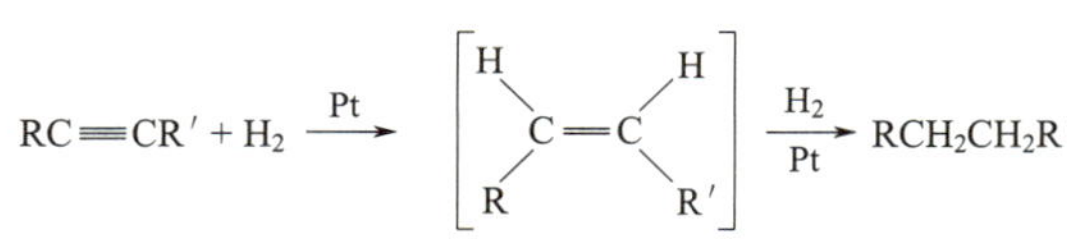

如果使用一些催化活性低的特殊催化剂，如林德拉（Lindlar）催化剂，可以使反应停留在烯烃的阶段。例如：

$$CH_3C{\equiv}CCH_3 + H_2 \xrightarrow{\text{Lindlar}} CH_3CH{=}CHCH_3$$

炔烃催化加氢生成的烯烃中间体可连接放射性同位素（如^{99m}Tc），作为造影剂用于肿瘤定位诊断。

（2）加卤素　炔烃与烯烃一样，也能与氯和溴发生亲电加成反应，先生成邻二卤代烯，再进一步加成得到四卤代烷。例如：

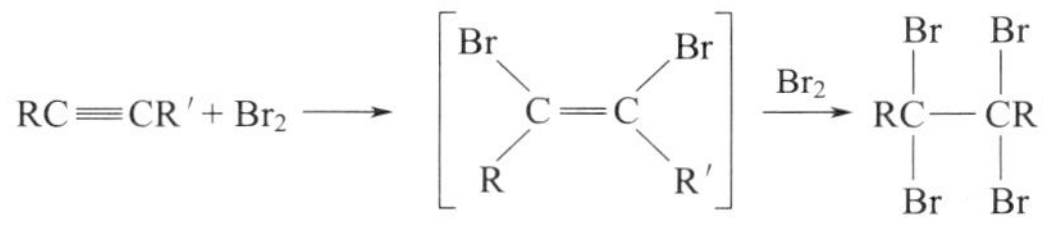

该反应可使溴的四氯化碳溶液红棕色褪去，因此常用于炔烃的检验。

当分子中碳碳双键和碳碳叁键同时存在时，控制卤素的用量，一般碳碳双键优先加成。例如：

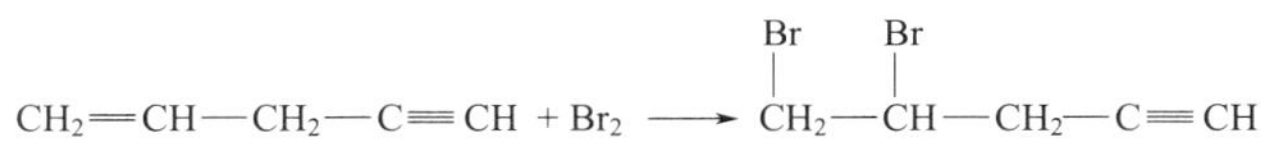

（3）加卤化氢　炔烃与卤化氢的加成反应是分两步进行的，首先生成卤代烯烃，再进一步与卤化氢加成生成二卤代烷烃；不对称炔烃与卤化氢加成反应产物符合马氏规则；在有过氧化物存在时，生成反马氏规则产物。例如：

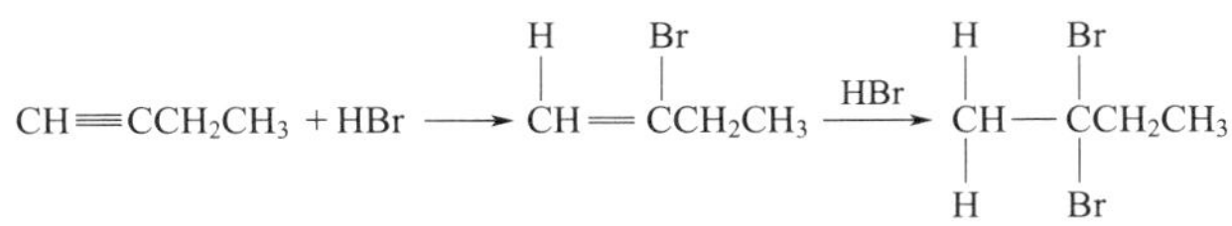

炔烃与 HX 的加成反应（包括马氏与反马氏规则）可定向合成卤代烯烃，用于构建含卤药物分子（如含氟抗癌药物）的特定骨架。

（4）加水　炔烃的水合是在催化剂（硫酸汞的硫酸溶液）存在下，能与水发生加成反应，按马氏规则进行的。反应同样分为两步进行：第一步生成烯醇；烯醇不稳定，立刻发生分子重排，转化为羰基化合物。烯醇与羰基化合物之间能够相互转化，互称为互变异构体，它们之间的转化可以看成是它们分子内部的加成反应。乙炔水合后的反应产物是乙醛，其他炔烃的终产物都为酮。

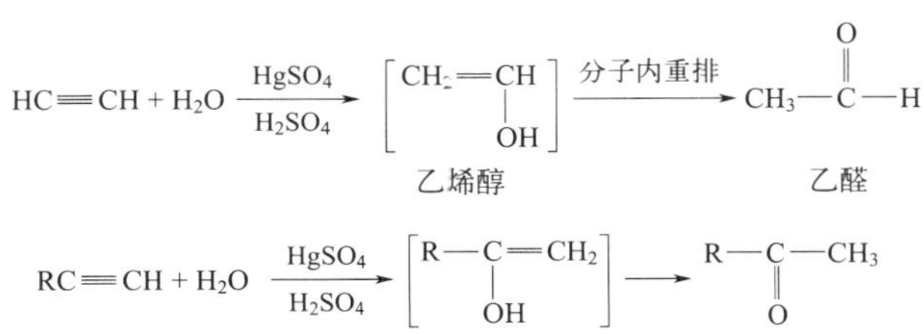

2. 氧化反应

炔烃的氧化反应比烯烃简单。炔烃氧化时，碳链在叁键处断裂。例如，在高锰酸钾等氧化剂的作用下会发生断裂，生成羧酸或二氧化碳。

$$RC \equiv CH \xrightarrow[H^+]{KMnO_4} RCOOH + CO_2$$

$$RC \equiv CR' \xrightarrow[H^-]{KMnO_4} RCOOH + R'COOH$$

反应可以使高锰酸钾的紫色消失，所以可利用此反应检验碳碳叁键。

炔烃经酸性高锰酸钾氧化生成羧酸或酮类化合物，可作为抗生素（如头孢类）及抗炎药物的关键合成中间体。

3. 金属炔化物的生成

叁键碳原子杂化方式为sp，故而电负性较强，其上氢原子有一定的酸性，比较活泼，能被一些金属原子取代生成金属炔化物。乙炔与端基炔烃可以在液氨溶液中与氨基钠反应，叁键碳原子上的氢被钠取代生成炔化钠，例如：

$$RC\equiv CH+NaNH_2 \xrightarrow{NH_3} RC\equiv CNa+NH_3$$

乙炔和端基炔烃与硝酸银或氯化亚铜的氨溶液反应，分别生成白色的炔化银或棕红色的炔化亚铜沉淀。例如：

$$HC\equiv CH+2Ag(NH_3)_2NO_3 \longrightarrow AgC\equiv CAg\downarrow+2NH_4NO_3+2NH_3$$

$$HC\equiv CH+2Cu(NH_3)_2Cl \longrightarrow CuC\equiv CCu\downarrow+2NH_4Cl+2NH_3$$

上述反应灵敏度高、速度快、现象明显，常用于乙炔及端基炔烃的鉴定，尤其用于烯炔的鉴别。需要注意的是，金属炔化物在干燥时会因撞击或受热而产生爆炸，因此，实验结束后，应立即加硝酸将其分解，避免发生危险。

金属炔化物独特的电子结构可赋予其抗菌活性，在新型伤口敷料或植入材料表面涂层中具有广阔的应用前景；也可作为催化剂或配体，在抗肿瘤药物（如铂配合物）合成中提升反应选择性和产率。

4. 聚合反应

炔烃在催化剂的作用下，可发生聚合反应生成链状或环状化合物，其聚合活性弱于烯烃。两个乙炔分子经催化可合成丁-1-烯-3-炔。

$$2HC\equiv CH \xrightarrow[HCl]{Cu_2Cl_2\text{-}NH_4Cl} CH_2=CH-C\equiv CH$$

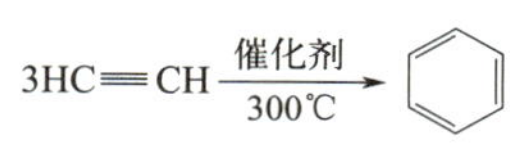

炔烃自由基加成聚合生成的聚乙烯类高分子可作为药物递送载体；乙炔通过二聚反应生成的氯丁橡胶单体可用于制备弹性体材料，在医疗器械（如导管、手术手套）中作为耐腐蚀、无毒的材料使用。

三、医学中重要的炔烃

1. 乙炔

乙炔因其高反应活性，在工业中可用以照明、焊接及切断金属（氧炔焰），也是制造乙醛、醋酸、苯、合成橡胶、合成纤维等的基本原料。在医学中广泛用于抗生素、激素类药物及抗肿瘤药物的中间体合成。例如，乙炔衍生物是合成维生素A、阿司匹林等一系列药物的重要前体。乙炔气体传感器用于实时监测麻醉设备中的气体混合比例，保障手术安全。

2. 聚乙炔

乙炔的加成聚合反应产物（如聚乙炔）可用于制造生物相容性导管和人工血管材料。例如，聚乙炔涂层血管支架，能够抑制血小板黏附，减少血栓形成。

3. 炔烃衍生物

炔烃 Diazirine 活性酯通过其独特的生物相容性，可与抗体或蛋白质结合，精准输送药物至靶器官，降低化疗的全身毒性。临床试验显示，此类载体可使肿瘤靶向效率提升 40% 以上。利用炔烃 Diazirine 的光敏特性，可进行光动力治疗，在特定波长光照下释放自由基，选择性破坏癌细胞 DNA，已应用于皮肤癌和口腔癌的局部治疗。含炔基的荧光标记物（如炔烃 - 荧光素偶联物）可通过点击化学反应高效标记生物分子，从而提升免疫检测灵敏度。

第四节　芳香烃

芳香烃 (aromatic hydrocarbon) 是芳香化合物 (aromatic compound) 的母体。因为早期发现的这类化合物大多数具有芳香气味，故以“芳香”命名，但是现在发现许多芳香化合物并没有香气，甚至有的还具有令人不愉快的臭气。芳香烃属于高度不饱和化合物，但是在一般情况下，难以加成、难以氧化、易于进行取代反应，人们把这些特性称为“芳香性 (aromaticity)”。通常将含有苯环结构的芳香烃称为苯型芳烃；不具有苯环结构但化学性质却有一定芳香性的环状共轭烃称为非苯型芳香烃。由于具有特殊的结构和性质，苯及其同系物在工业生产和实验室应用中有着重要地位，被广泛用于制造塑料、合成纤维、药物、农药以及重要的化工中间体等。

一、苯的结构及同系物的命名

（一）苯的结构

苯 (benzene) 的分子式为 C_6H_6，分子中碳氢原子个数比与乙炔相同，都是 1∶1，它应具有不饱和性，但事实并非如此。苯极为稳定，不易氧化，难发生加成反应，但在催化剂的作用下，易发生取代反应，苯的这种性质来自苯的特殊结构。关于苯的结构，化学家们提出了许多假设，其中沿用至今的是 1865 年德国化学家凯库勒（F.A.Kekulé）提出的环状结构，他认为苯是 1 个平面六元碳环，环上的碳原子以单双键交替排列，每 1 个碳原子还连接 1 个氢原子，为了满足碳的四价，凯库勒提出如下的结构式：

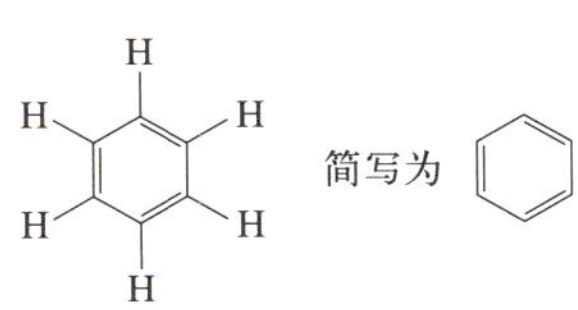

苯的凯库勒环状结构式能说明苯的一元取代产物只存在一种，即苯环上 6 个碳原子和 6 个氢原子是等同的，但是它不能解释：苯结构中既然有 3 个双键，为什么不能像不饱和烃那样容易发生加成和氧化反应？显然，凯库勒式未能比较全面地反映出苯的结构。

现代杂化轨道理论认为，苯环上的 6 个碳原子都采取 sp^2 杂化，每个碳原子的 3 个 sp^2 杂化轨道分别与其相邻的 2 个碳原子的 sp^2 杂化轨道和 1 个氢原子的 s 轨道 “头碰头”重叠形成 3 个 σ 键，键角均为 120°，这样 6 个碳原子就形成 1 个对称的正六边形结构，苯分子中所有的原子都在同一个平面上［图 9-15（a）］。此外，每个碳原子上未参与杂化的 p 轨道都垂直于碳环平面，相邻的 2 个 p 轨道彼此平行（“肩并肩”重叠）形成 1 个闭合的环状 π-π 共轭体系［图 9-15（b）］，这个闭合的共轭体系称为离域大 π 键。大 π 键的 π 电子云对称而均匀地分布在六元碳环平面的上、下两侧［图 9-15（c）］。由于共轭效应的作用，π 电子云离域，电子云密度完全平均化，现代物理方法的研究也证实苯分子中的碳碳键长完全平均化，都是 0.1393nm，没有单双键的区别；因此苯分子很稳定，一般情况下不发生加成反应和氧化反应。

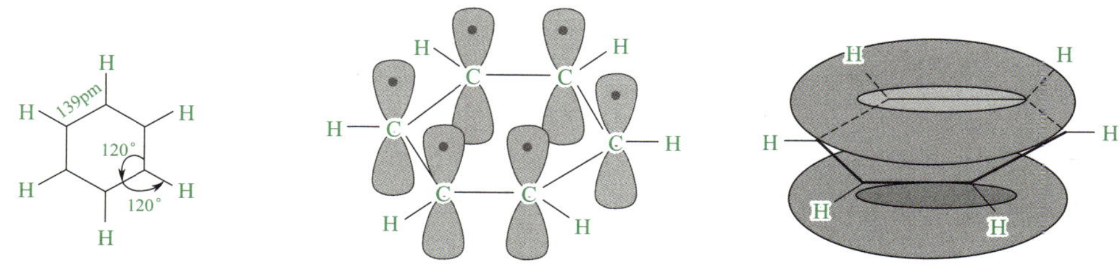

(a) 苯分子的结构示意图　(b) p轨道　(c) 离域大π键

图 9-15　苯分子的结构示意图、p 轨道及离域大 π 键

目前，仍常采用凯库勒式表示苯的结构，也可采用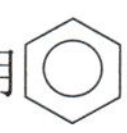来表示。

（二）苯的同系物

苯型芳烃按照分子中苯环的数目不同，可分为单环芳烃 (monocyclic aromatic hydrocarbon) 和多环芳烃 (polycyclic aromatic hydrocarbon)。单环芳烃是指分子中只含有 1 个苯环的芳烃。例如：

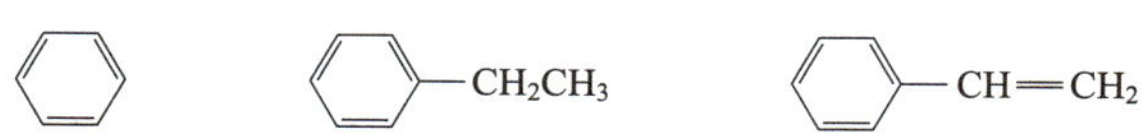

多环芳烃是指分子中含有 2 个或 2 个以上苯环的芳烃。根据苯环的连接方式不同，多环芳烃又可分为联苯和联多苯、多苯代脂烃和稠环芳香烃三类。例如：

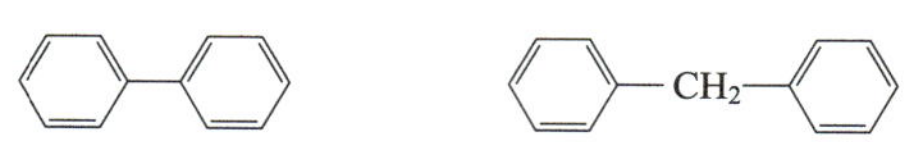

稠环芳香烃 (condensed aromatics) 是指分子中含有 2 个或 2 个以上苯环，环和环之间通过共用 2 个相邻碳原子稠合而成的芳烃。例如：

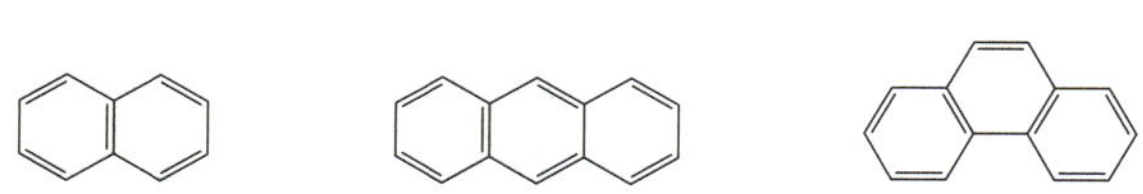

（三）单环芳烃的命名

1. 一元取代苯

以苯为母体，烷基为取代基进行命名，称为“某烷基苯”。其中，“基”字常常省略。例如：

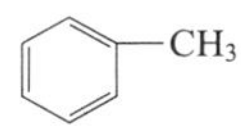

甲苯
toluene

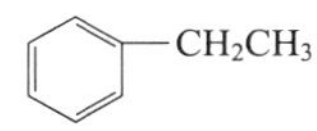

乙苯
ethylbenzene

当取代基上含有 3 个或 3 个以上碳原子时，因为碳链结构不同，可以产生同分异构体。例如：

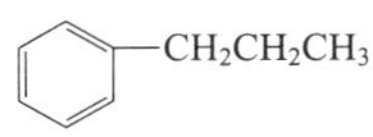

正丙苯
propylbenzene

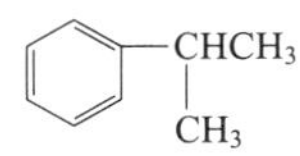

异丙苯
isopropylbenzene

2. 二元取代苯

以苯为母体，烷基为取代基进行命名，编号原则是让取代基位次和最小。当 2 个取代基相同时，还可用“邻或 *o*-(*ortho*-)、间或 *m*-(*meta*-)、对或 *p*-(*para*-)”来表示取代基的相对位置。例如：

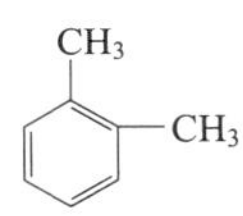

1, 2-二甲苯
(邻二甲苯)
(*o*-二甲苯)

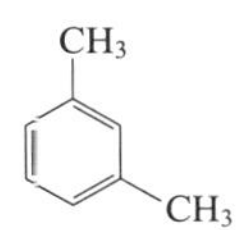

1, 3-二甲苯
(间二甲苯)
(*m*-二甲苯)

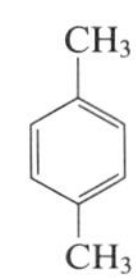

1, 4-二甲苯
(对二甲苯)
(*p*-二甲苯)

3. 三元取代苯

以苯为母体，烷基为取代基进行命名，编号原则是让取代基位次和最小。当 3 个取代基相同时，还可用“连”“偏”“均”来表示取代基的相对位置。例如：

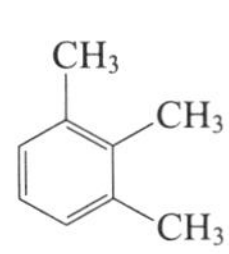

1, 2, 3-三甲苯
(连三甲苯)

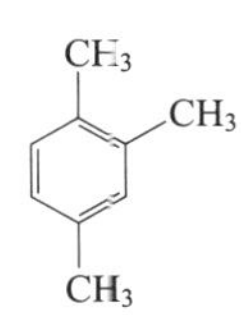

1, 2, 4-三甲苯
(偏三甲苯)

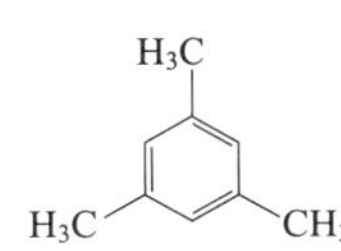

1, 3, 5-三甲苯
(均三甲苯)

4. 苯环上连有不同烷基

以苯为母体，烷基为取代基进行命名，编号原则是让取代基位次和最小，当有选择余地时，优先让首字母排前的取代基位次最小。当其中 1 个烷基是甲基时，还可以以甲苯为母体，此时甲基为 1 位，其他烷基的编号原则同上。例如：

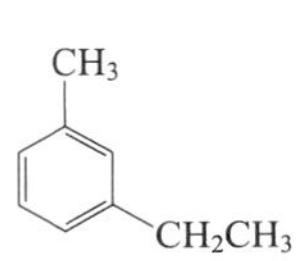

1-乙基-3-甲基苯
或 3-乙基甲苯
1-ethyl-3-methylbenzene
3-ethyl methylbenzene

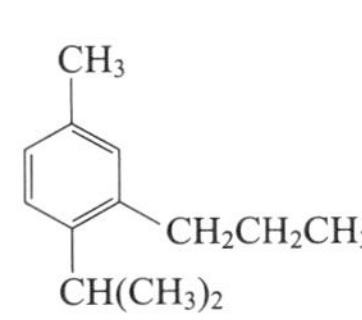

1-异丙基-4-甲基-2-正丙基苯
4-异丙基-3-正丙基甲苯
1-isopropyl-4-methyl-2-propylbenzene
4-isopropyl-3-propyl methylbenzene

5. **苯环上连有较复杂的烷基或不饱和烃基**

以烷烃或不饱和烃为母体，苯基作为取代基进行命名。例如：

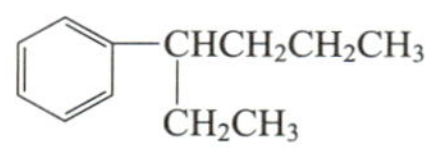

3-苯基己烷
3-phenylhexane

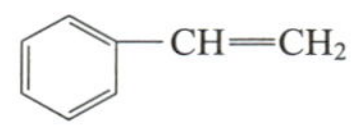

苯乙烯
styrene

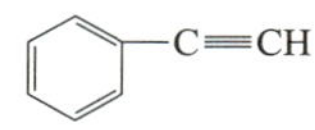

苯乙炔
phenylacetylene

6. **芳基**

芳香烃分子中的一个氢原子被去掉后，所余下的原子团称为芳基，常用 Ar 表示。

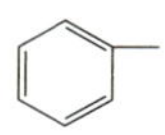

苯基
phenyl

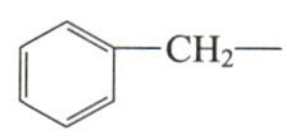

苯甲基(苄基)
phenylmethyl(benzyl)

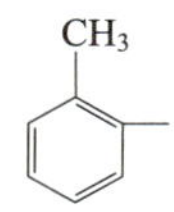

邻甲苯基
o-tolyl

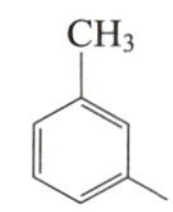

间甲苯基
m-tolyl

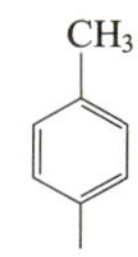

对甲苯基
p-tolyl

二、苯型芳香烃的性质

（一）物理性质

苯和它的常见同系物一般为无色、具有气味的液体，不溶于水，相对密度为 0.8~0.9。芳香烃都具有一定的毒性，长期吸入它们的蒸气，会损害造血器官和神经系统（苯的毒性最大，能够致癌），因此在使用此类物质时一定要注意采取防护措施。液体芳香烃常用作有机溶剂。苯及其同系物的物理常数见表 9-3。

表 9-3 苯及其同系物的物理常数

名称	熔点 /℃	沸点 /℃	相对密度（d_4^{20}）	名称	熔点 /℃	沸点 /℃	相对密度（d_4^{20}）
苯	5.5	80.1	0.8765	连三甲苯	＜−15	176.1	0.8943
甲苯	−95	110.6	0.8669	偏三甲苯	−57.4	169.1	0.8758
邻二甲苯	−25.2	144.4	0.8802	均三甲苯	−52.7	164.7	0.8651
间二甲苯	−47.9	139.1	0.8641	正丙苯	−101.6	159.2	0.8620
对二甲苯	13.2	138.4	0.8610	异丙苯	−96.9	152.1	0.8617
乙苯	−93.9	136.2	0.8667				

（二）化学性质

苯及其同系物的化学性质一般发生在苯环及其附近，主要涉及苯环上 C—H 键断裂的取代反应、苯环侧链上 α-H 的活性引发的氧化反应、取代反应等。

1. **亲电取代反应**

苯环的 π 电子云分布在环平面的上、下方，容易受到亲电试剂的进攻而发生苯环上的氢原子被取代的反应，因此苯环上的取代反应属于亲电取代反应（electrophilic substitution reaction)。芳香烃的亲电取代包括卤代、硝化、磺化、烷基化和酰基化。

（1）卤代反应　在催化剂（FeX_3 或 Fe 粉）存在下，苯与卤素作用，苯环上的氢原子被卤素（—X）取代生成卤苯，此反应称为卤代反应（halogenating reaction）。例如：

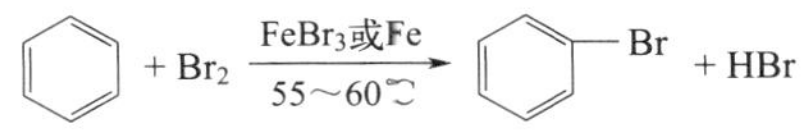

在卤代反应中，卤素的活性顺序为：$F_2 > Cl_2 > Br_2 > I_2$。其中，氟代反应非常剧烈，不易控制；碘代反应不完全且速率太慢，所以此反应多用于制备氯苯和溴苯。

（2）硝化反应　浓硝酸和浓硫酸的混合物（称为混酸）与苯共热，苯环上的氢原子被硝基（—NO_2）取代生成硝基苯，此反应称为硝化反应（nitration reaction）。例如：

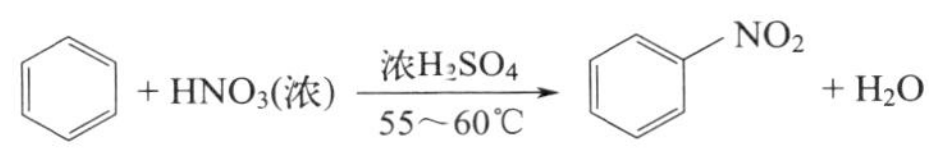

（3）磺化反应　苯与浓硫酸或发烟硫酸作用，苯环上的氢原子被磺酸基（—SO_3H）取代生成苯磺酸，此反应称为磺化反应（sulfonation reaction）。例如：

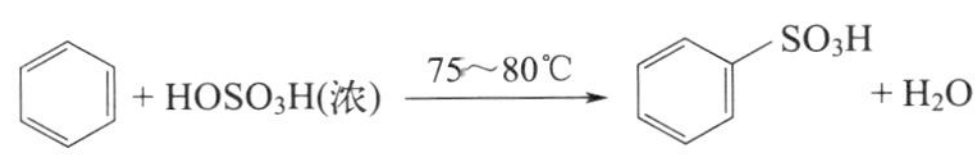

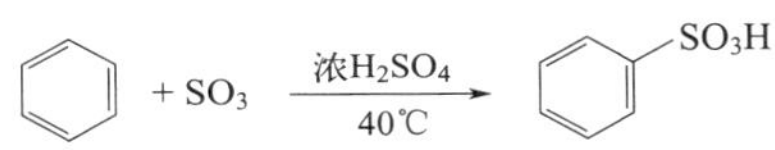

磺化反应是可逆反应，苯磺酸遇到过热水蒸气可以发生水解反应，生成苯和稀硫酸。在更高温度的条件下，苯磺酸可进一步磺化，主要得到间苯二磺酸。例如：

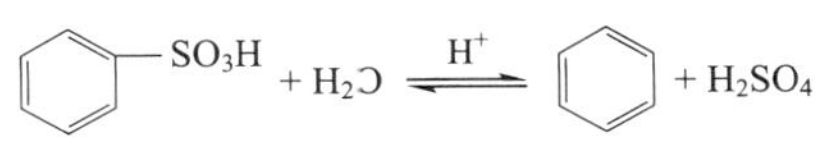

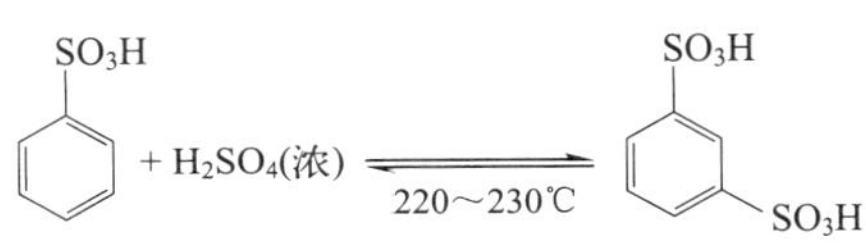

苯磺酸是有机强酸，易溶于水，其酸性可与无机强酸相比。

（4）傅 - 克反应　在无水 $AlCl_3$ 等催化剂的存在下，苯与卤代烷作用，苯环上的氢原子被烷基（—R）取代生成烷基苯，此反应称为傅 - 克烷基化反应（Friedel-Crafts alkylation reaction）。例如：

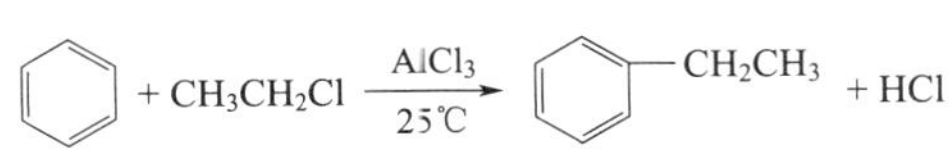

若卤代烷含有 3 个或 3 个以上碳原子，反应中常发生烷基的异构化。例如，1- 溴丙烷与苯反应的主要产物是异丙苯。

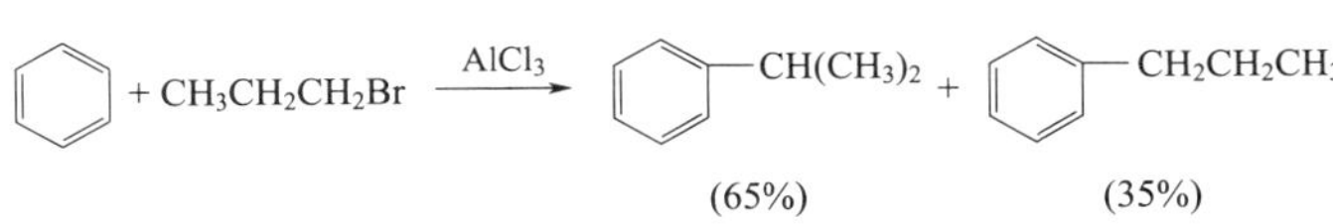

在无水 $AlCl_3$ 等催化剂的存在下，苯与酰卤或酸酐作用，苯环上的氢原子被酰基

（—COR）取代生成芳香酮，此反应称为傅 - 克酰基化反应（Friedel-Crafts acylation reaction）。例如：

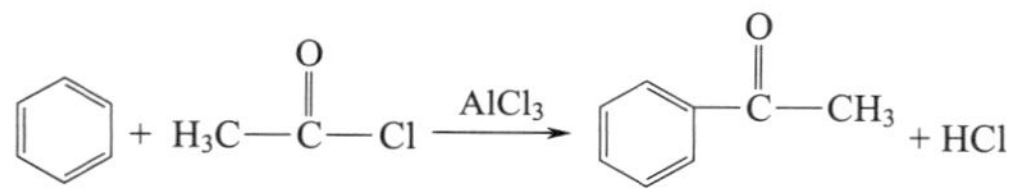

傅 - 克烷基化反应和傅 - 克酰基化反应统称为傅 - 克（Friedel-Crafts）反应。这是在苯环上引入支链最重要的手段，在有机合成中应用很广。

上述反应都是在催化剂存在下，使进攻试剂发生异裂产生正离子或带正电荷的基团，即亲电试剂（E^+）；E^+ 进攻苯环形成中间体碳正离子（也称为 σ- 配合物），然后 H^+ 离去，整个过程用下式表示：

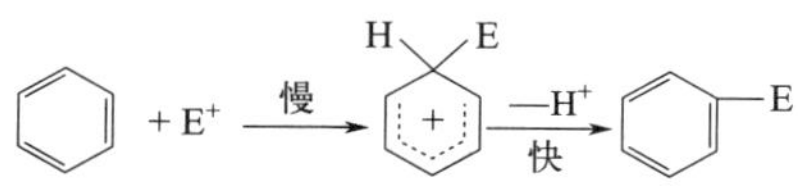

碳正离子中间体　取代产物

（5）苯环上的定位效应　根据苯环的结构，苯的亲电取代反应的一元取代物只有 1 种；但当苯环上已经有一个取代基存在，再引入第二个取代基时，则第二个取代基进入的位置和难易程度主要取决于原有取代基的性质，这就是苯环亲电取代的定位规律；苯环上已有的取代基称为定位取代基，定位基的这种影响称为定位效应。一些取代苯的硝化反应的相对反应速率如下：

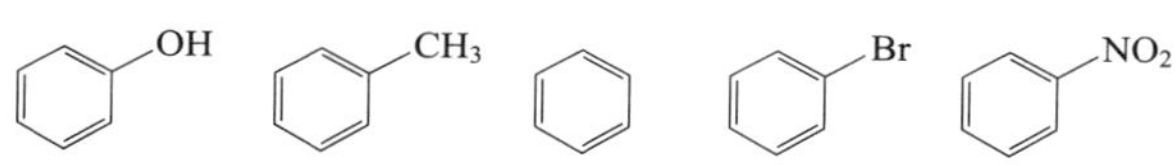

相对反应速率：　10^{13}　24.5　1　3×10^{-2}　6×10^{-8}

可以看出，苯酚和甲苯的硝化反应速率比苯快，即苯环上的羟基和甲基能够提高苯环的亲电取代反应活性，从而使苯环上的亲电取代反应易于进行，被称为活化基团（activating group）；溴苯和硝基苯的硝化反应速率比苯慢，即苯环上的溴和硝基能够降低苯环的亲电取代反应活性，从而使苯环上的亲电取代反应难以进行，被称为钝化基团（deactivating group）。

能使新引入的取代基主要进入其邻位和对位的取代基称为邻对位定位基（*ortho-para* directing group）。除卤素外，绝大多数邻对位定位基都会活化苯环，其结构特点是定位基中与苯环直接相连的原子都是饱和的，且大多带有孤对电子。例如，甲苯的硝化反应主要生成邻硝基甲苯和对硝基甲苯，且比苯更容易硝化。

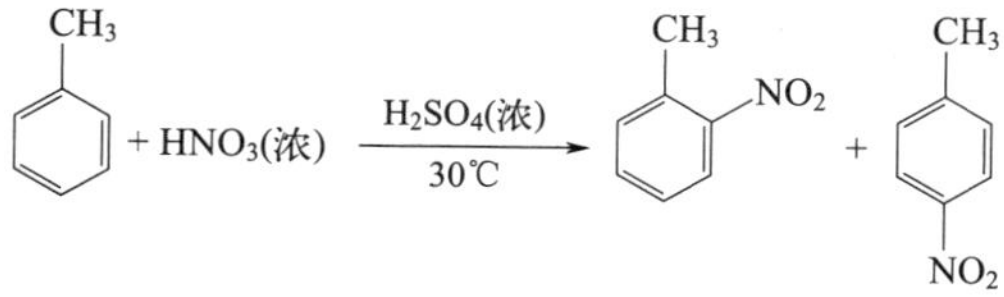

58%　38%

氯苯的硝化反应主要生成邻、对位产物，且氯苯比苯更难硝化。

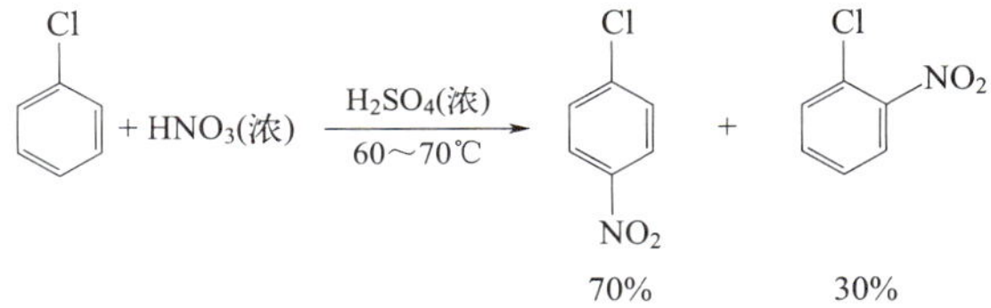

能使新引入的取代基主要进入其间位的取代基称为间位定位基（*meta* directing group），该类定位基会钝化苯环，其结构特点是定位基中与苯环直接相连的原子一般含有不饱和键或带正电。例如，硝基苯发生硝化反应主要生成间二硝基苯，且难度比苯大得多，需要用比较强的条件，例如通过提高反应温度、增加酸的浓度等来实现。

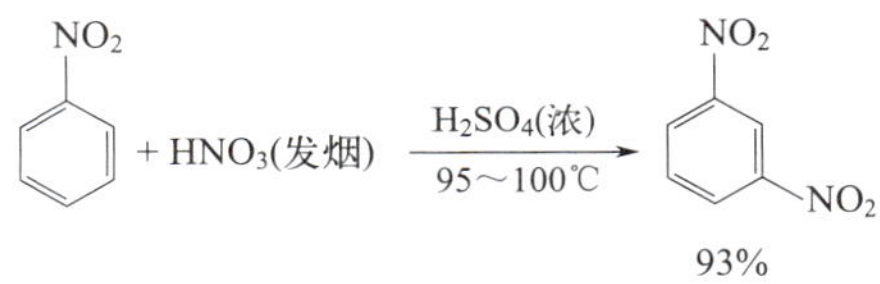

因此，常见的定位基及其反应活性如下：

取代定位基在苯环亲电取代反应中的效应	
邻对位定位基	间位定位基
强烈致活的：$—NR_2$，$—NH_2$，—OH	强烈致钝的：$—\overset{+}{N}R_3$，$—NO_2$
中等致活的：$—OCH_3$，$—NHCOCH_3$	中等致钝的：—CN，$—SO_3H$
弱致活的：$—CH_3$，$—C_6H_5$	弱致钝的：$—COCH_3$，—COOH，$—COOCH_3$，—CHO
钝化的：—X(Cl, Br, I)	

应用定位效应可以预测亲电取代反应的主要产物及选择合理的合成路线。例如：

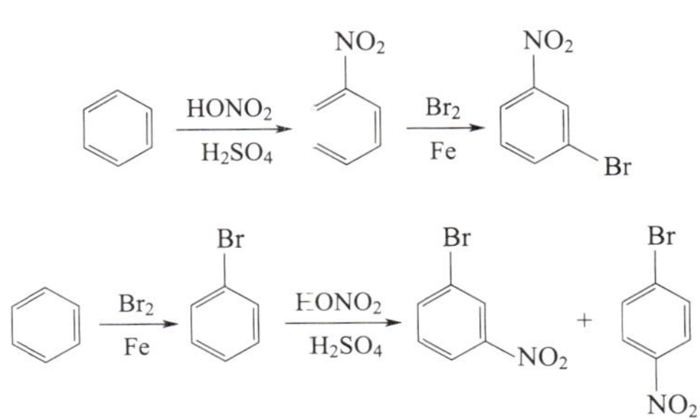

2. 加成反应

与烯烃相比，苯不易发生加成反应，但是在有催化剂和高温、高压等特殊条件下，也能与 H_2、X_2 等发生加成反应。

（1）加氢　以镍（Ni）作催化剂，在高温、加压的条件下，苯和 3 分子氢气发生加成反应，生成环己烷。

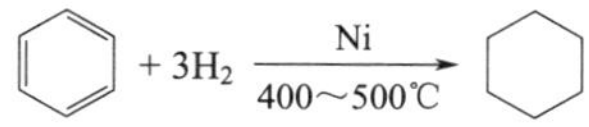

（2）加氯　在紫外光或高温条件下，苯和 3 分子氯发生加成反应，生成六氯环己烷。

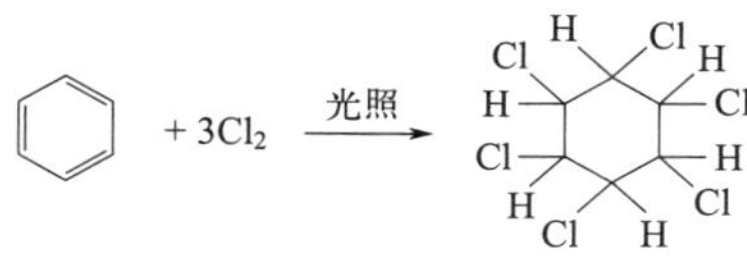

六氯环己烷俗称“六六六”，曾是一种广泛使用的杀虫剂，因其残毒性较大，又不易分解，已被多国禁止使用。

3. 烷基苯侧链上的反应

（1）侧链卤代反应　在无催化剂、紫外光或高温条件下，烷基苯与卤素作用，不是苯环上的氢原子被取代，而是苯环侧链 α- 碳上的氢原子被卤素取代。苯环侧链的卤代反应属于自由基取代反应（free radical substitution reaction）。例如：

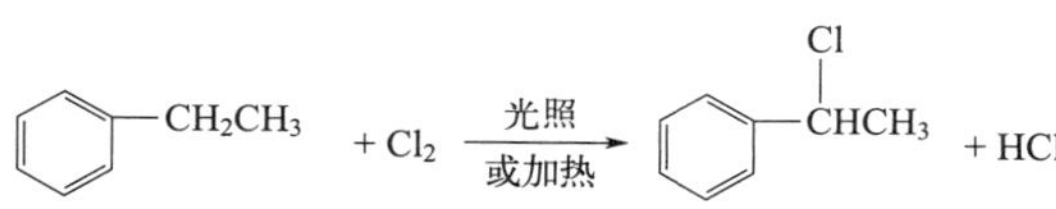

（2）烷基苯的氧化反应　苯环比较稳定，难以被氧化，但当苯环侧链上含 α-H 时，侧链就能被氧化剂（如酸性高锰酸钾或酸性重铬酸钾溶液）氧化。一般来说，不论碳链长短，最终都只保留 1 个碳原子，氧化成苯甲酸。若苯环上有 2 个含 α-H 的烷基，可被氧化成二元羧酸。若苯环上没有含 α-H 的烷基，一般不能被氧化。例如：

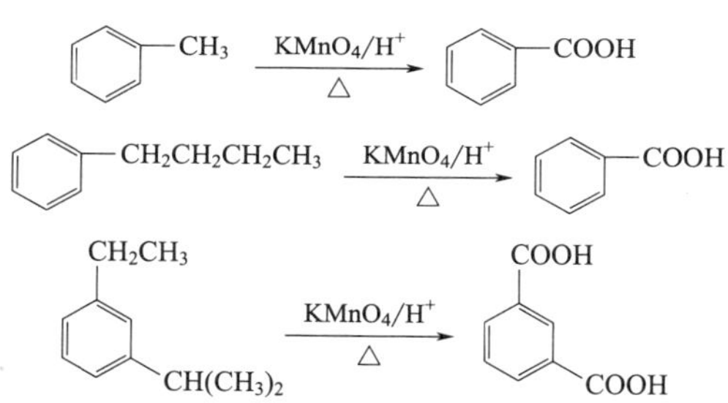

所以，可利用此反应鉴别含 α-H 的烷基苯和不含 α-H 的烷基苯。

虽然苯环不易被氧化，但在高温和催化剂等较剧烈的条件下，也可以被氧化。例如：

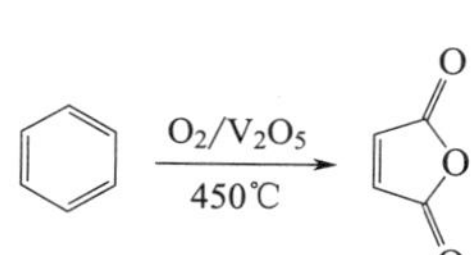

4. 苯及其重要的同系物

苯及苯系物（如甲苯、二甲苯）均为强致癌物，长期接触会损伤造血系统和神经系统，临床应用需严格遵循安全规范。

（1）苯　苯为无色液体，熔点5.5℃，沸点80℃，具有特殊气味，能致癌。苯不溶于水，易溶于有机溶剂。苯易燃，燃烧时火焰放出大量黑烟。

苯最初是从煤焦油中分馏得到的，现在主要来自石油。石油中的6~8个碳馏分经芳构化，再用二甲基亚砜等抽提剂抽提，最后精馏就得到苯。苯是重要的化工原料，也是优良的有机溶剂。

（2）甲苯　甲苯为无色液体，易燃。

甲苯主要用以合成硝基甲苯、三硝基甲苯（trinitrotoluene，TNT）、苯甲酸、苯甲醛等。甲苯也可用作溶剂。

TNT为白色或黄色针状结晶，无臭，有吸湿性，是一种比较安全的炸药，能耐受撞击和摩擦，但任何量突然受热都能引起爆炸。中等毒性，可经皮肤、呼吸道、消化道侵入人体；易与苦味酸混淆，被误称为“黄色炸药”。其与硝酸铵混合可成为阿马托炸药。

（3）二甲苯　二甲苯有三种异构体（邻、间、对位），因其沸点接近，故难以从煤焦油中分离。三种异构体的混合物为无色液体，易燃，不溶于水，易溶于有机溶剂。二甲苯在医学上制作组织切片标本时，用于脱醇、脱脂。二甲苯也是一种重要的有机合成原料。

三、稠环芳香烃

（一）萘

萘（naphthalene）的分子式为$C_{10}H_8$，是由2个苯环共用2个相邻碳原子稠合而成的。在萘分子中，每个碳原子均为sp^2杂化，除了以sp^2杂化轨道形成C—Cσ键外，各碳原子还以p轨道侧面重叠形成闭合的共轭大π键。萘分子中π电子处于离域状态，具有芳香性，但与苯不同的是，萘分子π电子云平均化程度不如苯那么高，这也可以从萘的C—C键的键长上看出。

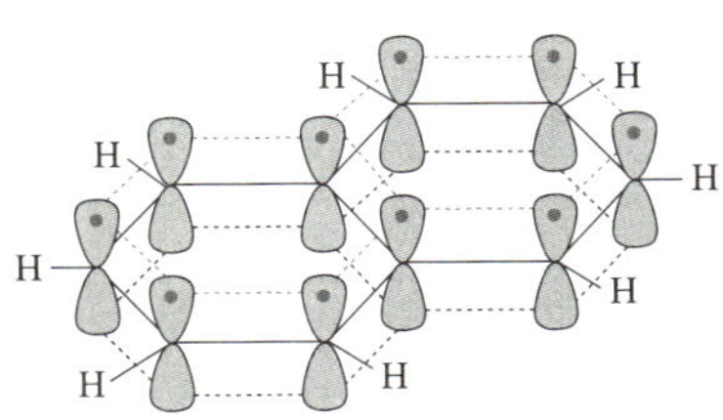

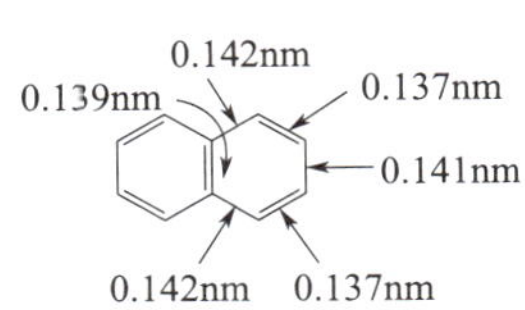

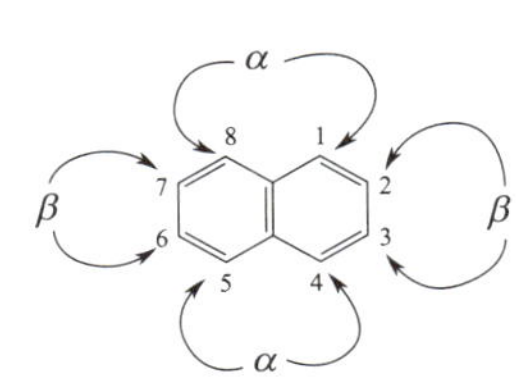

萘分子中1, 4, 5, 8为α位；2, 3, 6, 7为β位。α位碳原子的电子云密度最高，β位碳原子的低些。因此，它们发生亲电取代反应的难易程度也不同。

萘为白色片状结晶，熔点80.5℃，沸点218℃，有特殊气味，易升华，不溶于水，易溶于乙醇、乙醚等有机溶剂，常用作防蛀剂。萘可从煤焦油中分离得到，是重要的化工原料。

1. 亲电取代反应

萘可发生与苯类似的亲电取代反应，一般在α-C上进行。例如，卤化和硝化反应。磺化反应如果温度不同，产物也不一样。例如：

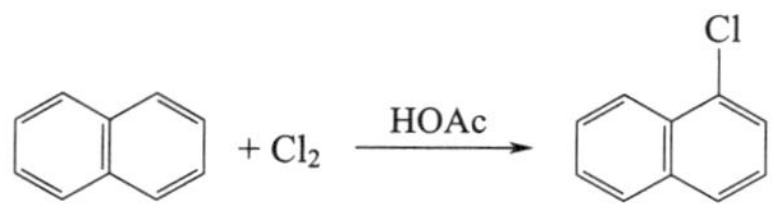

α-氯萘

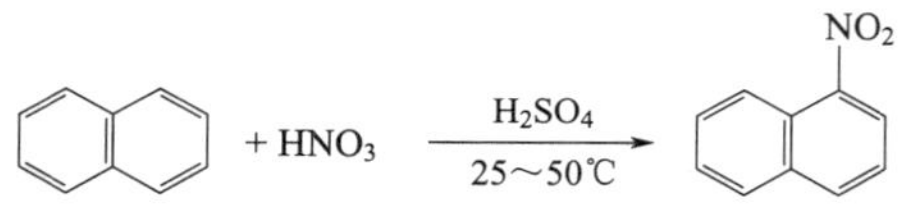

α-硝基萘

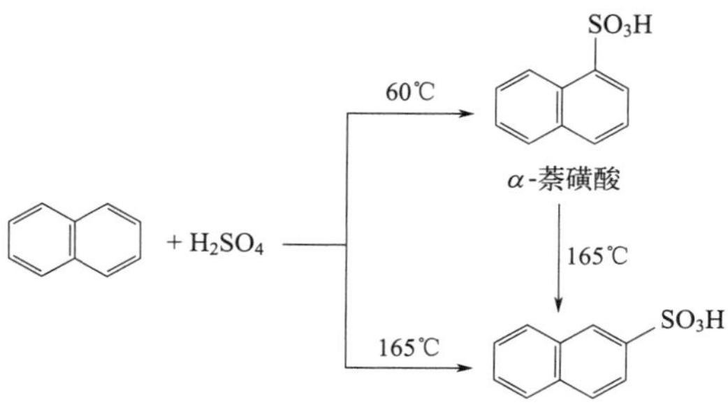

β-萘磺酸

2. **加成反应**

萘比苯易加成，在不同条件下生成不同的加成产物。

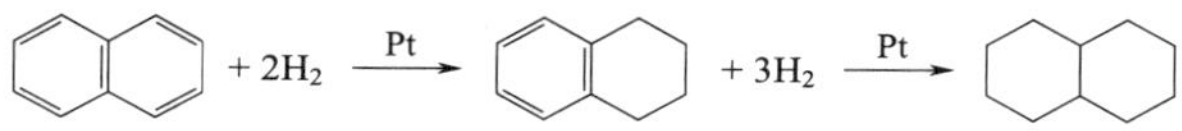

1, 2, 3, 4-四氢化萘　　十氢化萘

3. **氧化反应**

萘比苯易被氧化，用 V_2O_5 作催化剂时，萘的蒸气可被空气氧化，生成邻苯二甲酸酐。

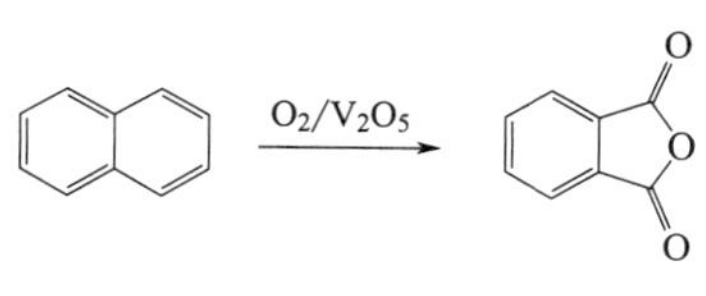

当萘环上有取代基时，取代基的类型对氧化的部位及难易程度均有影响。若萘环上某个环连接有间位定位取代基时，则该环比没有取代基的环难被氧化；而萘环上某个环连接有邻、对位定位取代基时，则该环比没有取代基的环更易被氧化。

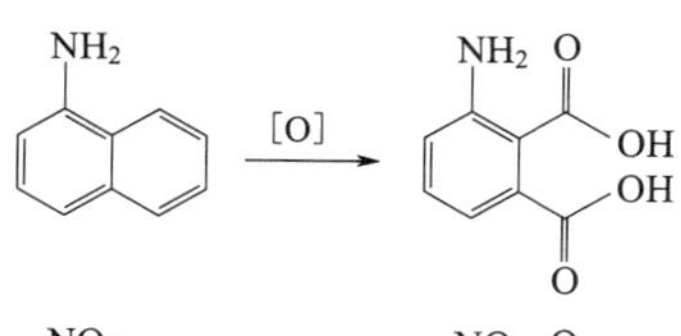

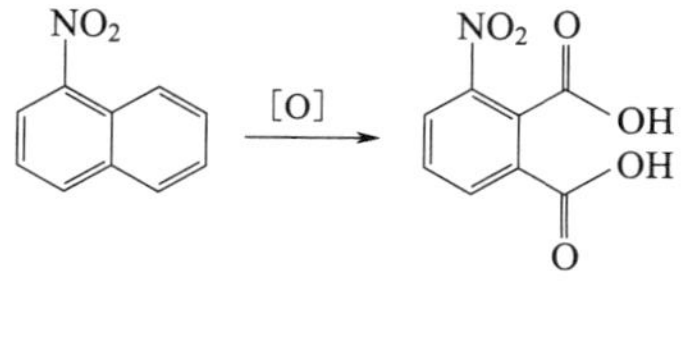

（二）蒽和菲

蒽（anthracene）和菲（phenanthrene）的分子式都为 $C_{14}H_{10}$，由 3 个苯环稠合而成，二者互为同分异构体。它们的结构与萘相似，分子中所有原子都在同一平面，存在着闭合的共轭大 π 键，C—C 键键长和电子云密度同样不能完全平均化。蒽和菲的结构式和碳原子编号如下：

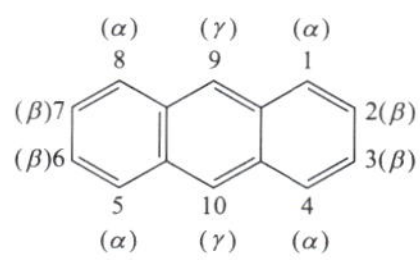

蒽

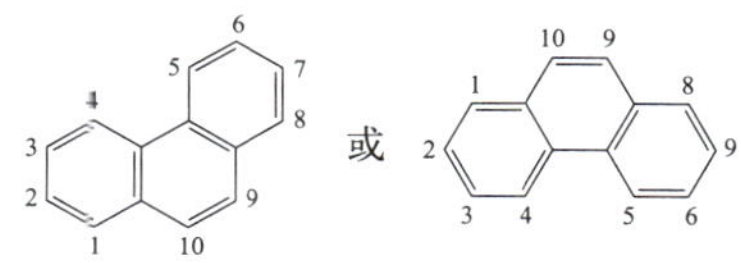

菲

蒽和菲存在于煤焦油中。蒽为无色片状晶体，有蓝色荧光，熔点 216℃，沸点 342℃，易升华，不溶于水，也难溶于乙醇和乙醚，但易溶于热苯。菲为有光泽的无色晶体，熔点 101℃，沸点 340℃，不溶于水，易溶于乙醚和苯。菲的结构对称性差，氢化后生成环戊烷多氢菲结构，是胆固醇、性激素等生物分子的核心骨架。

（三）致癌芳香烃

致癌芳香烃（carcinogenic aromatic hydrocarbon）是指能引起恶性肿瘤的一类多环稠苯芳香烃，大多数是蒽和菲的衍生物。

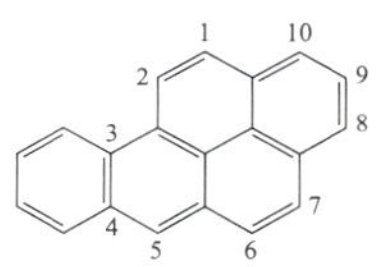

3, 4-苯并芘

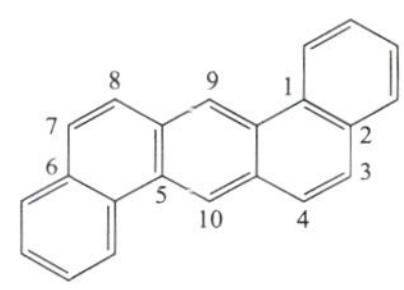

1, 2, 5, 6-二苯并蒽

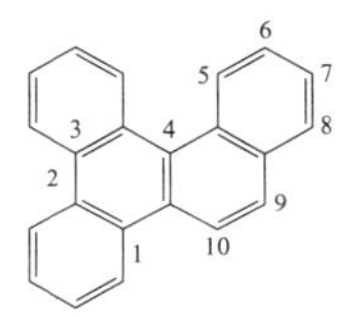

1, 2, 3, 4-二苯并菲

其中，3, 4- 苯并芘的致癌作用最强。汽车、飞机及各种机动车辆所排出的废气和香烟的烟雾中均含有多种致癌芳香烃。煤的燃烧、干馏以及有机物的燃烧、焦化等也都可以产生此类致癌物质。

四、非苯型芳香烃

1931 年，德国物理化学家休克尔（Hückel）用简单的分子轨道法计算了单环多烯的 π 电子能级，提出了 $4n+2$ 规则，称为休克尔规则。它指以 sp^2 杂化的原子如果形成单环平面共轭体系，且其 π 电子数符合 $4n+2$ 时（其中 n 为 0 或者正整数），具有相应的电子稳定性，由此形成的化合物具有芳香性，主要包括环多烃正离子、负离子和轮烯。例如，环丙烯正离子，π 电子数为 2；环戊二烯负离子，π 电子数为 6。

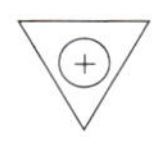

环丙烯正离子

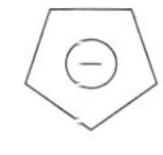

环戊二烯负离子

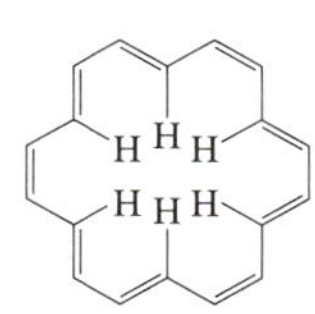

[18]-轮烯

拓展阅读

乙烯——生活中的植物激素

中国宋代诗人苏轼在《格物粗谈·果品》中记载:“红柿摘下未熟,每篮用木瓜三枚放入,得气即发,并无涩味。”这里的“气”正是乙烯。1924年,美国科学家Denny发现,乙烯不仅能加速水果成熟,还能抑制植物根的伸长。1934年,甘恩首次证明植物自身可产生乙烯,1966年,乙烯被正式确认为植物激素。如今,乙烯利(一种释放乙烯的化合物)被广泛用于香蕉、杧果等水果的规模化催熟,而高锰酸钾等乙烯去除剂则用于延长运输保鲜期。

乙烯分子的平面结构(碳碳双键)使其具有独特的反应活性。当乙烯与高锰酸钾接触时,双键被氧化断裂生成二氧化碳,这一特性被巧妙用于水果运输中的“气体捕获”——通过吸收乙烯延缓成熟。乙烯,这种看似不起眼的植物激素,其实在我们的日常生活中有着广泛的应用。比如,用苹果捂熟青香蕉,或者用成熟的果实捂熟柿子,都是因为成熟的果实会释放乙烯气体,从而加速其他果实的成熟。乙烯的作用远不止于此。它不仅能催熟果实,还有助于控制植物的生长速度,防止植物过度生长。此外,乙烯还能促进叶片的衰老,反向使用则能保持绿叶的新鲜度。它还能诱导植物脱落叶片和果实,但也能促进花朵的开放和根系的生长。乙烯利是一种基于乙烯的激素,被植物吸收后会分解成乙烯,主要用于催熟果实,但也能根据浓度的不同,促进花朵的开放和根系的生长。甲基环丙烯则是一种乙烯抑制剂,常用于保持蔬果的新鲜度,或者作为切花的保鲜剂。增甜剂则是通过诱导乙烯的生成,加速其他部位的衰老,从而增加果实的糖分含量。它主要用于甘蔗、玉米、小麦、高粱和土豆等作物,通过增加糖分含量来提高甜度。噻唑隆是一种细胞激动素,主要用于保叶促果,可以作为棉花脱叶剂使用。激素之间的作用是相互影响、相互制约的,但有些激素在特定条件下会占据主导地位。在使用激素时,我们通常会选择其突出的效果,而将隐藏的效果用作小妙招。

总之,乙烯及其相关激素在植物生长和果实成熟中发挥着重要作用,了解这些激素的作用机制可以帮助我们更好地利用它们来改善植物的生长和果实的质量。这种微观结构与宏观应用的关联,揭示了烯烃化学的核心魅力。

学习小结

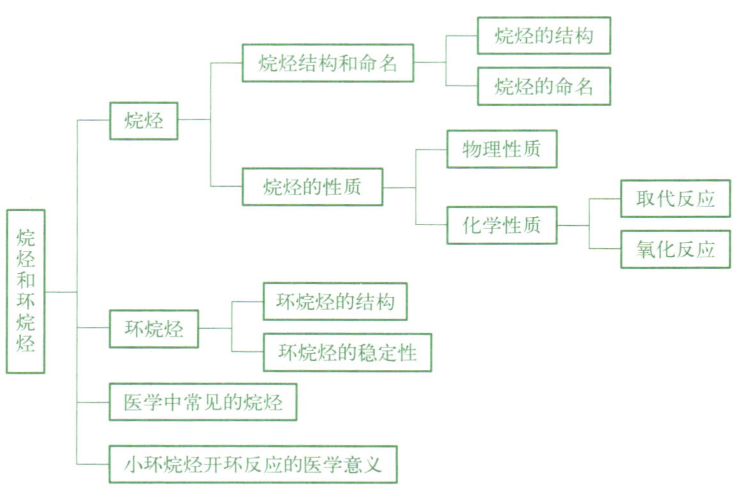

- 烯烃
  - 烯烃的结构和命名
    - 烯烃的结构
    - 烯烃的命名
  - 烯烃的性质
    - 物理性质
    - 化学性质
      - 加成反应
      - 氧化反应
      - 聚合反应
  - 二烯烃
    - 二烯烃的命名
    - 二烯烃的结构
    - 共轭二烯烃的化学性质
  - 医学中重要的烯烃

- 炔烃
  - 结构特点
    - 碳原子sp杂化
叁键：一个σ键、两个π键
无顺反异构
  - 主要化学性质
    - 加成反应
      - 氢气：生成烷烃
      - HX或水：不对称炔烃符合马氏规则
      - 卤素：炔烃的检验
    - 氧化反应
      - RCOOH或CO_2：$KMnO_4$褪色
    - 金属炔化物的生成
      - 用于乙炔或端基炔烃的鉴别
    - 聚合反应
  - 医学中重要的炔烃

- 芳香烃
  - 结构特点
    - 平面形分子、π-π共轭、键长键能平均化
  - 主要化学性质
    - 亲电取代反应
    - 苯侧链上的氧化反应
  - 定位效应
    - 邻对位定位基
    - 间位定位基
    - —X(Cl、Br、I)
  - 稠环芳香烃
    - 萘：两个苯环稠合
    - 蒽：三个苯环以直线式稠合
    - 蒽：三个苯环以角式稠合
  - 休克尔规则
    - π电子数：$4n+2$

习题

一、选择题

1. 下列四个同分异构体（　　）的沸点最高。

A. 己烷　　B. 2- 甲基戊烷

C. 2,3- 二甲基丁烷　　D. 2,2- 二甲基丁烷

2. 石油醚是实验室中常用的有机溶剂。石油醚的成分是（　　）。

A. 一定沸程的烷烃混合物　　B. 一定沸程的芳烃混合物

C. 醚类混合物　　D. 烷烃和醚的混合物

3. 下列化合物：①乙烷；②甲烷；③三氯甲烷；④ 1, 2- 二氯乙烷，能以不同构象存在的是（　　）。

A. ①②　　B. ①③　　C. ①④　　D. ③④

4. 下列环烷烃中，加氢最容易开环的是（　　）。

A. 环丙烷　　B. 环戊烷　　C. 环丁烷　　D. 环己烷

5. 光照下，烷烃卤代反应的机理是通过哪一种中间体进行的？（　　）

A. 碳正离子　　B. 自由基　　C. 碳负离子　　D. 无中间体

6. 三元环张力很大，甲基环丙烷与 5% $KMnO_4$ 水溶液或 Br_2/CCl_4 反应，现象是（　　）。

A. $KMnO_4$ 和 Br_2 都褪色　　B. $KMnO_4$ 褪色和 Br_2 不褪色

C. $KMnO_4$ 和 Br_2 都不褪色　　D. $KMnO_4$ 不褪色和 Br_2 褪色

7. 引起烷烃构象异构的原因是（　　）。

A. 分子中的双键旋转受阻

B. 分子中的单双键共轭

C. 分子中有双键

D. 分子中的两个碳原子围绕 C—C 单键做相对旋转

8. 下列烷烃中沸点最低的是（　　）。

A. 正戊烷　　B. 2- 二甲基丁烷

C. 环戊烷　　D. 2,2- 二甲基丙烷

9. 下列有机物命名正确的是（　　）。

A. 3- 乙基 -2, 4- 二甲基己烷　　B. 2, 3- 二乙基 3- 甲基戊烷

C. 2, 3- 二乙基 2- 甲基戊烷　　D. 3, 5- 二甲基 -4- 乙基己烷

10. 下列化合物中同时含有伯、仲、叔、季碳原子的是（　　）。

A. 2, 2, 3- 三甲基丁烷　　B. 2, 2, 3- 三甲基戊烷

C. 2, 3, 4- 三甲基戊烷　　D. 3, 3- 二甲基戊烷

11. 某烯烃的分子式为 C_7H_{14}，已知该烯烃用酸性高锰酸钾溶液氧化的产物与臭氧化反应的产物完全相同，试推测该烯烃的结构是（　　）。

A. 3- 甲基 - 己 -1- 烯　　B. 2- 甲基 - 己 -1- 烯

C. 2, 4- 二甲基 - 戊 -2- 烯　　D. 2, 3- 二甲基 - 戊 -2- 烯

12. 1- 己烯、顺 - 己 -3- 烯和反 - 己 -3- 烯三者相对稳定性的次序是（　　）。

A. 反 - 己 -3- 烯＞顺 - 己 -3- 烯＞ 1- 己烯　　B. 1- 己烯＞顺 - 己 -3- 烯＞反 - 己 -3- 烯

C. 顺 - 己 -3- 烯 > 1- 己烯 > 反 - 己 -3- 烯　　D. 1- 己烯 > 反 - 己 -3- 烯 > 顺 - 己 -3- 烯

13. 丙烯与 HBr 加成，有过氧化物存在时、其主要产物是（　　）。

A. $CH_3CH_2CH_2Br$　　B. $CH_3CH_2BrCH_3$

C. $CH_2BrCH{=}CH_2$　　D. $CH_3CH{=}CHBr$

14. 卤化氢 HCl、HBr、HI 与烯烃加成时，其活性顺序为（　　）。

A. HCl > HBr > HI　　B. HI > HBr > HCl

C. HBr > HCl > HI　　D. HBr > HI > HCl

15. 具有顺反异构体的物质是（　　）。

A. 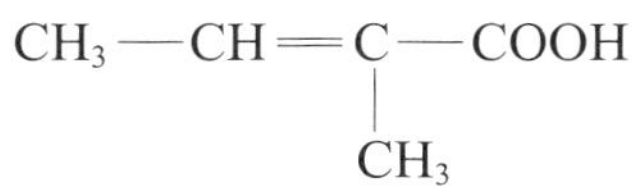　　B. 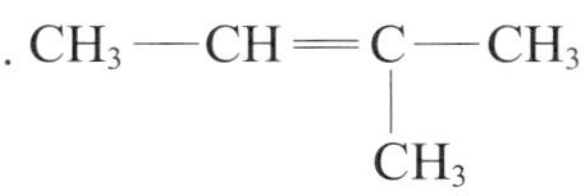

C. 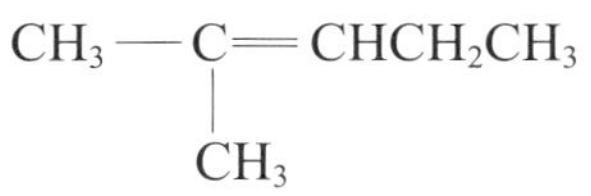　　D. $H_2C{=}CH_2$

16. 马氏规则应用于（　　）。

A. 自由基加成反应　　B. 烯烃的亲电取代反应

C. 不对称烯烃的亲电加成反应　　D. 自由基取代反应

17. 下列加成反应不遵循马氏规则的是（　　）。

A. 丙烯与溴化氢的反应

B. 2- 甲基丙烯与浓硫酸的反应

C. 2- 甲基丙烯在酸催化下与水的反应

D. 2- 甲基丙烯在有过氧化物存在下与溴化氢的反应

18. 有一碳氢化合物，其分子式为 C_6H_{12}，能使溴水褪色，并溶于浓硫酸，加氢生成正己烷，用过量 $KMnO_4$ 氧化生成两种不同的羧酸，试推测其结构为（　　）。

A. $CH_2{=}CHCH_2CH_2CH_2CH_3$　　B. $CH_3CH{=}CHCH_2CH_2CH_3$

C. $CH_3CH_2CH{=}CHCH_2CH_3$　　D. $CH_2{=}CHCH{=}CHCH_2CH_3$

19. 在过氧化物存在下烯烃与溴化氢的反应属于（　　）。

A. 亲电加成反应　　B. 亲核加成反应　　C. 自由基加成反应　　D. 取代反应

20. 预测下列烯烃与氯化氢反应的活性次序（　　）。

（1）乙烯（2）异丁烯（3）3, 3, 3- 三氟丙烯（4）丙烯

A. 2 > 4 > 1 > 3　　B. 2 > 3 > 1 > 4　　C. 3 > 4 > 1 > 2　　D. 4 > 2 > 1 > 3

21. 下列炔烃的 IUPAC 名称是（　　）。

$CH{\equiv}C—CH_2—CH_2—CH_3$

A. 戊 -1- 炔　　B. 戊 -2- 炔　　C. 戊 -3- 炔　　D. 正戊炔

22. 分子式为 C_4H_6 的炔烃，不含支链，可能的结构有几种？（　　）。

A. 1 种　　B. 2 种　　C. 3 种　　D. 4 种

23. 下列哪种试剂可用于区分 1- 丁炔和 2- 丁炔？（　　）

A. Br_2/CCl_4　　B. $AgNO_3/NH_3$ 溶液　　C. $KMnO_3$（酸性）　　D. H_2/Pt

24. 丙 -1- 炔（$CH{\equiv}C—CH_3$）与 1mol HBr 反应的主要产物是（　　）。

A. 1- 溴丙烯　　B. 2- 溴丙烯　　C. 1, 2- 二溴丙烷　　D. 3- 溴丙烯

25. 3- 己炔（$CH_3—CH_2—C≡C—CH_2—CH_3$）与酸性 $KMnO_4$ 反应的主要产物是（　　）。

A. 乙酸 + 丁酸　　B. 丙酸 + 丙酸　　C. 丙酮 + 丁酮　　D. $CO_2 + H_2O$

26. 以乙炔为原料合成丁 -2- 炔（$CH_3—C≡C—CH_3$），正确的步骤是（　　）。

A. 乙炔 → $NaNH_2$ → CH_3Br → $NaNH_2$ → CH_3Br

B. 乙炔 → H_2/Lindlar → CH_3Br

C. 乙炔 → Br_2 → CH_3MgBr

D. 乙炔 → H_2O/H^+ → CH_3Br

27. 某炔烃 0.1mol 可与 0.4mol Br_2 完全加成，其分子式可能是（　　）。

A. C_5H_8　　B. C_6H_{10}　　C. C_7H_{12}　　D. C_8H_{14}

28. 下列关于苯的说法中，错误的是（　　）。

A. 苯的分子式为 C_6H_6，所有原子共平面

B. 苯的碳碳键长完全相等，介于单键和双键之间

C. 苯易发生加成反应，难发生取代反应

D. 苯不能使酸性 $KMnO_4$ 溶液褪色

29. 甲苯（$C_6H_5—CH_3$）在光照条件下与 Cl_2 反应的主要产物是（　　）。

A. 邻氯甲苯　　B. 对氯甲苯

C. 苯氯甲烷［$C_6H_5—CH_2Cl$］　　D. 间氯甲苯

30. 下列化合物中，能被酸性 $KMnO_4$ 溶液氧化生成苯甲酸的是（　　）。

A. 苯　　B. 甲苯（$C_6H_5—CH_3$）

C. 1, 1- 二甲基乙基苯［$C_6H_5—C(CH_3)_3$］　　D. 环己烷

31. 化合物 A 的分子量是 82，1mol A 能吸收 2mol H_2，当与 Cu_2Cl_2 氨溶液反应时，没有沉淀生成，A 吸收 1mol H_2 后所得烯烃 B 的破裂氧化产物，只有一种羧酸，A 的结构为（　　）。

A. $CH_3C≡CCH_2CH_2CH_3$　　B. $CH_3CH_2C≡CCH_2CH_3$

C. $CH≡C—CH_2CH_2CH_3$　　D. $CH≡C—CH_2CH(CH_3)_2$

32. 下列物质中不能发生 Friedel-Crafts（傅 - 克）反应的是（　　）。

A. 甲苯　　B. 苯酚　　C. 硝基苯　　D. 萘

33. 下列物质中不具有芳香性的是（　　）。

A. 吡咯　　B. 噻吩　　C. 吡啶　　D. 环辛四烯

34. 下列化合物进行硝化反应时，最活泼的是（　　）。

A. 苯　　B. 对二甲苯　　C. 间二甲苯　　D. 甲苯

35. 下列物质发生亲电取代反应的活性顺序为（　　）。

a. 氯苯　　b. 苯酚　　c. 硝基苯　　d. 苯

A. b ＞ d ＞ a ＞ c　　B. a ＞ b ＞ c ＞ d　　C. c ＞ a ＞ b ＞ d　　D. d ＞ c ＞ b ＞ a

36. 1- 戊烯 -4- 炔与 1mol Br_2 反应时，预期的主要产物是（　　）。

A. 3, 3- 二溴 -1- 戊 -4- 炔　　B. 1, 2- 二溴 - 戊 -1, 4- 二烯

C. 4, 5- 二溴 - 戊 -1- 炔　　D. 1, 5- 二溴 - 戊 -1, 3- 二烯

37. $CH_2═CH—CH═O$ 分子中存在（　　）共轭体系。

A. p-π　　B. π-π　　C. σ-π　　D. σ-p

38. 已知 $RC\equiv CH + NaNH_2 \longrightarrow RC\equiv CNa + NH_3$，炔钠加水又能恢复成烯烃；$RC\equiv CNa + H_2O \longrightarrow RC\equiv CH + NaOH$，据此可推测酸性大小为（　　）。

A. $NH_3 > RC\equiv CH > H_2O$　　B. $H_2O > RC\equiv CH > NH_3$

C. $H_2O > NH_3 > RC\equiv CH$　　D. $NH_3 > H_2O > RC\equiv CH$

39. 用乙炔为原料制取 $CH_2Br—CHBrCl$，可行的反应途径是（　　）。

A. 先加 Cl_2，再加 Br_2　　B. 先加 Cl_2，再加 HBr

C. 先加 HCl，再加 HBr　　D. 先加 HCl，再加 Br_2

40. 下列炔烃中，在 $HgSO_4$-H_2SO_4 的存在下发生水合反应，能得到醛的是（　　）。

A. $CH_3C\equiv CCH_3$　　B. $CH_3CH_2CH_2C\equiv CH$

C. $CH_3C\equiv CH$　　D. $CH\equiv CH$

二、简答题

1. 写出下列烷烃或环烷烃的结构式。

（1）不含有仲碳原子的 4 碳烷烃。

（2）具有 12 个等性氢原子，分子式为 C_5H_{12} 的烷烃。

（3）分子中各类氢原子数之比为：1°H∶2°H∶3°H=6∶1∶1，分子式为 C_7H_{16} 的烷烃。

（4）只有 1 个伯碳原子，分子式为 C_7H_{14} 的环烷烃。写出所有可能的环烷烃的结构式并加以命名。

2. 化合物 2, 2, 4, 6- 四甲基庚烷分子中的碳原子，各属于哪一类型（伯、仲、叔、季）碳原子，共有伯、仲、叔、季碳原子多少个，伯氢、仲氢、叔氢多少个？

3. 将下列化合物按沸点降低的顺序排列，并解释原因。

（1）丁烷　　（2）己烷　　（3）3- 甲基戊烷

（4）2- 甲基丁烷　　（5）2, 3- 二甲基丁烷　　（6）环己烷

4. 分析二甲基环己烷的构象异构现象。

5. 用杂化轨道理论阐述丙烷分子中 C—C 键和 C—H 键的形成。

6. 用简便的化学方法区分戊 -1- 烯、戊 -2- 烯、环戊烷。

7. 下面是单烯烃经高锰酸钾氧化所得的产物，试根据这些产物写出烯烃的结构。

（1）$(CH_3)_2CHCOOH$ 和 CO_2。

（2）$HOOCCH_2CH_2CH_2COOH$。

（3）$(CH_3)_2CO$ 和 CH_3COOH。

8. 排列下列碳正离子的稳定性次序，并解释原因。

$CH_3\overset{+}{C}HCH{=}CH_2$　　$CH_2{=}CHCH_2\overset{+}{C}H_2$

$H_3C—HC{=}CH—\overset{+}{C}H_2$　　$(CH_3)_2\overset{+}{C}—CH{=}CH_2$

9. 马氏规则的内容是什么？利用丙烯与 HI 的反应解释马氏规则。

10. 有 A、B 两个化合物，其化学式都是 C_6H_{12}，A 经臭氧氧化并与锌和酸反应后得到乙醛和甲乙酮，B 经酸性高锰酸钾氧化只得到丙酸，写出 A 和 B 可能的结构式。

11. 比较苯的溴代反应和丙烯与 HBr 的加成反应有何异同。

12. 比较炔烃和烯烃与卤化氢的亲电加成反应的难易，为什么？

13. 比较苯、溴苯、硝基苯、甲苯进行硝化反应的活性，并解释原因。

14. 根据休克尔规则，判断下列化合物有无芳香性。

(1) 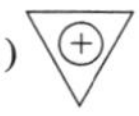 (2) 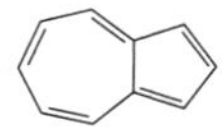 (3) 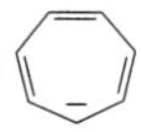 (4) 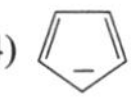 (5) 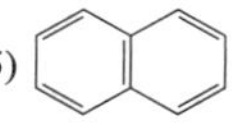

15. 试比较乙炔、乙烯和乙烷的酸性强弱，并解释原因。

16. 如何鉴别丁 -1- 炔和丁 -2- 炔？写出实验方法及现象。

17. 为什么室温时氯气与烯烃的双键发生加成反应，而氯气在高温（500℃）时只发生双键的 α-H 原子的取代反应？

18. 1- 苯基 -2- 甲基丙烷与溴在光照下，生成 2- 甲基 -1- 苯基 -1- 溴丙烷的反应中，不会生成或几乎不会生成 2- 甲基 -1- 苯基 -2- 溴丙烷，为什么？

19. 某化合物（A）的分子式为 C_9H_{12}，能被高锰酸钾氧化得到化合物（B）分子式为 $C_8H_6O_4$。将 A 进行硝化，只得到两种一硝基产物。试推测 A、B 的结构式，用反应式表示推断过程。

20. 简述 C_{60} 的结构和在医药上的应用。

第十章

卤代烃的性质及化学反应机制

学习目标

（1）了解卤代烃的分类、物理性质和普通命名法。

（2）掌握卤代烃的系统命名法、结构特点及诱导效应的概念。

（3）理解亲核取代反应和消除反应的机理，学会应用卤代烃的化学性质合成相关化合物。

烃分子中的一个或几个氢原子被卤素原子取代后生成的化合物称为卤代烃（halohydrocarbons），通式为 R—X，R 表示烃基，X 表示卤素（F、Cl、Br、I），卤原子是卤代烃的官能团。

卤代烃在自然界中含量稀少，主要存在于海洋生物中，大部分卤代烃通过烃和卤素的取代反应或由不饱和烃与卤素、卤化氢发生加成反应来制备。这类化合物是重要的有机合成中间体，且应用广泛，如二氯甲烷、氯仿、四氯化碳等是常用有机溶剂，三氯乙烯是良好的干洗剂，一些卤代烃还具有较强的药理活性，如氯仿、氟烷是临床上常用的麻醉剂；盐酸氮芥是一种抗淋巴瘤药；血防 846（$C_8H_4Cl_6$）是一种广谱抗寄生虫药。卤代烃作为关键化工原料，在医药、农药等领域发挥非常重要的作用。

第一节　卤代烃的结构、分类和命名

一、卤代烃的结构

在卤代烃分子中，C—X 键中的碳原子为 sp^3 杂化，碳与卤素以 σ 键相连，键角接近 109.28°。因为卤素原子的电负性比碳原子大，所以碳卤键为极性共价键，成键电子对偏向卤原子，碳原子带有部分正电荷，而卤原子带有部分负电荷。

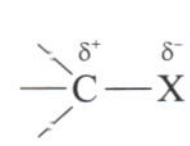

二、卤代烃的分类

根据卤原子所连接烃基结构的不同，卤代烃分为饱和卤代烃、不饱和卤代烃、芳香卤代烃。

RCH_2X	$RCH{=}CHX$	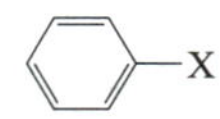
饱和卤代烃	不饱和卤代烃	芳香卤代烃

根据卤原子所连接碳原子类型的不同，卤代烃分为伯、仲、叔卤代烃，或称为一级（1°）、二级（2°）、三级（3°）卤代烃。

$RCH_2{-}X$	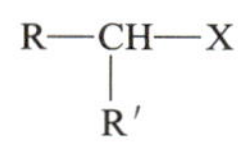	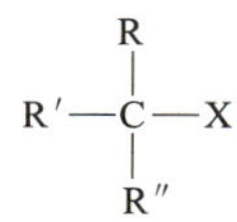
伯卤代烃	仲卤代烃	叔卤代烃

根据分子中所含卤原子数目的不同，卤代烃分为一元卤代烃、二元卤代烃、多元卤代烃。

$RCH_2{-}X$	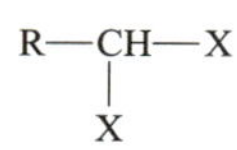	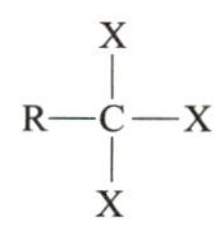
一元卤代烃	二元卤代烃	三元卤代烃

三、卤代烃的命名

（一）普通命名法

简单的卤代烃用普通命名法，根据相应的烃基命名，称为某基卤。例如：

$CH_2{=}CHCH_2Br$
烯丙基溴
ally bromide

$CH_3CH_2CH_2Cl$
(正)丙基氯
n-propyl chloride

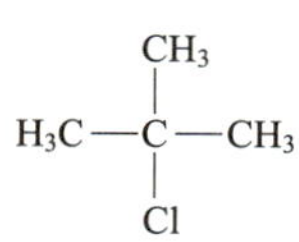
叔丁基氯
tert-butyl chloride

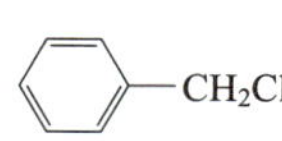
苄氯
benzyl chloride

也可以在烃名称前面直接加“卤代”二字，称为“卤（代）某烃”，“代”字常省略。例如：

CH_3Cl
氯甲烷
chloromethane

$CH_2{=}CHBr$
溴乙烯
bromoethene

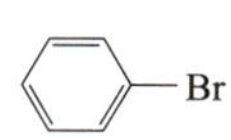
溴苯
phenyl bromide

(二) 系统命名法

对于结构复杂卤代烃的命名，采用系统命名法。

1. 卤代烷

饱和卤代烃（卤代烷）命名时，以烃为母体，按饱和烃的命名原则对母体进行编号，将卤素作为取代基，然后按照英文名称字母的顺序排列，写在母体名称之前。例如：

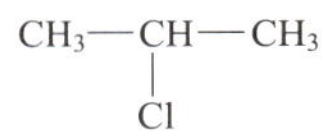

2-氯丙烷
2-chloropropane

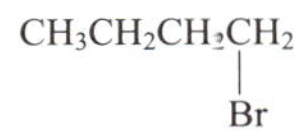

1-溴丁烷
1-bromobutane

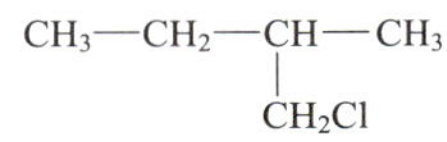

1-氯-2-甲基丁烷
1-chloro-2-methylbutane

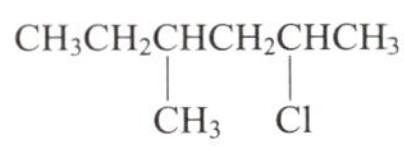

2-氯-4-甲基己烷
2-chloro-4-methylhexane

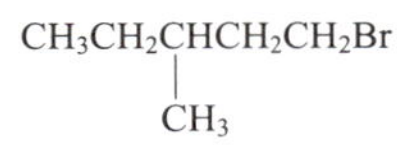

1-溴-3-甲基戊烷
1-bromo-3-methylpentane

2. 卤代烯烃和卤代炔烃

命名不饱和卤代烃时按不饱和烃的命名原则命名。例如：

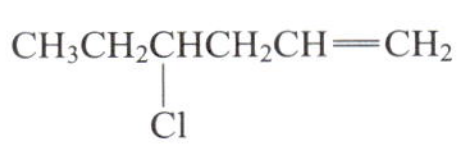

4-氯己-1-烯
4-chlorohex-1-ene

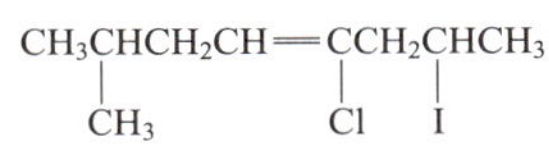

4-氯-2-碘-7-甲基辛-4-烯
4-chloro-2-iodo-7-methyloct-4-ene

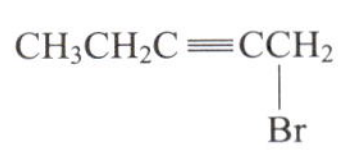

1-溴戊-2-炔
1-bromopent-2-yne

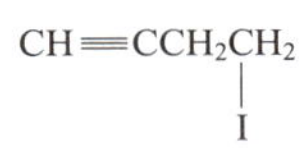

4-碘丁炔
4-iodobutyne

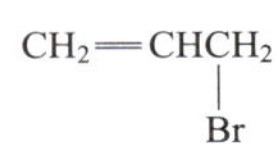

3-溴丙烯
3-bromopropene

3. 芳香族卤代烃

一般以芳烃为母体，卤原子为取代基命名。例如

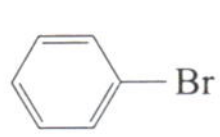

溴苯
phenyl bromide

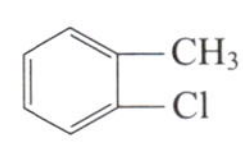

2-氯甲苯(2-氯-1-甲基苯)
2-chloromethylbenzene(2-chloro-1-methylbenzene)

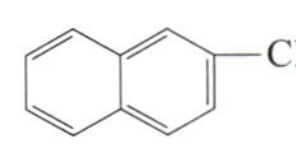

2-氯萘(β-氯萘)
2-chloronaphthalene

当芳环上的烃基侧链较为复杂或是不饱和烃基时，则把脂肪烃当母体，芳环和卤原子作取代基命名。例如：

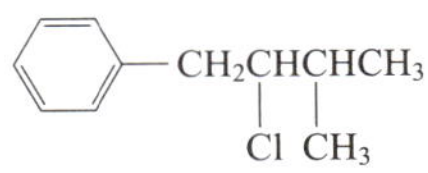

2-氯-3-甲基-1-苯基丁烷
2-chloro-3-methyl-1-phenylbutane

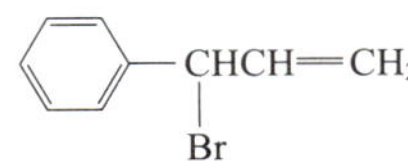

3-溴-3苯基丙-1-烯
3-bromo-3-phenylpro-1-ene

卤代烃有时也用俗称，如碘仿（CHI_3）、氯仿（$CHCl_3$）等。

第二节 卤代烃的性质

一、卤代烃的物理性质

1. 状态

卤代烃的物理性质因烃基及卤原子的种类和数目不同而异。常温下，除 2 个碳以下的氯代烷、溴甲烷和氯乙烯在室温下是气体外，一般的卤代烃多为液体，15 个碳以上的卤代烷为固体。

2. 熔沸点

一卤代烃的熔点、沸点变化规律与烷烃相似，即随分子中碳原子数的增多，熔点、沸点升高。具有相同烃基的卤代烃，碘代烃的沸点最高，其次是溴代烃和氯代烃。碳原子数相同、卤原子相同的异构体中，支链越多，沸点越低。C—X 键的极性使卤代烃分子具有极性（个别分子结构对称的除外，如四氯化碳），因此卤代烃比相应的烷烃的熔点、沸点高。

3. 密度

卤代烃的密度也表现出随分子量增加而增大的规律。除氟代烃和氯代烃外，其他卤代烃的密度均大于 1。一些卤代烃的沸点和密度如表 10-1 所示。

表 10-1　常见卤代烃的沸点和密度

名称	结构式	沸点 / ℃	密度（20℃）/（g · mL^{-1}）
氯甲烷	CH_3Cl	-24.2	0.936
溴甲烷	CH_3Br	3.6	1.676
碘甲烷	CH_3I	42.4	2.279
氯乙烷	CH_3CH_2Cl	12.3	0.898
溴乙烷	CH_3CH_2Br	33.4	1.460
氯乙烯	$CH_2=CHCl$	-14	
溴乙烯	$CH_2=CHBr$	15.6	
氯苯	C_6H_5Cl	132	1.106
溴苯	C_6H_5Br	155.5	1.495
二氯甲烷	CH_2Cl_2	40	1.336
三氯甲烷	$CHCl_3$	61	1.489
四氯化碳	CCl_4	77	1.595

4. 溶解度

所有卤代烃都不溶于水而易溶于有机溶剂。有些卤代烃本身也是常用的有机溶剂，如二氯甲烷、二氯乙烷、氯仿、四氯化碳、二氯乙烯、四氯乙烯等。卤代烃溶剂属于弱极性溶剂，主要用于提取生物碱、苷类等亲脂性有机物。

5. 毒性

大部分卤代烃有毒，经皮肤接触后，侵害神经中枢或作用于内脏器官，引起中毒，如溴乙烷中毒可表现出面部潮红、瞳孔扩大、脉搏加快以及头痛、眩晕等症状，严重者有四肢震颤、呼吸困难、发绀、虚脱等症状，并且临床上尚无溴乙烷中毒的特效解毒剂。所以使用时要注意通风和防护。

二、卤代烃的化学性质

卤原子是卤代烃的官能团，卤代烃的许多化学性质都是由卤原子的存在而引起的。由于卤素原子吸电子能力强、电负性较大，所以 C—X 键的共用电子对向卤原子偏移，即 $C_{\delta^+} \rightarrow X_{\delta^-}$，使 α-C 带部分正电荷，容易受亲核试剂的进攻而发生亲核取代反应；C—X 键的极性通过诱导效应使 β-C—H 键的极性增强，在强碱性试剂作用下与卤原子一起消除一分子 HX，生成烯烃，发生 β- 消除反应；此外，卤代烃还可以与一些活泼的金属反应，生成的有机金属化合物在有机合成中被广泛应用。

（一）亲核取代反应

卤代烃中卤原子电负性大，易被其他基团取代，生成各种类型的化合物。例如：

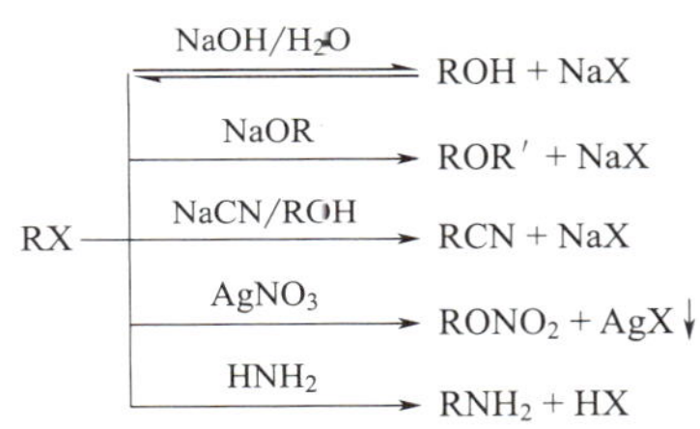

卤代烃与氢氧化钠的水溶液共热，卤原子被羟基取代生成醇，称为卤代烃的水解(hydrolysis)。工业上就是利用这个反应来制备戊醇的。

卤代烃与醇钠的醇溶液共热，卤原子被烷氧基取代生成醚，称为卤代烃的醇解(alcoholysis)。这是制备不对称醚最常用的一种方法。

卤代烃与氰化钠反应，卤原子被氰基取代，生成比原料卤代烃多一个碳原子的腈。这是制备腈的主要方法，也是有机合成中增长碳链的重要手段之一。此外，引入—CN 基团后还可进一步转化为其他官能团，如—COOH, $—CONH_2$ 等。

某些卤代烃可与硝酸银的乙醇溶液作用，生成卤化银沉淀。利用此性质可鉴别卤代烃。

卤代烃与氨反应，卤原子被氨基取代生成胺。

上述反应都是由试剂的负离子部分如 OH^-，RO^-，CN^- 等或具有未共用电子对的分子如 NH_3 等进攻卤代烃分子中电子云密度较小的，带部分正电荷的碳原子引起的。这些进攻的离子或分子都能供给一对电子与缺电子的碳形成共价键，它们具有亲核的性质，这些能产生以上负离子的试剂如 NaOH、NaOR、NaCN、NH_3 等称为亲核试剂。由亲核试剂进攻引起的取代反应称为亲核取代反应，以 S_N 表示，其中 S 代表取代，N 代表亲核。亲核取代反应是卤代烃的典型反应，可用通式表示如下：

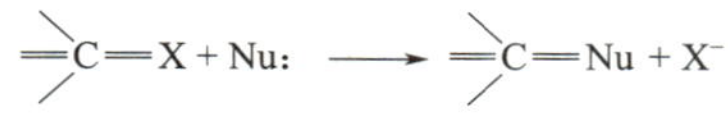

式中，Nu: 为亲核试剂；X^- 为反应中被取代的基团。卤代烃的亲核取代反应可用于各种官能团的转变以及碳碳键的形成，在有机合成中具有广泛的用途。

在研究卤代烃的亲核取代反应中，可以发现有些卤代烃的亲核取代反应仅与卤代烃的浓度有关，而另一些则与卤代烃和碱的浓度都有关系。根据反应动力学特征，亲核取代反应可分为两种机制，即单分子亲核取代反应（S_N1）和双分子亲核取代反应（S_N2）。在 S_N1 机制中，反应速率仅与反应底物卤代烃的浓度相关，分两步进行。

亲核取代反应受到多种因素的影响，包括反应底物的烷基结构、离去基团的性质、试剂的亲核性能，以及溶剂极性的影响。

概括来说，按 S_N2 机制进行的卤代烃的水解速率是一级卤代烷最快，三级卤代烷最慢；按 S_N1 机制进行的卤代烃的水解速率是三级卤代烷最快，一级卤代烷最慢。在伯碳原子上的亲核取代反应主要按 S_N2 机制进行；在叔碳原子上的亲核取代反应主要是按 S_N1 机制进行；在仲碳原子上的亲核取代反应则根据具体反应条件，可以按 S_N2 机制，也可以按 S_N1 机制，或者同时按 S_N2 和 S_N1 机制进行。

离去基团的碱性越弱，在决速步骤中越容易带着电子对离开中心碳原子，即反应物越容易被取代。

通常，亲核试剂亲核能力越强，反应经过 S_N2 历程过渡态所需的活化能就越低，越容易通过协同历程完成取代反应。

极性溶剂促使卤代烃的 C—X 键异裂生成碳正离子，有利于反应按 S_N1 机制进行。例如，$C_6H_5CH_2Cl$ 的水解反应，在水中时按 S_N1 机制进行，而在极性较小的丙酮中则按 S_N2 机制进行。

（二）消除反应

卤代烃在氢氧化钾（或氢氧化钠）的乙醇溶液中加热，分子内脱去一分子卤化氢，生成烯烃。这种由分子内脱去一个小分子（如 HX、H_2O 等），生成含不饱和键化合物的反应，称为消除反应（elimination，E）。

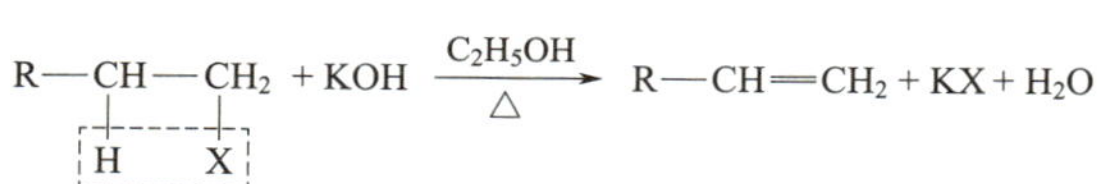

反应中，卤代烃除 α-C 上脱去 X 原子外，还从 β-C 上脱去 H 原子，故又称 β- 消除反应。例如：

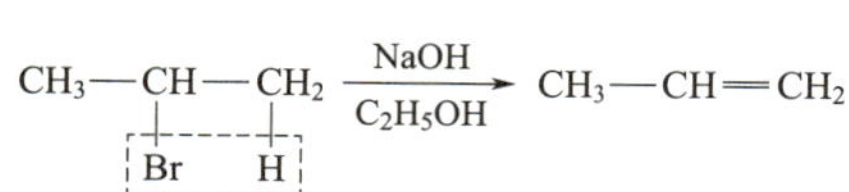

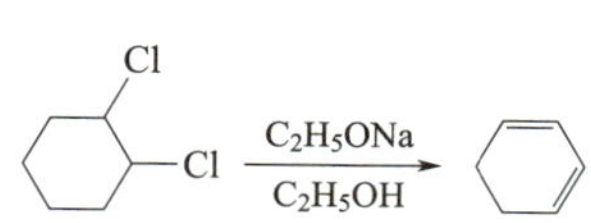

不同结构的卤代烃发生消除反应的活性不同。叔卤代烷最容易脱去卤化氢，仲卤代烷次之，伯卤代烷最难。仲卤代烷和叔卤代烷分别有两个或三个 β-C 原子，当其中 β-C 上连有不同烃基时，生成不同的烯烃。例如：

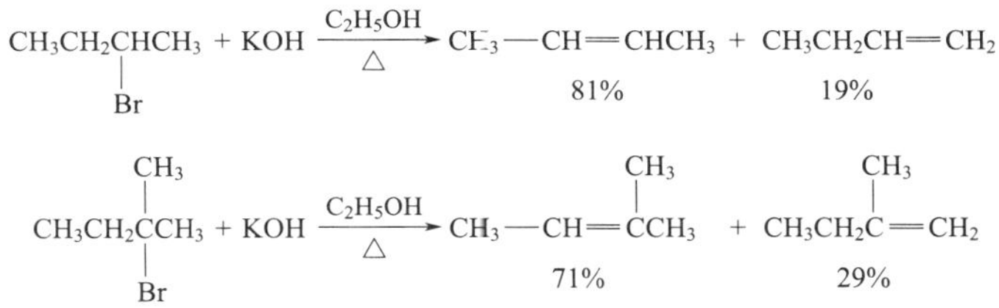

实验结果表明，所生成的主产物是双键碳原子上连有最多烃基的烯烃。这一经验规律由札依采夫发现，故称为札依采夫（Saytzeff）规则。此规则说明消除反应主要发生在含氢原子较少的 β-C 原子上，即连有烃基多的 β-C 原子上，生成双键碳上烃基较多的烯烃。

消除反应的这种取向规律与所生成烯烃的稳定性有关，其规律是双键碳原子上连接的烷基越多，烯烃越稳定。生成的烯烃越稳定，反应就越容易进行。烯烃的稳定性次序为：

$R_2C{=}CR_2 > R_2C{=}CHR > R_2C{=}CH_2 > RHC{=}CHR > RHC{=}CH_2 > H_2C{=}CH_2$

卤代烃的消除反应在大多数情况下是与取代反应同时进行，而且是相互竞争的。究竟哪一种反应占优势，则与反应物的结构和反应条件有关。

在反应机制方面，消除反应同亲核取代反应一样，具有两种不同的反应路径，有些反应速率与卤代烃浓度和碱浓度有关，为双分子消除反应（E2）；而有些反应速率仅与卤代烃浓度有关，为单分子消除反应（E1）。

与 S_N2 机制相似，E2 机制也是一个协同反应过程。在反应中碱性亲核试剂 OH^- 进攻并夺取卤代烃分子中 β- 碳上的氢，使 β-H 以质子的形式离去，同时 C—X 键逐渐拉长并断裂，卤原子携带一对电子离去，最终在 α- 碳与 β- 碳之间形成双键。整个过程中，C—H 键与 C—X 键的断裂和双键的形成是同时发生的。

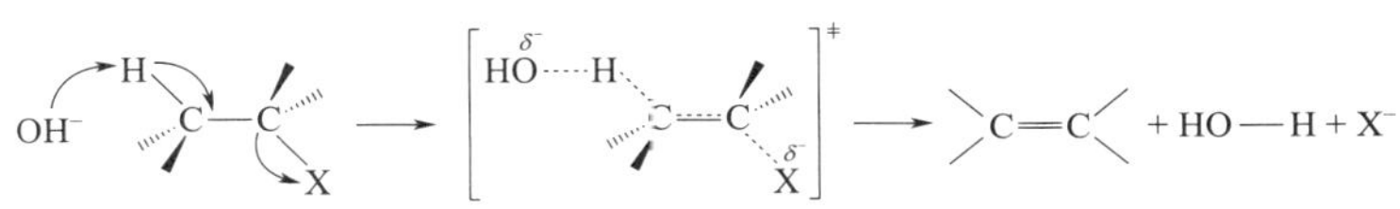

E2 机制和 S_N2 机制的核心差异在于进攻位点的不同。S_N2 机制中，亲核试剂直接进攻 α - 碳原子并与其结合形成共价键；而在 E2 机制中，碱性试剂进攻的是 β- 氢原子并将其夺走。在实际反应体系中，E2 机制和 S_N2 机制是并存和相互竞争的，反应路径的倾向性取决于底物结构、试剂的碱性及反应条件等因素。

E1 机制和 S_N1 机制一样，反应分两步进行。消除反应的第一步，反应底物的 C—X 键发生异裂，生成碳正离子中间体，此时 α- 碳原子由 sp^3 杂化转变为 sp^2 杂化状态，该过程与 S_N1 机制的第一步完全一致。消除反应的第二步，亲核试剂 OH^- 进攻 β- 氢原子，β- 碳原子失去质子后也转变为 sp^2 杂化，α- 碳原子和 β- 碳原子的 p 轨道平行重叠形成 π 键，最终生成烯烃产物。第一步是控制反应速率的步骤，这一步只涉及底物分子，因此反应速率只与底物的浓度有关。

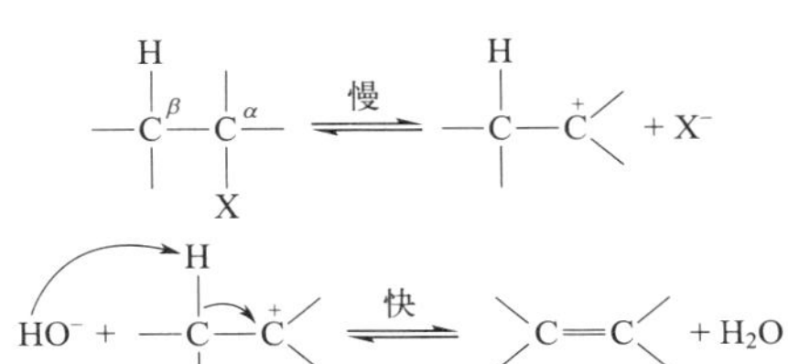

在反应中，E1 机制和 S_N1 机制常呈现竞争性并存。二者的共同点都是先经过碳正离子中间体，不同的是 S_N1 机制进攻 *α*- 碳原子，生成取代产物；而 E1 机制进攻 *β*- 氢原子，生成消除产物。

不论消除反应是 E1 机制还是 E2 机制，不同卤代烃的消除反应活性顺序均为：

叔卤代烷＞仲卤代烷＞伯卤代烷

因为对于 E1 机制，叔卤代烷产生的碳正离子最稳定，因此其活性最高。对于 E2 机制，叔卤代烷消除后生成的烯烃具有更高的取代度，符合札依采夫规则，热力学稳定性更高。

卤代烃在消除反应中以 E1 机制还是 E2 机制为主，主要取决于 C—X 键与 C—H 键断裂的相对速率。如果 C—X 键的断裂速率远大于 C—H 键的断裂速率，则以 E1 机制为主。若两者的速率差别不大，则以 E2 机制为主。实际上，在稀碱或弱碱条件下，仲卤代烷和叔卤代烷易发生 E1；但在浓的强碱及低极性溶剂中，主要以 E2 机制为主。伯卤代烷由于不易产生碳正离子，E1 十分困难，在浓碱存在下，可发生 E2，如表 10-2。

表 10-2　E1 与 E2 发生条件

卤代烃类型	E1 发生条件	E2 发生条件
叔卤代烃	稀碱 / 弱碱，高极性溶剂	浓强碱，低极性溶剂
仲卤代烃	稀碱 / 弱碱，高极性溶剂	浓强碱，低极性溶剂
伯卤代烃	极难发生	浓强碱，加热条件

（三）与金属的反应

卤代烃能和 Li、Na、Mg 等金属发生反应，生成金属原子直接与碳原子相连的一类化合物，称为有机金属化合物（organometallic compound）。用 R—M 表示，其中 M 为金属。

1. 与金属镁的反应

卤代烃与金属镁在无水乙醚中反应，生成的有机镁化合物称为格林雅（Grignard）试剂，简称格氏试剂。格氏试剂不需分离即可直接用于有机合成反应。

$$RX+Mg \xrightarrow{\text{无水乙醚}} RMgX$$

格氏试剂是由 R_2Mg、MgX_2、RMgX 等多种成分形成的平衡体系混合物，一般用 RMgX 表示。在格氏试剂中具有极性非常大的碳镁键，其碳原子带部分负电荷，而金属原子带部分正电荷。带部分负电荷的碳原子具有碱性，也是一个强的亲核试剂。

$$\overset{\delta^-}{C} \longleftarrow \overset{\delta^+}{MgBr}$$

乙醚作为溶剂，是因为它可以与格氏试剂络合生成稳定的溶剂化合物。

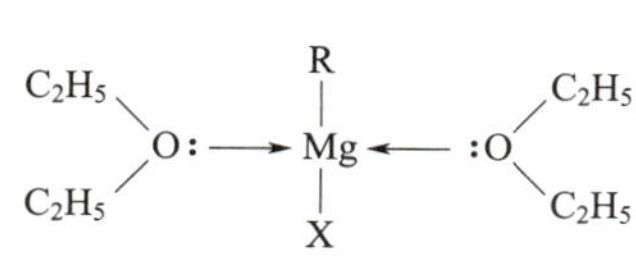

此外，苯、四氢呋喃和其他醚类也可作为溶剂。

格氏试剂的性质活泼，能与多种含活泼氢的化合物（如水、醇、羧酸、胺等）作用，生成相应的烃。

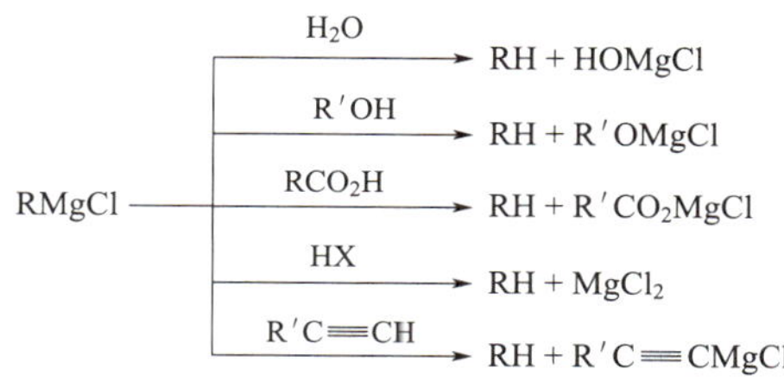

上述反应说明卤代烃通过生成格氏试剂，可以制得相应的烷烃。

格氏试剂遇到含活泼氢的化合物（如水、醇），则立即分解，因此制备 Grignard 试剂必须用无水溶剂，在操作时也要采取隔绝空气中湿气的措施。其他含活泼氢的化合物在制备和使用格氏试剂过程中都须注意避免。格氏试剂是有机合成中用途极广的一种试剂，可用来合成烷、醇、醛、羧酸等各类化合物。例如：

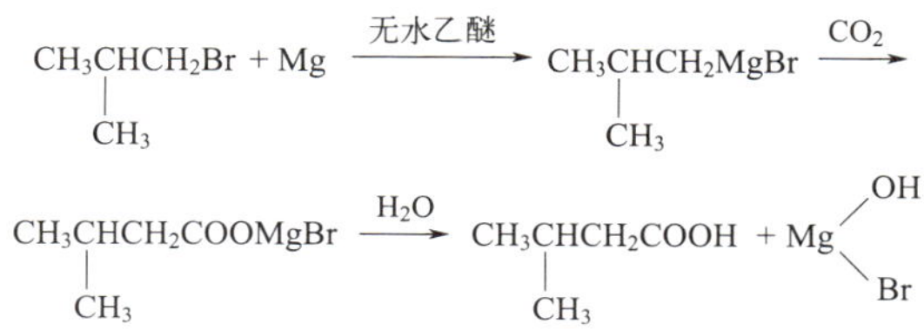

2. 与碱金属反应

卤代烃可与金属钠反应，生成的有机钠化合物立即再与卤代烃反应生成烷烃。这类反应可用来制备含偶数碳原子、结构对称的烷烃，称为武慈（Wurtz）反应。

$$2RX+Na \longrightarrow R—R+NaX$$

卤代烃也可与金属锂作用生成有机锂化合物：

$$RX+2Li \longrightarrow R—Li+LiX$$

有机锂化合物的制备条件与格氏试剂相似，但更为严格。反应性能更活泼，遇水、醇、酸等即分解。

有机锂也可与金属卤代物作用生成各种有机金属化合物，其中重要的如与碘化亚铜反应得二烃基铜锂，称为铜锂试剂。它是一种很好的烷基化试剂，与卤代烃反应可生成烷烃。

$$2RLi+CuI \longrightarrow R_2CuLi+LiI$$

$$R_2CuLi+R'X \longrightarrow R—R'+LiX+RCu$$

（四）不饱和卤代烃

不饱和卤代烃的化学性质受到卤原子与不饱和键相对位置的影响。在一卤代烯烃和一卤代芳烃分子中，根据卤原子和双键的相对位置可分为三类。

1. 乙烯型卤代烃

通式为 RCH═CH—X，卤素与双键上的碳原子或芳环上的碳原子直接相连。例如：

CH_2═CH—Cl

氯乙烯

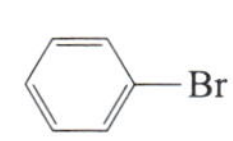

溴苯

乙烯型卤代烃与硝酸银醇溶液共热，没有卤化银沉淀产生。这是因为卤原子的一对未共用电子对所在的 p 轨道可与双键碳原子上的 π 键平行重叠，形成 p-π 共轭，卤原子上的未共用电子对向双键方向移动（图 10-1），C—Cl 间电子云密度的增大，增加了 C—Cl 键的稳定性，使卤原子不易离去，难以发生亲核取代反应。此外，与卤原子直接相连的碳是 sp^2 杂化，其电负性大于 sp^3 杂化的碳原子，因此卤原子不易从碳原子处带着一对电子离开。卤代芳烃中卤原子直接连在苯环上，其活性与乙烯型卤代烃相似。

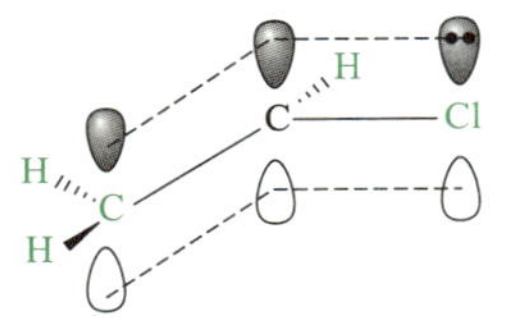

图 10-1　乙烯型卤代烃的轨道模型

2. 烯丙基型卤代烃

通式为 RCH═CHCH$_2$—X，卤素与双键（或苯环）相隔一个碳原子。例如：

CH$_2$═CH—CH$_2$—Cl

3-氯丙烯

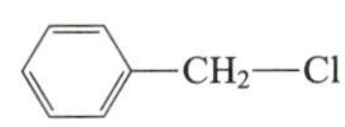

氯甲基苯

烯丙基型卤代烃的反应活性比乙烯型卤代烃的活性高，可以在室温下与硝酸银的醇溶液反应，生成卤化银沉淀。这是因为卤原子离解后生成的烯丙基正离子可以形成一种缺电子的 p-π 共轭体系（p 电子数目少于原子数目）（图 10-2）。因此，氯丙烯比较容易离解产生碳正离子和氯离子。苄卤的反应活性与烯丙基型卤代烃相似。

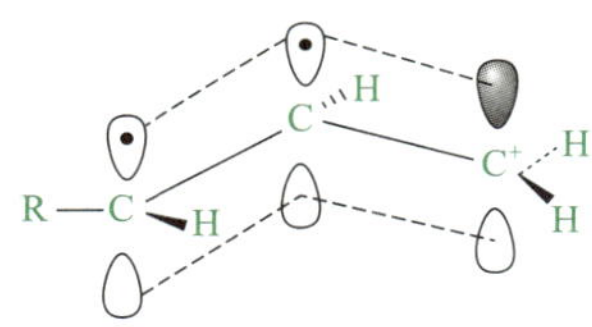

图 10-2　烯丙基碳正离子的轨道模型

3. 孤立型卤代烯烃

通式为 RCH═CH（CH$_2$）$_n$X（$n \geqslant 2$），卤素与双键相隔两个以上碳原子。例如：

CH$_2$═CH—CH$_2$CH$_2$—Cl

4-氯-1-丁烯

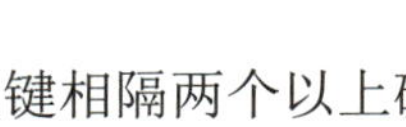

1-苯基-2-氯乙烷

在这类卤代烃中，卤原子与碳碳双键相隔两个或两个以上饱和碳原子。如把这类卤代烃与硝酸银的乙醇溶液作用，一般要加热才能慢慢产生卤化银沉淀。孤立型卤代烯烃中的卤素的活性与卤代烃中卤原子的活性相似。

在孤立型卤代烯烃中，反应活性顺序为：叔卤代烃＞仲卤代烃＞伯卤代烃。

综上可知，三类卤代烃的反应活性是：烯丙基型卤代烃＞孤立型卤代烯烃＞乙烯型卤代烃。

第三节　医学中重要的卤代烃

1. 氯仿

氯仿的化学名称为三氯甲烷（$CHCl_3$），是一种无色而有香甜味的液体，是一种不燃性溶剂和合成原料，也是麻醉剂（但对心、肝的毒性较大，目前很少应用）。由于医用氯仿必须十分纯净，故要保存在密封的棕色瓶中，常加入 1% 乙醇以破坏可能生成的光气。三氯甲烷可以由甲烷氯化得到。四氯化碳还原也生成三氯甲烷。此外，工业上还用乙醇或乙醛与次氯酸盐作用来合成氯仿。

2. 氯乙烷

氯乙烷在常温下是略带甜味的气体，沸点 12.2℃，低温或加压下成为无色透明液体，易挥发，通常装于压缩钢瓶中使用。工业上用作冷却剂，在有机合成上用作乙基化试剂。施行小型外科手术时，用作局部麻醉剂，将氯乙烷喷洒在施行手术的部位，由于迅速汽化吸热，引起皮肤骤冷而暂时失去感觉。

3. 二氟二氯甲烷

二氟二氯甲烷俗称氟利昂，常温下为气体，沸点为 −29.8℃，易压缩为液体，解除压力后立即汽化，同时吸收大量的热。因其具有无臭、无腐蚀性、不燃烧和化学性质稳定等优点而被用作制冷剂。但近年来发现，氟利昂的大量使用和废弃会导致大气臭氧层的破坏，从而产生全球性的环境污染问题。

4. 氟烷

氟烷（$CF_3CHClBr$），学名 2- 溴 -2- 氯 -1, 1, 1- 三氟乙烷，无色透明液体，沸点 49 ～ 51℃，有焦甜味，不能燃烧。氟烷是一种新型麻醉剂，麻醉效果比乙醚高 4 倍，停药后很短的时间即可苏醒。氟烷对皮肤和黏膜无刺激作用，对肝肾功能无持续性损害，但对心血管系统有抑制作用，可降低血压。

5. 四氟乙烯

四氟乙烯（$CF_2{=}CF_2$）为无色气体，沸点为 −76.3℃，可聚合制得聚四氟乙烯。

$$nCF_2{=}CF_2 \longrightarrow \left[CF_2-CF_2 \right]_n$$

聚四氟乙烯有耐热性、耐腐蚀性，化学性质稳定性超过一切塑料，有“塑料王”之称，商品名为“特氟龙”（Teflon）。

拓展阅读

人工合成的麻醉剂

人工合成麻醉剂的诞生，无疑是现代医学史上一座璀璨的里程碑。从最初简单的止痛需求，到如今能精确控制麻醉深度与时长，其发展历程见证了人类智慧与科学探索的伟大力量。

麻醉剂的发展历程，是一部人类挑战病痛、守护生命的壮丽史诗。回溯历史，早期的麻醉手段充满风险与不确定性。相传扁鹊“遂饮二人毒酒，迷死三日，剖胸探心，易而置之；

投以神药，既悟如初……”这是古人最早使用“麻醉剂”的记录，展现了古人的智慧，但是这种神奇的技艺并未得以传承。在漫长的岁月里，医生们不断探索更安全有效的麻醉方法，直到人工合成麻醉剂的出现，才改写了医学史。

人工合成麻醉剂中，三氟溴氯乙烷（氟烷）（氟烷结构式如图 10-3 所示），是麻醉领域中的里程碑式成果。氟烷与曾被广泛使用的氯仿相比，优势显著：氯仿在保存中易被空气氧化生成剧毒光气，而氟烷不燃烧、不爆炸，安全性大幅提升；其麻醉效能更是惊人，强度达到乙醚的 4 倍、氯仿的 2 倍，且麻醉诱导期短、用量少，对呼吸道无刺激，可控性极佳，广泛应用于小型手术与复合麻醉，为无数患者减轻了手术痛苦。

人工合成麻醉剂的广泛应用，不仅让患者在手术中免受剧痛折磨，更赋予了医生攻克复杂病症的信心，推动医学向更前沿的领域探索。从简陋的原始麻醉到精准高效的现代药剂，麻醉剂的每一次创新都与现代医学的发展紧密相连，见证着人类对生命健康的不懈追求。

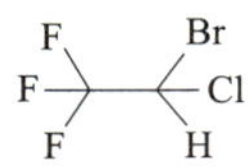

图 10-3　三氟溴氯乙烷的结构式

站在新的历史起点上，化学家与医学家肩负着更重大的使命。持续研发安全性更高、适用性更广的创新型化学麻醉剂，让科技成果切实造福人类，这不仅是专业职责，更是对生命的崇高敬意。我们期待更多突破性成果的涌现，让麻醉技术不断升级，为守护人类健康筑起更坚实的屏障。

学习小结

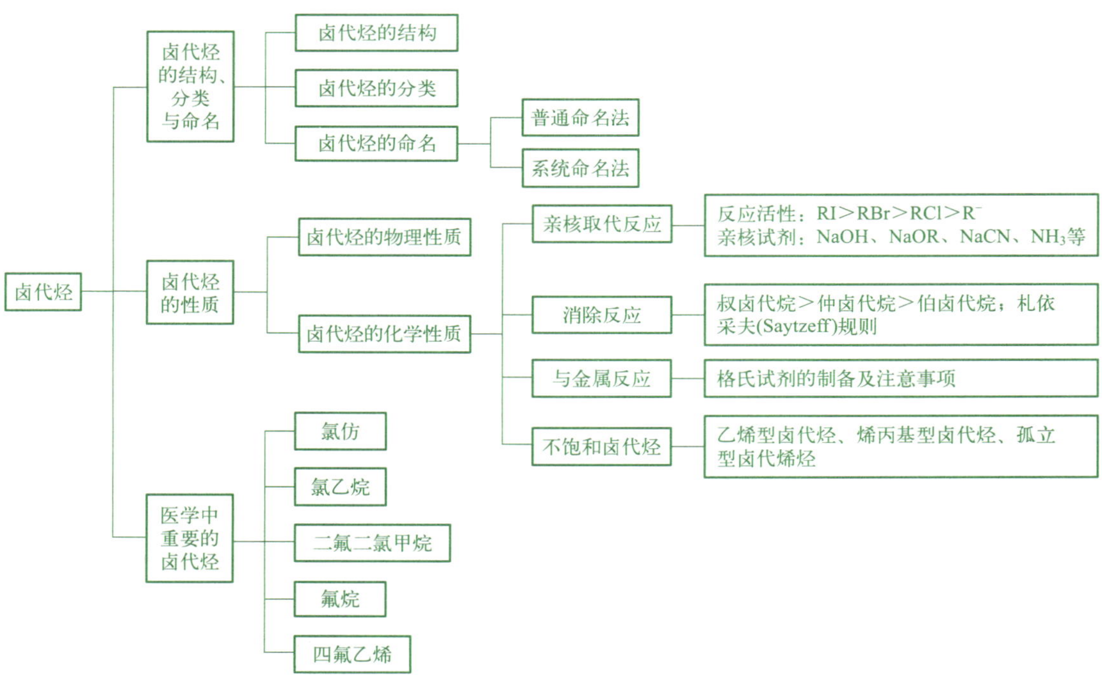

习题

1. 用化学方法鉴别下列各组化合物。

（1）2- 氯丙烷　　2- 溴丙烷　　2- 碘丙烷

（2）1- 氯丙 -1- 烯　　3- 氯丙 -1- 烯　　4- 氯丁 -1- 烯

2. 命名或写出下列化合物的结构式。

（1）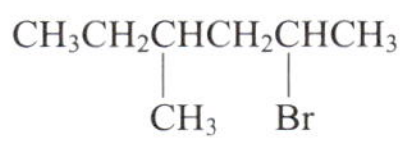

（2）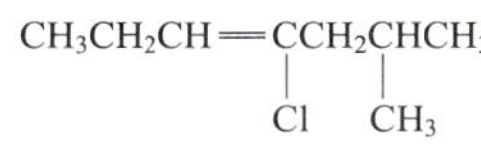

（3）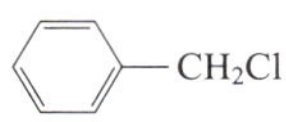

（4）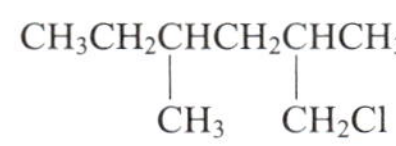

（5）1, 4- 二氯苯　　（6）丙烯基溴　　（7）4- 溴戊 -2- 烯　　（8）2- 氯甲苯

3. 完成下列反应方程式。

（1）$CH_3CH_2CH_2Br+NaOH \xrightarrow[\triangle]{H_2O}$

（2）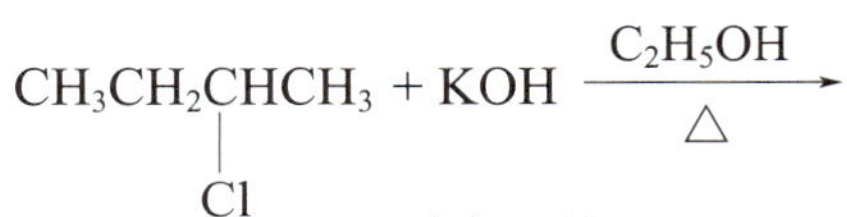

（3）$CH_3CH_2Br+Mg \xrightarrow{\text{无水乙醚}} ? \xrightarrow{H_2O}$

（4）$CH_3CH_2Cl+AgNO_3 \xrightarrow{C_2H_5OH}$

第十一章

醇、酚、醚的理化性质及医学意义

学习目标

（1）了解醇的分类，掌握醇、酚、醚的命名和结构。

（2）了解醇和醚的制备方法，掌握醇、酚和醚的理化性质及相关机理。

醇（alcohol）、酚（phenol）、醚（ether）中都含有氧原子，均可看作水的烃基衍生物，广泛存在于自然界中，是三类与医药学关系密切的有机化合物，它们在药物合成、消毒、麻醉、辅料等方面都有广泛应用，例如，75% 乙醇用于皮肤消毒（高效杀菌），也可作为溶剂制备酊剂或提取中药有效成分；甘油（丙三醇）可用作药物辅料（保湿剂、润滑剂，如栓剂、软膏）；水杨酸（邻羟基苯甲酸）可合成阿司匹林（乙酰水杨酸，解热镇痛抗炎药）；乙醚在历史上曾用作全身麻醉剂（因易燃易爆，已被更安全的药物替代）。这三类化合物在药物化学、制剂和临床应用中具有重要地位，是医药学基础研究的核心内容之一。

第一节　醇

一、醇的结构和命名

（一）醇的结构

醇的结构特点是烃基直接与饱和碳原子相连，一般认为醇烃基中的氧原子为不等性 sp^3 杂化，两对未共用电子对分别位于两个 sp^3 杂化轨道中，余下的两个 sp^3 杂化轨道分别与碳原子及氢原子形成 C—O 和 O—H σ 键。以甲醇（CH_3OH）为例，醇羟基中的氧原子为不等性 sp^3 杂化，外层的 6 个电子分布在 4 个 sp^3 轨道，其中 2 个电子分别与 C、H 成键，余下两对孤对电子占据另外 2 个 sp^3 轨道，结构如下：

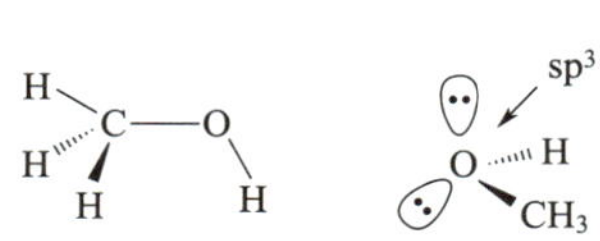

由于氧原子的电负性强于碳原子和氢原子，醇分子中的C—O 键和 O—H 键的电子云偏向于氧原子，为极性共价键，因此醇为极性分子，偶极方向指向烃基。

（二）醇的命名

1. 普通命名法

一般适用于结构较简单的醇。通常是在“醇”前加上烃基名称，称为“某醇”。英文名称是在相应的烷基名称后加 alcohol 。例如：

CH_3OH

甲醇
methyl alcohol

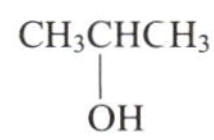

异丙醇
isopropyl alcohol

$CH_3CH_2CH_2CH_2OH$

正丁醇
n-butyl alcohol

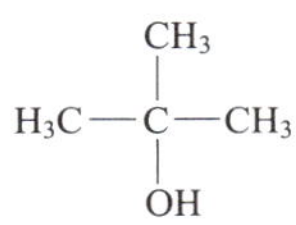

叔丁醇
tert-butyl alcohol

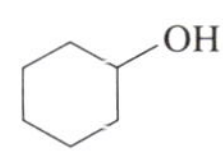

环己醇
cyclohexyl alcohol

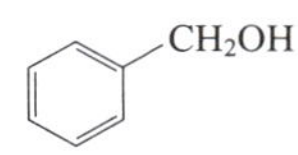

苄醇(苯甲醇)
benzyl alcohol

2. 系统命名法

结构较为复杂的醇用系统命名法命名。命名原则是选择连有羟基碳原子在内的最长碳链作为主链，称为“某醇”；从靠近羟基的一端开始依次给主链碳原子编号，在“某”字后用阿拉伯数字标出羟基的位置；将支链的位置和名称写在前面。英文名称是将相应的烷烃名称中的词尾“-ane”改为“-anol”。例如：

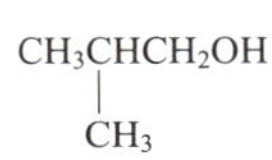

2-甲基丙-1-醇
2-methylpropane-1-ol

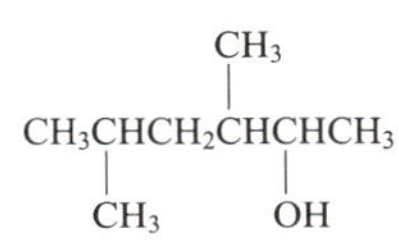

3, 5-二甲基己-2-醇
3, 5-dimethylhexan-2-ol

对于芳香醇，通常将链醇作为母体，芳基作为取代基。例如：

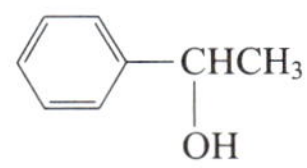

1-苯基乙醇
1-phenylethan-1-ol

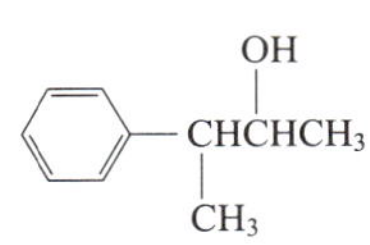

3-苯基丁-2-醇
3- phenylbutan-2-ol

对于脂环醇，根据与羟基相连的脂环烃基命名为“环某醇”，环碳原子的编号从连有羟基的碳原子开始。例如：

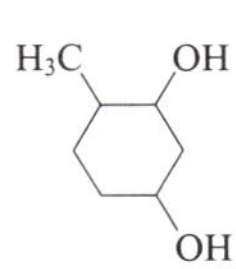

4-甲基环己-1, 3-二醇
4-methylcyclohexane-1,3-diol

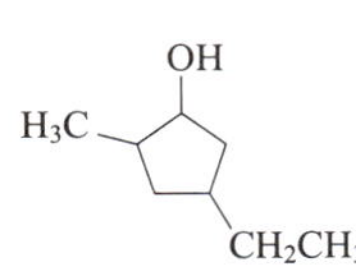

4-乙基-2-甲基环戊醇
4-ethyl-2-methylcyclopentanol

对于不饱和醇，依然选择含有羟基碳原子在内的最长碳链作为主链，从靠近羟基的一端开始编号。当主链中含有不饱和键时，称为“某烯（炔）醇”，并标明不饱和键及羟基的位置。例如：

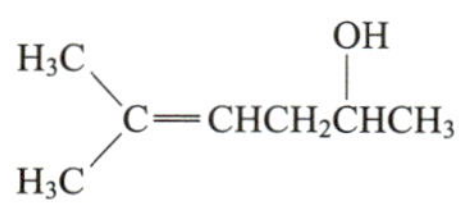

5-甲基己-4-烯-2-醇
5-methylhex-4-en-2-ol

$HC \equiv CCH_2CH_2OH$

丁-3-炔-1-醇
but-3-yn-1-ol

多元醇的命名应选择连有尽可能多的羟基的最长碳链作为主链，依羟基的数目称为某二醇或某三醇等，并标明羟基的位次。英文名称中，二元醇是在烷烃名称词尾加“-diol”，三元醇词尾加“-triol”等。例如：

$HOCH_2CH_2CH_2OH$

丙-1, 3-二醇
propane-1, 3-diol

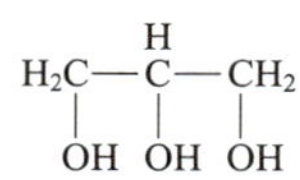

丙-1, 2, 3-三醇
propane-1, 2, 3-triol

二、醇的性质

（一）醇的物理性质

低级一元醇为无色中性液体，具有特殊气味。甲醇、乙醇和丙醇可与水以任意比例混溶；$C_4 \sim C_{11}$ 的醇为油状黏稠液体，仅部分溶于水；C_{12} 以上的醇为无色、无味的蜡状固体，几乎不溶于水。随着醇分子量的增大，烷基对醇分子的影响变得愈加明显，醇的物理性质也愈接近烷烃。一元醇的密度虽然比分子量相当的烷烃大，但仍小于水的密度。

低级醇的熔点和沸点都比分子量相近的烷烃要高，含支链醇的沸点比同碳原子数的直链醇要低。例如，甲醇的沸点比甲烷高 229℃，乙醇的沸点比乙烷高 167℃。这是由于醇分子的羟基之间可通过氢键作用相互缔合，使分子间的作用力增大，在由液态变为气态时，需要吸收更多的热量。

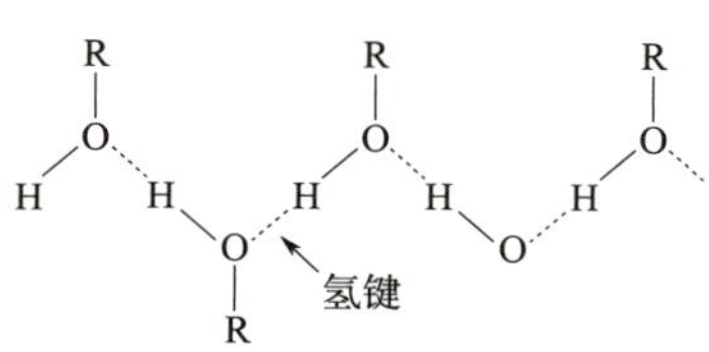

醇分子间通过氢键缔合

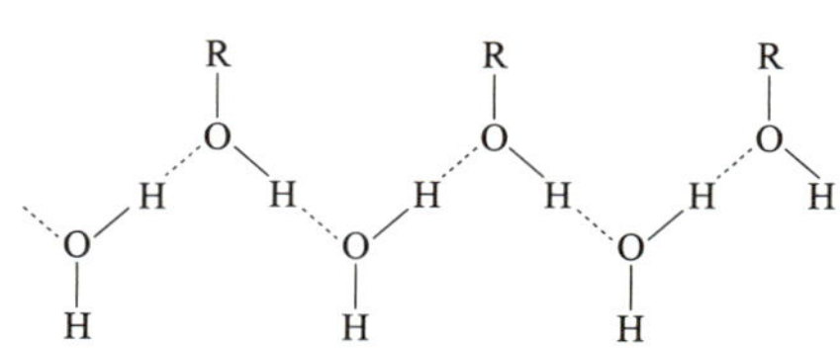

醇分子与水分子通过氢键缔合

醇在水中溶解度的大小主要取决于醇分子的羟基和水分子之间形成氢键的概率。对于 3 个碳原子以下的低级醇或多元醇，羟基的阻碍作用较小，羟基与水分子之间形成氢键的概率较大，可以与水混溶。随着醇分子中羟基数目增多，羟基与水分子之间的氢键作用减弱，醇在水中的溶解度随之降低。

（二）醇的化学性质

醇中的羟基又称为醇羟基，是醇的官能团，醇的化学性质主要由羟基决定。由于氧的电负性较大，醇分子中氧原子上的电子云密度较高，与之相连的碳、氢上的电子云密度较低，所以醇分子具有较强的极性。

在一定条件下，醇的 C—O 键和 O—H 键都能发生断裂。C—O 键的断裂有两种方式，一种是羟基被其他原子或基团取代，发生亲核取代反应；另一种是羟基和 β-H脱去，进行消除反应。O—H 键的断裂主要表现在醇的羟基氢可以被活泼金属置换，羟基氢显示一定的弱酸性。另外，羟基所连 α-C 上的氢比较活泼，容易被氧化。

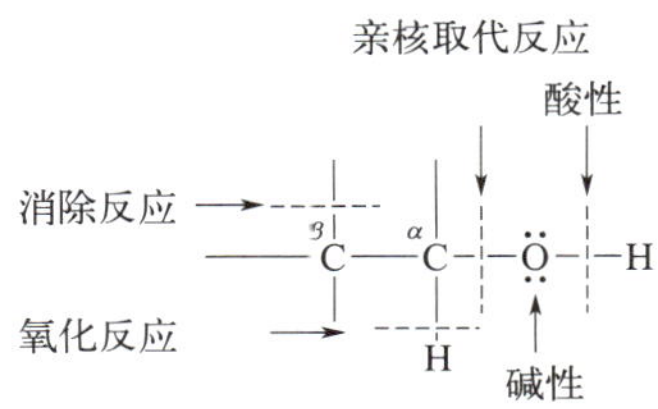

1. 醇的酸碱性

醇分子中的 O—H 键具有极性，容易断裂而提供质子，具有一定的酸性，可与活泼金属或其氢化物（如钠、钾、镁等）反应放出氢气生成醇盐。

$$2ROH+2Na \longrightarrow \underset{\text{醇钠}}{2RONa}+H_2\uparrow$$

$$2ROH+Mg \longrightarrow \underset{\text{醇镁}}{(RO)_2Mg}+H_2\uparrow$$

$$RONa+H_2O \longrightarrow NaOH+ROH$$

$$ROH+R'MgX \longrightarrow Mg(OR)X+R'H$$

由于醇羟基中氢的活性比水中氢原子的活性低得多，醇与活泼金属的反应比水与活泼金属的反应温和。这是因为醇羟基与斥电子的烃基相连，烃基的 +I 诱导效应使羟基中氧原子上的电子云密度增加，减弱了氧吸引 H—O 间电子对的能力，即降低了 H—O 键的极性，使醇羟基的 H 不及水中的 H 活泼，反应较为缓和。随着醇的 α-C 原子上的烷基取代基的增多，与羟基相连的烷基的斥电子能力增强，醇的酸性减弱，H—O 键中氢的解离能力减弱，反应活性降低。不同类型的醇溶液的酸性大小次序为：甲醇＞伯醇＞仲醇＞叔醇。调节醇羟基的酸碱性可改善药物的溶解性、吸收和靶向性。

醇钠是白色固体，遇水即水解，生成醇和氢氧化钠，所以醇钠需无水无氧保存。不同结构的醇钠，其碱性强弱次序为：$R_3CONa > R_2CHONa > RCH_2ONa$。

$$RONa+H_2O \longrightarrow NaOH+ROH$$

2. 醇的亲核取代反应

醇分子中的 C—O 键是极性键，在亲核试剂的作用下易断裂，发生与卤代烃类似的亲核取代反应。

（1）与氢卤酸反应　醇与氢卤酸反应，生成卤代烃和水，反应是可逆的。

$$R—OH+HX \xrightarrow{H^+} R—X+H_2O\ (X═Cl、Br 或 I)$$

醇与氢卤酸的反应活性与醇的结构及氢卤酸的种类有关。参加反应的氢卤酸活性次序为：HI＞HBr＞HCl，各类醇的反应活性次序为：烯丙醇、苯甲醇、叔醇＞仲醇＞伯醇。醇与氢卤酸反应生成的卤代烃（R—X）是重要的药物合成中间体，可用于进一步制备胺类药物（如抗组胺药、局麻药）、醚类化合物（如 β- 受体阻滞剂）等。

氢碘酸是强酸，伯醇很容易与它反应；氢溴酸的酸性比氢碘酸弱，需要用硫酸增强酸性，或者用 NaBr 和 H_2SO_4 代替氢溴酸；浓盐酸的酸性更弱，需要用无水氯化锌与其混合使用，称为卢卡斯（Lucas）试剂，可用来鉴别 6 个碳以下的低级醇。

伯醇　$RCH_2OH \xrightarrow[\text{室温}]{\text{浓 HCl, 无水 }ZnCl_2}$ 不反应（加热后可反应）　　不分层、不浑浊

仲醇　$R_2CHOH \xrightarrow[\text{室温}]{\text{浓 HCl, 无水 }ZnCl_2}$ 反应慢　　几分钟出现浑浊

叔醇

烯丙型醇

苯甲型醇

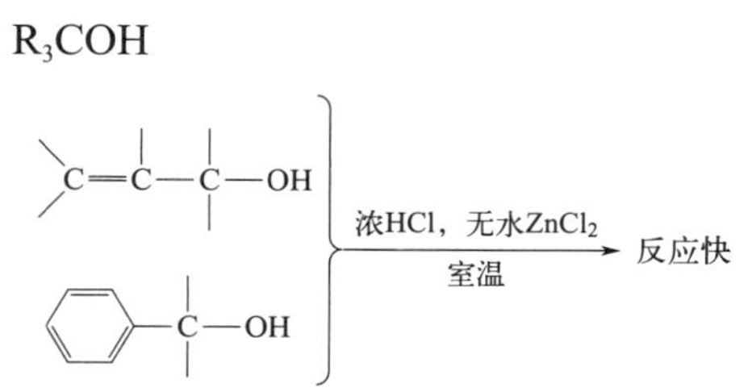

立即变浑浊成分层

醇与氢卤酸的反应是酸催化下的亲核取代反应，根据醇的结构可按 S_N1 机制或 S_N2 机制进行。烯醇或烯丙醇一般按照 S_N1 机制进行，在此过程中羟基先质子化，然后断裂 C—O 键，形成碳正离子中间体与卤负离子结合成产物。

$$R_3C—OH+HX \rightleftharpoons R_3C—{}^+OH_2+X^-$$

$$R_3C—{}^+OH_2 \rightleftharpoons R_3C—{}^+ +H_2O$$

$$R_3C—{}^+ +X^- \rightleftharpoons R_3C—X$$

醇按 S_N1 机制进行时与卤代烷的 S_N1 机制类似，有活性中间体碳正离子生成，有重排产物生成。

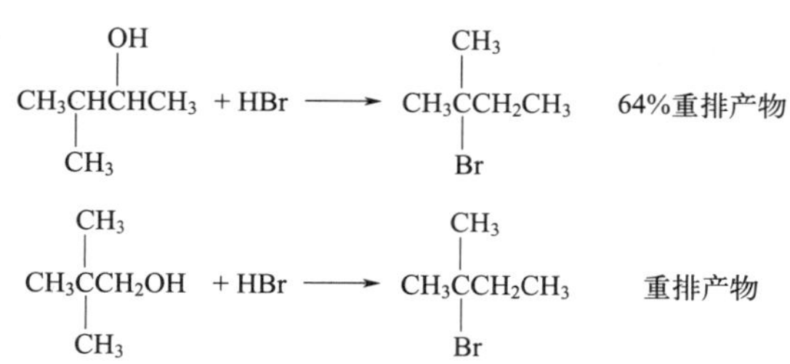

伯醇与氢卤酸的反应一般按 S_N2 机制进行，卤素负离子与带部分正电荷 α- 碳的结合和质子化羟基的离去同时发生。

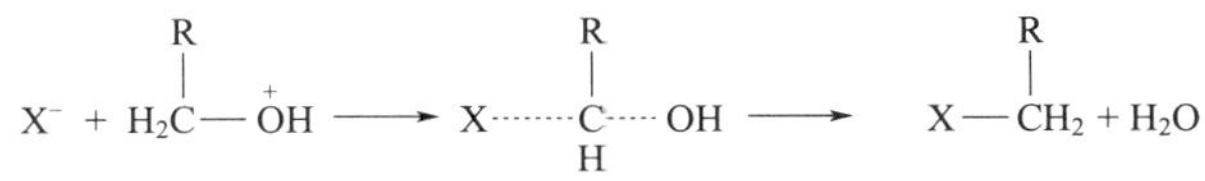

（2）与卤化磷或亚硫酰氯反应　醇与磷的卤化物或亚硫酰氯反应，分子中的醇羟基被卤原子取代，生成相应的卤代烷。该反应可将醇高效转化为卤代烃，后者是药物合成的核心中间体。例如，在氯霉素的合成中，通过 PCl_5 将甘油衍生物转化为二氯乙酰中间体。

$$R—OH + PX_3 \longrightarrow R—X + H_3PO_4$$

$$R—OH + SOCl_2 \xrightarrow[\triangle]{醚} R—Cl + SO_2 + HCl$$

醇与卤化磷的反应，伯醇常按 S_N2 机制进行，烯丙醇和叔醇常按 S_N1 机制进行，仲醇则介于 S_N2 和 S_N1 机制之间。这些卤化试剂与醇反应一般不形成碳正离子中间体，生成重排产物的可能性较小，实验室常用这些试剂由醇制备卤代烷。

以 $SOCl_2$ 作卤代试剂的优点在于，它与醇的反应不可逆，副产物 SO_2 和 HCl 都是气体，容易离开反应体系，可促使反应向生成物的方向进行，而且产物容易分离纯化。

3. 醇的脱水反应

醇与浓硫酸共热可发生脱水反应。根据反应条件，醇脱水可按照两种方式进行：分子内脱水和分子间脱水。

（1）分子内脱水　醇在浓硫酸等酸性催化剂存在下加热到较高温度，可发生分子内消除反应，生成烯烃。

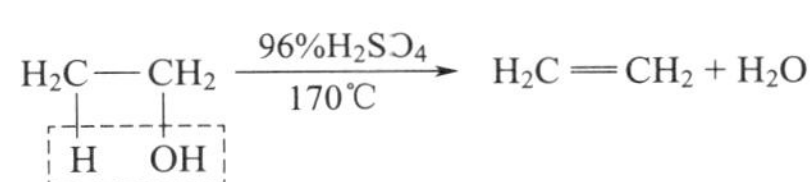

不同结构的醇，发生分子内脱水的难易程度不同，叔醇＞仲醇＞伯醇，例如：

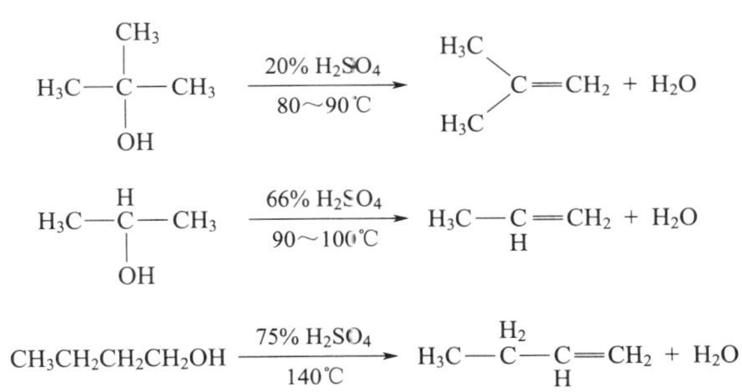

醇的酸催化脱水反应机制为 E1，即在酸的存在下，羟基发生质子化，质子化后使 C—O 键极性增加，更容易断裂，失去水形成碳正离子中间体，然后消除 β-H 生成烯烃，其脱水难易主要取决于碳正离子的稳定性，3° 碳正离子＞ 2° 碳正离子＞ 1° 碳正离子。

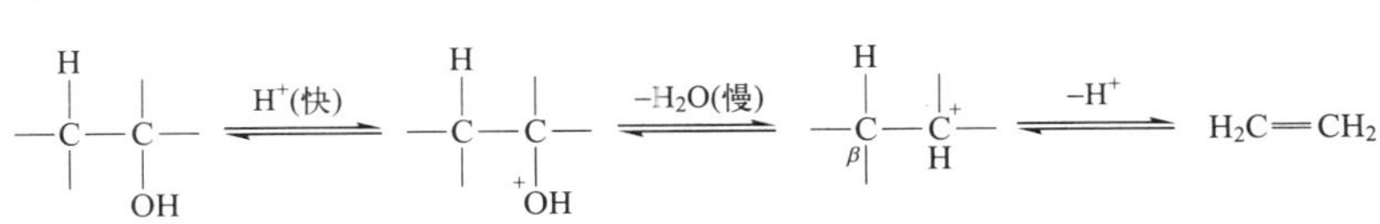

当醇分子中有多个 β-H 消除时，遵循札依采夫规则，生成双键上连有取代基最多的烯烃。

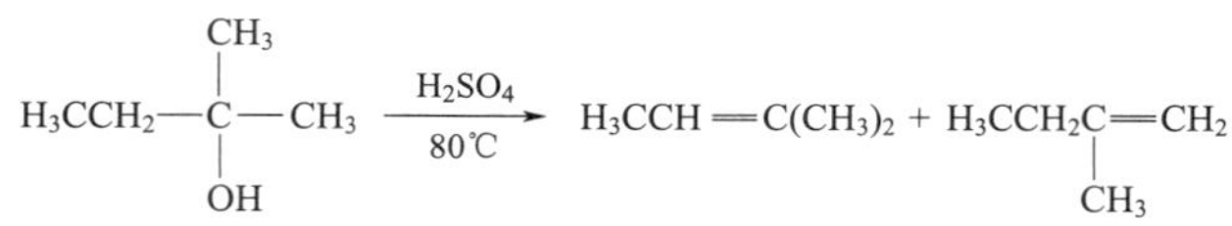

90%　　10%

当脱水后的产物有顺、反异构体时，一般以反式产物为主。

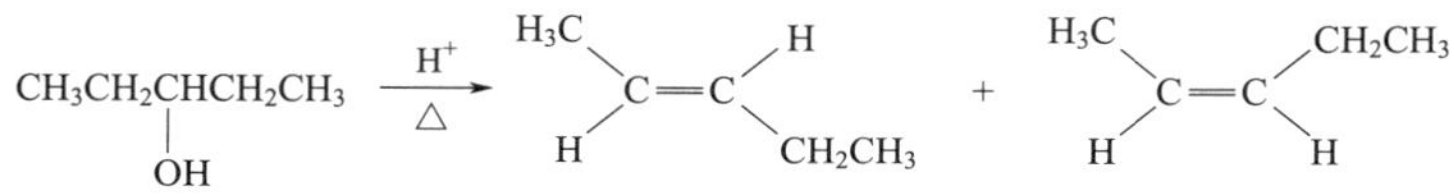

(*E*)-戊-2-烯 75%　　(*Z*)-戊-2-烯 25%

烯丙型、苄型醇脱水以形成稳定共轭体系的烯烃为主要产物。

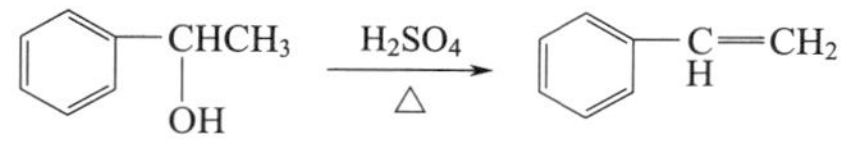

醇的酸催化脱水反应可能有重排产物生成。

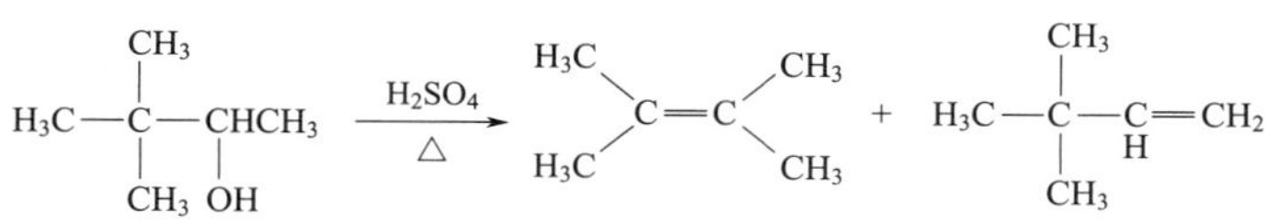

(主)　　(次)

高浓度乙醇（如95%）可通过脱水作用使微生物蛋白质变性，但渗透性较差，故70%～75%乙醇更常用。醇的分子内脱水不仅是生物代谢的常见途径，也是药物研发和疾病治疗的重要靶点，这体现了基础化学在医学中的深远影响。

（2）分子间脱水　乙醇与浓硫酸共热至140℃，发生分子间脱水生成醚。

$$C_2H_5OH+HOC_2H_5 \xrightarrow[\triangle]{H_2SO_4} C_2H_5OC_2H_5+H_2O$$

醇的分子间脱水属于亲核取代反应，所以一级醇按S_N2机制，二级醇按S_N1-S_N2机制，而三级醇则以消除反应为主。

醇的消除和成醚反应都是在酸的存在下进行，成醚和消除反应是并存和相互竞争的，反应方向与醇的结构和反应条件有关。伯醇易发生成醚反应，而叔醇易发生消除反应；对醇的反应而言，较低温度有利于成醚反应，高温则有利于消除反应生成烯烃。若能控制好反应条件，可使其中一种成为主要产物。

$$H—CH_2CH_2OH \xrightarrow[170℃]{H_2SO_4} CH_2═CH_2+H_2O$$

$$C_2H_5OH+HOC_2H_5 \xrightarrow[140℃]{H_2SO_4} C_2H_5OC_2H_5+H_2O$$

醇的分子间脱水生成的醚键（R—O—R′）是许多药物的关键结构，该醚键可增强药物的脂溶性、延长半衰期或降低其毒性。例如*β*-受体阻滞剂美托洛尔，其分子中的醚键能提高药物对心脏的选择性，减少支气管副作用。

4. 醇的氧化与脱氢反应

醇分子中的 α-H 由于受到—OH 的影响，表现出一定的活性，使醇可以被多种氧化剂氧化。醇的结构不同，使用的氧化剂不同，其产物也不同。

（1）强氧化剂氧化　用 $K_2Cr_2O_7$（$Na_2Cr_2O_7$）或 $KMnO_4$ 作为氧化剂，伯醇一般被氧化成酸，很难停留在醛的阶段。

$$R—CH_2OH \xrightarrow[\text{或 } KMnO_4]{K_2Cr_2O_7/H_2SO_4} R—CHO \xrightarrow{[O]} R—COOH$$

由于醛比醇更易被氧化生成羧酸，若想用该类氧化剂从伯醇制备醛，则必须将生成的醛立即从反应体系中蒸出，以防其继续被氧化。这只能限于产物醛的沸点比较低、容易蒸出的情况，但一般收率低，使应用受到限制。

仲醇氧化生成酮。酮比较稳定，在同样的条件下不易继续被氧化。

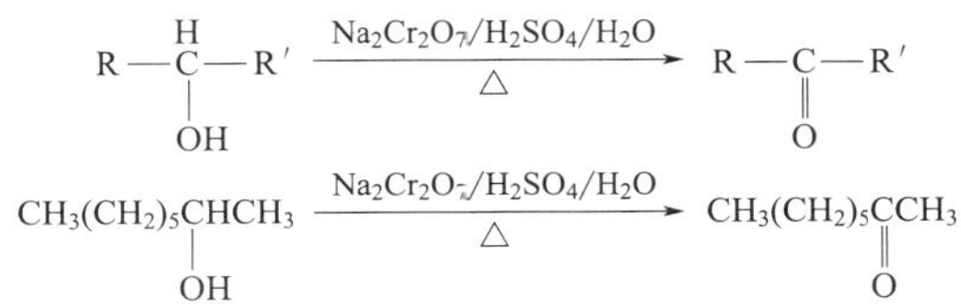

叔醇与羟基相连的碳原子上没有氢原子，一般不被上述氧化剂氧化。

氧化反应可以解释毒性机制，例如，甲醇氧化生成甲醛，再进一步氧化成甲酸（强酸），导致代谢性酸中毒和视神经损伤。

（2）选择性氧化剂氧化　选择性氧化剂包括沙瑞特（Sarett）试剂［$CrO_3/(C_5H_5N)_2$］、琼斯（Jones）试剂（CrO_3/H_2SO_4）和活性二氧化锰等，这些试剂的特点是活性较低，具有选择性，能选择性氧化不饱和醇中的羟基，而不氧化碳碳双键和碳碳叁键等，进而可从伯醇制备醛或从不饱和醇制备相应不饱和醛、酮。通过可控氧化引入醛 / 酮基团，优化药效。反应结合了化学选择性与生物特异性，为个性化医疗和精准医学提供了重要工具。

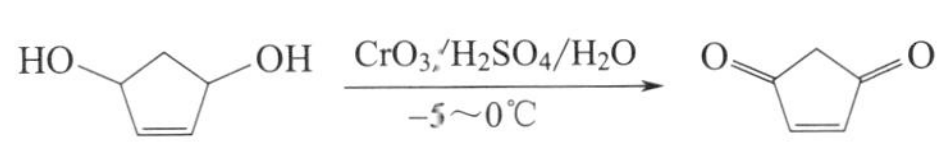

（3）脱氢反应　将伯醇或仲醇的蒸气在高温下通过催化剂可发生脱氢氧化，分别生成醛或酮。

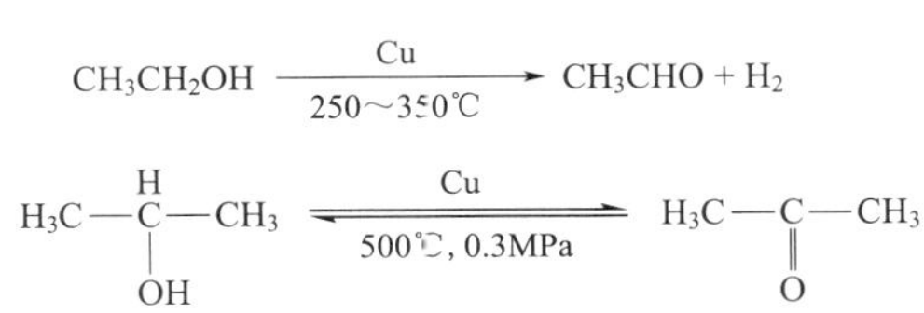

叔醇分子中无 α-H 存在，因此不能发生脱氢氧化反应。脱氢反应是可逆的，为了使反应向生成物方向进行，往往通入一些空气，将脱下的氢转化成水。脱氢反应的优点是产品较纯，但由于需要专门的设备和苛刻的反应条件，只有工业生产能较好满足这些要求，因此该反应主要适用于工业生产，实验室中较少应用。

交通警察快速检查驾驶员是否酒后驾车的酒精分析仪，就是利用醇的氧化反应原理。醇的氧化也常见于人体的代谢过程中，不同之处在于人体中醇的氧化一般是在脱氢酶的催化下进行的。如：人们饮酒后，摄入的乙醇在肝脏内被醇脱氢酶氧化成乙醛，乙醛可被进一步氧化成乙酸，乙酸可以被机体细胞同化。但如果饮酒过量，导致摄入乙醇的速率远大于其被氧化的速率，则乙醇会在血液中潴留，导致酒精中毒。如果饮用了甲醇，在醇脱氢酶的作用下，甲醇会被氧化成甲醛；而甲醛不能被机体细胞同化利用，还会损伤视神经和视网膜，因此，服用 10mL 甲醇所产生的甲醛量即可致人失明。

三、邻二醇

二元醇分子中，根据两个羟基的相对位置不同，可将二元醇分为 1, 2- 二醇、1, 3- 二醇、1. 4- 二醇等。两个羟基相对位置较远的二元醇，其化学性质与一元醇相似。但两个羟基连在相邻的两个碳原子上的邻二醇，除具有一元醇的一般性质外，还具有一些特殊的化学性质。

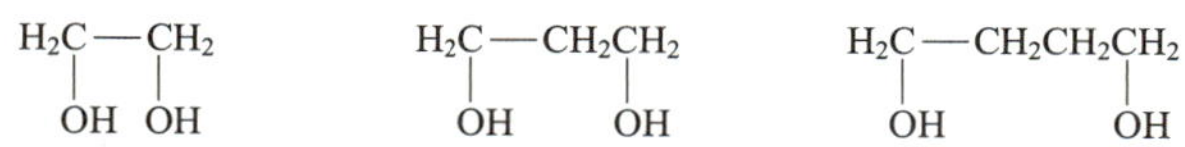

1, 2-二醇　　1, 3-二醇　　1, 4-二醇

（一）氧化反应

用高碘酸或四醋酸铅氧化邻二醇，使两个羟基之间的碳碳键断裂，生成两分子羰基化合物。

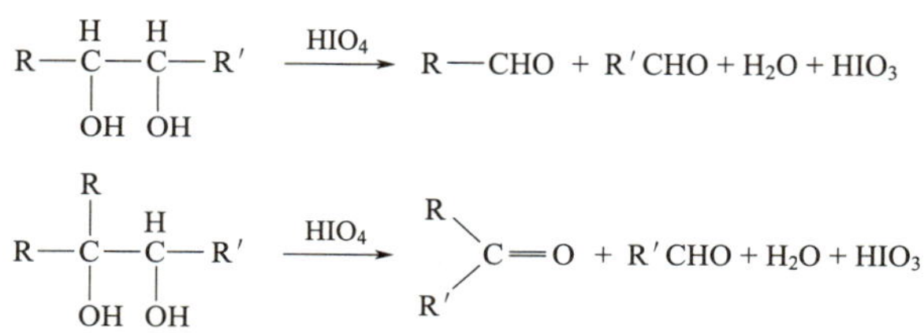

高碘酸氧化邻二醇的反应是定量进行的，每断裂一个碳碳键需要 1 分子 HIO_4，故可根据消耗 HIO_4 的物质的量及产生的醛或酮的结构推测邻二醇的结构。

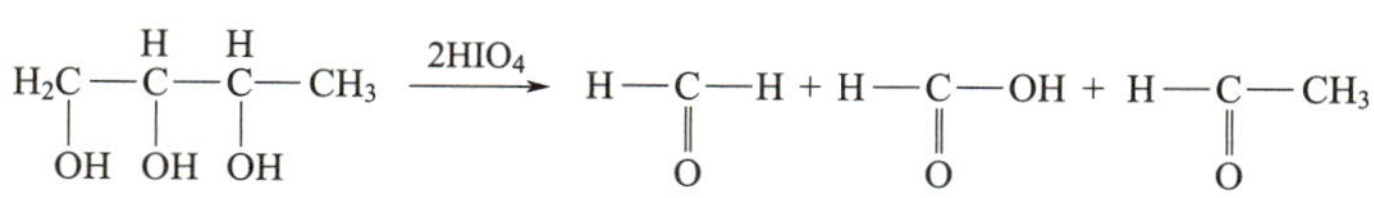

高碘酸可特异性氧化邻二醇生成醛基，用于检测组织中的糖原、黏蛋白等，辅助诊断。

（二）与氢氧化铜的反应

邻二醇可与氢氧化铜反应，使氢氧化铜沉淀溶解，变为绛蓝色溶液。此反应是邻二醇类化合物的特有反应，一元醇和非邻二醇结构的醇类无此反应，因此可以用于鉴别邻二醇类化合物。某些抗生素（如青霉素）的活性依赖于与细菌细胞壁中肽聚糖的邻二醇相互作用，Cu^{2+} 可催化这一过程。

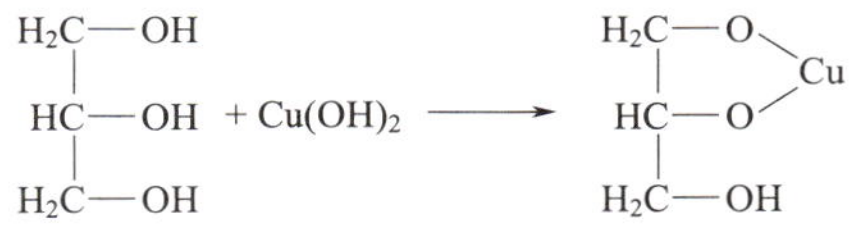

甘油　　　　甘油铜

第二节　酚

酚是羟基直接与芳环相连的化合物，通式为 Ar—OH，官能团是羟基（OH）。例如：

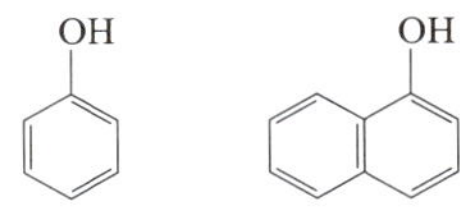

苯酚　　　　α-萘酚

一、酚的结构和命名

（一）酚的结构

酚和醇分子中都含有羟基官能团，性质有许多相似之处。但由于酚羟基和醇羟基在结构上不同，性质又有明显的差别。

酚羟基中的氧原子处于 sp^2 杂化状态，三个 sp^2 杂化轨道中有两个各含一个电子，分别与氢原子的 1s 轨道、芳环中碳原子的 sp^2 杂化轨道重叠形成一个 O—H σ 键和一个 C—O σ 键，另外一个 sp^2 杂化轨道被一对孤对电子所占据。在 sp^2 杂化的氧原子上还有一个未杂化的 p 轨道，被另外一对孤对电子所占据，这个 p 轨道上的电子云可以与苯环的大 π 键电子云进行侧面重叠，形成 p-π 共轭体系。酚羟基的这一结构特点与醇羟基有很大区别。酚羟基氧原子上的孤对电子能与苯环发生共轭，结果导致了氧氢之间的电子云进一步向氧转移，从而使氢离子容易离去，表现出比醇更强的酸性。共轭的结果是 C—O 键键能增强，因此酚中碳氧键很难断裂。酚虽然也有成醚、成酯的性质，但酚羟基不能像醇羟基那样被卤素取代。在共轭体系中，氧的 p 电子云向苯环转移，增加了苯环上的电子云密度，一方面使酚的亲核性比醇弱，另一方面使酚容易发生芳环上的亲电取代反应。另外，酚比醇、苯更易被氧化。

（二）酚的命名

酚的命名通常是以酚为母体，在“酚”字之前加上芳环名称，再标明取代基的位次、数目和名称。

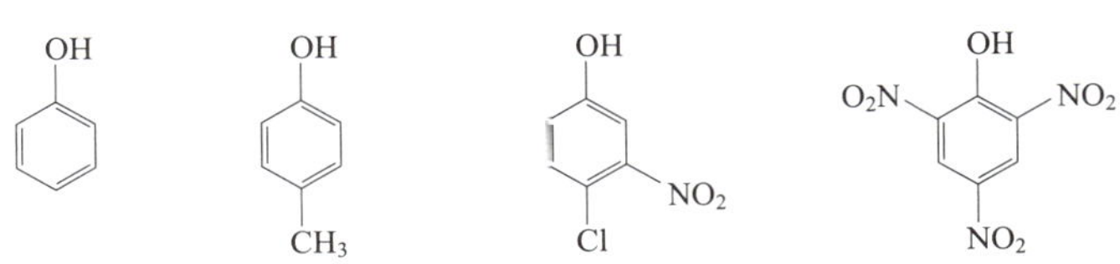

苯酚 phenol　　4-甲基苯酚 4-methyphenol　　4-氯-3-硝基苯酚 4-chloro-3-nitrophenol　　2, 4, 6-三硝基苯酚(苦味酸) 2, 4, 6-trinitrophenol

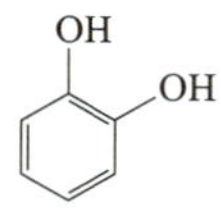

邻苯二酚
o-benzenediol

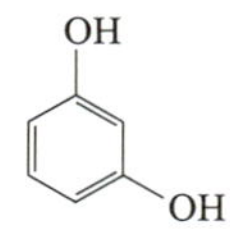

间苯二酚
m-benzenediol

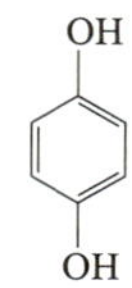

对苯二酚
p-benzenediol

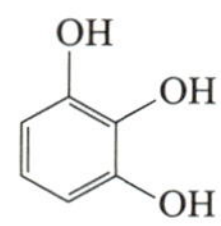

连苯三酚
vic-benzenetriol

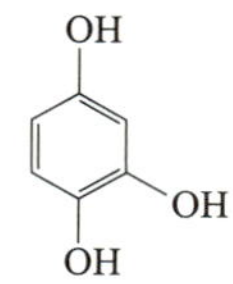

偏苯三酚
unsym-benzenetriol

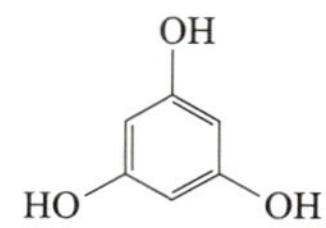

均苯三酚
sym-benzenetriol

有些情况下，酚羟基也被看作取代基来命名。例如：

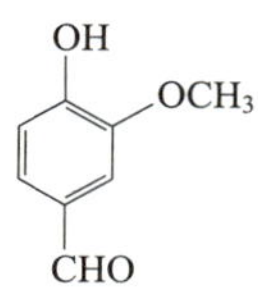

4-羟基-3-甲氧基苯甲醛
4-hydroxy-3-methoxybenzaldehyde

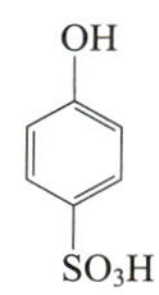

4-羟基苯甲酸
4- hydroxybenzenesulfonic acid

二、酚的性质

（一）物理性质

大多数酚类在室温下均为固体，一般没有颜色，但往往由于含有氧化产物而带黄色或红色。由于酚分子间以及酚与水分子间可以形成氢键，所以其熔点、沸点和水溶性均比相应的烃高，其相对密度都大于 1。酚类能溶于乙醇、乙醚等有机溶剂，但微溶于水，多元酚随着分子中羟基数目的增多，水溶性相应增大。

（二）化学性质

酚与醇都含有羟基，具有很多共性，如具有一定的酸性，都能发生成醚、成酯等反应。但由于酚羟基中氧原子的一对共用电子对与苯环发生 p-π 共轭，其作用超过了羟基的 −I 诱导效应，使氧原子的电子云移向苯环，在化学性质上表现出：

（1）C—O 键的极性降低，键更牢固，不易发生羟基的取代和消除反应。

（2）O—H 键极性增大，容易断裂，故酚羟基的 H 较醇羟基的 H 更活泼，易离解成 H^+，使酚具有酸性，而且比醇更易于氧化。

（3）苯环上的亲电取代反应更容易进行。

1. 酚的 O—H 键断裂反应

（1）弱酸性　酚的酸性比醇强，能与氢氧化钠等强碱的水溶液作用形成盐。

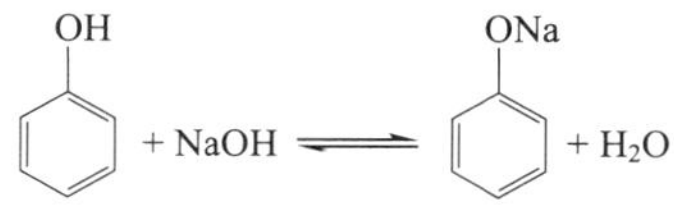

苯酚的酸性比水强，但比碳酸和有机酸弱。因此，如果向苯酚钠的水溶液中通入CO_2，即有苯酚析出，用该方法可以分离和提纯酚类化合物。由于酚的酸性弱于碳酸，所以酚只能溶于氢氧化钠而不溶于碳酸氢钠。

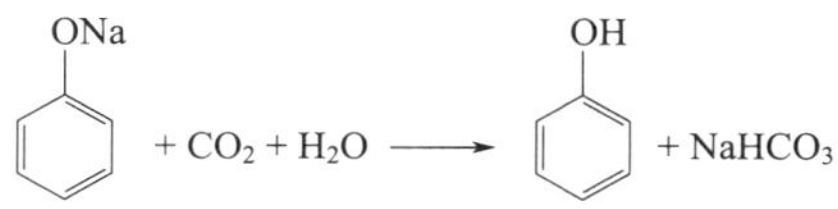

酚分子中芳环上取代基的性质、数目和位置，对其酸性强弱产生影响。吸电子取代基（$—NO_2$、—X 等）使酚的酸性增强，尤其当吸电子基团连在羟基的邻位或对位时，酸性增强得更明显。例如，所有硝基的取代苯酚的酸性都比苯酚强，其中邻位和对位硝基苯酚的酸性增强得更为显著。一方面是因为硝基强的吸电子作用，降低了苯环碳的电子云密度，增大了氧原子上的电子云向苯环的偏移程度，进而增强了 O—H 键的极性，使氢原子更容易解离，酸性增强；另一方面，硝基位于邻位或对位时，相应的苯氧负离子因负电荷能得到较大程度的分散而更为稳定。而斥电子基团增加了苯环上的电子云密度，O—H 键的极性减弱，羟基不易解离出氢离子，酸性比苯酚弱。

相同的取代基在芳环上与羟基所处的位置不同，对酚的酸性也有不同的影响。如果硝基位于羟基的邻位，负电荷也可以离域到硝基的氧上，使酸性增强，但由于邻硝基苯酚中存在分子内氢键，不利于氢离子的电离，因此邻硝基苯酚的酸性比对硝基苯酚弱。硝基位于羟基的间位时，不能通过共轭效应使负电荷离域到硝基的氧上，只有吸电子诱导效应的影响，因此间硝基苯酚的酸性虽然比苯酚强，但远不如邻硝基苯酚和对硝基苯酚的酸性强。

酚的芳环上吸电子取代基越多，酚的酸性越强。2, 4-二硝基苯酚的酸性与羧酸相当，而 2, 4, 6-三硝基苯酚为强酸，与三氟乙酸的酸性相当。

酚羟基（Ar—OH）在生理 pH（7.4）下部分解离，形成水溶性酚盐，可提高药物的生物利用度。

（2）酚酯的生成　由于酚羟基与芳环共轭降低了氧原子上的电子云密度，因此酚的亲核性比醇弱，酚的成酯反应比醇困难，一般需要用酰氯或酸酐与其反应。

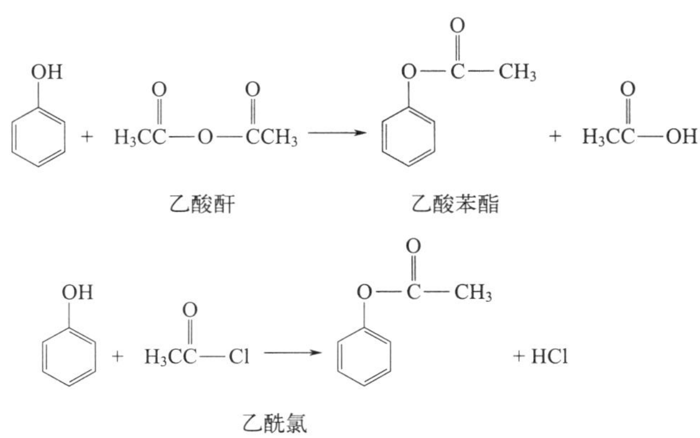

酚酯在 $AlCl_3$ 或 $ZnCl_2$ 等路易斯酸催化下加热，酰基转移到酚羟基的邻位或对位，生成

邻羟基酮，这一反应称为 Fries 重排。该反应常用于制备酚酮，但往往得到的是邻羟基芳酮和对羟基芳酮的混合物，如果反应在较低温度下进行，则主要得到对位产物，而在较高温度下，主要得到邻位产物。

酚酯化可掩盖酚羟基的极性，提高药物的脂溶性，使其更易透过生物膜（如血脑屏障、肠道黏膜）。例如阿司匹林（乙酰水杨酸），水杨酸的酚羟基乙酰化，可减少胃刺激，增强吸收。酚酯在体内缓慢水解（通过酯酶），实现缓释，降低峰浓度毒性。

（3）酚醚的生成　由于酚羟基的 C—O 键极性降低，故酚醚的合成不能像醇那样通过分子间脱水进行。通常采用威廉姆逊反应合成酚醚，即在碱性条件下将酚转化为酚钠，然后再和卤代烃反应生成酚醚。此类反应是以芳氧负离子作为亲核试剂，与卤代烷进行 S_N2，因此卤代烷最好为伯卤代烷。如果用仲卤代烷，则有部分会发生消除反应生成烯烃。若采用叔卤代烷，则主要发生消除反应得到烯烃。

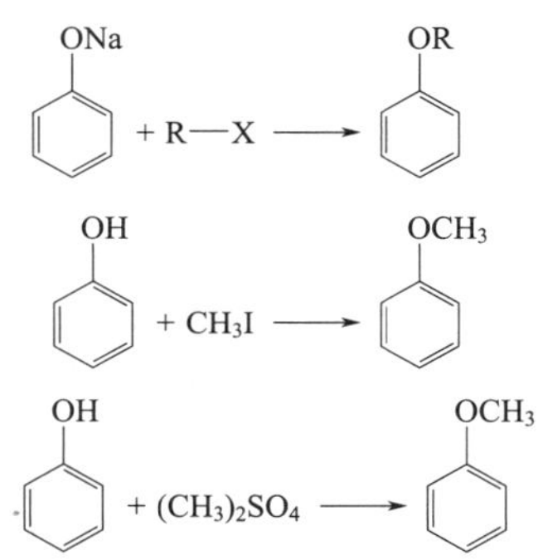

二芳基醚的制备比较困难，因为卤代芳烃的卤素不活泼，很难与亲核试剂发生反应，但当卤原子的邻位或对位上有很强的吸电子基团存在时，卤原子被活化，发生芳香族亲核取代反应比较容易。

酚醚化可掩蔽酚羟基，减少氧化代谢，延长药物半衰期。丁香酚（局部麻醉剂）可抗细菌、真菌，用于口腔感染；其本身的酚醚结构又可提高穿透性，因此也用于牙科镇痛。

2. 苯环上的亲电取代反应

羟基是强的活化苯环的邻对位定位基。当酚羟基在碱的作用下变成芳氧负离子后，其活化苯环的能力进一步提高。因此，酚很容易在苯环上发生亲电取代反应，如卤化、硝化、磺化等反应。

苯酚和溴水在室温下就很容易发生亲电取代反应，生成三溴苯酚白色沉淀，反应迅速、现象明显且定量进行，因此常用于酚类化合物的定性和定量分析。

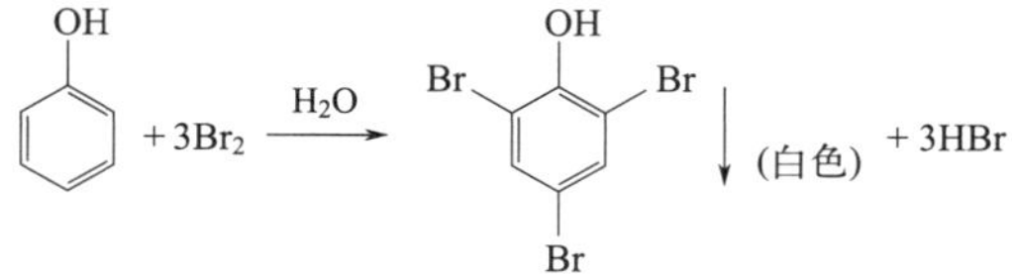

三溴苯酚及其衍生物（如溴氯酚）具有强效抗菌、抗真菌活性，可用于手术器械消毒或作为伤口防腐剂（如溴酚蓝用于皮肤感染），其作用机制是溴原子破坏微生物细胞膜，并干扰蛋白质 / 酶的功能。

溴水反应是实验室鉴定苯酚的经典方法（生成白色沉淀），它还可以用于检测尿液 / 血液中的酚类代谢物（如酪氨酸代谢异常疾病）。

在强酸条件下，苯酚与溴反应可以得到二溴代产物。

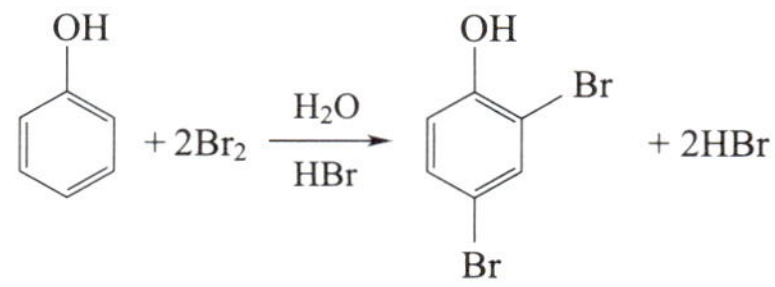

在低温、非极性溶剂（如二硫化碳或四氯化碳）条件下，可以得到一溴代取代产物。

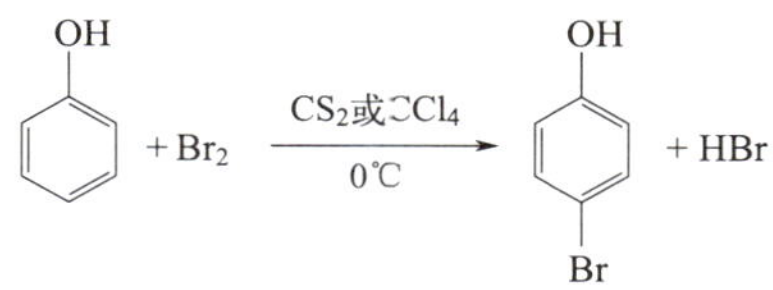

3. 与三氯化铁的显色反应

大多数酚都能与三氯化铁的水溶液发生显色反应。一般认为这是由于生成了配合物而产生颜色。

$$6C_6H_5OH+FeCl_3 \longrightarrow \underset{\text{蓝紫色}}{H_3[Fe(C_6H_5OH)_6]}+3HCl$$

不同的酚产生的颜色各不相同。苯酚、间苯二酚显紫色，甲苯酚显蓝色，邻苯二酚、对苯二酚显绿色。患者尿液中积累酚类代谢物（如苯丙酮酸、尿黑酸），加入 $FeCl_3$ 后显色（如绿色或蓝紫色），辅助快速诊断。

除酚以外，凡具有稳定烯醇式结构（—C═C—OH）的化合物也能与三氯化铁溶液发生显色反应。故常用三氯化铁水溶液来鉴别酚类和烯醇的结构。

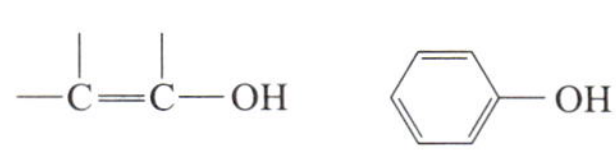

第三节　醚

醚（ether）是醇或酚分子中羟基上的氢原子被烃基取代而成的化合物，其化学性质不活泼，常用作有机溶剂。

一、醚的结构和命名

（一）醚的结构

醚的结构通式为 R—O—R、Ar—O—R 或 Ar—O—Ar，官能团称为醚键。与水分子结构相似，氧原子为 sp^3 不等性杂化，两对未共用电子对位于 sp^3 杂化轨道中。因烃基之间的斥力，C—O—C 键角偏离 109.28°，如甲醚分子中的 C—O—C 键角为 111.7°。

（二）醚的命名

结构简单的醚常用官能团类别法命名。即写出与氧相连的烃基的名称，再加上“醚”字，一般省“基”字。简单醚可以在两个相同的烃基名称前冠以“二”字，如烃基为烷基时，则“二”字也可省。英文称醚为 ether 。例如：

$CH_3CH_2OCH_2CH_3$

(二)乙醚
ethyl ether

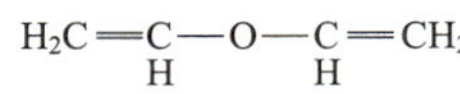

二乙烯基醚
diethenyl ether

Ph—O—Ph

二苯醚
diphenyl ether

对于混合醚，则将英文名称首字母排在前的取代基放在前面。

$CH_3OCH_2CH_3$

乙基甲基醚
ethyl methyl ether

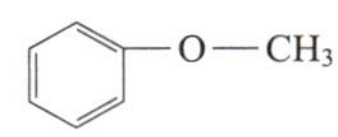

甲基苯基醚
methyl phenyl ether

结构复杂的醚可用取代法系统命名。取较长的烃基作为母体，将余下的碳数较少的烷氧基作为取代基。

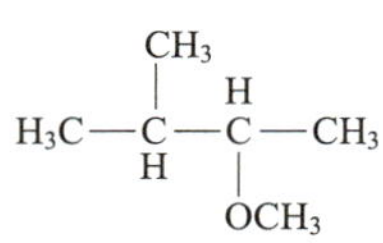

2-甲氧基-3-甲基丁烷
2-methoxyl-3-methylbutane

$CH_3OCH_2CH_2CH_2OH$

3-甲氧基丙-1-醇
3-methoxypropan-1-ol

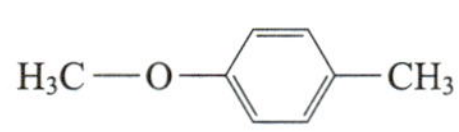

对甲氧基甲苯
p-methoxy methylbenzene

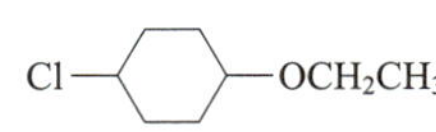

1-氯-4-乙氧基环己烷
1-chloro-4-ethoxycyclohexane

二、醚的性质

（一）物理性质

常温下，除了甲醚和甲乙醚为气体外，其余的醚大多为无色液体。与醇类不同，醚的分子间不能形成氢键，所以沸点比分子量相近的醇要低得多，而接近分子量相近的烷烃。如甲醚的沸点为 -24.8℃，丙烷和乙醇的沸点分别为 -42.1℃和 78.37℃。

醚分子中的氧可与水形成氢键，故醚在水中的溶解度与分子量相近的醇相似。如乙醚和正丁醇在水中的溶解度均为 8g/100mL。但四氢呋喃和 1, 4- 二氧六环等环醚，由于氧原子成环后暴露于分子的一端而突出在外，更易于和水形成氢键，因此它们能以任意比例与水互溶。

醚常用作有机溶剂。乙醚是实验室中常用的溶剂。纯净乙醚在外科手术中是一种吸入型全身麻醉剂。乙醚极易挥发、着火，因此使用时要保持通风良好，且禁止使用明火。

（二）化学性质

醚分子中虽然含有极性较大的 C—O 键，但由于氧原子的两端均与碳原子相连，整个分子的极性并不大，因此醚的化学性质比较稳定，不与氧化剂、还原剂、稀酸、强碱、金属钠等反应。但醚的氧原子上有未共用电子对，可以接受质子；醚的 C—O 键是极性键，在强酸介质下，醚的 C—O 键也可发生断裂，发生亲核取代反应。

1. 锌盐的生成

醚能溶于冷的浓酸（硫酸或盐酸）形成锌盐。

$$H_3CH_2C-O-CH_2CH_3 + HCl \longrightarrow \left[H_3CH_2C-\underset{\displaystyle H}{\overset{+}{O}}-CH_2CH_3\right]Cl^-$$

这是因为醚键的氧原子上有孤对电子，醚本身就是路易斯碱，可接受强酸的 H^+ 形成类似盐的化合物，因此醚能溶于强酸。但由于氧的电负性强，对孤对电子有较强的束缚作用，醚的碱性很弱，只能与强酸生成锌盐，当用水稀释时，锌盐又立即分解成原来的醚。

$$\left[H_3CH_2C-\underset{\displaystyle H}{\overset{+}{O}}-CH_2CH_3\right]Cl^- + H_2O \longrightarrow H_3CH_2C-O-CH_2CH_3 + H_3O^+ + Cl^-$$

利用醚的这一性质，可将醚与不溶于浓酸的烷烃和卤代烃进行鉴别或分离。麻醉乙醚的早期纯化工艺中，利用其在浓硫酸中的溶解性去除杂质。

2. 醚键的断裂

醚与浓的强酸（如氢卤酸）共热时，醚键会发生断裂，生成卤代烃和醇。如果氢卤酸过量，则生成的醇也会转化成卤代烃。

$$R-O-R + HX \xrightarrow{\triangle} RX + ROH$$
$$ROH \xrightarrow{HX} RX + H_2O$$

醚键断裂的本质为醚与氢卤酸之间的亲核取代，醚与酸作用先形成质子化醚，然后卤素负离子作为亲核试剂与质子化醚相作用，生成卤代烃和醇。含醚键的荧光探针在酸性环境中断裂，用于细胞内 pH 成像（如溶酶体酸性检测）。与氢卤酸的酸性和卤素负离子的亲核性强弱相对应，不同氢卤酸的反应活性为 HI > HBr > HCl。

由芳基和烷基构成的混合醚与氢卤酸反应时，因醚键氧原子与芳环形成 p-π 共轭体系，芳环一侧的碳氧键结合较牢固，醚键总是从烷基一侧断裂，生成酚和卤代烷。

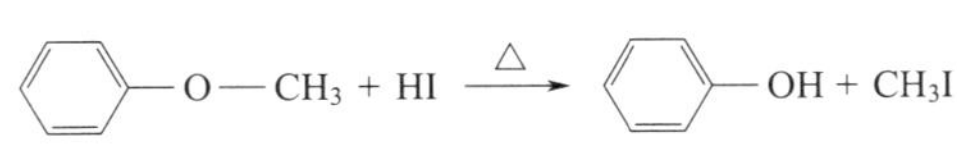

醚键的断裂方式可按 S_N1 或 S_N2 机制进行，这取决于醚的烃基结构。烃基为伯烷基的单醚和两个烃基都是伯烷基的混醚一般按 S_N2 机制反应，结果是单醚的一个烃基变成卤代烃，另一个变成醇；混醚则是空间位阻较小的烃基生成卤代烃，较大的生成醇；含有叔烷基的单醚和混醚，一般按 S_N1 机制反应，醚键从叔烷基一侧断裂，生成叔碳正离子中间体，产物除卤代烃和醇外，还有烯烃。

$$(H_3C)_3C-O-CH_3 + HI \xrightarrow{\triangle} (H_3C)_3C-I + H_3C-\underset{\displaystyle CH_3}{C}=CH_2 + CH_3OH$$

3. 氧化反应

醚对氧化剂是稳定的，如 $KMnO_4$、$K_2Cr_2O_7$ 都不能将醚氧化，但含有 α-H 的醚若在空气中久置或经光照，则可缓慢发生自动氧化反应，形成不易挥发的过氧化物。

$$H_3CH_2C-O-CH_2CH_3 + O_2 \longrightarrow H_3C\underset{\underset{O-O-H}{|}}{CH}C-O-CH_2CH_3$$

过氧化物遇热会发生爆炸，因此蒸馏含过氧化物的醚时，加热温度不能过高，也不能将醚蒸干，否则会发生爆炸。

保存醚时应避免将其暴露于空气中，并置于深色瓶内，在此基础，也可加少量对苯二酚作抗氧化剂。久置的醚在使用前进行检查，检查是否含有过氧化物的方法是：若醚能使淀粉 -KI 试纸变蓝或使 $FeSO_4$ -KCNS 混合液显红色，即说明醚中存在过氧化物。发现过氧化物可用硫酸亚铁水溶液或亚硫酸钠水溶液洗涤，以破坏过氧化物。挥发性醚类代谢物，如乙醚的氧化产物可通过呼气检测，辅助评估肝功能或酒精代谢。

第四节 医学中重要的醇、酚、醚

一、甲醇

甲醇（methanol，CH_3OH）最初由木材干馏得到，故又称木醇。甲醇为无色透明液体，沸点为 64.7℃，能与水或大多数有机溶剂混溶。

甲醇对视神经具有很强的毒害作用，可致视神经萎缩、视力减退，严重者可双目失明。甲醇中毒后应设法尽快排出甲醇，可用硫酸镁等导泻或透析法清除体内积蓄的甲醇。为了减少甲醇对视神经的毒害，可用地塞米松等药物降低颅内压，促进眼底血液循环。为了防止酸中毒，应口服或静脉滴注碳酸氢钠。为了保护视神经系统，应尽量避免光照射视网膜，并给服 B 族维生素类药物。为了减少甲醇在醇脱氢酶作用下被氧化为甲醛，进而氧化为甲酸，可以服用或静脉滴注乙醇溶液，用乙醇的氧化脱氢竞争反应来抑制脱氢酶对甲醇的进一步氧化脱氢。

二、乙醇

乙醇（alcohol，CH_3CH_2OH）俗称酒精，是无色、易燃液体，沸点 78.37℃，与水混溶。乙醇用途广泛，是一种重要的合成原料。临床上使用 70% ～ 75% 的乙醇作为外用消毒剂，长期卧床的病人用 50% 乙醇溶液涂擦皮肤，有收敛作用，并能促进血液循环，可预防压疮。乙醇的毒性小于甲醇，但过量饮酒仍可发生乙醇中毒，严重时可致死。乙醇中毒主要表现是中枢神经系统抑制：首先是抑制皮层功能，使大脑的高级整合能力受影响，出现身体稳定性、协调性、反应性、运动功能降低的现象。

三、苯甲醇

苯甲醇（benzyl alcohol，$C_6H_5CH_2OH$）也称苄醇，是最简单的芳香醇，可以看作羟甲基取代的苯，或苯基取代的甲醇。它是有微弱芳香气味的无色透明黏稠液体，有极性，低毒，蒸气压低，因此可用作醇类溶剂。可燃。稍溶于水（4g·100mL^{-1}），可与乙醇、乙醚、苯、氯仿等有机溶剂混溶。苄醇主要以游离态或酯的形式存在于香精油中，如茉莉花油、伊兰油、素馨花香油、风信子油、月下香油和妥鲁香脂中都含有此成分。

苯甲醇有麻醉作用，对眼部、皮肤和呼吸系统有强烈的刺激作用，吞食、吸入或皮肤接触均对身体有害。摄入后引起头痛、恶心、呕吐、胃肠道刺激、惊厥、昏迷，严重时可导致死亡。大鼠的半数致死量为1230mg·kg^{-1}。苯甲醇进入人体后，首先被氧化为苯甲酸，然后与肝中的甘氨酸缩合，以马尿酸的形式排出体外。

四、苯酚

苯酚（phenol）化学式为C_6H_5OH。苯酚的熔点为40.5℃，沸点为181.7℃，常温下为无色或白色晶体，有特殊气味。苯酚密度比水大，微溶于冷水，可在水中形成白色混浊，但易溶于65℃以上的热水。易溶于醇、醚等有机溶剂。加热后能溶于水，有毒，具有腐蚀性，在空气中会变为粉红色。

苯酚及其化合物所引起的病理变化主要取决于其浓度。低浓度苯酚被人体吸收后，肝脏组织的解毒功能将使其失去大部分毒性，并随尿液排出。但可能会造成慢性中毒，如出现不同程度的头昏、头痛等神经症状，以及食欲不振、吞咽困难、呕吐和腹泻等消化道症状。这种慢性中毒，经治疗一般不会留下后遗症。饮水中的苯酚加氯消毒后会产生使人厌恶的异味，也会引起消化道症状，如恶心、呕吐、腹泻等。

苯酚有毒。苯酚及其浓溶液对皮肤有强烈的刺激作用，若不慎将苯酚沾到皮肤上，如仅有少量，则优先应用聚乙二醇或水清洗，也可用10%乙醇；若量较大或者混有氯仿，则需要进行急救。沾到衣服上也需用大量水冲洗。

五、甲酚

甲酚（tricresol）有邻、间、对三种异构体，为几乎无色、淡紫红色或淡棕黄色的澄清液体；有类似苯酚的臭气，微带焦臭；久贮或在日光下，色渐变深；饱和水溶液呈中性或弱酸性。有剧毒。

甲酚抗菌作用较苯酚强3～10倍，而毒性几乎相等，故治疗指数更高，能杀灭多种细菌，包括常见的金黄色葡萄球菌、大肠杆菌、痢疾杆菌等，对真菌也有一定的抑制作用。2%甲酚溶液经10～15min能杀死大部分致病性细菌，2.5%甲酚溶液30min能杀灭结核分枝杆菌。由于甲酚在水中溶解度低，常配成甲酚皂溶液（来苏儿，lysol）。甲酚皂溶液易与水混合，使用方便。

拓展阅读

InSe纳米片在肿瘤治疗中的研究进展

癌症作为一种重要的致死原因，给患者的家庭和生活造成了巨大负担。化疗作为一种传统的癌症治疗方法，由于经常给药和非靶向治疗，会造成严重的副作用和肿瘤耐药性。刺激响应性的药物控制释放系统可以在pH、生物分子、光照等刺激下，实现肿瘤部位药物的精准控制释放。近红外二区（NIR-Ⅱ 1000～1350nm）激光由于操作方便、组织穿透性强而受到了广泛关注。针对这一问题，2019 年，中国科学院深圳先进技术研究院喻学锋研究员团队在红外二区响应的药物控制释放领域取得了新进展。喻学锋研究员课题组以 InSe 纳米片为模型，开发出了近 NIR-Ⅱ响应的药物控制释放系统，能够远程精准地控制药物释放，杀死肿瘤细胞，并揭示了其作为纳米化疗药物的潜力。

课题组研究发现，InSe 纳米片除了具有 NIR-Ⅱ响应光热转化效率外，还具有非常高的阿霉素（DOX）负载效率，同时还有非常好的生物相容性。癌细胞通过内吞作用大量摄取 InSe-DOX 复合物，在 NIR-Ⅱ激光照射下，InSe 纳米片产生局部过热效应，实现了 DOX 的可控释放，从而抑制癌细胞增殖。而对于正常细胞，由于其较弱的摄取活性和代谢速率，InSe-DOX 复合物摄取量少，从而保持了很高的生物相容性。深入的细胞实验研究表明，InSe-DOX 在低浓度下就能表现出非常好的肿瘤细胞杀伤效果。在这一系统中，醇类化合物作为药物载体的一部分，通过羟基与纳米材料的相互作用提高了药物负载效率。该研究不仅展示了 InSe-DOX 复合物在纳米化疗药物开发领域的巨大前景，同时也揭示了纳米材料在肿瘤治疗研究领域的新方向。

学习小结

- 醇酚醚
  - 官能团
    - 醇———OH(与饱和碳原子相连)
    - 酚———OH(与芳环直接相连)
    - 醚——C—O—C
  - 分类
    - 醇——可按烃基不同、羟基数目或α-C原子种类进行分类
    - 酚——可按芳环种类或羟基数目进行分类
    - 醚——可按与O原子相连烃基的种类进行分类
  - 命名
    - 普通命名法、系统命名法
  - 性质
    - 物理性质
      - 低级醇的沸点比相应的烃高并且水溶性大
      - 酚类具有高沸点，在水中有一定的溶解度
      - 低级醚易燃，其沸点较低，在水中有一定的溶解度
    - 化学性质
      - 醇——能与活泼的金属、无机酸(氢卤酸及含氧酸)反应
        能发生脱水反应(分子内及分子间)
        伯醇、仲醇能被重铬酸钾(硫酸)溶液或高锰酸钾溶液所氧化
        具有邻二醇结构的多醇，能与氢氧化铜反应生成深蓝色的物质
      - 酚——具有弱酸性
        能与三氯化铁发生显色反应
        苯环上容易发生取代反应
      - 醚——能与无机强酸反应
        能与氢碘酸发生反应
        久置后能被空气中的氧气氧化

习题

一、选择题

1. 一般不能被 $K_2Cr_2O_7$ 氧化的是（　　）。

A. 丙醇　　B. 丁醇　　C. 2-丙醇　　D. 叔丁醇

2. 下列关于醇的叙述，错误的是（　　）。

A. 醇的酸性比水弱

B. 醇的沸点比分子量相近的烷烃要高得多

C. 伯、仲、叔醇中，叔醇的酸性最强

D. 醇分子内脱水形成烯烃的反应称为消除反应

3. 下列化合物能形成氢键的是（　　）。

A. 乙醚　　B. 乙烯　　C.乙醇　　D. 溴乙烷

4. 与硝酸反应生成酯，又能与新制 $Cu(OH)_2$ 作用形成深蓝色溶液的是（　　）。

A. 乙醇　　B. 乙二醇　　C. 乙酸　　D. 硫酸

5. 苯甲醇的同分异构体数目为（　　）。

A. 2　　B. 3　　C. 5　　D. 4

6. 既能使溴水褪色，又能与钠反应放出氢气的是（　　）。

A. 乙烯　　B. 乙烷　　C. 丁醇　　D. 2-丁烯-1-醇

7. 鉴别苯酚和苯甲酸，下列哪种试剂最好（　　）。

A. NaOH　　B. $FeCl_3$　　C. 希夫试剂　　D. $CuSO_4$

8. 下列化合物中酸性最强的是（　　）。

A. 乙醇　　B. 苄醇　　C. 碳酸　　D. 邻甲基苯酚

9. 下列化合物与溴水在一定条件下不发生反应的是（　　）。

A. 苯酚　　B. 苯乙烯　　C. 丁-2-炔　　D. 苯甲醇

二、简答题

1. 用化学方法鉴别正丁醇、仲丁醇和叔丁醇。

2. 苯酚的水溶液振荡后混浊，滴入少量 NaOH 溶液后变澄清，通入 CO_2 气体又变混浊，这是为什么？

3. 俗名“来苏儿”的消毒剂主要化学成分是什么？

4. 叔醇一般不能被氧化，若使用重铬酸钾的酸性水溶液作氧化剂，可观察到叔醇的“氧化”现象，试解释。

5. 化合物分子式为 $C_8H_{18}O$，常温下不与金属钠作用，和过量的浓氢碘酸共热时，只生成一种碘代烷，此碘代烷与湿的氢氧化银作用生成异丁醇，试写出该化合物的结构式。

6. 化合物 A（$C_5H_{12}O$）在酸催化下易失水成 B，B 用冷、稀 $KMnO_4$ 处理得 C（$C_5H_{12}O_2$），C 与高碘酸作用得 CH_3CHO 和 CH_3COCH_3，试推测 A、B、C 的结构。

第十二章

羰基化合物的结构与反应

学习目标

（1）了解醛和酮的分类、物理性质；了解醛、酮的命名规则和制备方法。

（2）掌握醛和酮的结构特点和化学性质。

（3）了解沃尔夫 - 凯惜纳 - 黄鸣龙还原反应的发现过程，感受黄鸣龙先生勇于探索的创新精神，激发使命担当，树立家国情怀。

醛（aldehyde）和酮（ketone）的分子中都含有羰基（carbonyl group），羰基是碳原子与氧原子通过双键相连的基团（$\gt C{=}O$），含有羰基的化合物称为羰基化合物。羰基很活泼，可以发生许多化学反应。有些是重要的工业原料，有些是香料或重要药物。中药中许多有效成分都含有羰基，如香豆素类、黄酮类、萜类等。典型的化合物如 *β*- 紫罗兰酮存在于千屈菜科指甲花挥发油中，常用作合成维生素 A 的原料；桂皮醛具有消毒杀菌防腐、分解脂肪、抗病毒、抗癌等功效，常用于外用药、合成药中；香薷酮主要存在于香薷挥发油中，能使肾小管充血、滤过压增高，从而起到利尿作用；具有广谱抗菌活性，可用于防治流行性感冒。

第一节　醛、酮的基本概念

一、醛、酮的结构

醛和酮都是含有羰基的化合物。羰基分别与一个烃基和一个氢相连的化合物称为醛（甲醛中的羰基与两个氢原子相连），醛的官能团是醛基（$-\overset{O}{\overset{\|}{C}}-H$），简写为—CHO；羰基与两个烃基相连的化合物称为酮，酮的官能团是酮基（$-\overset{O}{\overset{\|}{C}}-$），可简写为—CO—。它们的结构通式如下：

醛：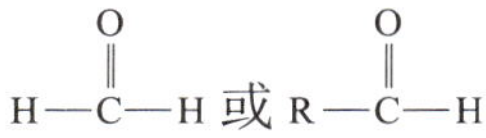　　酮：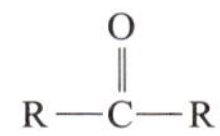

醛、酮分子中的羰基碳与氧以双键相结合，其成键情况与乙烯相似。羰基碳原子是 sp^2 杂化，其中一个杂化轨道与氧形成 σ 键，碳原子上未参与杂化的 p 轨道与氧的 p 轨道彼此平行重叠形成 π 键，并垂直于 sp^2 杂化轨道平面。因此，羰基的碳氧双键是由一个 σ 键和一个 π 键组成的。

但由于氧的电负性比碳大，羰基中成键的电子云偏向于氧原子，氧原子带部分负电荷，而碳原子带部分正电荷。所以，羰基是一个极性基团，其偶极矩的大小一般为 2.3 ～ 2.8D。羰基的极性是使它具有高度化学活性的一个重要原因。醛、酮的化学键示意图如图 12-1 所示。

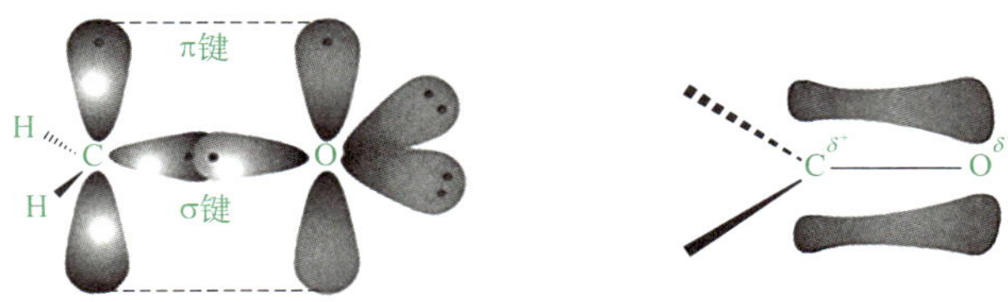

图 12-1　醛、酮化学键示意图

二、醛、酮的分类

根据与羰基相连的烃基的结构类型，醛、酮可分为脂肪醛、酮（aliphatic aldehyde and ketone）和芳香醛、酮（aromatic aldehyde and ketone）。

脂肪醛、酮：CH_3CH_2CHO　　$CH_3CH{=}CHCOCH_3$　　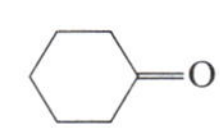

丙醛　　戊-3-烯-2-酮　　环己酮

芳香醛、酮：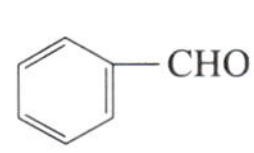　　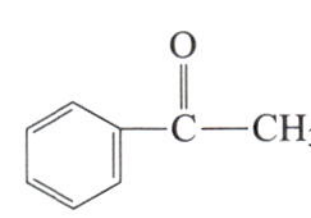

苯甲醛（苦杏仁油）　　苯乙酮

脂肪醛、酮中根据烃基是否含有不饱和碳碳键，又可分为饱和醛、酮（saturated aldehyde and ketone）和不饱和醛、酮（unsaturated aldehyde and ketone）。

饱和醛、酮：CH_3CHO　　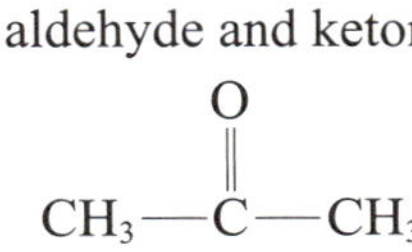

乙醛　　丙酮

不饱和醛、酮：$CH_3CH{=}CHCHO$　　$CH_3COCH{=}CH_2$

丁-2-烯醛　　丁-3-烯-2-酮

根据分子中所含羰基的数目，醛、酮又可分为一元醛、酮和多元醛、酮等。

一元醛、酮：$CH_3CH_2CH_2CH_2CHO$　　$CH_3CH_2COCH_3$

戊醛　　丁酮

多元醛、酮：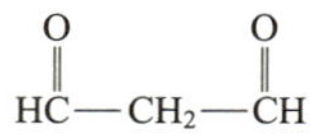

丙二醛

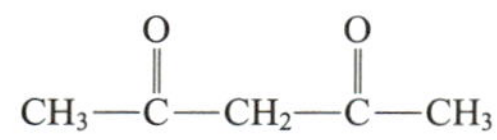

戊-2, 4-二酮

根据一元酮分子中羰基所连的两个烃基是否相同，酮又可分为简单酮和混合酮。

简单酮：

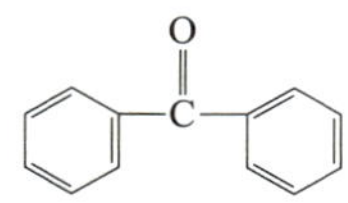

二苯(基)(甲)酮

混合酮：

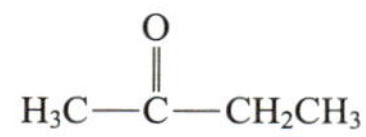

甲基乙基酮

三、醛、酮的命名

（一）普通命名法

简单的醛、酮可采用普通命名法。脂肪醛可根据碳原子数目称为“某醛”，芳香醛则将芳基作为取代基来进行命名。例如：

HCHO

甲醛
formaldehyde

CH_3CHO

乙醛
acetaldehyde

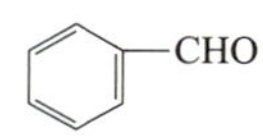

苯(基)甲醛
benzaldehyde

酮则按照羰基所连接的两个烃基的名称来命名。

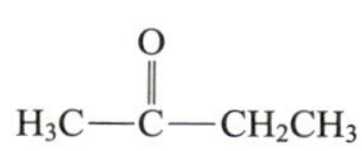

甲基乙基酮
methyl ethyl ketone

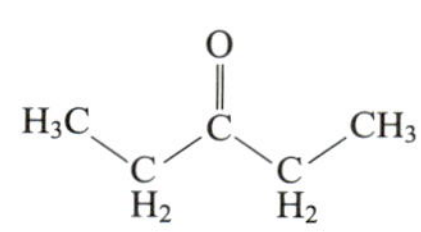

二乙酮
diethyl ketone

（二）系统命名法

结构复杂的醛、酮采用系统命名法命名。选择包括羰基碳原子在内的最长碳链作主链，称为某醛或某酮。从靠近羰基的一端开始对主链碳原子编号，由于醛基一定在碳链的链端，故不必标明其位置，但酮基的位置必须标明，写在酮名的前面。如有取代基，则将取代基的位次、数目、名称写在醛或酮的前面。主链中碳原子的编号也可以用希腊字母表示，即把与羰基碳直接相连的碳原子用 α 表示，其他碳原子依次为 β、γ 、……

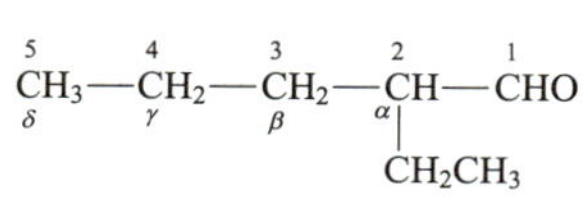

2-乙基戊醛(α-乙基戊醛)
2-ethylpentaldehyde

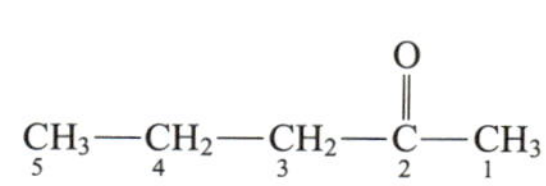

戊-2-酮
pentan-2-one

脂环酮的羰基碳在环内时，称为环某酮；羰基在环外，则将环作为取代基。

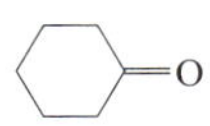

环己酮

cyclohexanone

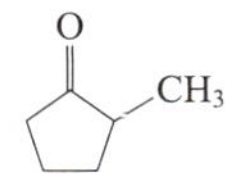

2-甲基环戊酮

2-methylcyclopentanone

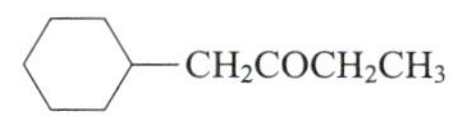

1-环己基丁-2-酮

1-cyclohexylbutan-2-one

芳香醛和酮命名时，以脂肪醛和脂肪酮为母体，芳香烃基作为取代基命名。

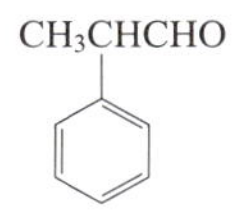

2-苯基丙醛

2-phenylpropionaldehyde

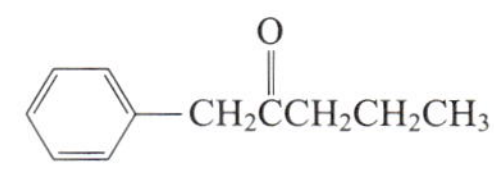

1-苯基戊-2-酮

1-phenylpentan-2-one

对不饱和醛、酮命名时，除了应使羰基碳的编号尽可能小之外，还需标示出不饱和键所在的位置。

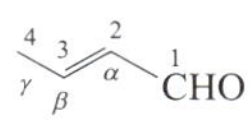

丁-2-烯醛

butyl-2-enaldehyde

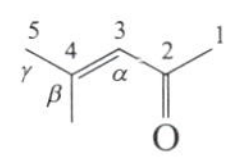

4-甲基戊-3-烯-2-酮

4-methylpentan-3-ene-2-one

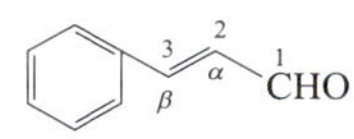

3-苯基丙烯醛(β-苯基丙烯醛)

(肉桂醛)

cinnamic aldehyde

对多元醛和酮命名时，则应选取含羰基最多的最长碳链作主链。

$OHCCH_2CH_2CHO$
丁二醛
succinaldehyde

$CH_3COCH_2COCH_3$
戊 -2, 4- 二酮
pentan-2, 4-dione

$CH_3COCH_2COCH(CH_3)_2$
5- 甲基己 -2, 4- 二酮
5-methylhexane-2, 4-dione

第二节　醛、酮的性质

一、醛、酮的物理性质

常温下，甲醛是气体；其他 12 个碳原子以下的脂肪醛、酮是液体；高级的脂肪醛、酮和芳香酮多为固体。由于醛或酮分子之间不能形成氢键，没有缔合现象，故其沸点比分子量相近的醇要低。但由于羰基的极性增加了醛、酮分子间的引力，故其沸点高于相应的烷烃和醚类。醛、酮羰基上的氧能与水分子形成氢键，因此低级醛、酮（如甲醛、乙醛、丙酮等）易溶于水，随着分子中碳原子数目的增加，其水溶性迅速降低。含 6 个碳以上的醛、酮几乎不溶于水，但可溶于乙醚、甲苯等有机溶剂。一些常见醛、酮的物理常数见表 12-1。

表 12-1　常见醛和酮的物理性质

名称	结构式	熔点 / ℃	沸点 / ℃	相对密度（d_4^{20}）	溶解度 /[g·(100g H_2O)$^{-1}$]
甲醛	HCHO	−92	−19.5	0.815	55
乙醛	CH_3CHO	−123	20.8	0.781	溶

续表

名称	结构式	熔点 /℃	沸点 /℃	相对密度（d_4^{20}）	溶解度 /[g·(100g H_2O)$^{-1}$]
丙醛	CH_3CH_2CHO	−81	48.8	0.807	20
苯甲醛	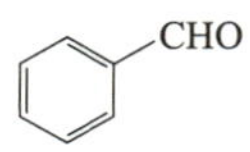	−26	179	1.046	0.33
丙酮	CH_3COCH_3	−95	56	0.792	溶
戊 -2- 酮	$CH_3CO(CH_2)_2CH_3$	−77.8	102	0.812	几乎不溶
环己酮	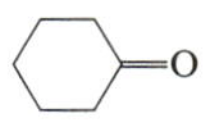	−45	155	0.9478	2.4
苯乙酮	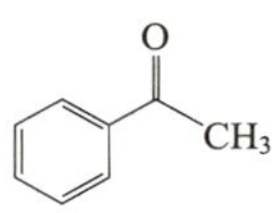	19.7	202	1.026	微溶

二、醛、酮的化学性质

羰基的 C═O 双键与 C═C 双键相似，也能发生加成反应。但由于羰基有极性，碳原子带部分正电荷，容易受到一系列亲核试剂的进攻而发生加成反应，故醛、酮的一大类重要反应是亲核加成反应（nucleophilic addition reaction）。同时由于羰基吸电子作用的影响，其 α-碳上的 α- 氢原子比较活泼，涉及 α- 氢的一些反应是醛、酮的化学性质的重要组成部分。此外，醛、酮还可以发生氧化反应、还原反应和其他一些反应。

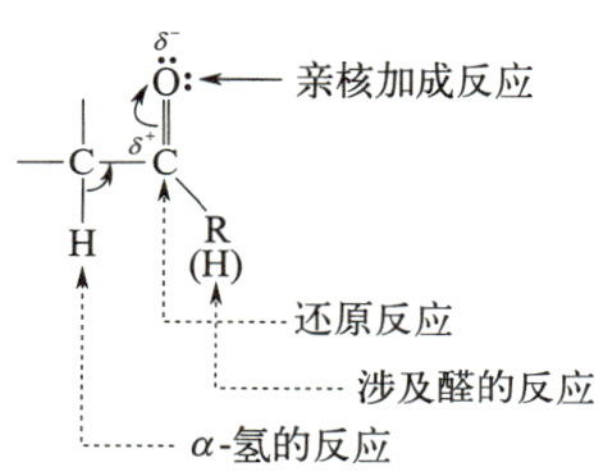

（一）亲核加成反应

羰基的加成属于亲核加成，整个反应过程主要分为两步：首先是试剂中带负电荷的部分加到羰基的碳原子上，形成氧带负电荷的中间体；然后试剂中带正电荷的部分加到带负电荷的氧上，生成加成产物。可用如下通式表示：

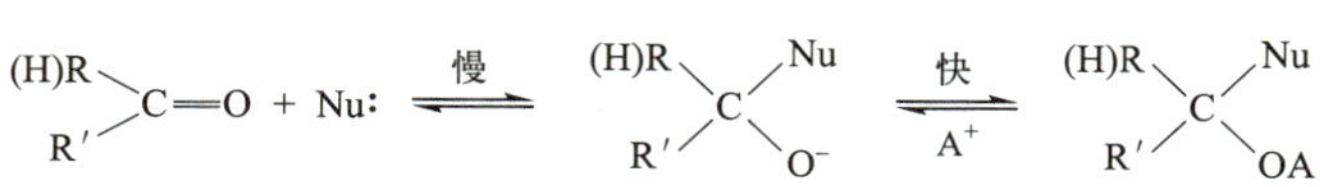

不同结构的醛和酮进行亲核加成反应活性不同，由易到难次序如下：

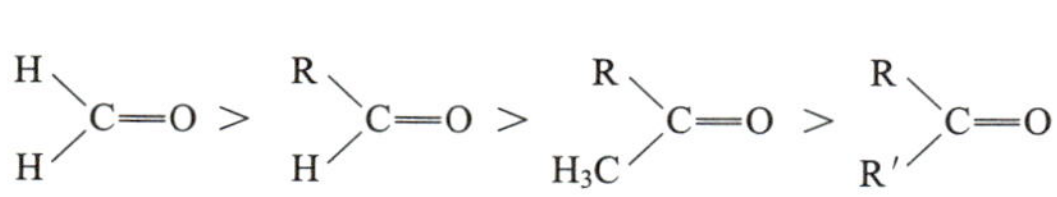

可以从以下两个方面来理解上述活性次序。①电子效应：烷基是斥电子基，与羰基相连降低羰基碳原子的正电性，因而不利于亲核加成反应；②立体效应：烷基与羰基相连后，不仅降低了羰基碳的正电性，同时增大了空间位阻，使亲核反应难以进行。

1. 与氢氰酸加成

氢氰酸（HCN）与醛、脂肪族甲基酮和 8 个碳原子以下的环酮发生加成反应，芳香酮难与氢氰酸反应。生成的产物称为 α- 羟基腈（又称 α- 氰醇）。

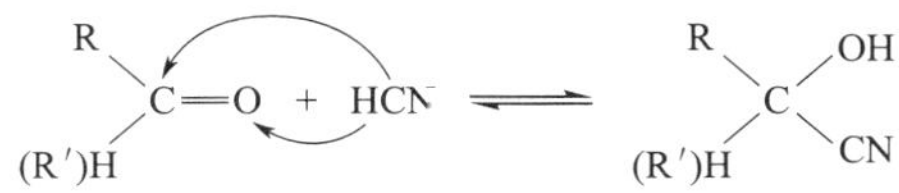

α-羟基腈

从上面的反应式可以看出，生成物比反应物多了一个碳原子，因此这个反应可用来增长化合物的碳链。羟基腈在酸性水溶液中水解，即可得到羟基酸。

酸、碱对醛、酮与氢氰酸的加成反应有很大的影响。如果在反应体系中加入酸，反应速率减慢；加入碱，反应速率加快。这是因为 HCN 是个很弱的酸，它不易离解成 H^+ 和 CN^-，酸或碱的加入，都能影响它的电离平衡：

$$HCN \underset{H^+}{\overset{CH^-}{\rightleftharpoons}} H^+ + CN^-$$

加碱可使平衡向右移动，CN^- 的浓度增加，而加酸则抑制 HCN 的解离，降低 CN^- 的浓度。由此可知在醛、酮与 HCN 的加成反应中，进攻的亲核试剂实际是 CN^- 离子，加成反应机理表示如下：

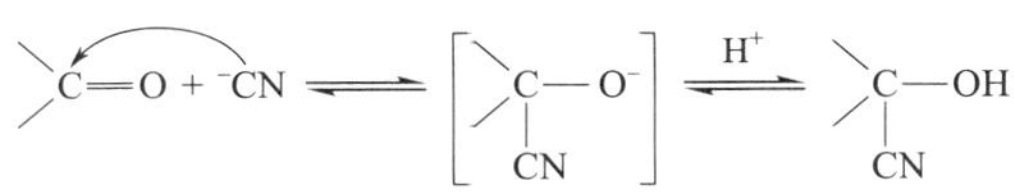

反应分两步进行。首先是 CN^- 对羰基的加成，形成氧负离子中间体，这一步是慢反应，是决定整体反应速率的一步；第二步是生成的中间体立即与氢离子结合，生成 α- 羟基腈。

氢氰酸有剧毒，挥发性大，实际工作中，常用氰化钠或氰化钾加无机酸来代替氢氰酸。

2. 与亚硫酸氢钠加成

亚硫酸氢钠饱和溶液能与醛、脂肪甲基酮和 8 个碳以下的低级环酮发生加成反应，生成稳定的亚硫酸氢盐加成产物。

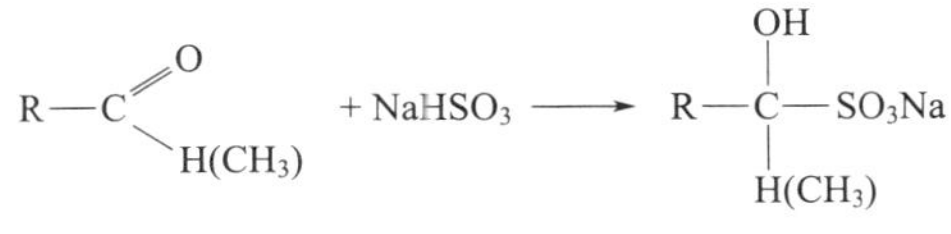

此反应是可逆反应，生成的加成产物能溶于水而难溶于亚硫酸氢钠饱和溶液，因而析出白色结晶。为使反应完全，需加入过量的亚硫酸氢钠饱和溶液，使平衡向右移动。醛和酮的亚硫酸氢钠加成物若与酸或碱共热，又能分解为原来的醛和酮。因此常利用这个反应分离和提纯醛和酮。

3. 与格氏试剂加成

格氏试剂 RMgX 中与 Mg 相连的碳带部分负电荷，具有很强的亲核性，而 Mg 则带有部分正电荷，可与醛、酮发生亲核加成反应。加成产物经水解生成醇。

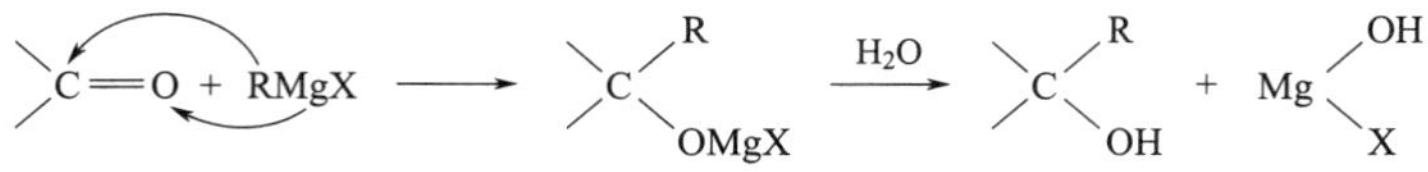

以甲醛或其他醛和酮为原料时，可分别生成伯醇、仲醇和叔醇。例如：

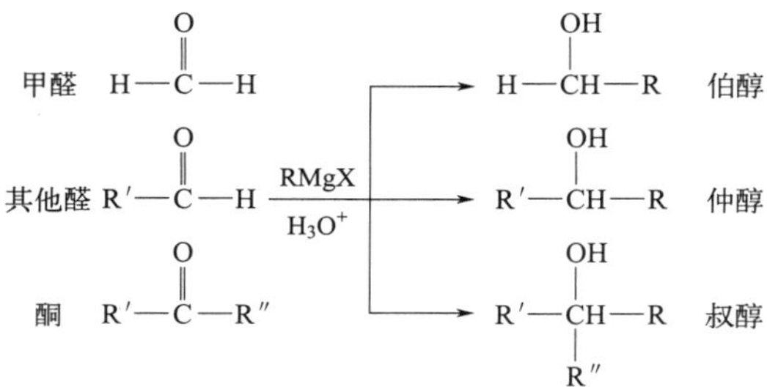

4. 与氨的衍生物加成

醛、酮能和氨的衍生物，例如羟胺（NH_2OH）、肼（NH_2NH_2）、2, 4- 二硝基苯肼（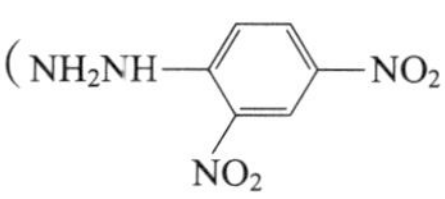）和氨基脲（$NH_2NH-\overset{\displaystyle O}{\overset{\|}{C}}-NH_2$）等作用，分别生成肟、腙、2, 4- 二硝基苯腙和缩氨脲等。反应通式表示如下：

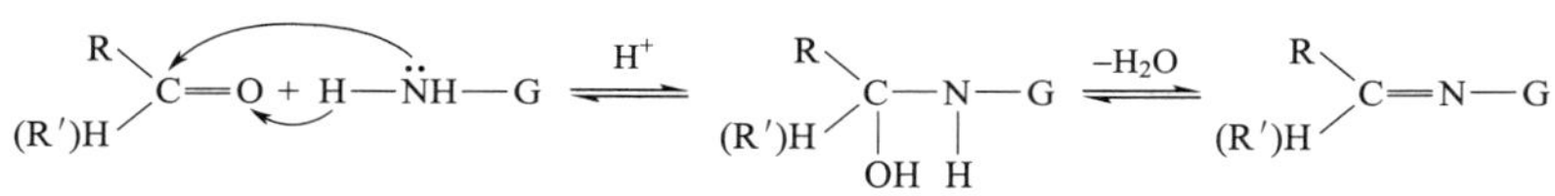

可以看出，反应经历加成 - 消除过程。氨的衍生物与醛、酮发生反应时，首先与羰基发生亲核加成，然后分子内脱去一分子水，生成含有 C═N 的化合物。例如：

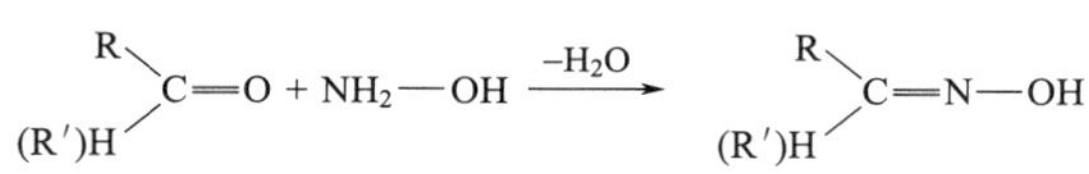

肟

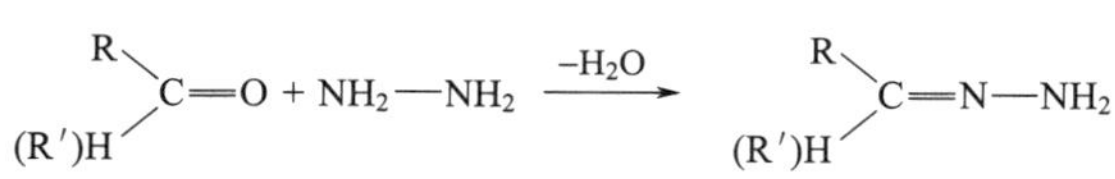

腙

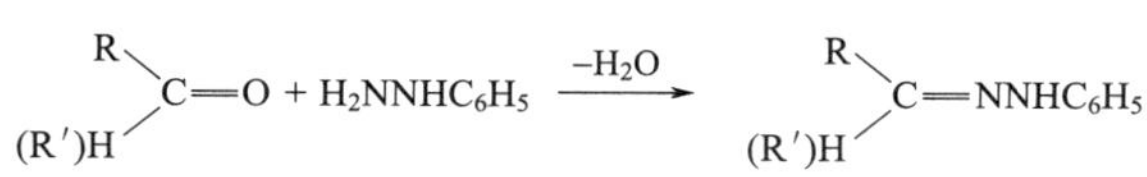

苯腙

氨的衍生物与醛、酮反应后的产物肟、腙、苯腙、缩氨脲等一般都是很好的结晶，并具有一定的熔点，因此可用于鉴别醛、酮。通常称它们为羰基试剂。其中最重要的是 2, 4- 二硝基苯肼，醛、酮与 2, 4- 二硝基苯肼作用生成的 2, 4- 二硝基苯腙是黄色结晶，具有一定的熔点，反应明显，便于观察，所以常被用来鉴别醛、酮。

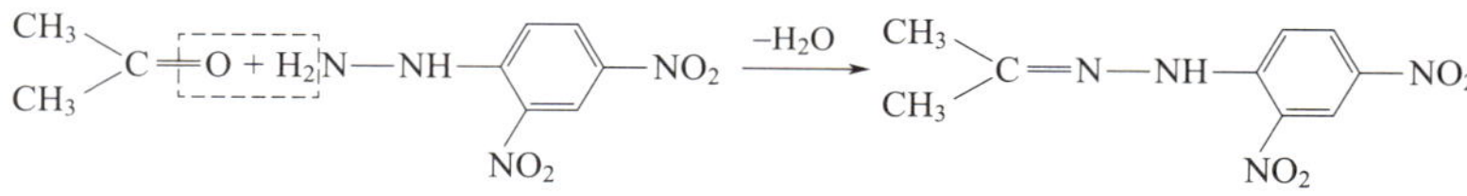

2, 4-二硝基苯肼　　　　丙酮-2, 4-二硝基苯腙

5. 与醇加成

醛在干燥氯化氢存在下，与醇发生加成反应生成半缩醛（hemiacetal），半缩醛不稳定，继续与另一分子醇进一步缩合，生成缩醛（acetal）。

半缩醛

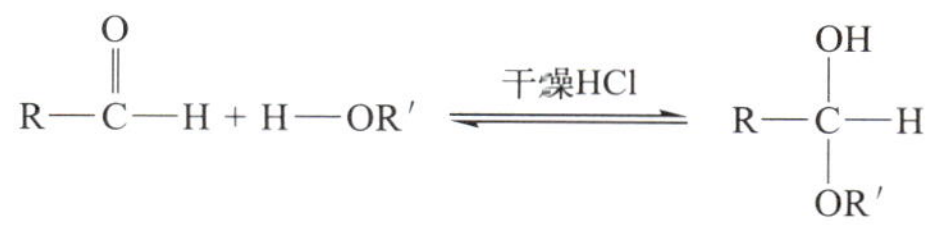

缩醛

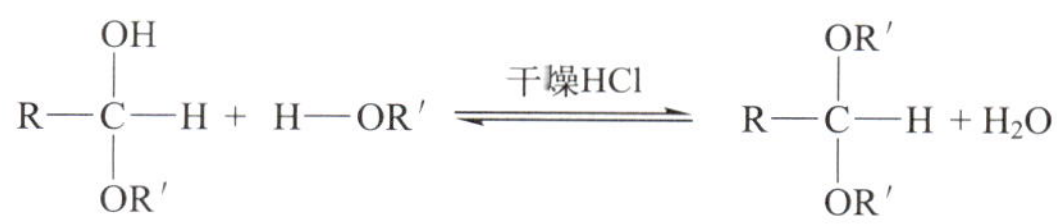

缩醛可以看作同碳二元醇的醚，对碱和氧化剂都相当稳定。但在酸性溶液中易水解为原来的醛。在有机合成中常利用这一性质来保护醛基，使醛基在反应中不受破坏，待反应完毕后，再用稀酸水解释放原来的醛基。

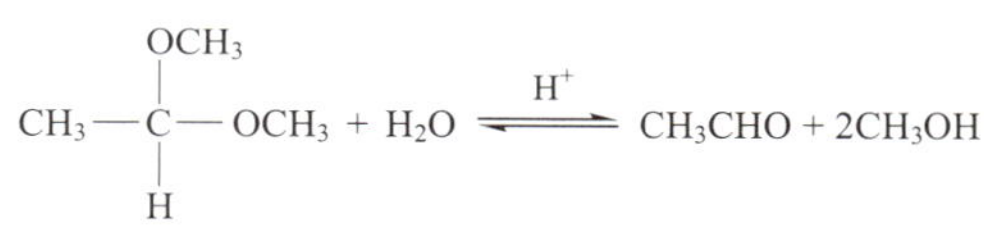

在有机合成中，常利用缩醛的生成和水解来保护醛基。醛基是相当活泼的基团。当含有醛基的分子进行分子中其他基团的氧化等反应时，醛基往往也会发生反应而有所变化。为了使醛基保留不变，可先将醛转变成缩醛，然后再进行分子中其他基团的转化反应。最后再使缩醛水解而重新获得原来的醛基。

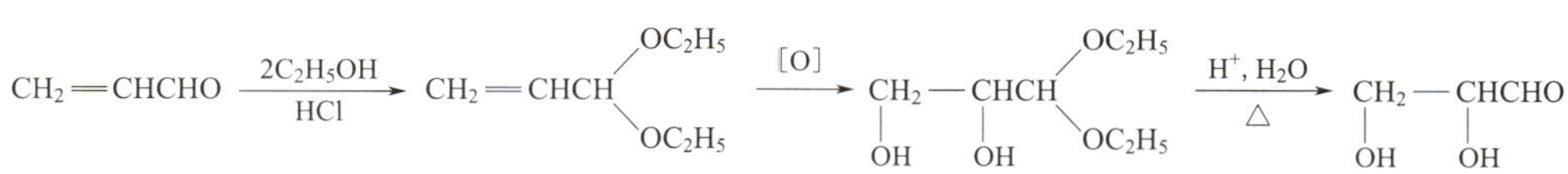

（二）α- 氢的反应

醛、酮分子中与羰基直接相连的碳原子称为 α- 碳原子，连接在 α- 碳上的氢叫 α- 氢。α- 氢受羰基吸电子诱导效应的影响，性质活泼，又称 α- 活泼氢。

1. 羟醛缩合

在稀碱存在下，一分子醛的 α- 氢原子加到另一分子醛的氧原子上，其余部分加到羰基碳上，生成 β- 羟基醛，这种增长碳链的反应称为羟醛缩合或醇醛缩合（aldol condensation）。

例如：

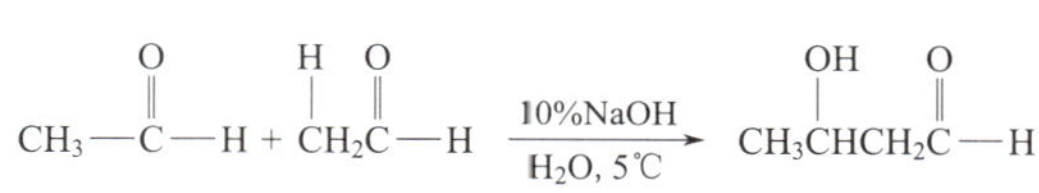

3-羟基-丁-1-醛(β-羟基丁醛)(50%)

醇醛缩合的反应机理如下：

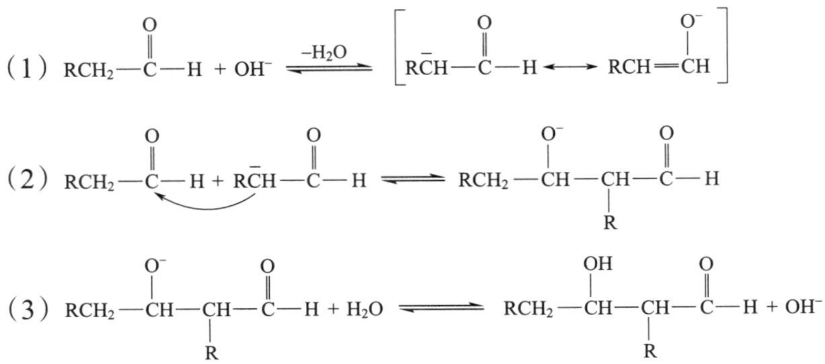

β- 羟基醛在加热时容易脱水生成 α,β- 不饱和醛。

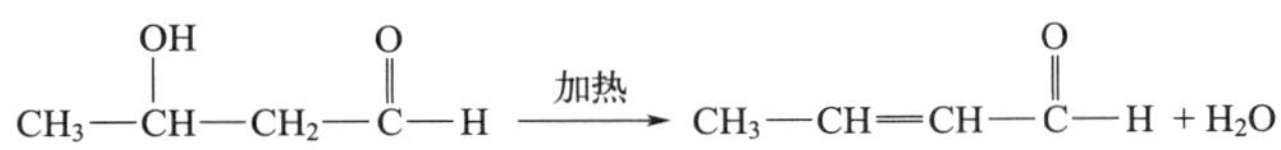

含有 α- 氢的酮也能发生类似反应，最后生成 α,β- 不饱和酮，但产率较低。例如，丙酮在碱的存在下，20℃时平衡混合物中只含有 5% 左右的缩合产物。

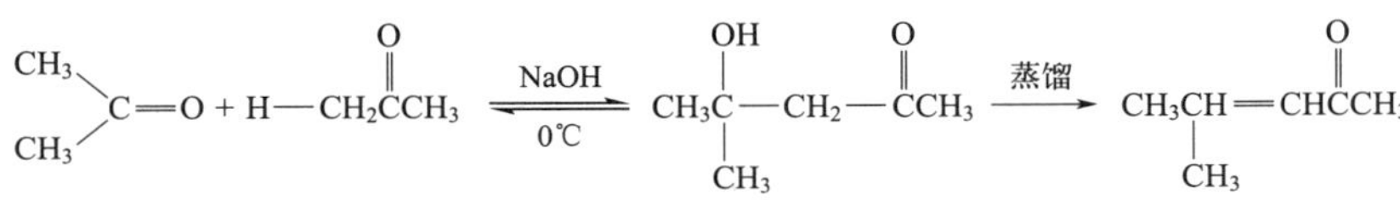

4-羟基-4-甲基戊-2-酮　　4-甲基戊-3-烯-2-酮

两种不同的含 α- 氢的醛之间也能进行羟醛缩合反应（称为交叉羟醛缩合）。但反应后有四种可能的产物，产率低，分离困难，因此在合成上实用价值不大。但可用不含 α- 氢的醛（如甲醛、苯甲醛等）和一种含有 α- 氢的醛或酮进行交叉缩合，则产物种类减少。例如：

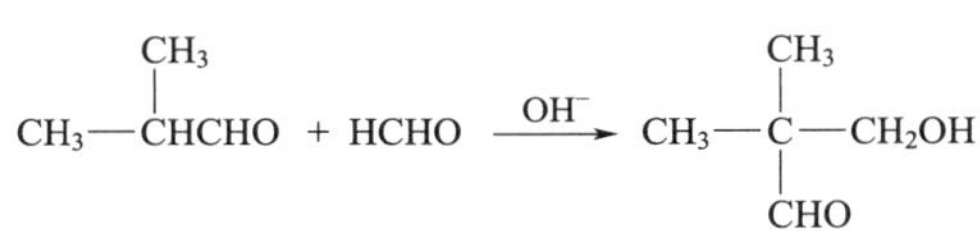

苯甲醛与含有 α- 氢的脂肪族醛（酮）缩合，可以生成芳香族的 α,β-不饱和醛（酮）。

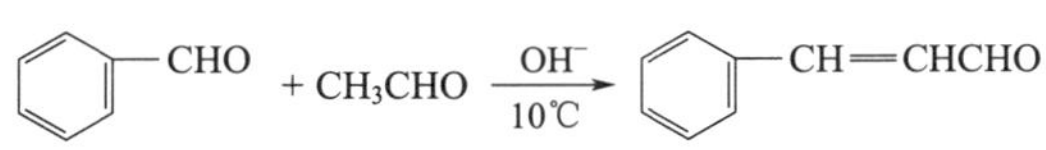

肉桂醛

由 α,β- 不饱和醛的进一步转化可以制备许多其他芳香化合物。例如由肉桂醛选择氧化可得肉桂酸，还原则得肉桂醇，等等。

2. 卤代及卤仿反应

醛、酮分子中的 α- 氢原子容易被卤素取代，生成 α- 卤代醛、酮。例如：

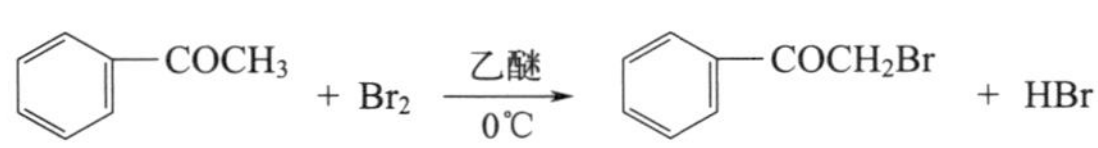

这类反应可以被酸催化也可以被碱催化。用酸催化时，可以通过控制反应条件（例如酸

和卤素的用量，反应温度等），得到一卤代物。但用碱催化时，卤代反应速率很快，一般不能使反应控制在生成一卤或二卤代物阶段。凡是有 $CH_3-\overset{O}{\overset{\|}{C}}-$ 结构的醛、酮（即乙醛和甲基酮）与卤素的碱性溶液（常用次卤酸钠的碱性溶液）作用时，首先生成 α- 三卤代物，后者在碱性溶液中立即分解成三卤甲烷（俗称卤仿）和羧酸盐，该反应又称为卤仿反应（haloform reaction）。例如：

$$CH_3\overset{O}{\overset{\|}{C}}CX_3 + OH^- \rightleftharpoons CH_3-\underset{OH}{\overset{O^-}{C}}-CX_3 \rightleftharpoons CH_3COOH + \bar{C}X_3 \rightleftharpoons CH_3COO^- + HCX_3$$

卤仿反应常用碘的碱性溶液，产物之一是碘仿，所以称为碘仿反应（iodoform reaction）。碘仿反应常用于结构测定。碘仿是难溶于水的淡黄色晶体，有特殊气味，因此可以用于鉴别乙醛和甲基酮等。次卤酸盐溶液本身是氧化剂，凡含有 $CH_3-\underset{OH}{\underset{|}{CH}}-$ 结构的醇也能发生碘仿反应。

例如：

$$CH_3CH_2OH \xrightarrow{NaOI} CH_3CHO \xrightarrow{NaOI} HCOOH + CHI_3\downarrow$$

所以碘仿反应可用于鉴别含有 $CH_3-\overset{O}{\overset{\|}{C}}-$ 结构的醛、酮以及含有 $CH_3-\underset{OH}{\underset{|}{CH}}-$ 结构的醇。

（三）氧化反应

醛具有较强的还原性，非常容易被氧化，除了可被 $KMnO_4$、$K_2Cr_2O_7$ 等强氧化剂氧化外，一些弱氧化剂也可将醛氧化成羧酸，例如托伦（Tollens）试剂和斐林（Fehling）试剂。而弱氧化剂不能使酮氧化，因此可以利用这一性质来区别醛和酮。

Tollens 试剂是硝酸银的氨溶液，主要成分是 $[Ag(NH_3)_2]^+$，它能将醛氧化成羧酸，而 $[Ag(NH_3)_2]^+$ 被还原成金属银沉积在试管壁上形成银镜，故称银镜反应。

$$(Ar)RCHO+2[Ag(NH_3)_2]OH \xrightarrow{\triangle} (Ar)RCOONH_4+2Ag\downarrow+3NH_3\uparrow+H_2O$$

Fehling 试剂是由硫酸铜（A）与酒石酸钾钠（B）的碱性溶液组成，使用时将 A、B 等量混合。作为氧化剂的是二价铜离子。醛与斐林试剂作用被氧化成羧酸，Cu^{2+} 则被还原成砖红色的 Cu_2O 沉淀。

$$R-CHO+Cu^{2+} \xrightarrow{OH^-} RCOO^-+Cu_2O\downarrow$$

醛与这些氧化剂作用，有明显的颜色变化或者有沉淀生成，酮则没有这些现象，因此常用这些试剂来区别醛和酮。芳香醛不能被斐林试剂氧化，因此又可用它来区别脂肪醛和芳香醛。

甲醛与 Fehling 试剂反应生成银镜的反应，可用来区别甲醛与其他脂肪醛。

酮不易氧化，但在强氧化剂（如重铬酸钾加浓硫酸）存在下，羰基和 α- 碳原子之间会发生碳碳键的断裂而生成多种较低级羧酸的混合物。例如：

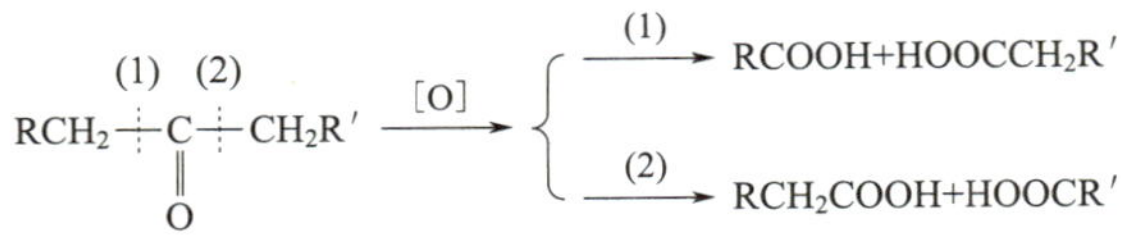

酮的氧化因产物复杂，一般来说在合成上意义不大。但己二酸的工业制法之一就是环己酮氧化。因为环己酮氧化时，羰基与 *α*- 碳之间键的断裂只生成一种产物。

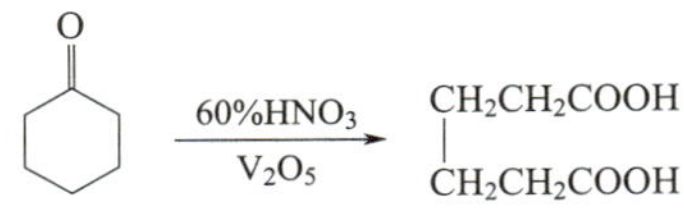

（四）还原反应

醛、酮都可以被还原，用不同的还原剂，可以把羰基还原成醇羟基或亚甲基。

1. 催化加氢

醛、酮在金属催化剂 Ni、Pt、Pd 等的存在下，以氢气为还原剂使醛和酮还原成相应的伯醇和仲醇。例如：

$$R-\overset{\overset{\large O}{\|}}{C}-H + H_2 \xrightarrow{Ni} RCH_2OH$$

$$R-\overset{\overset{\large O}{\|}}{C}-R' + H_2 \xrightarrow{Ni} R-\overset{\overset{\large OH}{|}}{CH}-R'$$

2. 金属氢化物还原

金属氢化物也能将醛、酮还原成相应的醇。常用的有硼氢化钠（$NaBH_4$）、氢化铝锂（$LiAlH_4$）等。

硼氢化钠在水或醇溶液中是一种温和的还原剂，并且选择性高、还原效果好。它只还原醛、酮的羰基，而不影响分子中其他不饱和基团。例如：

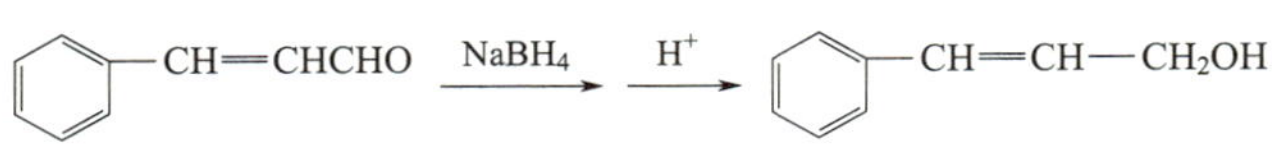

3-苯基丙烯醛(肉桂醛)　　3-苯基丙-2-烯-1-醇(肉桂醇)

氢化铝锂对碳碳双键、碳碳叁键也没有还原作用，但它的还原性较硼氢化钠强，除能还原醛、酮外，还能还原羧酸和酯的羰基，以及除碳碳重键以外的许多不饱和基团（如，$—C{\equiv}N$，$—NO_2$ 等），反应产率很高。

$$CH_2{=}CH—CH_2CHO \xrightarrow{LiAlH_4} CH_2{=}CH—CH_2CH_2OH$$

3. 克莱门森（Clemmensen）反应

用锌汞齐和浓盐酸作还原剂，醛和酮分子中的羰基还原亚甲基，称为克莱门森还原法，在有机合成上被广泛用于制备烷烃、烷基芳烃或烷基酚类。例如：

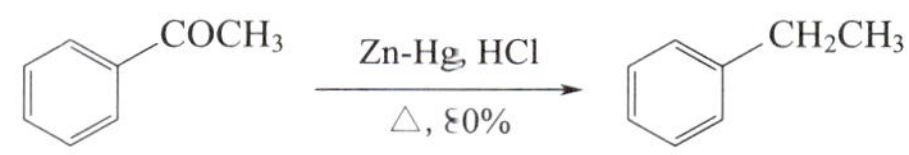

4. 沃尔夫 - 凯惜纳 - 黄鸣龙还原反应（Wolff-Kishner-Huang reduction reaction）

将醛或酮与肼在高沸点溶剂，例如在一缩乙二醇（$HOCH_2CH_2OCH_2CH_2OH$）中与碱一起加热。羰基先与肼生成腙。腙在碱性加热条件下失去氮，结果羰基变成亚甲基。例如：

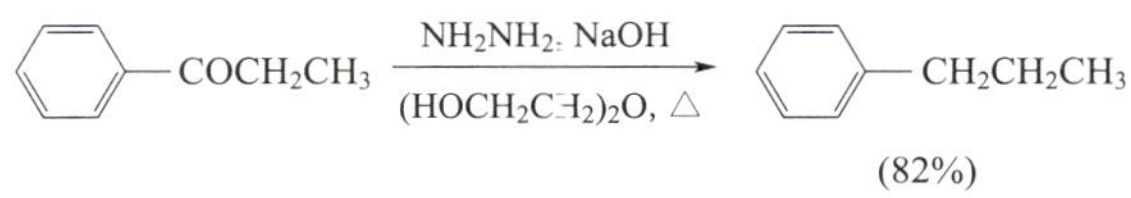

第三节　医学中重要的醛、酮

一、甲醛

甲醛在常温下是无色的、有特殊气味的气体，易溶于水。含甲醛 40%、甲醇 8% 的水溶液称为“福尔马林”，常用作杀菌剂和防腐剂。常用甲醛气体消毒传染病房。

二、乙醛

乙醛是无色、有刺激性气味的低沸点液体，可溶于水、乙醇及乙醚，易氧化，易聚合。乙醛也是重要的有机合成原料。在一定催化剂的作用下，乙烯可以用空气直接氧化成乙醛。

将氯气通入乙醛中，生成三氯乙醛。若在三氯乙醛中加入一定量的水，发生羰基与水的加成反应，得到水合三氯乙醛，简称水合氯醛。它是一种比较安全的催眠药和镇静药。

三、肉桂醛

肉桂醛是淡黄色的油状液体。溶于醇、氯仿，微溶于水。有特殊的肉桂芳香气味，能随水蒸气挥发。肉桂醛是我国产桂皮油和锡兰桂油的主要成分，约含 55% ～ 85%，自然界中天然存在的肉桂醛均为反式结构，该分子为一个丙烯醛上连接一个苯基，因此被认为是一种丙烯醛衍生物。

肉桂醛可用于杀菌、消毒、防腐，特别是对真菌有显著疗效。还可抗溃疡，加强胃肠道运动。用于治疗胃痛、胃肠胀气绞痛，有显著的健胃、祛风效果。肉桂醛具有抑制肾上腺素及 ACTH 对脂肪酸的游离，促进葡萄糖的脂肪合成作用，因而，可以用于血糖控制药中，加强胰岛素替换葡萄糖的性能，防治糖尿病。常用于外用药、合成药中。应用于按摩液、美容产品中，起到散瘀血、促进血液循环，使皮肤回温，紧实皮肤组织；外用于按摩可使四肢、身体舒畅，改善水分滞留。

四、丙酮

丙酮是具有愉快香味的液体，是常用的有机溶剂和有机合成原料，应用很广。在高分子工业中用以制备有机玻璃、环氧树脂等。

糖尿病患者，由于代谢发生障碍，体内常产生过量的丙酮，并由尿中排出；晚期糖尿病病人呼出的气体中也有丙酮的气味（烂苹果味）。

五、樟脑

樟脑是一种脂环族酮类化合物，化学名为2- 莰酮，结构式如下：

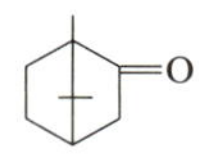

樟脑是挥发性固体，具有特殊的香味，不溶于水，易溶于醇、脂肪油等。

樟脑在医药上具有广泛用途，能兴奋呼吸及血管运动中枢，还能兴奋心肌，挽救垂危病人。樟脑油针剂是含樟脑 w=0.10（10%）的植物油溶液，用作呼吸循环系统兴奋药。清凉油、十滴水、消炎镇痛膏等成药中均含有樟脑。樟脑还可用于驱虫防蛀。

拓展阅读

羰基反应与代谢疾病

葡萄糖是人体能量的重要来源，在体内的代谢过程会产生丙酮酸。丙酮酸是代谢过程中重要的中间产物，可以通过氨基转换作用形成新的氨基酸，实现糖类到蛋白质的相互转化。糖类和脂类之间的相互转化也是要经过丙酮酸，丙酮酸是三大营养物质相互转换的枢纽。

血液中的葡萄糖称为血糖，过高或过低的血糖水平均会引发健康问题。高血糖可能导致糖尿病、血管损伤、神经病变等慢性并发症，而低血糖则会引起头晕、昏迷甚至脑损伤。维持血糖稳定对全身器官功能和代谢平衡至关重要。

近年来，我国糖尿病的发病率呈显著上升趋势，严重影响患者的生命质量和预期寿命，成为重要的公共卫生问题。因此，及时监测血糖浓度是预防和治疗疾病的关键。葡萄糖是一种多羟基的醛类化合物。在医学领域，醛基的检验是诊断糖尿病的重要手段之一。从19世纪后期人们了解到血糖的浓度与糖尿病之间的关系以来，便开始对血糖测定方法进行不断研究，1908年班氏（Benidict）首先建立了测定血糖的方法，即班氏法。通过不断地发展和改进，1920年出现了最有代表性的福林 - 吴氏（Folin-Wu）法，这是血糖测定的经典方法，连续沿用了近五十年之久。但该方法最大的缺点是测出结果比血液的葡萄糖的真值高10%～15%，这是因为葡萄糖中醛基的还原性使试剂中二价铜还原成一价铜；同时，血液中还含有大量非糖的还原性物质，如谷胱甘肽、尿酸等物质也参与反应，所以测定的结果还包括非糖的还原性物质。

1959年，Dultman提出用芳香胺与葡萄糖的缩合反应原理测定血糖的方法，如邻甲苯胺法，该方法比福林 - 吴氏法的特异性还高，测定结果更准确，所以取代了特异性差的福林 - 吴氏法。其原理是葡萄糖在酸性介质中加热脱水反应生成5- 羟甲基 -2- 呋喃甲醛，分子中的醛基与邻甲苯胺缩合成青色的薛夫氏碱，其颜色的深浅与样品中葡萄糖的含量成正比。

因此，建立合理的检测方法，推动糖尿病的早筛查、早诊断及早治疗，是降低糖尿病发生率的关键，也是预防并发症的有效手段。

学习小结

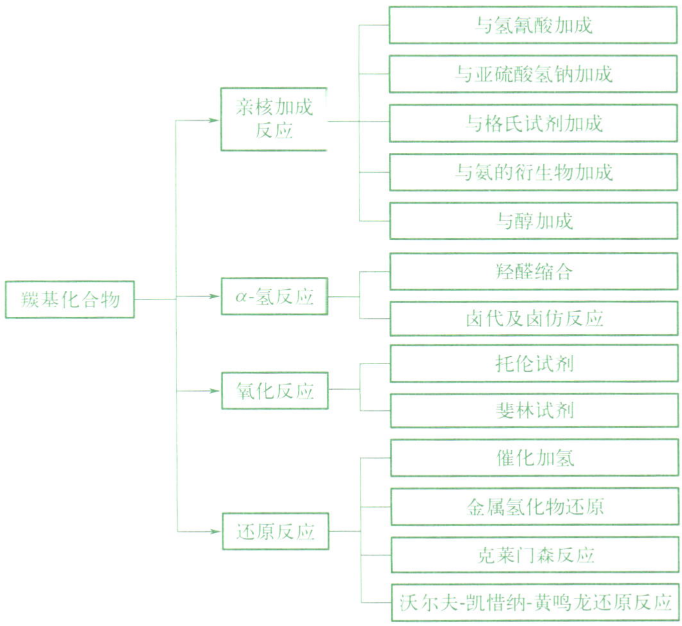

习题

一、选择题

1. 一个低沸点化合物，只含有一个氧原子，可发生碘仿反应，该化合物是（　　）。

A. 乙醇　　B. 乙醛　　C. 苯甲醛　　D. 甲醚

2. 乙醛与 NH_2OH 的反应属于（　　）反应。

A. 亲电加成　　B. 亲核加成　　C. 亲电取代　　D. 亲核取代

3. 下列试剂中，不能用来鉴别丙醛和丙酮的是（　　）。

A. 斐林试剂　　B. 托伦试剂

C. 亚硝酸钠溶液　　D. 碘和氢氧化钠溶液

4. 40% 甲醛水溶液俗称（　　）。

A. 来苏儿　　B. 希夫试剂　　C. 福尔马林　　D. 新洁尔灭

5. 甲醛与 RMgX 发生亲核加成反应，水解产物是（　　）。

A. 伯醇　　B. 仲醇　　C. 叔醇　　D. 以上情况均可能

6. 不能与 HCN 发生亲核加成反应的是（　　）。

A. 乙醛　　B.丙酮　　C. 环戊酮　　D. 苯乙酮

7. 下列能与斐林试剂反应的是（　　）。

A. 乙醛　　B.丙酮　　C. 苯甲醛　　D. 苯乙酮

8. 下列反应能增长碳链的是（　　）。

A. 碘仿反应　　B. 羟醛缩合反应　　C. 克莱门森反应　　D. 银镜反应

9. 苯甲醛与丙醛在 NaOH 溶液作用下生成什么产物？（　　）

A. 苯甲酸和苯甲醇

B. $C_6H_5—CH=CHCH_2CHO$

C. 苯甲酸和丙醇

D. $C_6H_5—CH=C(CH_3)CHO$

10. 下列化合物中不发生碘仿反应的是（　　）。

A. 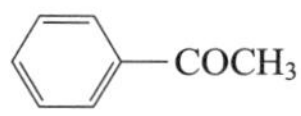

B. 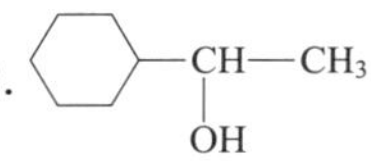

C. CH_3CH_2OH

D. 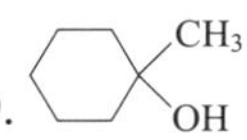

二、命名或写出下列化合物

1. 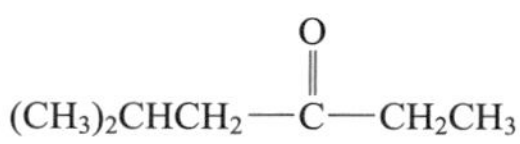

2. 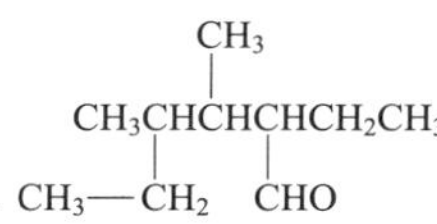

3. 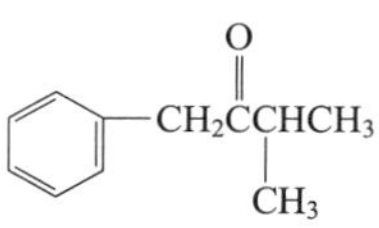

4. 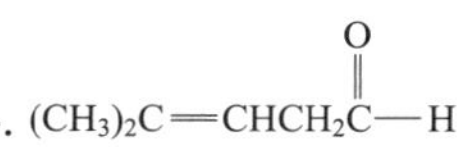

5. 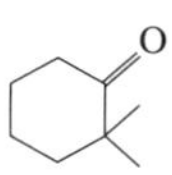

6. 戊 -3- 烯 -2- 酮

7. 对 - 甲氧基苯甲醛（茴香醛）

8. 戊 -2, 4- 二酮

9. 3- 苯基丙烯醛（肉桂醛）

10. 1- 环己基丙 -2- 酮

三、写出下列反应的主要产物

1. 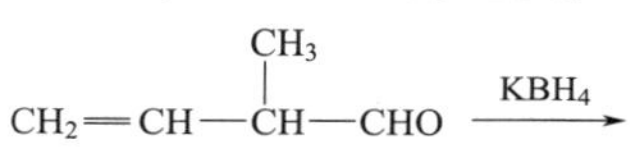

2. 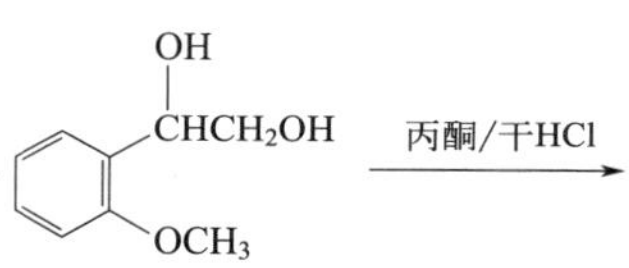

3. $CH_3CH_2CHO \xrightarrow{\text{稀碱}}$

4. 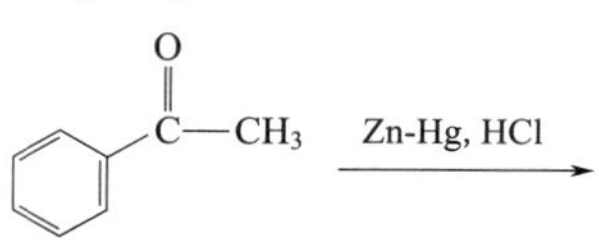

5. 苯甲醛 + 丙基溴化镁 $\xrightarrow{H_3O^+}$

6. 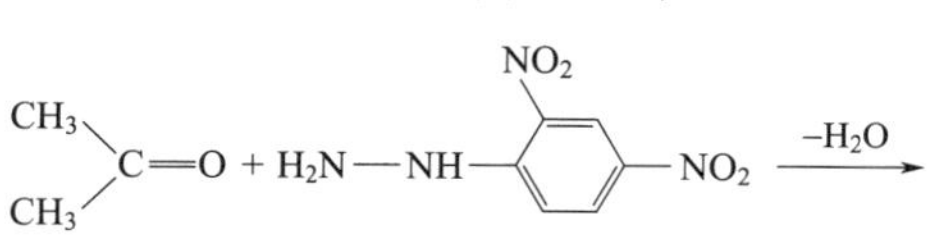

7. 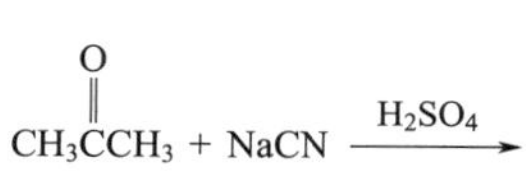

8. $(CH_3)_2CHCH_2CHO + HCHO \xrightarrow{稀碱}$

9. $CH_3COCH_3 + CH_3Mg \xrightarrow{H_3O^+}$

10. 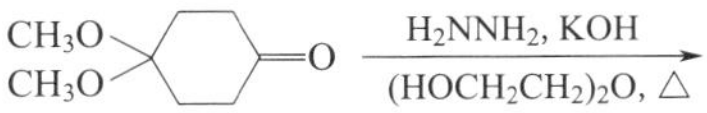

四、用化学方法鉴别下列各组化合物

1. 丙醛、丙酮、丙醇、异丙醇

2. 戊醛、戊 -2- 酮、戊 -3- 酮、戊 -2, 4- 二酮

3. 苯甲醛、苯乙酮、苯酚和 2- 苯基乙醇

五、简答题

1. 将干燥 HCl 气体通入含苯甲醛的无水甲醇和无水乙醇的混合物中，试写出可能产物的结构，并注明手性化合物的构型。

2. 烯烃的碳碳双键与醛（酮）的碳氧双键在结构上有什么不同，导致它们的化学性质有什么不同?

3. 试完成由正丙醇至 2- 甲基 -2- 戊烯 -1- 醇的转化。

4. 某未知化合物 A，与 Tollens 试剂无反应，与 2, 4- 二硝基苯肼反应可得橘红色固体。A 与 NaCN 和硫酸反应的化合物 B，分子式为 C_4H_7ON，A 与硼氢化钠在甲醇中反应可得非手性化合物 C，C 经浓硫酸脱水得丙烯。试分别写出化合物 A、B、C 的结构式。

5. 某化合物分子式为 $C_5H_{12}O$（A），氧化后得 $C_5H_{10}O$（B），B 能与苯肼反应，也能发生碘仿反应，A 与浓硫酸共热得 C_5H_{10}（C），C 经氧化后得到丙酮与乙酸，推测 A、B、C 的结构。

第十三章

羧酸及其衍生物的生物学功能

学习目标

（1）了解羧酸和取代羧酸的物理性质、分类和制备方法，掌握取代羧酸的类型和制备方法。

（2）掌握羧酸和取代羧酸的结构、命名和化学性质，了解常用化合物在医学上的应用。

（3）了解羧酸衍生物的物理性质及其结构；掌握羧酸衍生物的命名和化学性质；理解不同结构的羧酸衍生物性质的差别。

羧酸（carboxylic acid）及其衍生物是一类非常重要的有机化合物，有些羧酸及其衍生物不仅参与动植物的生命过程，具有生物活性和药理活性，而且还是制药及有机化工过程中的重要中间体。例如，生物体内的氨基酸含有羧酸的结构特征；植物芍药中的抗炎成分芍药苷含有羧酸衍生物——酯的结构特征；镇静催眠药苯巴比妥含有羧酸衍生物——酰胺的结构特征。因此，羧酸及其衍生物是一类与医药关系十分密切的重要有机化合物。

第一节　羧酸

羧酸的官能团是羧基（carboxyl group，—COOH）。除甲酸外，其他羧酸都可以视为氢原子被羧基取代的烃衍生物，其结构通式如下：

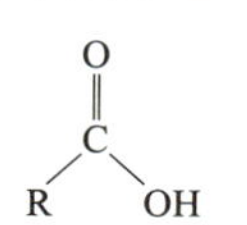

R代表脂肪烃基

或

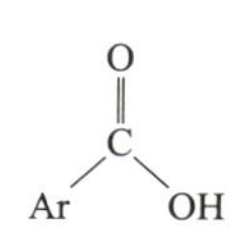

Ar代表芳香烃基

一、羧酸的结构、分类和命名

（一）羧酸的结构

羧酸中羧基的C原子为sp^2杂化，3个sp^2杂化轨道分别与相连的原子（1个碳原子和2

个氧原子）形成 3 个 σ 键，这 3 个 σ 键在同一个平面上；羧基碳上未参与杂化的 p 轨道与羰基氧上的 p 轨道平行重叠形成 π 键；羟基氧上的一对 p 电子与 π 键侧面重叠形成一个 p-π 共轭体系。羧酸的结构如图 13-1 所示。

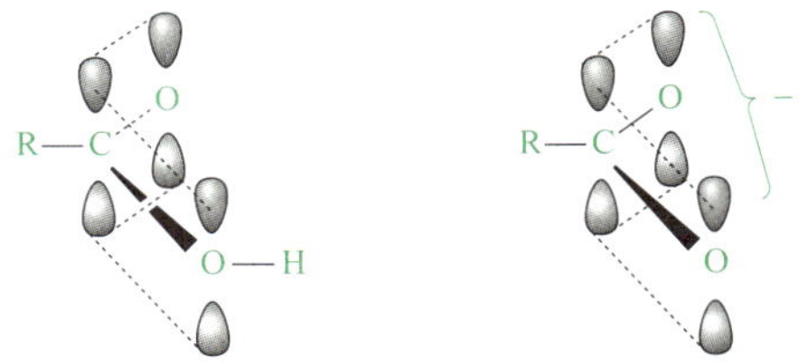

(a) 羧酸的结构　　(b) 羧酸根离子的结构

图 13-1　羧酸和羧酸根离子的结构

p-π 共轭导致游离羧酸的羧基中碳氧双键与碳氧单键的键长趋向平均化。羧酸根负离子中的 p-π 共轭作用更强，负电荷离域分散于两个氧原子上，两个碳氧键的键长完全平均化。X 射线衍射证明，甲酸根阴离子中，两个碳氧键键长都是 0.127nm。这说明$-\overset{\overset{O}{\|}}{C}-$与 C—O 键已发生了键的平均化，—COO⁻ 上的负电荷不再集中于一个氧原子，而是平均分配在两个氧上，所以羧酸根离子更稳定。

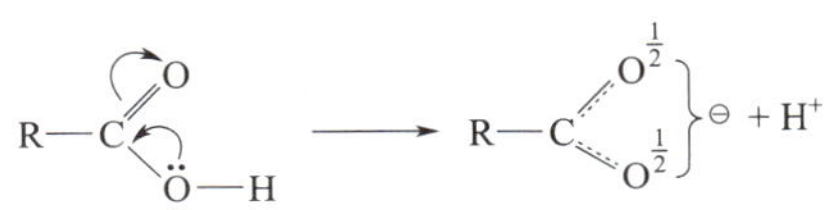

羧酸中的羰基与羟基相互影响，羟基氧原子的电子云向羰基移动，从而引起羧基的特殊化学性质。如羧基中羟基的 O—H 键的极性增大，有利于氢的电离而表现酸性；羧基碳原子的正电性减弱，不易发生类似于醛、酮羰基的亲核加成反应等。

（二）羧酸的分类

羧酸有多种分类方法，依据分子中烃基的种类不同，可分为脂肪酸和芳香酸；依据羧基所连烃基的饱和程度不同，可分为饱和羧酸和不饱和羧酸；依据分子中羧基数目的不同，可分为一元羧酸、二元羧酸和多元羧酸。

（三）羧酸的命名

常见的羧酸多采用俗名法，即来源命名，例如甲酸（HCOOH）最初由蒸馏红蚂蚁而来，因而取名蚁酸（formic acid），乙酸（CH_3COOH）最初由食醋中获得，故而又名醋酸（acetic acid）。

羧酸的系统命名法与醛相似。命名时选择分子中含羧基的最长碳链为主链，按主链上碳原子的数目称为某酸；主链碳原子超过 10 个时，则称为“*X* 碳酸”。从羧基碳原子开始编号，由于羧基总是在 C-1，所以不需指出羧基的位置。用阿拉伯数字表示取代基的位次。简单的羧酸也常用希腊字母进行编号，即以与羧基直接相连的碳原子为 α，其他位次依次为 β、γ、δ 等，ω 则用来表示碳链末端的位置。

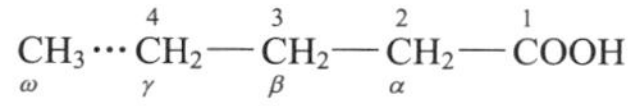

例如：

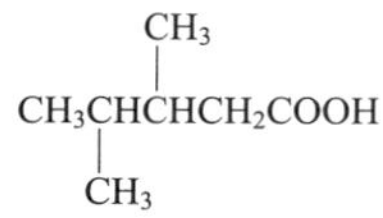

3, 4-二甲基戊酸(β,γ-二甲基戊酸)
3, 4-dimethyl pentanoic acid

$CH_3-(CH_2)_{14}-COOH$

十六碳酸(软脂酸)
palmic acid

不饱和脂肪酸命名时，主链应包括羧基和不饱和键在内，分别称为烯酸（-enoic acid）或炔酸（-ynoic acid），从羧基碳开始编号，注明不饱和键的位置，不饱和键的位次编号置于“烯”或“炔”之前。例如：

$CH_3CH{=}CHCOOH$

丁-2-烯酸(巴豆酸)
butyl-2-enoic acid

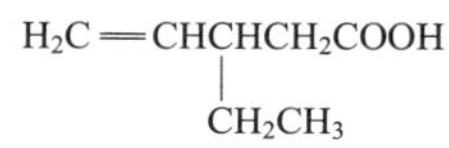

3-乙基戊-4-烯酸
3-ethylpentan-4-enoic acid

脂肪族二元羧酸的命名是以含两个羧基的最长碳链作主链，称为某二酸。例如：

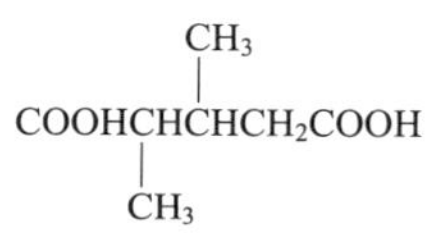

2, 3-二甲基戊-1, 5-二甲酸
2, 3-dimethylpentane-1, 5-dicarboxylic acid

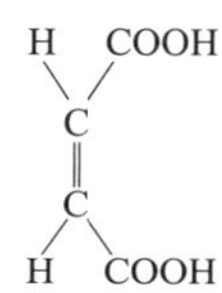

顺丁烯二酸(马来酸，缩水苹果酸)
cis-butenedioic acid(maleic acid)

脂环直接与羧基相连时，命名时可由其母体烃名称加上后缀“甲酸”（-carboxylic acid）、“二甲酸”（-dicarboxylic acid）等，编号从与羧基相连的碳原子开始。若是多元酸，羧基的位次编号置于“二甲酸”等之前。例如：

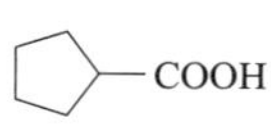

环戊烷羧酸
(环戊基甲酸)

cyclopentanecarboxylic acid

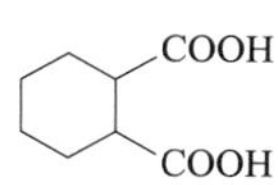

1, 2-环己烷二羧酸
(1, 2-环己基二甲酸)

1, 2-cyclohexyldicarboxylic acid

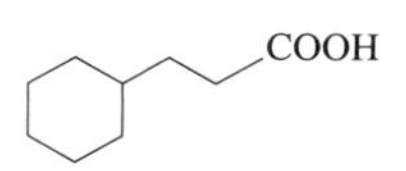

环己烷丙酸
(3-环己基丙酸或β-环己基丙酸)

3-cyclohexyl propionic acid

芳香酸则以脂肪酸为母体，芳环作为取代基命名。例如：

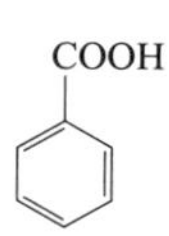

苯甲酸(安息香酸)
benzoic acid

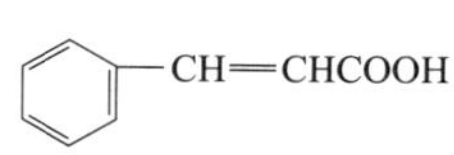

β-苯基丙烯酸(肉桂酸)
β-phenylacrylic acid(cinnamic acid)

二、羧酸的性质

（一）物理性质

低级一元脂肪酸在常温下是液体，且易溶于水，其中甲酸、乙酸和丙酸具有刺激性气味，直链的正丁酸至正壬酸是具有腐败气味的油状液体；含 10 个碳以上的脂肪酸是无气味的蜡状固体，不溶于水；芳香酸和多元酸在常温下是结晶固体。

羧酸的沸点随分子量的增加而增高，比分子量相近的醇沸点要高，例如，乙酸的分子量为 60，沸点 118℃；而丙醇的分子量也是 60，沸点 97.2℃。这是由于羧酸分子之间可以形成氢键，往往以二聚体或多聚体形式存在，当从液体变为固体时，破坏这些氢键需要较高的能量。

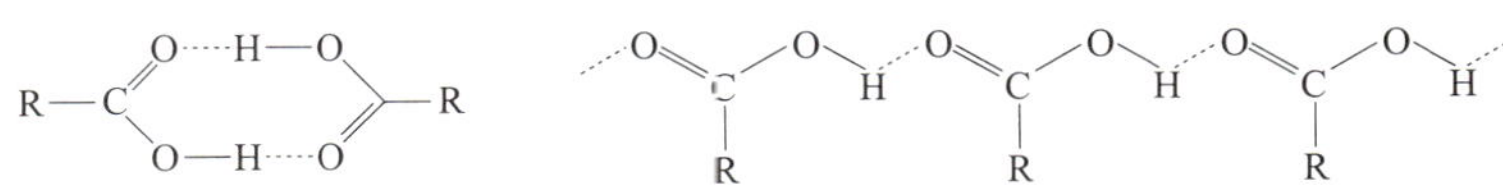

羧酸与水也能形成很强的氢键，所以丁酸比同数碳原子的丁醇在水中的溶解度要大一些。在饱和一元羧酸中，甲酸至丁酸可与水混溶；其他一元羧酸随碳链的增长，水溶性降低。高级一元羧酸不溶于水，而易溶于有机溶剂中。芳香族羧酸的水溶性较小。多元酸的水溶性大于同数碳原子的一元羧酸。

一元羧酸的熔点随碳原子数目的增加而呈锯齿状上升，含偶数碳原子的羧酸其熔点比其相邻的两个含奇数碳原子的羧酸的熔点高。这可能是由于偶数碳原子的羧酸分子较为对称，在晶格中排列得更紧密。由于二元羧酸两端具有两个羧基，分子间的引力更大，因此二元羧酸的熔点比分子量相近的一元羧酸的熔点要高。一些羧酸的物理常数见表 13-1。

表 13-1　常见羧酸的物理常数

名称	熔点 / ℃	沸点 / ℃	溶解度 /[g·（100g H_2O）$^{-1}$]	pK_a（25℃）
甲酸	8.4	100.5	∞	3.76
乙酸	16.6	118	∞	4.75
丙酸	-20.8	141	∞	4.87
丁酸	-4.3	162.5	∞	4.81
正戊酸	-35	187	3.7	4.82
正己酸	-1.5	205	0.4	4.83
乙二酸	189		8.6	1.46
己二酸	151	276	1.5	4.43
苯甲酸	122	249	0.34	4.19
苯乙酸	78	265	1.66	4.31

（二）化学性质

根据羧酸的结构，它可以发生如下反应：

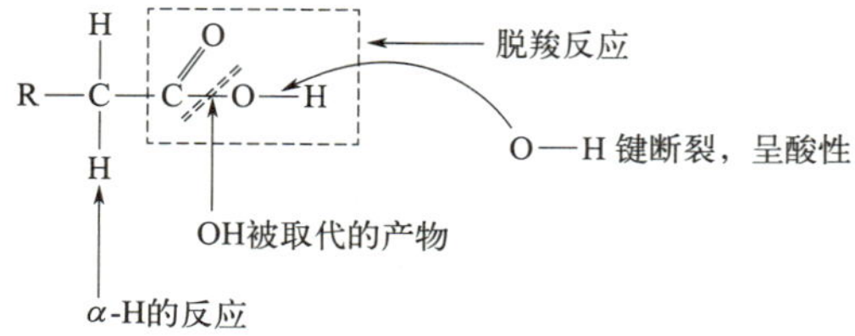

1. 酸性

羧酸具有明显的弱酸性。在水溶液中能解离出 H^+ 和稳定的羧酸根负离子，这是由于羧基中存在 p-π 共轭体系，能使 $RCOO^-$ 的负电荷离域分散于两个氧原子上，从而使其能量降低并稳定存在。

$$RCOOH \rightleftharpoons RCOO^- + H^+$$

羧酸具有酸的通性，能使酸性指示剂石蕊变红，能与氢氧化钠等碱及金属氧化物作用成盐，能与碳酸钠、碳酸氢钠等反应放出 CO_2，能与金属作用放出 H_2。

$$RCOOH + NaOH \longrightarrow RCOONa + H_2O$$

$$RCOOH + NaHCO_3 \longrightarrow RCOONa + CO_2 \uparrow + H_2O$$

一般来说，常见的一元羧酸的 $pK_a^\ominus$（25ºC）为 3 ～ 5，比碳酸（$pK_a^\ominus$=6.5）和苯酚（$pK_a^\ominus$=9.96）的酸性强，因此羧酸可与碳酸氢钠反应，根据这一性质可以鉴别和分离酚类与羧酸类化合物。

羧酸酸性的强弱取决于电离后所生成的羧酸根负离子的稳定性。当羧酸分子中连有取代基时，羧酸的酸性强弱与所连原子或基团的性质、位置、数目等密切相关。一般来说，能使羧基电子云密度降低的原子或基团（即吸电子基），有利于羧基负电荷分散，使羧酸根负离子稳定，酸性增强；反之，使羧基电子云密度增加的原子或基团（即供电子基）使其酸性降低。例如：

饱和一元羧酸中，甲酸的酸性最强，随着碳原子数目的增加酸性减弱。

	HCOOH >	CH_3COOH >	CH_3CH_2COOH >	$(CH_3)_3CCOOH$
$pK_a^\ominus$	3.77	4.76	4.88	5.05

羧酸分子中连有吸电子取代基时，取代基的吸电子能力越强，羧酸的酸性越强。

	FCH_2COOH >	$ClCH_2COOH$ >	$BrCH_2COOH$
$pK_a^\ominus$	2.67	2.86	2.91

羧酸分子中连接的相同性质的取代原子或基团数目越多，对酸性的影响越大。

	CH_3COOH >	$ClCH_2COOH$ >	$Cl_2CHCOOH$ >	Cl_3CCOOH
$pK_a^\ominus$	4.76	2.86	1.29	0.65

羧酸分子中连有相同的取代基，但取代基的位次不同，其酸性也不同。

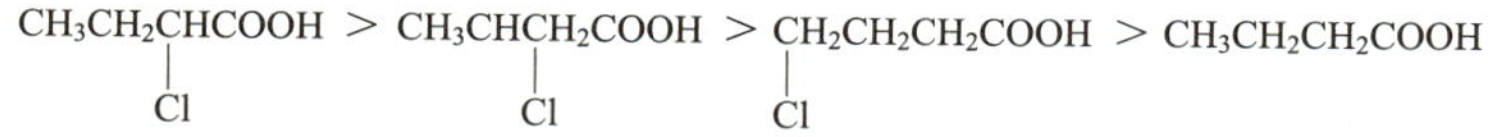

$pK_a^\ominus$	2.85	4.41	4.70	4.81

二元羧酸的酸性与两个羧基的相对距离有关。随着二元羧酸碳原子数目的增加，酸性逐渐减弱。一般来说，二元羧酸的酸性强于相应碳原子数目的一元羧酸。

HCOO—COOH > HCOO—CH_2—COOH > HCOO—（CH_2）$_2$—COOH > HCOO—（CH_2）$_3$—COOH

$pK_a^{\ominus}$ 1.27　　　2.85　　　4.21　　　4.34

苯甲酸分子中苯基虽然是吸电子基团，但苯环的大 π 键与羧基形成共轭体系，电子云略向羧基偏移，因此，苯甲酸的酸性（$pK_a^{\ominus}$=4.17）比甲酸弱，比其他脂肪族一元羧酸强。

2. 羟基的取代反应——羧酸衍生物的生成

羧酸分子中的羟基可以被卤素、酰氧基、烷氧基和氨基等取代，分别生成酰卤、酸酐、酯和酰胺等化合物，统称为羧酸衍生物（carboxylic acid derivative）。

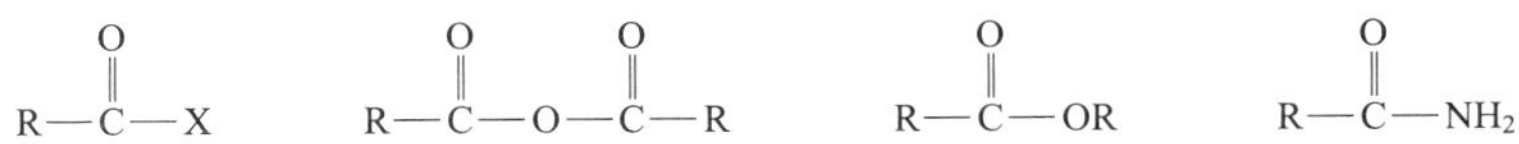

酰卤　　酸酐　　酯　　酰胺

（1）酰卤的生成　羧酸与三卤化磷（PX_3）、五卤化磷（PX_5）或氯化亚砜（$SOCl_2$，亚硫酰氯）作用时，羧基中的羟基被卤原子取代生成酰卤（acyl halide 或 acid halide）。

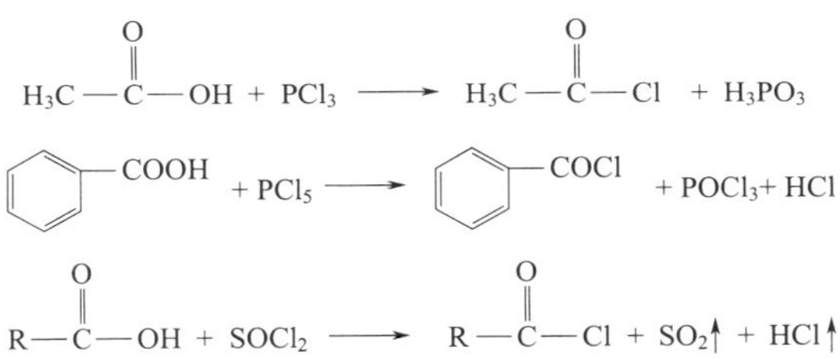

酰氯很活泼，易水解，通常用蒸馏法分离产物。亚硫酰氯的沸点是 76℃，在反应中生成的副产物 HCl 和 SO_2 都是气体，易于分离，是实验室制备酰氯常用的试剂。但生成的 HCl 和 SO_2 均为酸性气体，对环境污染较重，须及时回收。

（2）酸酐的生成　羧酸与脱水剂（如 P_2O_5）共热时，两分子羧酸间失去一分子水形成酸酐（acid anhydride）。某些二元酸加热不需要脱水剂也可得到环状酸酐。

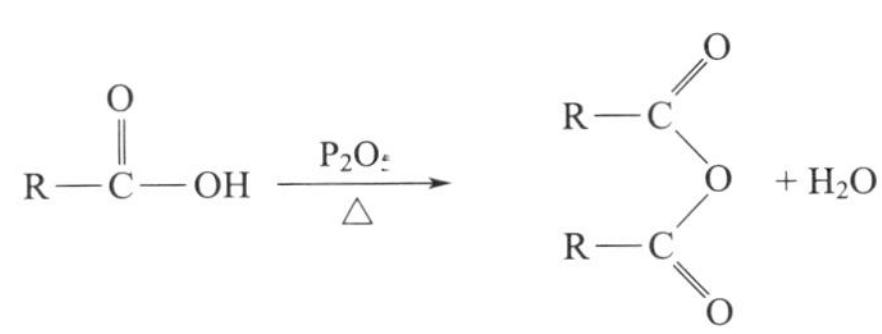

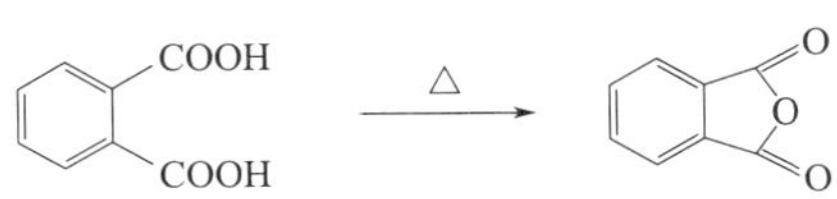

（3）酯的生成　羧酸和醇在酸催化下反应生成酯（ester）和水，称为酯化反应（esterification）。酯化反应是可逆反应。

$$RCOOH+R'OH \rightleftharpoons RCOOR'+H_2O$$

常用的催化剂有硫酸、氯化氢和苯磺酸等。酯化反应一般进行得较慢，催化剂和温度在加速酯化反应速率的同时，也加速水解反应速率。

酯化反应在药物合成中应用广泛，通常利用酯化反应将药物转变成前药，以改变药物的生物利用度、稳定性等。如治疗青光眼的药物塞他洛尔（cetamolol）中含有羟基，极性强、脂溶性差，难以透过角膜，因此将羟基酯化制成丁酰塞他洛尔，则脂溶性明显增强，角膜透过率增加 4 ～ 6 倍，进入眼球后经酶水解再生成塞他洛尔而起效。

（4）酰胺的生成　羧酸可与氨（或胺）反应先生成羧酸的铵盐，铵盐受热失去一分子的水便得到酰胺（amide）。这是一个可逆反应，但在铵盐分解的温度下，水被蒸馏除去，使平衡转移，反应可趋于完全。

$$RCOOH \xrightarrow{NH_3} RCOONH_4 \overset{\triangle}{\rightleftharpoons} R-\overset{\overset{\displaystyle O}{\|}}{C}-NH_2 + H_2O$$

3. 还原反应

羧酸不易被还原，一般的还原剂或催化氢化难以还原羧基，但强还原剂氢化铝锂（$LiAlH_4$）却能顺利地将羧酸还原为伯醇。例如：

$$H_3C-\underset{\underset{\displaystyle CH_3}{|}}{\overset{\overset{\displaystyle CH_3}{|}}{C}}-COOH \xrightarrow[H_3O^+]{LiAlH_4/Et_2O} H_3C-\underset{\underset{\displaystyle CH_3}{|}}{\overset{\overset{\displaystyle CH_3}{|}}{C}}-CH_2OH$$

4. *α*- 氢的卤代反应

羧酸的 *α*- 氢受羧基的影响较活泼，可被卤素取代，但由于 p-π 共轭效应，反应速率较慢且 *α*- 氢是逐步被取代，生成卤代酸。

$$CH_3-COOH \xrightarrow[Cl_2]{P} ClCH_2-COOH \xrightarrow[Cl_2]{P} Cl_2CH-COOH \xrightarrow[Cl_2]{P} Cl_3C-COOH$$

5. 脱羧反应

羧酸分子中脱去羧基并放出二氧化碳的反应称为脱羧反应（decarboxylation）。一般情况下，饱和一元羧酸对热较稳定，不易发生脱羧反应，但在特殊情况下可脱羧生成烃。最常用的方法是将羧酸的钠盐与碱石灰（CaO+NaOH）共热，如实验室制备甲烷。

$$CH_3COONa \xrightarrow[\triangle]{NaOH+CaO} CH_4 \uparrow + Na_2CO_3$$

二元羧酸的热分解反应：

二元羧酸中两个羧基相互影响，所以加热时不稳定，随着两个羧基间距离的不同，会发生脱羧或者脱水的反应。

乙二酸和丙二酸受热时，脱羧生成比原来二元酸少一个碳的一元羧酸和 CO_2。

$$HOOC-COOH \xrightarrow{\triangle} HCOOH+CO_2 \uparrow$$

$$HOOC-CH_2-COOH \xrightarrow{\triangle} CH_3COOH+CO_2 \uparrow$$

丁二酸和戊二酸受热时，分子内失水生成相应的环状酸酐和 H_2O。

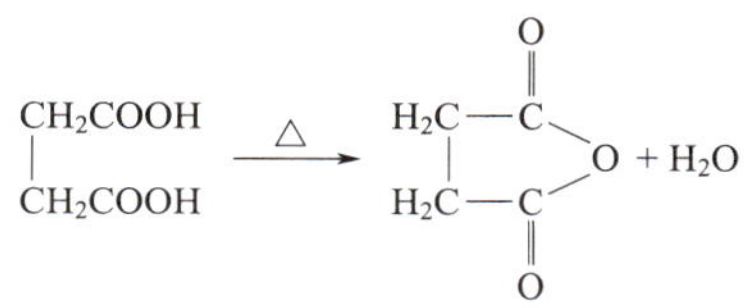

丁二酸酐

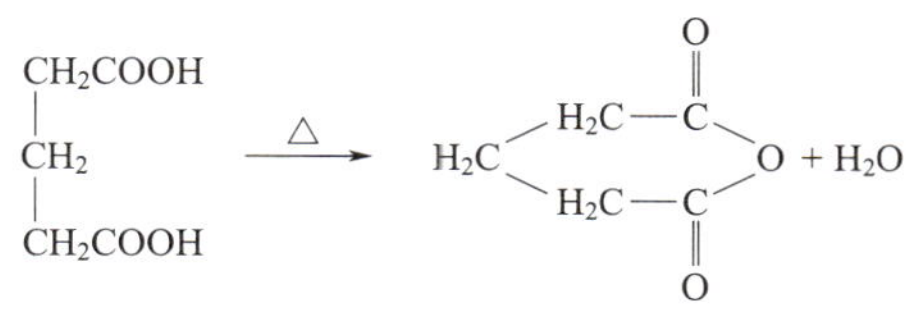

戊二酸酐

己二酸和庚二酸受热时，生成比原来二元酸少一个碳原子的环酮、CO_2 和 H_2O。

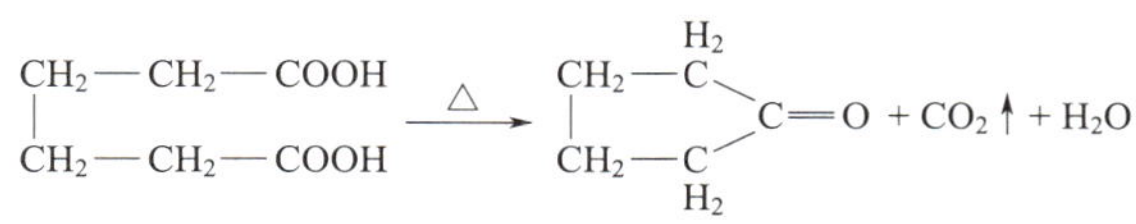

环戊酮

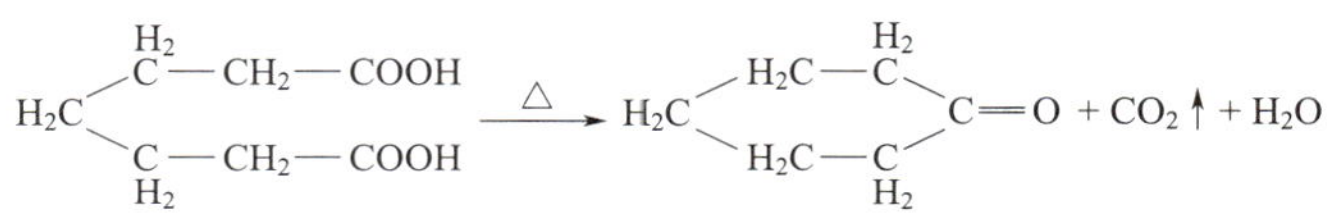

环己酮

碳链大于 7 个碳的二元羧酸受热时，会发生分子间脱水，生成高分子的聚酸酐。

第二节　取代羧酸

羧酸分子中烃基上的氢原子被其他原子或基团取代后形成的化合物称为取代羧酸（substituted carboxylic acid）。取代羧酸是多官能团化合物，官能团之间也会相互影响，因此这类化合物除具有其官能团的典型性质外，还具有一些特殊的反应性质。本节重点讨论羟基酸（hydroxy acid）和酮酸（keto acid）。

一、羟基酸

羧酸分子中烃基上的氢原子被羟基取代的产物称为羟基酸（hydroxy acid）。羟基酸广泛存在于动植物体内，有些是生物体生命过程中的中间产物，有些是合成药物的原料和食品调味剂。

（一）羟基酸的分类和命名

羟基酸分子中同时含有羟基和羧基两种官能团。羧酸中脂肪烃基中的氢被羟基取代后形成的化合物称为醇酸；芳香烃基中的氢被羟基取代后形成的化合物称为酚酸。

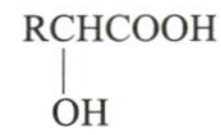

醇酸

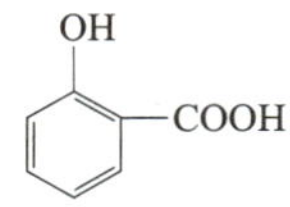

酚酸

根据羟基与羧基的相对位置不同，羟基酸可分为 α- 羟基酸、β- 羟基酸、γ- 羟基酸、δ- 羟基酸。

羟基酸较多存在于动植物体内，因此其俗名多是根据来源命名的。系统命名法是以羧酸为母体，羟基作为取代基，并用阿拉伯数字或希腊字母（α、β、γ、δ 等）标明羟基的位置。例如：

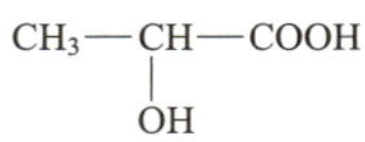

α-羟基丙酸(乳酸)
α-hydroxypropionic acid(lactic acid)

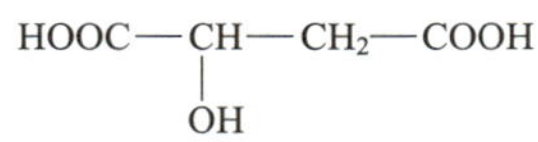

2-羟基-丁-1, 4-二甲酸(苹果酸)
2-hydroxy-butane-1, 4-dioic acid

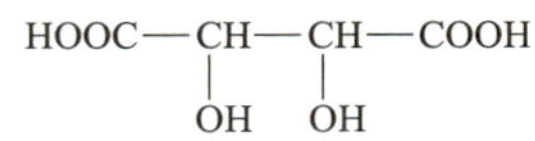

2, 3-二羟基-丁-1, 4-二甲酸(酒石酸)
2, 3-dihydroxybutane-1, 4-dicarboxylic acid

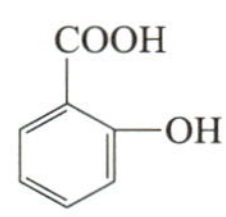

邻羟基苯甲酸(水杨酸)
o-hydroxybenzoic acid(salicylic acid)

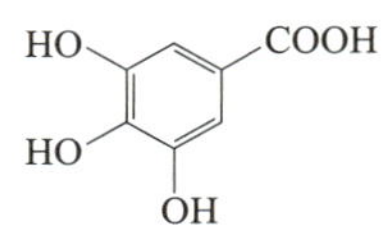

3, 4, 5-三羟基苯甲酸(没食子酸)
3, 4, 5-trihydroxybenzoic acid(gallic acid)

（二）羟基酸的性质

1. 羟基酸的物理性质

由于羟基酸分子内含有羟基和羧基，都能与水形成分子间氢键，因此羟基酸比相应的羧酸或醇更易溶于水，熔点比相同碳原子数的羧酸高。酚酸大多数为晶体，其熔点大于对应的芳香羧酸。酚酸的溶解性与所含的羟基、羧基的数目有关，有的微溶于水，有的易溶于水。

2. 羟基酸的化学性质

羟基酸具有醇、酚和羧酸的性质。醇羟基可被氧化、酯化等，酚羟基能与 $FeCl_3$ 发生显色反应，羧基具有酸性等。分子中的羟基和羧基之间相互影响，使羟基酸表现出一些特殊的化学性质。

（1）酸性　由于羟基吸电子诱导效应的影响，一般醇酸的酸性大于相应的羧酸，且酸性随羟基与羧基之间距离的增加而迅速减弱。羟基距离羧基越近，酸性越强；反之酸性越弱。

	$HOCH_2COOH$ >	CH_3COOH
pK_a	3.82	4.76

	$CH_3CH(OH)COOH$ >	$HOCH_2CH_2COOH$ >	CH_3CH_2COOH
pK_a	3.87	4.50	4.88

酚酸的酸性受氢键、诱导效应、共轭效应及空间位置等多种因素的影响，随酚羟基与羧基相对位置的不同而强弱不同。当羟基位于羧基的邻位时，可形成分子内氢键，电离出质子后，羧基负离子比较稳定，因此邻位酚酸酸性最强。

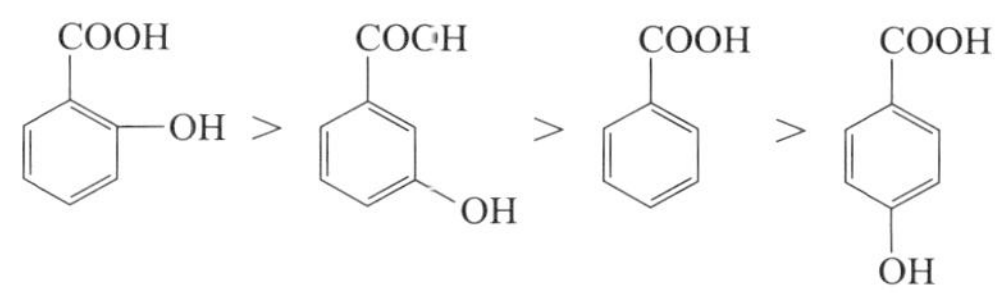

pK_a　2.98　4.12　4.17　4.54

（2）羟基的氧化　醇酸分子中的羟基受羧基吸电子诱导效应的影响，比醇分子中的羟基容易被氧化。比如氧化剂 Tollens 试剂、稀硝酸等就可将醇酸氧化成醛酸、酮酸等。

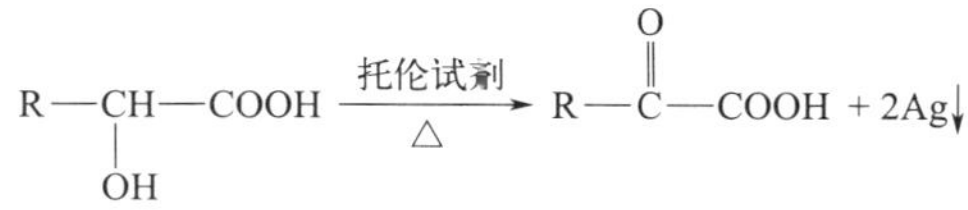

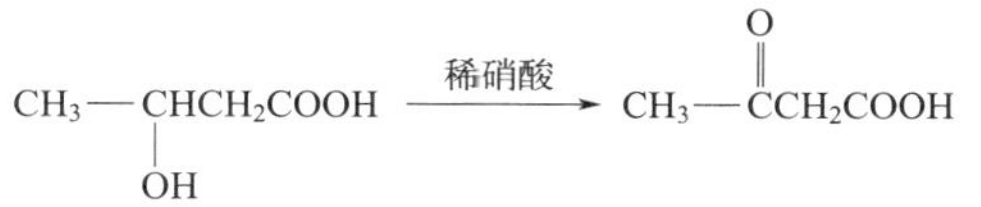

β-羟基丁酸　β-丁酮酸

3. 醇酸的脱水反应

醇酸受热后发生脱水反应，按羟基和羧基的相对位置不同可以得到不同的产物。

α-醇酸受热时，两分子间脱水而生成交酯：

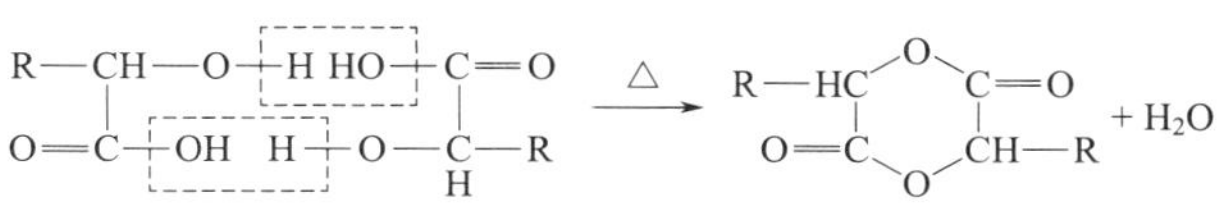

β-醇酸受热时，分子内脱水，生成 α-不饱和酸、β-不饱和酸：

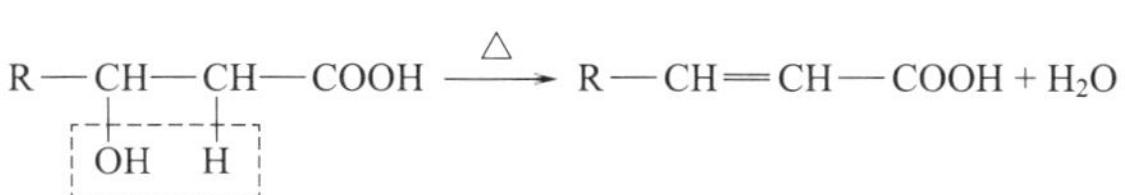

γ-醇酸极易失水，室温下即可自动在分子内脱水生成五元环的内酯：

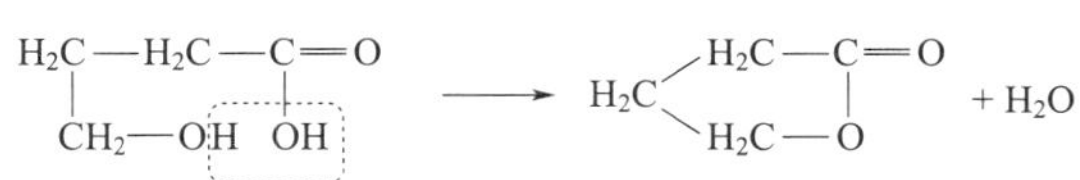

γ-醇酸只有生成盐才稳定。很难获得游离的 γ-醇酸。γ-羟基丁酸具有麻醉作用，其优点是手术后苏醒快，常作为呼吸功能不全的患者手术时的麻醉药。

δ-醇酸需要在加热下脱水，生成六元环的 δ-内酯：

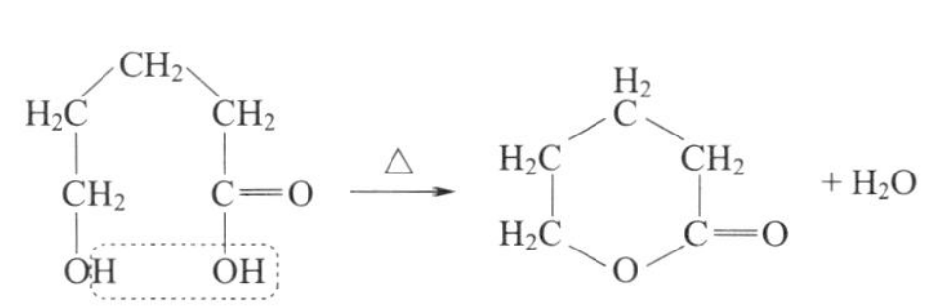

4. 酚酸的脱羧反应

酚酸对热不稳定，在加热到熔点以上时、可分解为相应的酚和二氧化碳。

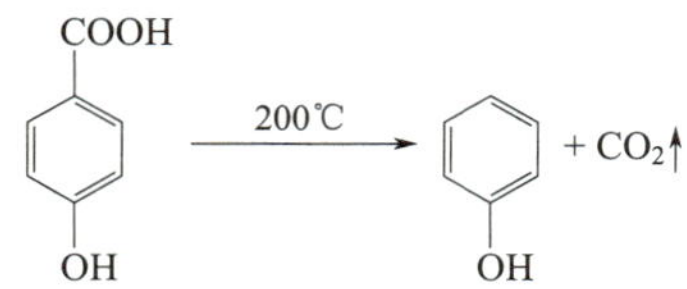

人体内糖、油脂和蛋白质等物质代谢产生的羟基酸，在酶的催化下也能发生前述的氧化、脱水等化学反应。

二、羰基酸

羧酸分子中烃基的氢原子被氧原子取代后形成的氧代酸称为酮酸（keto acid）。

（一）酮酸的分类和命名

根据酮酸分子中羰基与羧基的相对位置不同，酮酸分为 α-酮酸、β-酮酸、γ-酮酸。

酮酸的命名是选择包含酮基和羧基的最长链为主链，称为“某酮酸”；用阿拉伯数字或希腊字母标记酮基的位置。

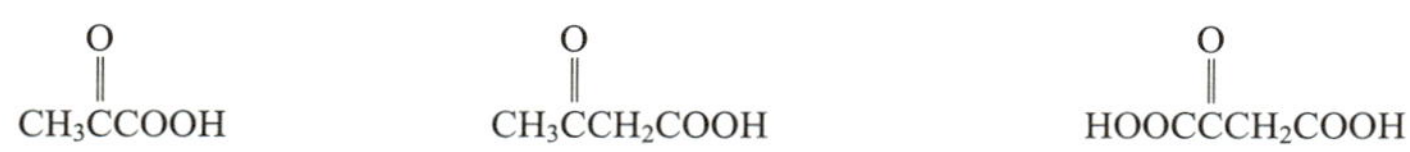

α-丙酮酸 pyruvic acid；β-丁酮酸(乙酰乙酸) β-butanone acid(acetoacetic acid)；丁酮二酸(草酰乙酸) butanone diacid(oxaloacetic acid)

（二）酮酸的化学性质

酮酸分子中有羰基和羧基，因此具有羰基的性质和羧基的性质。羰基可被还原成羟基，可与羰基试剂发生亲核加成反应生成相应的产物；羧基可与碱成盐、与醇成酯等。两个官能团相互影响及相对位置不同会使酮酸表现出一些特殊性质。

1. 酸性

羰基的吸电子诱导效应比羟基强，因此酮酸的酸性比相应的醇酸强，且 α-酮酸比 β-酮酸酸性强。

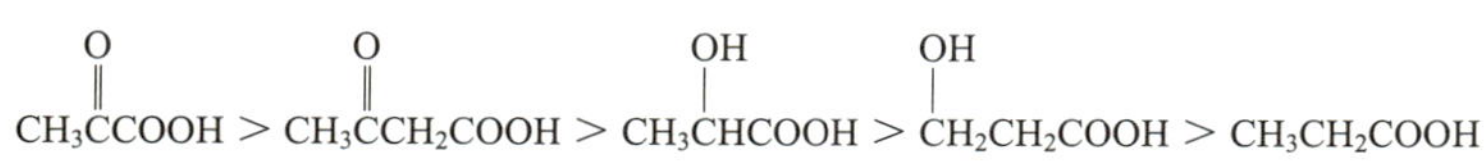

pK_a 2.49 3.51 3.86 4.51 4.88

2. 脱羧反应

α-酮酸在稀硫酸作用下，受热发生脱羧反应，生成少一个碳原子的醛。

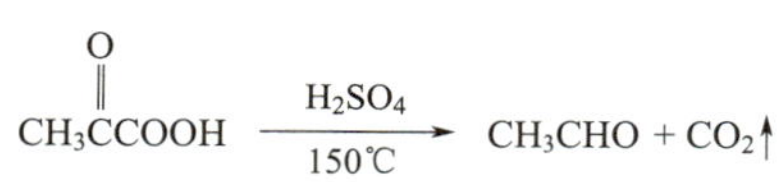

β-酮酸受热时比 α-酮酸更容易分解生成丙酮和二氧化碳。

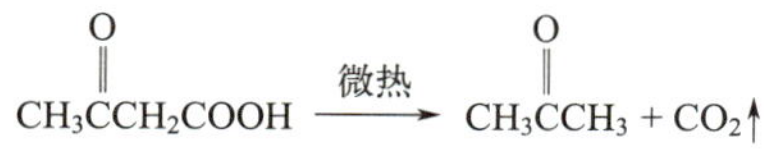

此反应称为 β-酮酸的酮式分解。因此，β-丁酮酸只能在低温下保存。

β-酮酸与浓氢氧化钠共热时，*α*-碳原子和 *β*-碳原子之间发生键的断裂，生成两分子羧酸盐，此反应称为 *β*-酮酸的酸式分解。

$$RC(=O)CH_2COOH + 2NaOH \xrightarrow{\triangle} RCOONa + CH_3COONa + H_2O$$

β-羟基丁酸、*β*-丁酮酸和丙酮为糖、油脂和蛋白质代谢的中间产物，三者在医学上总称为酮体。正常人的血液中酮体的含量低于 10mg・L^{-1}。糖尿病病人因糖代谢不正常，靠消耗脂肪提供能量，其血液中酮体的含量在 3 ～ 4g・L^{-1} 以上。由于 *β*-羟基酸和 *β*-丁酮酸均具有较强的酸性，所以酮体含量过高的晚期糖尿病病人易发生酮症酸中毒。

第三节　羧酸衍生物

羧酸分子中的羟基被其他原子或基团取代后的产物称为羧酸衍生物（carboxylic acid derivative）。常见的羧酸衍生物有酰卤、酸酐、酯和酰胺等。

$$R—C(=O)—L \quad \left(L= —X、—O—C(=O)—R、—OR、—NH_2\right)$$

羧酸衍生物广泛应用于药物的合成、分离及鉴别等方面，许多药物本身就含有酯或酰胺的结构。例如，常用的局部麻醉药盐酸普鲁卡因和防腐药尼泊金等都是酯类化合物；常用的解热镇痛药扑热息痛和催眠药巴比妥类等都是酰胺类化合物。

一、羧酸衍生物的结构和命名

（一）羧酸衍生物的结构

羧酸衍生物在结构上与羧酸有着共同特点，其分子结构中均含有酰基（acyl group，R—C(=O)—），又称为酰基化合物。酰基碳原子为 sp^2 杂化，未参与杂化的 p 轨道与酰基氧原子的 p 轨道肩并肩重叠形成 π 键，与酰基相连的基团 L 中的卤素原子、氧原子及氮原子也采取 sp^2 杂化，未杂化的 p 轨道中的未共用电子对与酰基形成 p-π 共轭体系。此外，与酰基相连的原子（X、O、N）的电负性都比碳大，具有吸电子诱导效应。当供电子共轭效应大于吸电子诱导效应时，羰基碳上的正电性减小；当吸电子诱导效应大于给电子共轭效应时，羰基碳的正电性增大。

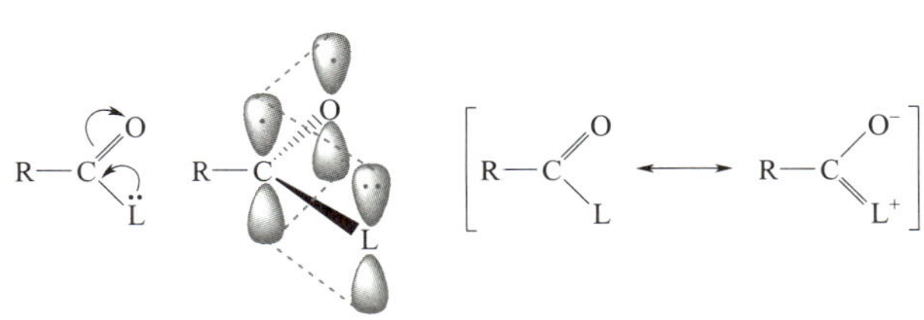

（二）羧酸衍生物的命名

羧酸衍生物的命名是由羧酸名称衍生而来，根据相应的羧酸或酰基命名。酰卤和酰胺根据相应酰基称为“某酰某”；酸酐根据相应羧酸的名称命名，称为“某酸酐”。例如：

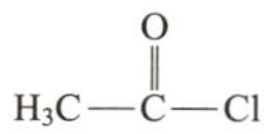

乙酰氯

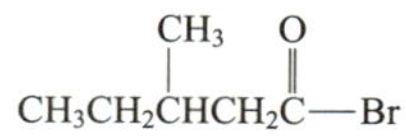

3-甲基戊酰溴

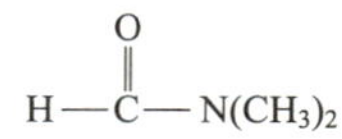

N, *N*-二甲基甲酰胺

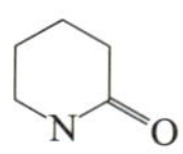

戊-5-内酰胺

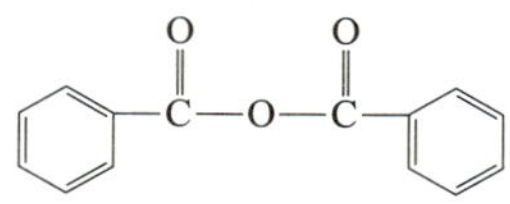

苯甲酸酐

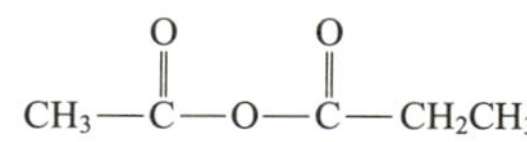

乙丙酸酐

酯的命名是根据相应羧酸和醇的名称而称为“某酸某（醇）酯”，“醇”字通常省略。对于多元醇的酯，通常把多元醇名称放在前面，酸的名称放在后面，称为“某醇某酸酯”。例如：

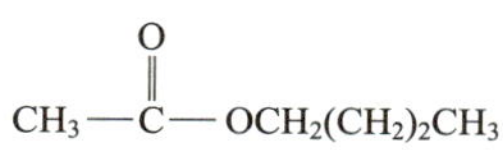

乙酸丁酯

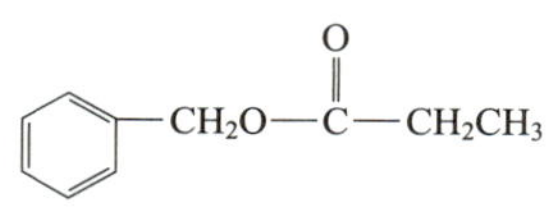

丙酸苯甲酯

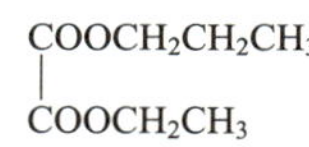

乙二酸乙丙酯

二、羧酸衍生物的性质

（一）羧酸衍生物的物理性质

低级的酰卤和酸酐均为有刺激性气味的无色液体，高级的为固体；十四碳酸以下的甲酯和乙酯均为液体，许多酯具有芳香气味，可用作香料，如乙酸异戊酯有香蕉的香味，戊酸异戊酯有苹果的香味；除甲酰胺和某些 *N*-取代酰胺为液体外，其余酰胺都是固体，无气味。

酰卤、酸酐和酯分子间不能形成氢键，而酰胺与羧酸相似，其分子间能通过形成氢键而相互缔合。因此酰卤和酯的沸点比相应的羧酸要低；酸酐的沸点比分子量相当的羧酸低。酰胺的熔沸点都比相应的羧酸高。

酰卤、酸酐不溶于水，但低级酰卤、酸酐遇水分解。低级酰胺可溶于水，如 *N*, *N*-二甲基甲酰胺（DMF）、*N*, *N*-二甲基乙酰胺都是很好的非质子性溶剂，能与水无限混溶。羧酸衍生物一般都溶于乙醚、氯仿、苯等有机溶剂。酯在水中的溶解度较小，但易溶于有机溶剂，也可溶解许多有机化合物，例如乙酸乙酯就被广泛用作有机溶剂。

（二）羧酸衍生物的化学性质

1. 水解反应

羧酸衍生物均可发生水解反应而生成羧酸。酰卤反应最快，低分子酰卤极易水解，乙酰氯遇水反应极猛烈，但随着酰卤分子量的增大，其在水中的溶解度降低，水解速率逐渐减慢。

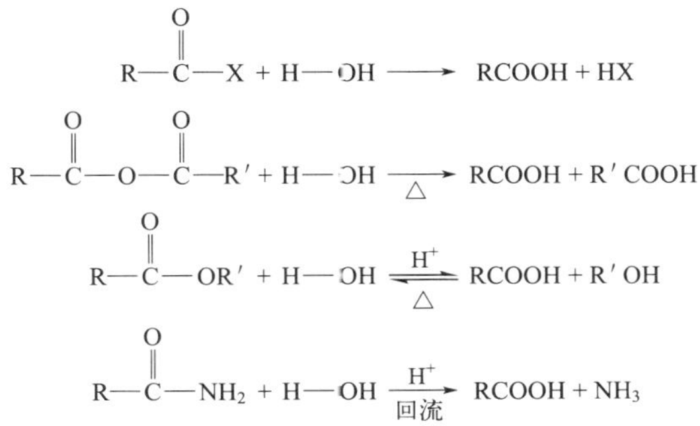

四种羧酸衍生物水解反应的难易程度不同，其反应活性顺序为：酰卤＞酸酐＞酯＞酰胺。

2. 醇解反应

羧酸衍生物醇解的主产物是酯。

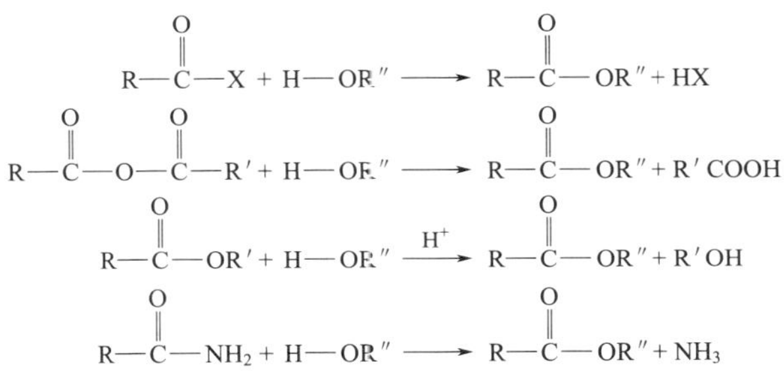

四种羧酸衍生物醇解反应的难易程度不同，其反应活性顺序为：酰卤＞酸酐＞酯＞酰胺。

酰卤与酸酐可在室温下与醇反应生成酯，这是合成酯的主要方法，通常用来制备难以直接用酯化法得到的酯。例如，乙酰氯或乙酸酐与水杨酸的酚羟基发生类似的醇解反应，得到解热镇痛药阿司匹林。

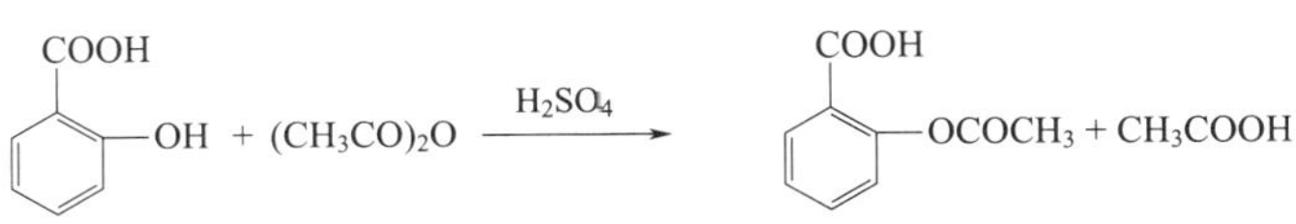

乙酰水杨酸(阿司匹林)

酯的醇解反应又称酯交换反应，利用酯交换反应可以制备一些高级的酯或一般难以直接用酯化反应合成的酯，常用于药物及其中间体的合成。例如，局部麻醉药物盐酸普鲁卡因的合成。

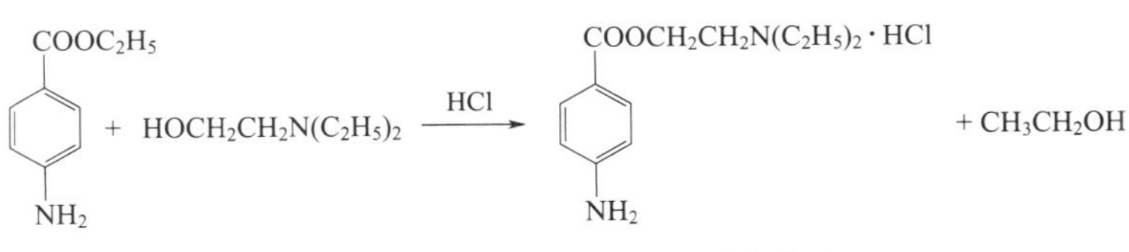

盐酸普鲁卡因

由于氨基不易离去，且氨的亲核性比醇强，因此酰胺不容易发生醇解反应。

3. 氨解反应

酰卤、酸酐和酯都可与氨作用生成酰胺，氨解比水解、醇解更易进行，因为氨的亲核性比水和醇更强。酰卤与酸酐在较低温度下就可反应，酯的氨解不需酸或碱的催化就能发生，比水解反应容易。

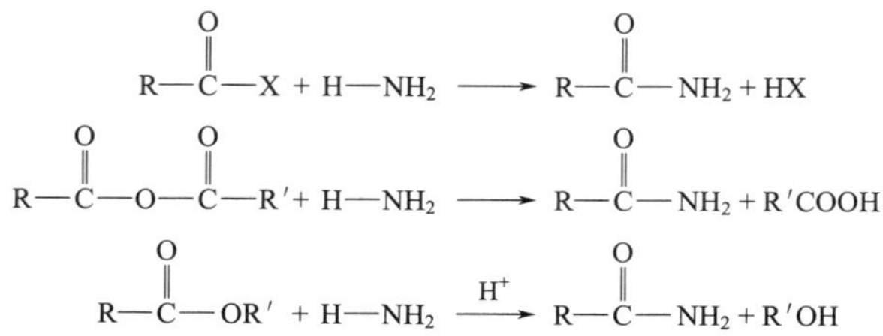

羧酸衍生物的氨解反应常用于药物合成，如扑热息痛的制备。

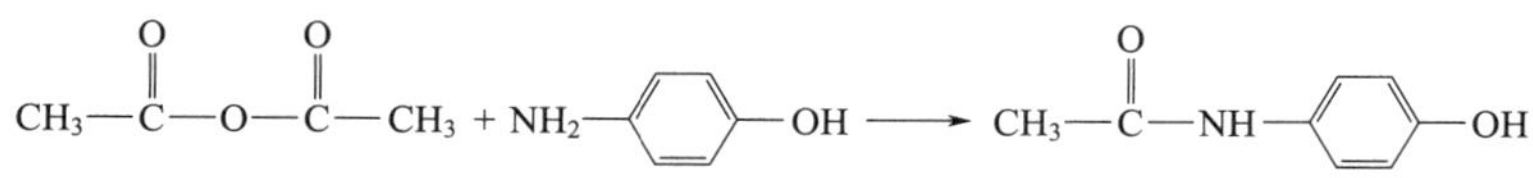

对乙酰氨基酚(扑热息痛)

羧酸衍生物的水解、醇解、氨解可以看作是水、醇、氨分子中的一个氢被酰基取代的反应。这类在分子中引入酰基的反应称为酰化反应。提供酰基的试剂称为酰化试剂，常用的酰化试剂有酰卤和酸酐。

4. 酯缩合反应

（1）克莱森（Claisen）缩合反应　具有 α-H 的酯在醇钠作用下，发生类似醇醛缩合反应，即一分子酯的 α-H 被另一分子酯的酰基取代生成酮酸酯，称为酯缩合或克莱森（Claisen）缩合反应。例如，在乙醇钠作用下，两分子乙酸乙酯脱去一分子乙醇，生成乙酰乙酸乙酯（β- 丁酮酸乙酯）。

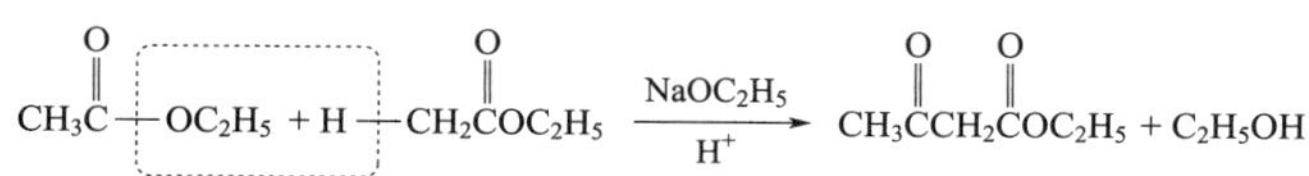

不具有 α-H 的酯（如苯甲酸酯、甲酸酯、草酸酯和碳酸酯等）可以提供羰基，与具有 α-H 的酯发生缩合反应，称为交叉 Claisen 酯缩合反应。

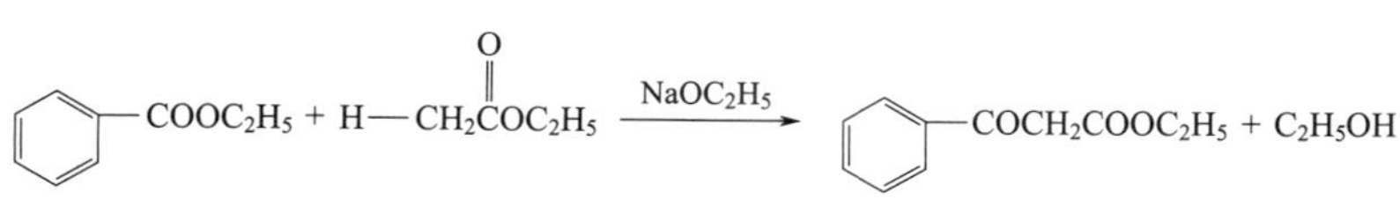

酯缩合反应也是生物体内一个重要的生化反应，例如丙酮酸与草酰乙酸经酶催化合成枸橼酸（辅酶 A 和乙酰辅酶 A）。

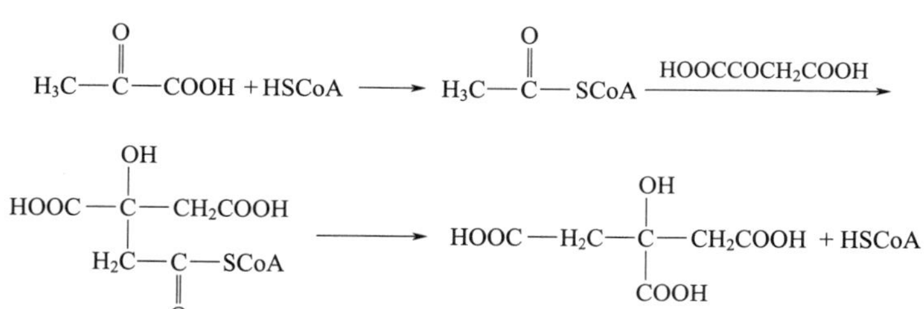

（2）乙酰乙酸乙酯的特性　乙酰乙酸乙酯分子中含有羰基和酯基两种官能团，因此具有双重的反应性能，既能与氢氰酸加成，与羟胺、2, 4-二硝基苯肼生成肟或腙；又能发生碘仿反应，体现出甲基酮的性质；还能发生水解反应，表现出酯的性质。而且在吸电子的羰基和酯基的双重影响下，亚甲基的 α-H 变得活泼，因此，乙酰乙酸乙酯主要表现出互变异构和 α-活泼氢的反应等特性。

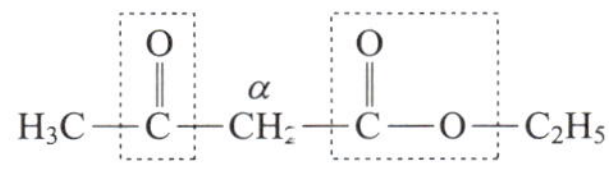

乙酰乙酸乙酯的酮式结构中亚甲基的 α-H 在一定程度上有质子化倾向，α-H 与羰基的氧原子结合就变成了烯醇式结构。酮式和烯醇式两种异构体可以不断地相互转化，以一定的比例呈动态平衡共存。像这样两种或两种以上异构体相互转化，动态平衡共存的现象称为互变异构现象。

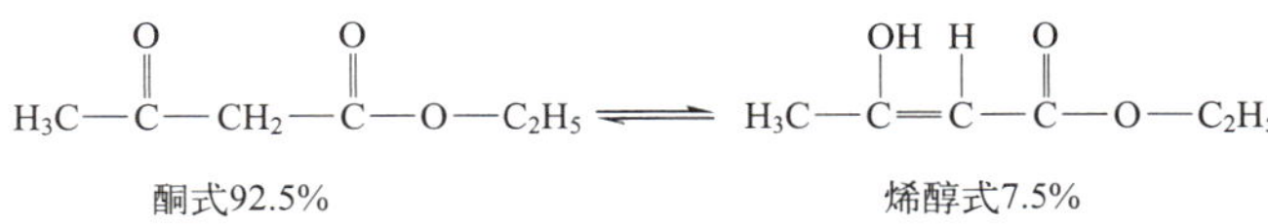

因此，乙酰乙酸乙酯能使溴水或溴的四氯化碳溶液褪色，能使三氯化铁显紫色，表现出烯醇的性质。

第四节　医学中重要的羧酸及其衍生物

一、重要的羧酸

（一）甲酸

甲酸俗名蚁酸，存在于蜂类、某些蚁类、蜈蚣及毛虫的分泌物中，同时也广泛存在于植物中，如荨麻、松叶及某些果实中。甲酸常温下为液体，具有刺激性气味，沸点 100.5℃，与水、乙醇、乙醚混溶，它的腐蚀性很强，能刺激皮肤起泡。蜂蜇后皮肤肿痛，是由甲酸引起的，在刺伤处涂上稀氨水可止痛消肿。

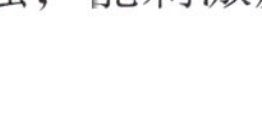

甲酸是羧酸中最简单的酸，既具有羧基的结构，又有醛基的结构，因此甲酸既具有羧酸的一般性质，又具有醛的某些性质（如甲酸被弱氧化剂氧化，可发生银镜反应，与斐林试剂作用，也能使 $KMnO_4$ 溶液褪色等）。工业上甲酸可用来制备某些染料和用作酸性还原剂，也可作橡胶的凝聚剂，在医药上由于其杀菌力强，可用作消毒剂和防腐剂。

（二）十一碳-10-烯酸

十一碳-10-烯酸［$CH_2{=}CH(CH_2)_8COOH$］是黄色液体，可由干馏蓖麻油而得，沸点 275 ℃，具有特殊的臭味，不溶于水，可溶于有机溶剂。其锌盐具有抗菌作用，是抗霉菌药物的主要成分，可治疗各种皮肤霉菌病。

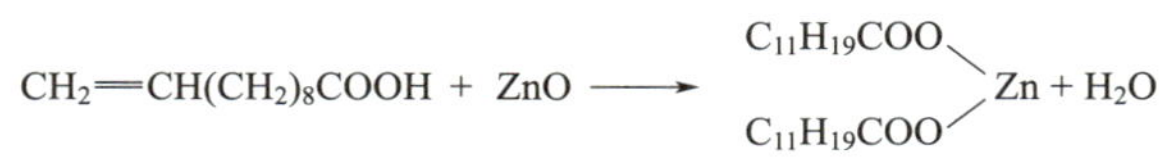

十一烯酸锌(杀霉菌)

（三）苯甲酸

苯甲酸是最简单的芳香酸。苯甲酸和苄醇以酯的形式存在于安息香胶及其他一些树脂中，所以苯甲酸又叫安息香酸。它是白色有光泽的鳞片状或针状结晶，熔点 122.13℃，微溶于水，能升华，也能随水蒸气挥发。

苯甲酸是有机合成的原料，可制染料、香料、药物等。苯甲酸具有抑菌防腐的功能，其钠盐被用作食品防腐剂（有些国家认为有毒，禁止使用）。

二、重要的取代羧酸

（一）乳酸

乳酸的化学名称为 α-羟基丙酸，最初是从变酸的牛奶中发现的，因此取名乳酸。乳酸存在于动物肌肉中，尤其是肌肉剧烈活动后乳酸含量更多。乳酸是无色黏稠液体，溶于水、乙醇和乙醚，但不溶于氯仿和油脂，吸湿性强。

乳酸具有消毒防腐作用。乳酸的钙盐［$(CH_3CHOHCOO)_2Ca \cdot 5H_2O$］在临床上用于治疗佝偻病等一般缺钙症。

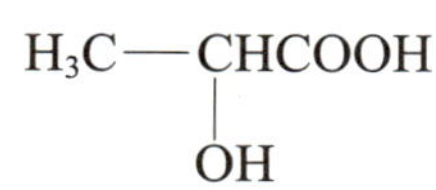

（二）酒石酸

酒石酸的化学名称为 2, 3-二羟基丁二酸，广泛存在于植物中，尤以葡萄中含量最多，常以游离或成盐的状态存在。自然界中的酒石酸是透明结晶体，不含结晶水，熔点 170 ℃，极易溶于水，不溶于有机溶剂。

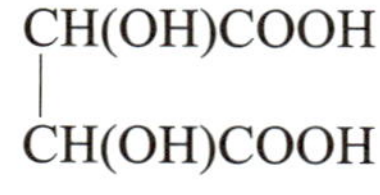

酒石酸常用来配制饮料，其盐类（如酒石酸氢钾）是配制发酵粉的原料。用氢氧化钠中和酒石酸氢钾可得酒石酸钾钠，可用作泻药和配制斐林试剂。酒石酸锑钾又称吐酒石，医药上用作催吐剂，也曾用于治疗血吸虫病。

（三）水杨酸及其衍生物

水杨酸即邻羟基苯甲酸，又称柳酸。柳树或水杨等植物的树皮中都含有水杨酸。水杨酸为白色晶体，熔点 159 ℃，微溶于水，能溶于乙醇和乙醚，加热可升华。水杨酸易被氧化，遇三氯化铁显紫色，是合成药物、染料的原料。水杨酸自身具有杀菌作用，在医药上外用为防腐剂和杀菌剂，多用于治疗某些皮肤病。同时，水杨酸还有解热镇痛和抗风湿作用，但是对胃肠道有刺激性，不能内服。

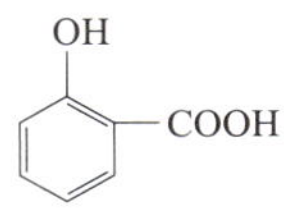

水杨酸

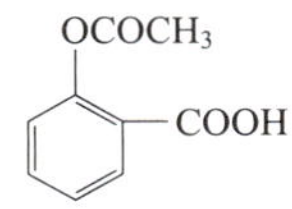

乙酰水杨酸

乙酰水杨酸俗称阿司匹林（aspirin），有退热、镇痛和抗风湿的作用，且对胃肠道刺激较小，故常用于治疗发烧、头痛、关节痛、活动性风湿病。

三、重要的羧酸衍生物

（一）邻苯二甲酸酐

邻苯二甲酸酐为白色固体，熔点为 132℃，不溶于水，易升华。邻苯二甲酸酐是重要的化工原料，广泛用于树脂的合成及染料、药物等的生产。邻苯二甲酸酐与苯酚在脱水剂（无水氯化锌或浓硫酸）存在下加热脱水生成酚酞。

（二）对氨基苯磺酰胺（磺胺）

磺胺简称 SN，是最早用于临床的磺胺类药物之一，随后研制出了更加高效、副作用小的其他磺胺药物，现在 SN 主要供外用和作为制备其他磺胺类药物的原料。

（三）对乙酰氨基酚

对乙酰氨基酚（$CH_3CONHC_6H_4OH$）别名扑热息痛，是解热镇痛药。毒性小，适合儿童使用。如百服宁的有效成分就是对乙酰氨基酚。

拓展阅读

酸性与生命活动的调控

羧酸在人体中具有重要的生理作用，在能量代谢中起着重要作用，是体内能量的主要来源之一。例如，某些羧酸是三羧酸循环的中间产物，参与细胞呼吸和能量产生过程。

三羧酸循环（tricarboxylic acid cycle，TCA cycle）又称柠檬酸循环（citric acid cycle）、克雷布斯循环（Krebs cycle），是需氧生物体内普遍存在的一种代谢途径，是细胞代谢的核心途径。它在营养物质氧化，进而产生能量的过程中发挥着重要作用。三羧酸循环是三大营养素（糖类、脂类、氨基酸）的最终代谢通路，也是各种有机物相互转化的枢纽。该循环的部分产物在免疫反应调节等生理过程中也发挥着重要作用，也可用于合成包括氨基酸、卟啉、嘧啶核苷酸在内的很多重要物质。

三羧酸循环是生物体内进行有氧氧化的关键过程，为细胞提供了能量。这一循环以柠檬酸为起始物质，经过一系列复杂的氧化反应，最终生成草酰乙酸并重新进入循环。该循环由克雷布斯（Krebs）发现，他因此荣获 1953 年诺贝尔生理学或医学奖。在需氧生物的代谢中，三羧酸循环发挥着至关重要的作用，是维持生命活动的基石。深入理解三羧酸循环的机制和重要性，对于我们认识能量代谢的基本原理以及相关疾病的发生机制也具有重要意义。因此，基础医学的研究成果不仅对医学发展有着深远的影响，也对公共卫生和健康产业的发展起到了积极的推动作用。

脂肪酸在生物体内分解代谢的核心途径之一是脂肪酸 β- 氧化，主要在肝脏和肌肉中进行。在饥饿、禁食或长时间运动等情况下，脂肪酸 β- 氧化成为体内不可或缺的能量来源，为机体提供必要的能量支持。通过活化、转移和氧化三个阶段将脂肪酸转化为乙酰辅酶 A（乙酰 CoA）。通过 β- 氧化生成的乙酰 CoA，能够顺利进入三羧酸循环，经过一系列反应被彻底氧化，分解为二氧化碳和水，从而释放出大量能量，供机体使用。

总体而言，羧酸在人体内是必需的，它们在维持生命和细胞功能方面发挥着关键作用。保持适度的饮食和摄入足够的营养，特别是脂肪酸和氨基酸，对维持身体的正常功能和保持健康至关重要。

学习小结

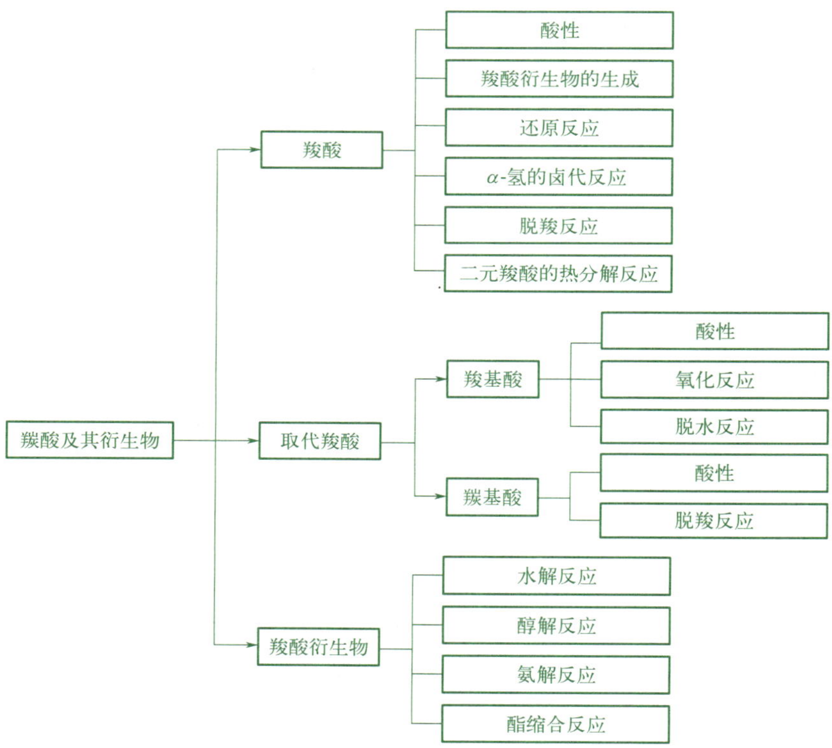

习题

一、选择题

1. 三氯乙酸的酸性大于乙酸，主要是由于氯的（　　）影响。

A. 吸电子共轭效应　　B. 吸电子诱导效应

C. 斥电子诱导效应　　D. 空间效应

2. 下列化合物中有还原性且能发生酯化反应的是（　　）。

A. 甲醛　　B. 甲酸　　C. 乙酸　　D. 丙酮

3. 下列羧酸中能经加热脱羧生成 HCOOH 的是（　　）。

A. 丙酸　　B. 乙酸　　C. 草酸　　D. 琥珀酸

4. 下列物质中，既能使高锰酸钾溶液褪色，又能使溴水褪色，还能与 NaOH 发生中和反应的物质是（　　）。

A. $CH_2{=}CHCOOH$　　B. $C_6H_5CH_3$　　C. C_6H_5COOH　　D. CH_3COOH

5. 下列化合物中既能与 HCN 加成，又能发生碘仿反应的是（　　）。

A. 苯乙酮　　B. 丙醛　　C. *α*-丙酮酸　　D. 异丙醇

6. 丙二酸加热生成的主要产物是（　　）。

A. 丙烷　　B. 乙酸　　C. 环丙酮　　D. 己内酯

7. 酯的水解反应能完全进行的条件是（　　）。

A. 非水溶液　　B. 中性溶液　　C. 酸性溶液　　D. 碱性溶液

8. 下列何种试剂可用于鉴别酯和乙酸酐（　　）。

A. 乙醇　　B. pH 试纸　　C. 甲苯　　D. 水

9. 化合物① CH_3COCl ② $CH_3COOC_2H_5$ ③ $(CH_3CO)_2O$ ④ CH_3CONH_2 进行水解反应的活性次序是（　　）。

A. ①>②>③>④　　B. ③>①>④>②

C. ②>④>①>③　　D. ①>③>②>④

10. 青霉素和头孢菌素抗菌效果十分好，但稳定性差，是因为青霉素和头孢菌素的结构中都有一个（　　）环的 *β*- 内酰胺。

A. 三元　　B. 四元　　C. 五元　　D. 六元

二、命名或写出下列化合物

1. 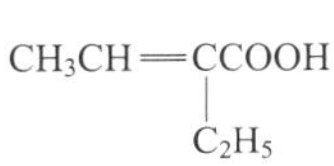

2. 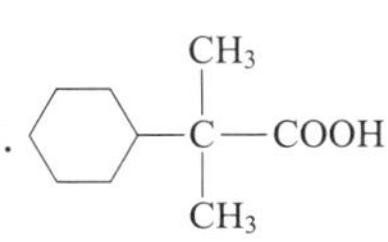

3. 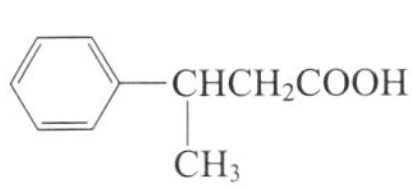

4. 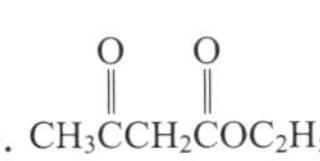

5. 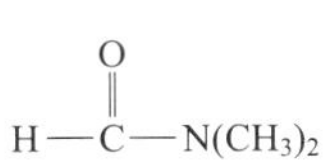

6. 3- 苯基 - 丙 -2- 烯酸

7. 2- 氧亚基 - 己 -1, 6- 二甲酸

8. 3- 羟基戊酸

9. 苯甲酰氯

10. 邻苯二甲酸酐

三、写出下列反应的主要产物

1. 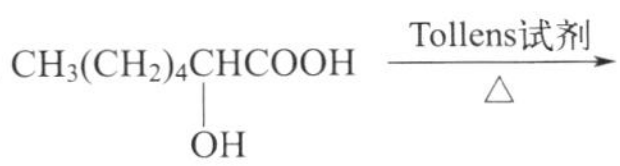

2. 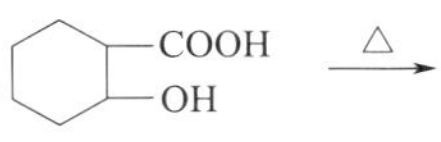

3. 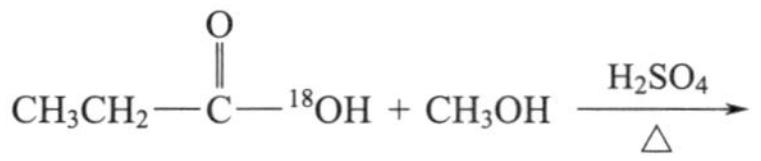

4. 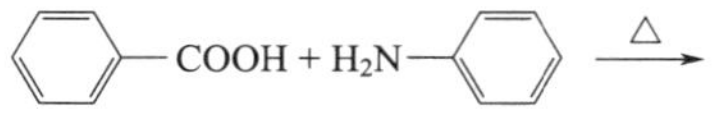

5. 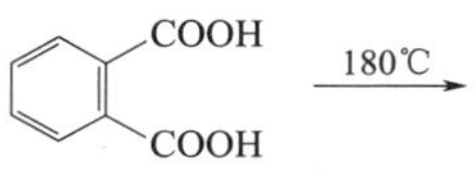

6. 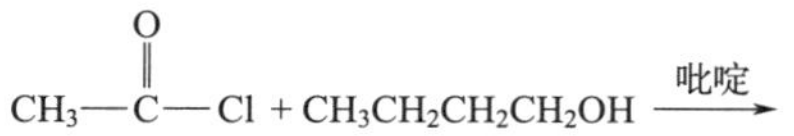

7. 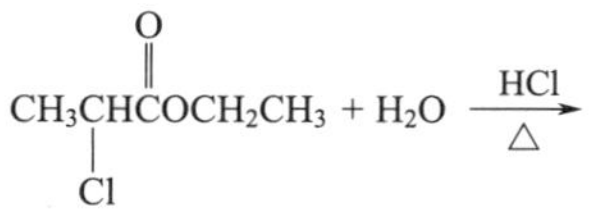

8. 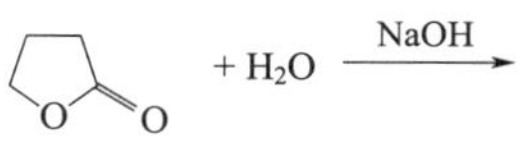

9. 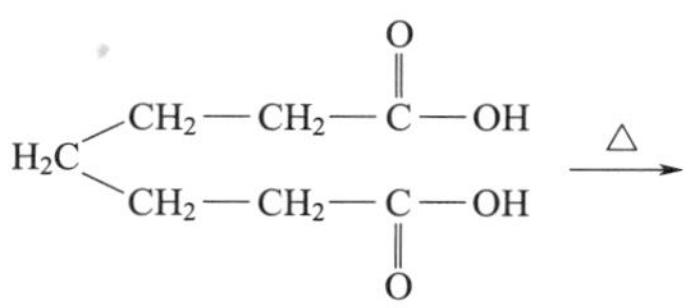

10. 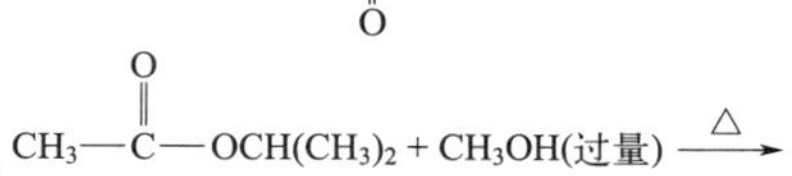

四、用化学方法鉴别下列各组化合物

1. 甲酸、乙酸、丙醛、丙酮。

2. 苯酚、苯甲酸、水杨酸和苯甲醛。

3. 乙二醇、乙二酸、丁二酮、对苯二甲酸。

五、简答题

1. 按酸性由强到弱的顺序排列甲酸、乙酸、苯甲酸、丙酸、丙二酸，并解释原因。

2. 举例说明酯的水解反应在药学中有何应用？

3. 请解释酰卤、酸酐和酯的沸点比相应的羧酸低，而酰胺的熔点、沸点比相应羧酸高的原因。

4. 旋光性化合物 A（$C_5H_{10}O_3$）能溶于碳酸氢钠溶液，A 加热发生脱水反应生成化合物 B（$C_5H_8O_2$），B 有两种构型，均无旋光性。B 用酸性高锰酸钾溶液处理，得到 C（$C_2H_4O_2$）和 D（$C_3H_4O_3$）。C 和 D 均能与碳酸氢钠溶液作用放出 CO_2，且 D 还能发生碘仿反应。试写出 A、B、C、D 的结构式。

5. 化合物 A 和 B 的分子式均为 $C_4H_6O_4$，都溶于氢氧化钠溶液，与 Na_2CO_3 作用都放出 CO_2。A 加热失水生成酸酐 C（$C_4H_4O_3$）；B 受热放出 CO_2 生成一元酸 D（$C_3H_6O_2$），试推测 A、B、C、D 的结构式。

第十四章

胺类与杂环化合物

学习目标

（1）了解硝基化合物、胺和重氮化合物的物理性质，掌握其结构特点。

（2）掌握硝基化合物、胺和重氮盐的化学性质，了解医学上常用的含氮化合物。

（3）了解杂环化合物的分类和命名，掌握五元杂环、六元杂环等化合物的结构特点和化学性质，了解其衍生物在医学上的应用。

含氮有机化合物在有机化学中占据重要地位，结构类型多样，性质复杂，功能广泛，广泛分布于天然产物及人工合成的化合物中。常见的含氮有机化合物包括胺类、重氮与偶氮化合物、生物碱、含氮杂环化合物以及氨基酸等，其中相当一部分具有显著的生理活性或药理作用，在医药化学、材料科学和生命科学等领域均具有重要应用价值。本章主要围绕胺类、生物碱及其相关含氮杂环化合物展开，系统介绍其结构特征、命名方法、物理和化学性质，以及它们在生命过程中的功能和应用前景。

第一节　胺类化合物

一、胺的结构、分类和命名

（一）结构

氨分子中的氮原子采用不等性 sp^3 杂化，形成四个 sp^3 杂化轨道。其中三个轨道分别与氢原子的 s 轨道重叠形成 N—Hσ 键，剩余的一个轨道被孤对电子占据。这种杂化轨道的四面体排列使氮原子具备类似甲烷的几何基础，但由于孤对电子的强烈排斥作用，键角从正四面体的 109.28° 压缩至约 107.3°，致使分子实际呈现三角锥形结构，而非对称的正四面体结构。

胺类化合物与氨分子具有相似的三角锥形结构。然而，取代基的电子效应和空间位阻会导致键长、键角的差异，例如氨、甲胺和三甲胺的结构如图 14-1 所示。

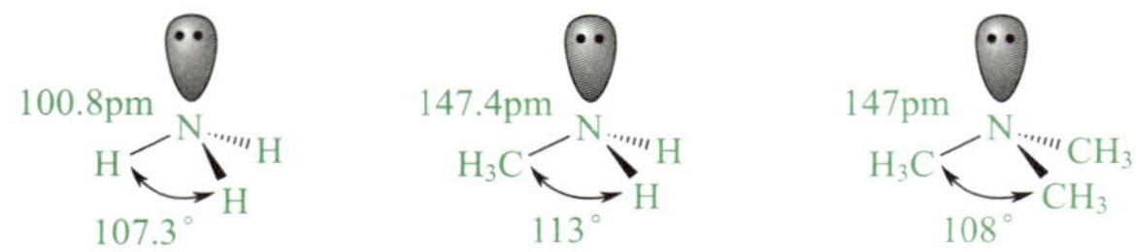

图 14-1 氨、甲胺和三甲胺的结构

苯胺分子中，氮原子同样采用不等性 sp^3杂化，为三角棱锥形结构（图 14-2），其孤对电子所占据的杂化轨道含有更多的 p 轨道特性。这种杂化状态导致 H—N—H 键角扩大至 113.9°，H—N—H 平面与苯环平面的交叉角度为 39.4°。孤对电子的 p 轨道与苯环的大 π 键虽不平行，但仍通过部分 p-π 共轭实现电子离域，使氮的孤对电子部分离域至苯环，导致电子云重分布，氮原子电子密度降低，形成共轭体系。这种共轭效应显著地影响其化学性质，使苯胺在亲电取代反应中表现出更高的活性。

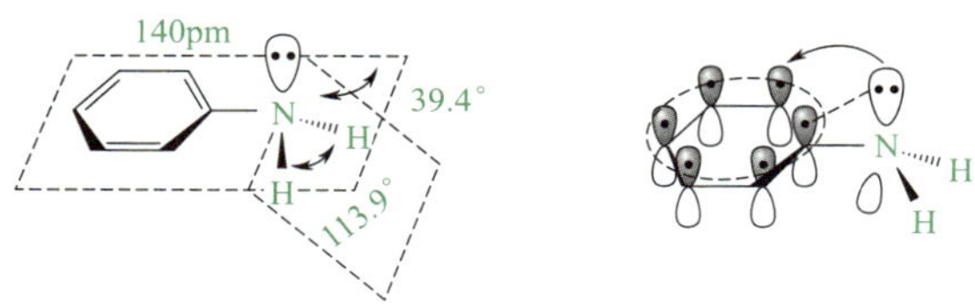

图 14-2 苯胺的结构

当胺分子中氮原子连接三个不同的原子或基团时（图 14-3），分子整体具有手性，氮原子构成一个手性中心，理论上应存在对映异构现象。

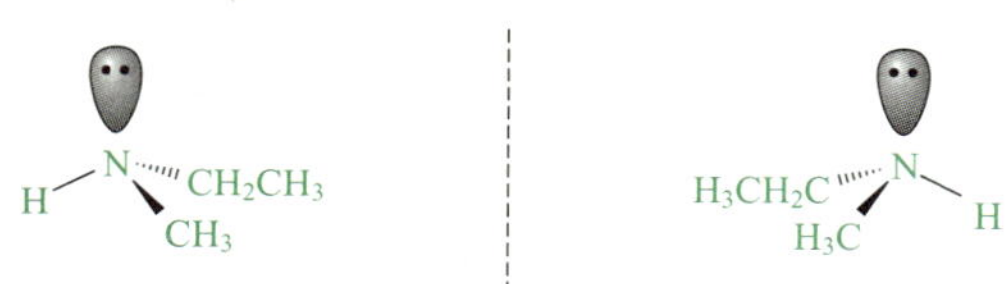

图 14-3 胺分子手性异构

然而，这类胺的两个对映体可通过一个以氮为中心、呈平面构型的过渡态相互转化（图 14-4）。由于该构型反转的能垒较低（约为 $25kJ \cdot mol^{-1}$），在室温条件下分子的热运动足以克服这种能量差，从而使得构型发生快速的相互转化，因此无法分离获得稳定存在的单一对映体。

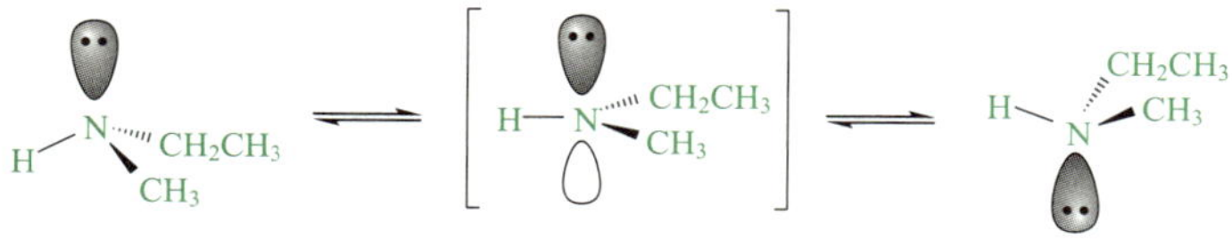

图 14-4 对映体通过过渡态相互转化过程

在季铵盐化合物中，当胺的氮原子连接四个不同的基团时，N 的四个 sp^3 杂化轨道都

用以成键，四面体构型不易改变，因此，分子成为手性化合物，存在对映异构体。例如，碘化烯丙基苄基甲基苯基铵的对映异构体不能相互转化，可拆分成左旋异构体和右旋异构体（图 14-5）。

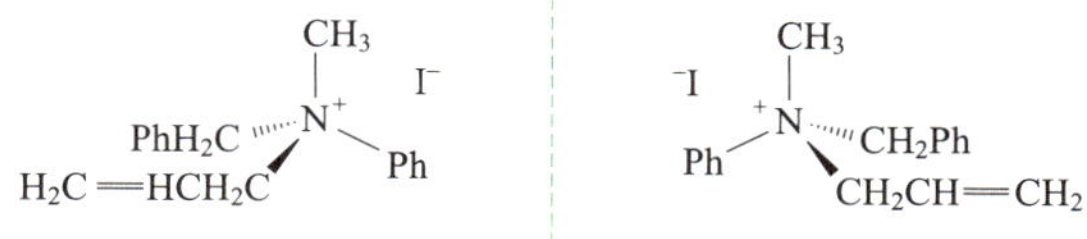

图 14-5　碘化烯丙基苄基甲基苯基铵的一对对映异构体

（二）分类和命名

胺（amine）通常是由氨分子中的一个或多个氢原子被烃基取代而形成的有机化合物。

1. 胺的分类

根据氮原子上所连接烃基的数目，胺类化合物通常可分为四类，如表 14-1 所示。当氮原子连接一个烃基时，称为伯胺（primary amine）；连接两个烃基时，称为仲胺（secondary amine）；连接三个烃基时，称为叔胺（tertiary amine）。若氮原子连接四个烃基并带一个正电荷，所形成的化合物称为季铵盐，其中的氮原子被称为季胺氮，这类化合物通常被称为季铵化合物（quaternary ammonium compound）。

表 14-1　胺类化合物的分类

NH_3	RNH_2	R_2NH	R_3N	R_4N^+
氨	伯胺	仲胺	叔胺	季铵
—	（1° 胺）	（2° 胺）	（3° 胺）	

注：R 可为相同或不同的基团。

机体中最重要的季铵碱是乙酰胆碱，在神经细胞中可以由胆碱和乙酰辅酶 A 在胆碱乙酰移位酶的催化作用下合成（胆碱 + 乙酰辅酶 A ⟶ 乙酰胆碱 + 辅酶 A）。

胆碱结构式：$(CH_3)_3N^+CH_2CH_2OH$。特点：含有一个羟基（—OH）和一个带正电的季铵基团（N^+）。

乙酰胆碱（ACh）结构式：$(CH_3)_3N^+CH_2CH_2OCOCH_3$。特点：胆碱的羟基被乙酰化（$—OCOCH_3$），仍保留季铵阳离子特性。

若胺分子中与氮原子相连的烃基均为脂肪烃基，则该类胺称为脂肪胺（aliphatic amine）；若芳基直接与氮原子相连，则称为芳香胺（aromatic amine），如图 14-6 所示。此外，在某些仲胺或叔胺中，氮原子也可以作为环的一部分，构成杂环胺。

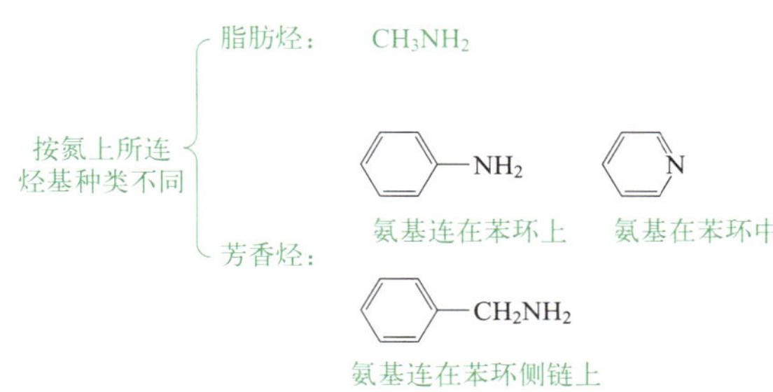

图 14-6　按照氮上所连烃类不同分类

2. 命名

系统命名法（IUPAC 命名法）将胺作为有机主链的一个官能团处理，以“- 胺

(-amine)”作为后缀，遵循如下步骤：

（1）找出主链（最长连续碳链，含氨基优先）。在命名胺类化合物时，应首先选出包含氨基（—NH_2）或其取代形式且最长的连续碳链作为主链。

（2）编号碳链，使氨基（—NH_2）位于编号最小的位置。碳链编号应从最接近氨基的一端开始，以使氨基所在碳原子的编号尽可能小。对于含有多个氨基的多氨化合物，编号应使所有氨基的编号之和最小。碳链编号不仅用于指示氨基的位置，还为其他取代基定位提供参考基础。

（3）命名时将主链的烷烃名称词干与氨基所在碳的编号结合，并以“- 胺”(-amine)为官能团后缀形成全名。例如，$CH_3CH_2NH_2$ 的系统名称为乙胺（ethanamine），而 $CH_3CH(NH_2)CH_3$ 则命名为丙 -2- 胺（propan-2-amine）。对于碳数大于等于 3 的主链，必须标明氨基的具体位置。

（4）当胺为二级（R_2NH）或三级（R_3N）时，氮原子上连接的烃基应视为取代基，并使用“*N*-”作为前缀加以标示。若氮上连有两个相同的取代基，则使用“*N*, *N*-”表示；若为不同的基团，则按字母顺序列出（表 14-2）。

表 14-2　常见胺类化合物命名

化学式	命名	说明
CH_3NH_2	甲胺（methylamine）	C_1 的位置号可省略
$CH_3CH_2CH_2NH_2$	丙胺（propan-1-amine）	氨基接在 1 号碳上
$H_3CNHCH_2CH_3$	*N*- 甲基乙胺（*N*-methylethanamine）	乙胺骨架，甲基接在 N 上
$CH_3CH_2N(CH_3)_2$	*N*, *N*- 二甲基乙胺（*N*, *N*-dimethylethanamine）	两个甲基都接在 N 上

（5）当一个氨基（—NH_2）直接连接在苯环上时，该类化合物称为苯胺（aniline），为最简单的芳香胺。苯胺结构中，氨基为主官能团，命名通常以“苯胺”为母体结构，命名时如果氮原子上有取代基，以“*N*-”或“*N*, *N*-”表示其位次。例如：

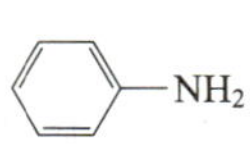

苯胺
aniline

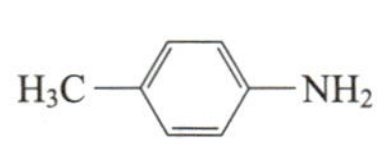

4-甲基苯胺
p-toluidine

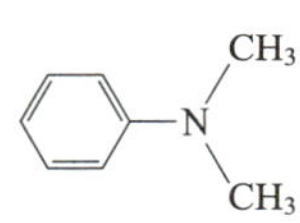

N, *N*-二甲基苯胺
N, *N*-dimethylaniline

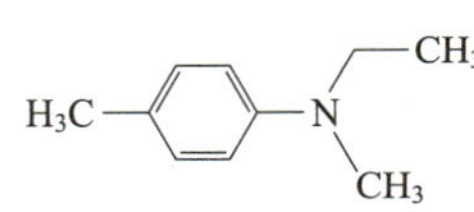

N-乙基-*N*, 4-二甲基苯胺
N-ethyl-*N*, 4-dimethylaniline

虽然在许多简单胺类化合物中，氨基（—NH_2）被作为主要官能团进行命名，但当分子中存在更高优先级的官能团（如羧酸、醛、酮、酯等）时，命名体系会将氨基或烃氨基基团（—NHR、—NR_2）处理为前缀取代基，而不再作为命名后缀。例如：

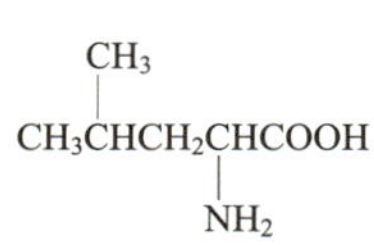

2-氨基-4-甲基戊酸
2-amino-4-methyl-valeric acid

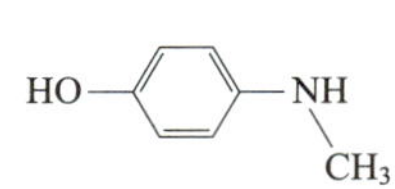

4-(甲氨基)苯酚
4-(methylamino)phenol

另外，季铵盐、季铵碱、胺的盐类化合物的命名类似无机铵盐。例如：

$(CH_3CH_2)_4N^+Br^-$
四乙基溴化铵
tetraethylammonium bromide

$(CH_3)_4N^+OH^-$
氢氧化四甲基铵
tetramethylammonium hydroxid

二、胺的性质

（一）胺的物理性质

低级脂肪胺如甲胺、二甲胺、三甲胺和乙胺在常温下为无色气体，丙胺至十一胺为液体，碳原子数超过 11 的脂肪胺则为固体。低级胺具有类似氨的刺激性气味，其中三甲胺具有典型的鱼腥味。胺分子结构与氨相似，均为极性分子。除叔胺外，一、二级胺能够形成分子间氢键，因此其沸点明显高于分子量相近的烷烃。但由于氮的电负性小于氧，胺分子间氢键的强度弱于醇分子间的氢键，故其沸点通常低于相应的醇类化合物。

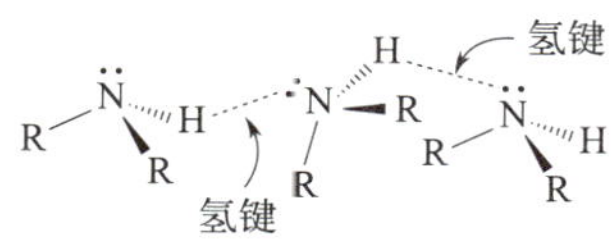

叔胺由于缺乏 N—H 键，无法形成分子间氢键，因此其沸点通常与分子量相近的烷烃相似。其余类型的胺（包括一、二、三级胺）都能通过形成氢键（如 O—H···N 或 N—H···O）与水发生作用，因此低级脂肪胺（碳原子数不超过 6）具有良好的水溶性。但随着碳链的延长，分子的疏水性增强，水溶性迅速降低。芳香胺则多为高沸点液体或低熔点固体，虽气味不甚强烈，但普遍具有较高毒性。例如，对硝基苯胺和苯胺盐酸盐等可通过呼吸道、消化道或皮肤进入体内，引起中毒反应。此外，一些芳香胺，如 2-萘胺、4-氨基联苯和邻氨基苯甲酸等具有潜在的致癌性，在工业生产和实验操作中应严格防护。部分常见胺的物理性质列于表 14-3 中。

表 14-3　常见胺类化合物物理常数

名称	英文名称	化学式	熔点 /℃	沸点 /℃	溶解度 / [g·(100g H_2O)$^{-1}$]	pK_b (25℃)
甲胺	methylamine	CH_3NH_2	-93.5	-6.3	易溶	3.34
二甲胺	dimethylamine	$(CH_3)_2NH$	-93	7.4	易溶	3.27
三甲胺	trimethylamine	$(CH_3)_3N$	-117	3.0	91	4.19
乙胺	ethylamine	$C_2H_5NH_2$	-81	16.6	易溶	3.36
二乙胺	diethylamine	$(C_2H_5)_2NH$	-48	56.3	易溶	3.05
三乙胺	triethylamine	$(C_2H_5)_3N$	-115	89.3	14	3.25
乙二胺	ethylenediamine	$H_2NCH_2CH_2NH_2$	8.5	117	易溶	4.0*
苯胺	aniline	$C_6H_5NH_2$	-6.3	184	3.7	9.28

续表

名称	英文名称	化学式	熔点/℃	沸点/℃	溶解度/[g·(100g H_2O)$^{-1}$]	pK_b(25℃)
对甲苯胺	*p*-methylaniline	$CH_3—C_6H_4—NH_2$	44	200	0.7	8.92
N-甲基苯胺	*N*-methylaniline	$C_6H_5NH_2CH_3$	−57	196	微溶	0.13
对硝基苯胺	*p*-nitroaniline	$NO_2—C_6H_4—NH_2$	147.5	331.7	0.05	13.00

注：*pK_b=7.2。

（二）胺的化学性质

氨基（$—NH_2$）是氨分子的官能团，其氮原子上带有一对未共用电子对，能够接受质子而表现出碱性；同时，这对电子也使氨基具有亲核性，能够与卤代烃、酸酐、酰卤等化合物发生亲核取代反应。

1. 脂肪胺的碱性

氨基（$—NH_2$）中的氮原子具有一对未共用电子对，可以接受质子（H^+），生成取代铵离子（$R\text{-}NH_3^+$），进而形成铵盐。这一过程体现了氨基的碱性。其反应如下所示：

$$R—NH_2+H^+ \longrightarrow R—\overset{+}{N}H_3$$

胺的碱性强弱主要取决于氮原子上的电子云密度。氮上电子云密度越大，其未共用电子对越容易与质子结合，接受质子的能力越强，表现出的碱性也就越强。常见胺类化合物的碱性强弱顺序如下：

脂肪胺＞氨＞芳香胺

脂肪胺的碱性通常强于氨，这是烷基电子效应和分子构型变化共同作用的结果。虽然烷基具有一定的吸电子诱导效应（−I 效应），但通过 σ-p 超共轭作用所体现的给电子效应（+H 效应）更为显著，从而增强氮原子的电子云密度。在脂肪胺中，氮原子通常处于 sp^3 杂化状态，未共用电子对可直接与质子结合生成铵离子。由于分子构型在室温下可发生快速变化，氮原子在某些瞬间可能转变为 sp^2 杂化，此时其孤对电子可与邻近烷基的 C—H 键轨道发生 σ–p 超共轭作用，进一步增强对质子的亲和力，从而提高胺的碱性。芳香胺中，氮原子上的孤对电子可与苯环的 π 电子系统发生共轭，部分电子云被分散到芳香环上，导致氮原子的电子云密度降低，从而减弱其与质子结合的能力，使芳香胺的碱性明显低于脂肪胺。若仅考虑电子效应影响，胺的碱性强弱顺序应为：

$(CH_3)_3N$（脂肪叔胺）＞$(CH_3)_2NH$（芳香仲胺）＞CH_3NH_2（脂肪伯胺）＞NH_3＞芳香胺

但实际在水溶液中测得二甲胺的碱性最强，甲胺次之，三甲胺最弱。

$(CH_3)_2NH$（芳香仲胺）＞CH_3NH_2（芳香仲胺）＞$(CH_3)_3N$（脂肪叔胺）＞NH_3

为什么二甲胺的碱性最强？这主要因为除了受上述电子效应的影响外，还由以下因素共同决定。

（1）位阻效应　胺的碱性还与氮原子上连接的烃基数目有关。随着烃基数量的增加，空间位阻加大，质子更难靠近氮原子，不利于质子化反应的进行。因而胺的碱性减弱。

（2）溶剂化效应　胺质子化后形成的取代铵离子（$R—NH_3^+$）如果能够与水分子形成稳

定的氢键网络，其碱性将得到增强。例如，二甲胺生成的铵离子在水中易被充分溶剂化，碱性较强；而三甲胺虽具有更强的电子供给效应，但由于空间位阻较大，质子化程度较低，其碱性反而略弱于二甲胺。

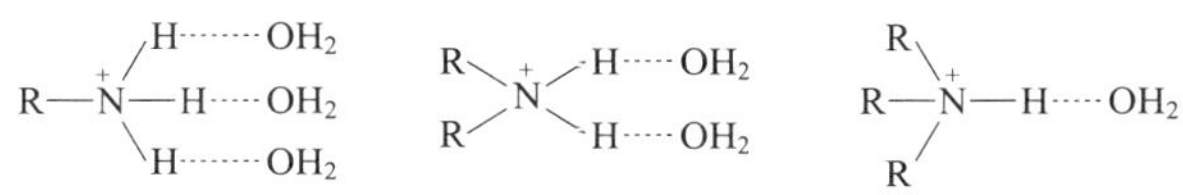

故胺的碱性强弱是电子效应、位阻效应和溶剂化效应综合作用的结果。

2. 芳香胺的碱性

芳香胺的碱性通常比氨弱，这是由于其氨基上的氮原子的未共用电子对可与苯环的 π 电子系统形成共轭体系。共轭作用使氮原子上的电子部分转移到芳香环上，导致氮原子的电子云密度降低，从而减弱了其与质子结合的能力，碱性随之减弱。此外，苯环本身具有较大的空间体积，形成一定的空间位阻，也会妨碍质子接近氮原子，与其未共用电子对结合，进一步降低了芳香胺的碱性。因此，常见芳香胺的碱性顺序通常为：

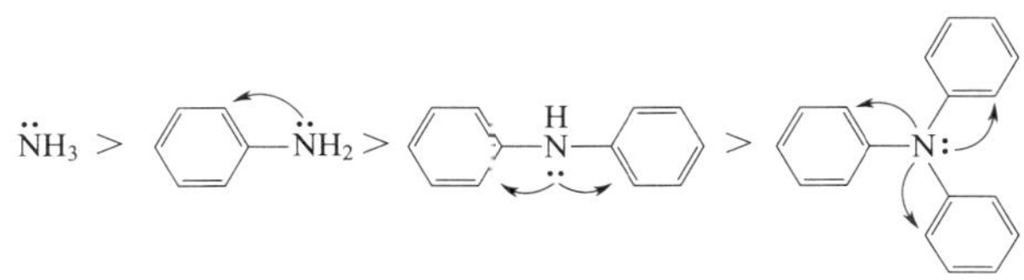

另外，取代基的电子效应也会显著影响芳香胺的碱性。例如，供电子基团（如 $-CH_3$、$-NH_2$）可增强氮的电子云密度，提高碱性；而吸电子基团（如 $-NO_2$、$-Cl$）则降低氮的电子云密度，降低碱性。

3. 酰化反应

伯胺和仲胺都可以与酰化剂（如乙酰氯、乙酸酐）发生反应，其氨基上的氢原子被酰基取代，生成酰胺。这类反应称为胺的酰化反应。由于叔胺的氮原子上不再含有氢原子，因此不能发生酰化反应。

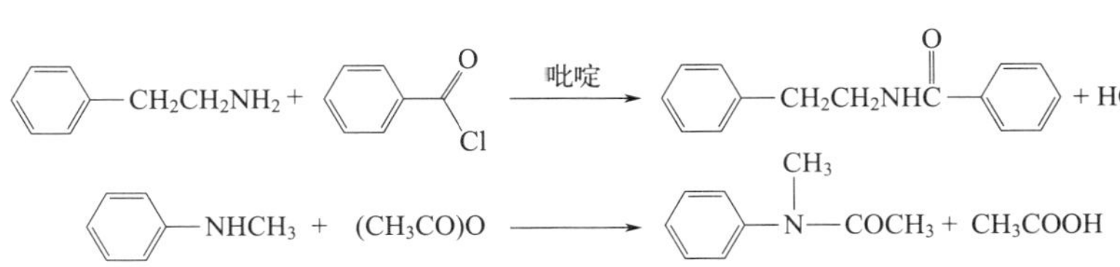

酰胺通常是晶形良好的固体，具有明确的熔点，因此利用酰化反应可以鉴别伯胺和仲胺。由于叔胺不含氮上的可反应氢，不能发生酰化反应，这一特性不仅可用于区分叔胺，还可将其从伯胺、仲胺、叔胺的混合物中分离出来。

此外，酰胺在酸或碱催化下可以发生水解，释放出原来的胺。由于氨基具有较高的活性，易发生氧化等副反应，因此在有机合成中常通过酰化反应对芳香胺的氨基进行保护。例如：

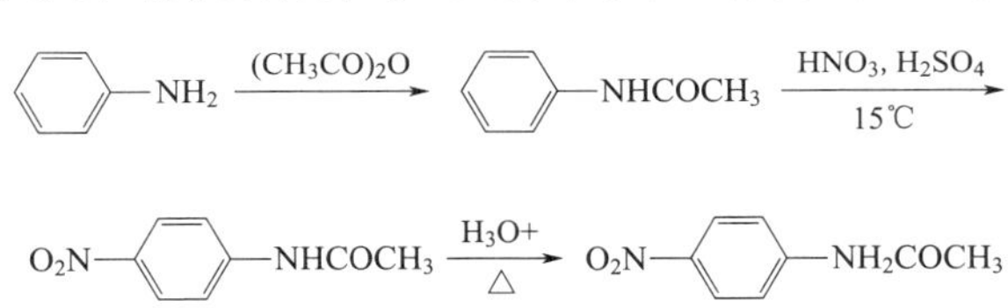

许多药物分子的芳氨基上引入酰基，可以降低其毒副作用，如解热镇痛药对乙酰氨基酚（paracetamol，别名扑热息痛），化学名为 *N*（-4-羟基苯基）乙酰胺。

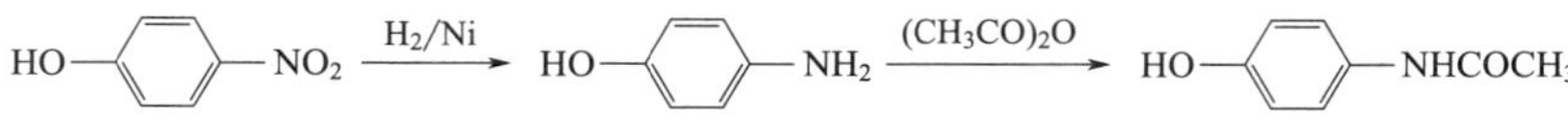

paracetamol

4. 磺酰化反应

伯胺和仲胺可以与苯磺酰氯（benzenesulfonyl chloride）或对甲苯磺酰氯（tosyl chloride）发生反应，生成相应的磺酰胺。

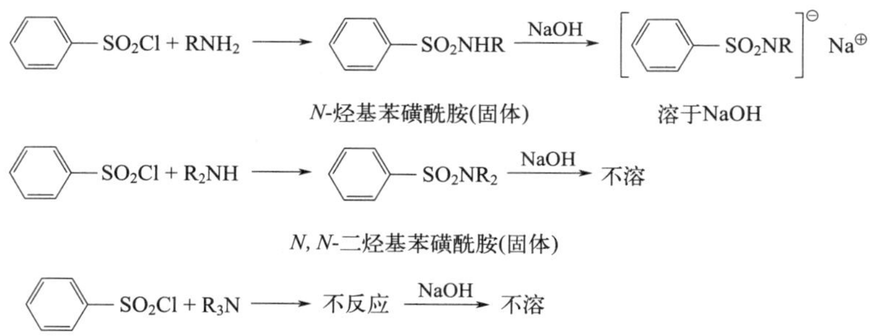

基于伯胺生成的 *N*-烃基苯磺酰胺（固体），因为苯磺酰基是较强的吸电子基，受它的影响，N 上的 H 显酸性，能够与强碱（如 NaOH）反应生成水溶性的盐类。而仲胺生成的磺酰胺由于 N 上无 H 原子，不能与碱反应成盐，在碱性条件下仍以中性分子的形式存在，通常以固体形式从水中析出。叔胺因 N 上没有可取代的 H 原子，不能与磺酰氯反应生成磺酰胺，但其可在酸性溶液中质子化形成盐，从而溶于水。

5. 与亚硝酸的反应

亚硝酸本身不稳定，因此在实际反应中通常通过亚硝酸钠与盐酸或稀硫酸原位反应生成亚硝酸，供与胺类化合物反应使用。伯胺、仲胺和叔胺与亚硝酸的反应类型各不相同。此外，脂肪胺与芳香胺的反应性质也存在显著差异。

脂肪族伯胺与亚硝酸反应时，会生成极不稳定的脂肪族重氮盐，该重氮盐即使在低温下也极易分解，迅速释放出氮气并形成碳正离子。此碳正离子随后可与水、卤素离子或其他亲核试剂发生反应，生成一系列混合产物，如醇、烯烃和卤代烃等。由于反应产物复杂，脂肪族伯胺的重氮化反应在有机合成中的实用价值较低。尽管如此，该反应具有定量放出氮气的特性，因此常用于测定脂肪族伯胺基的含量。特别是在氨基酸或多肽分析中，可通过测定反应释放的氮气体积来定量分析其伯胺基的数量。

$$R{-}NH_2 \xrightarrow{NaNO_2+HCl} [R{-}\overset{+}{N}{\equiv}NCl^-] \longrightarrow R^+ + N_2 + Cl^-$$

$$\downarrow$$

醇、烯、卤代烃等混合物

芳香伯胺在低温（通常低于 5℃）和强酸性水溶液中与亚硝酸反应，生成芳香重氮盐（$Ar{-}N_2^+X^-$），这一反应称为重氮化反应（diazotization）。

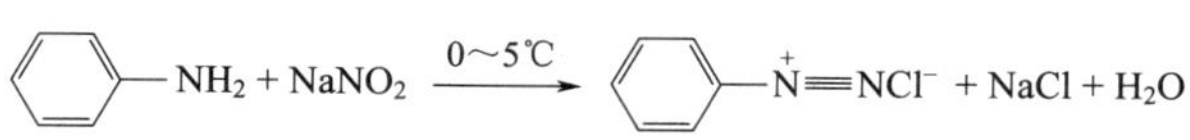

氯化苯重氮盐

干燥的重氮盐通常非常不稳定，易在受热或受压时发生剧烈分解，甚至引发爆炸。因此，重氮盐的制备和使用通常在低温、酸性介质中进行，以保证其稳定性。随着温度的升高，重氮盐会逐渐分解，释放出氮气（N_2），该过程常伴随芳香族取代产物。

脂肪仲胺和芳香仲胺在与亚硝酸反应时，通常发生氮原子上的亚硝化反应，生成 *N*- 亚硝基化合物（*N*-nitroso amines）。这些 *N*- 亚硝基胺多为中性的黄色油状物或固体，多数难溶于水，但能溶于有机溶剂，如醇、醚、氯仿等。此外，芳香仲胺产生的 *N*- 亚硝基化合物在酸性条件下可发生重排反应，生成对硝基化合物。

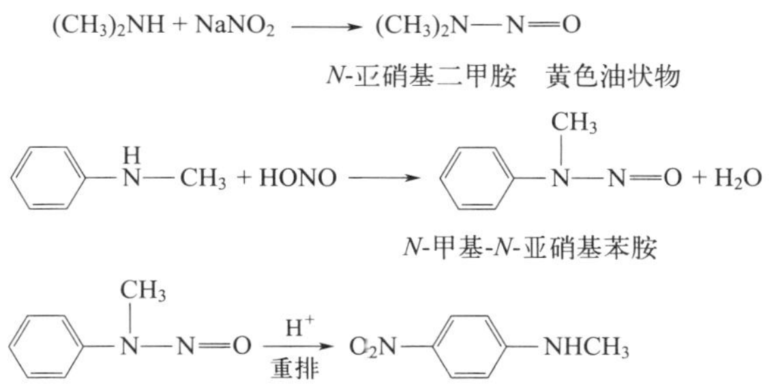

脂肪叔胺因 N 上没有 H，与亚硝酸作用时只能生成不稳定的亚硝酸盐。

$$(CH_3)_3N + HNO_2 \longrightarrow (CH_3)_3NH^+NO_2^- \ [\text{或写作}(CH_3)_3N \cdot HNO_2]$$

三甲胺亚硝酸盐

芳香族叔胺与亚硝酸在酸性条件下反应时，通常不会在氮原子上发生亚硝化，而是通过电子供给效应促进芳香环上的亲电取代反应，引入亚硝基（—NO），生成对位亚硝基取代物，该产物在酸性溶液中呈黄色。当对位已有取代基时，反应则优先发生在邻位。

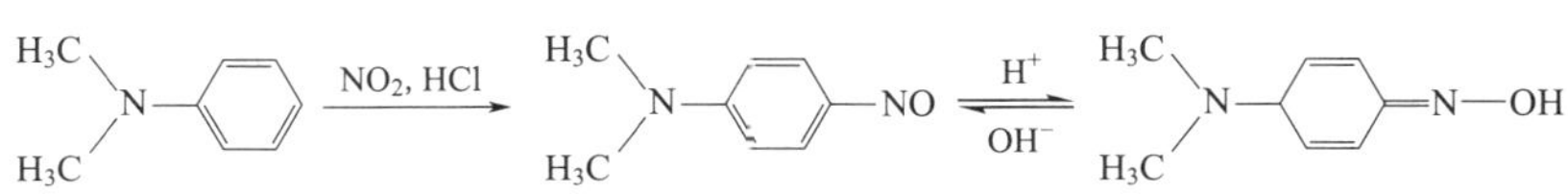

对亚硝基-*N*, *N*-二甲苯胺（绿色结晶）　（黄色结晶）

综上所述，伯胺、仲胺和叔胺与亚硝酸的反应方式存在显著差异，因此可以利用它们与亚硝酸在酸性条件下的反应特征，作为鉴别三类胺的重要依据。

6. 芳香胺的亲电取代反应

氨基（$—NH_2$）具有强烈的给电子共轭效应，能将孤对电子与芳香环的 π 电子系统共轭，从而显著提高苯环的电子云密度，增强对亲电试剂的反应活性。因此，芳香胺的苯环极易发生亲电取代反应，主要取代位点为邻位和对位。例如，苯胺在常温下与溴水反应，可迅速并定量生成 2, 4, 6- 三溴苯胺，形成白色沉淀。该反应的特异性和高反应性，可用于苯胺的鉴别和定量测定。

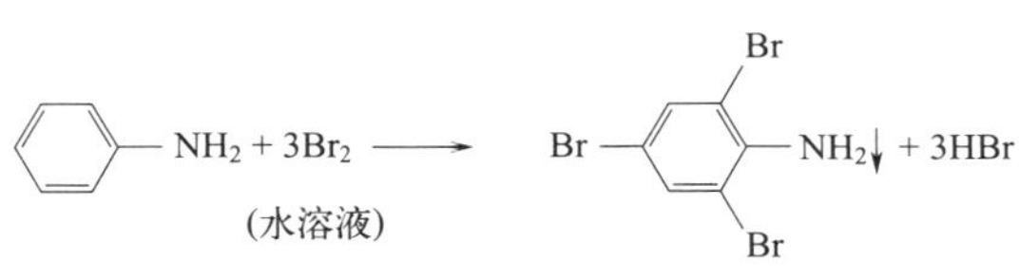

三、季铵盐和季铵碱

季铵化合物是含有四价氮原子的有机氮化合物，其中氮原子与四个碳取代基（烷基或芳基）键合，形成一个季铵阳离子（R_4N^+）。根据其所配对的阴离子不同，可分为季铵盐（quaternary ammonium salt）与季铵碱（quaternary ammonium hydroxide）两类。

季铵盐是最常见的季铵化合物，其结构通常表示为 $R_4N^+X^-$，其中 X^- 为卤素离子（如 Cl^-、Br^-）或其他常见阴离子。由于四价氮上没有可被去除的质子，季铵盐本身并不具有碱性，表现为中性盐的性质。它们多数为无色或白色结晶性固体，易溶于水和极性有机溶剂，具有良好的热稳定性和化学稳定性。季铵盐类化合物广泛应用于多个领域，如苯扎氯铵等季铵型阳离子表面活性剂作为高效广谱的杀菌消毒剂，在医药、纺织和水处理等行业均有应用。

季铵碱是指季铵阳离子与氢氧根离子（OH^-）形成的碱性化合物，通式为 $R_4N^+OH^-$。这类化合物在水中能完全离解，释放出 OH^-，因此表现出强碱性。尽管其碱性与常规胺类的来源不同，但季铵碱可作为有效的有机碱用于合成反应，如催化缩合、消除等反应。然而，由于其热不稳定性，季铵碱在加热条件下容易分解释放出叔胺（R_3N）和水，因此通常以低温或新鲜制备的形式使用。常见的四甲基氢氧化铵（$[(CH_3)_4N]OH$）在实验室中常用作强碱或相转移碱性催化剂。

第二节　生物碱

生物碱（alkaloid）是指一类存在于生物体内、具有明显生理活性的含氮碱性有机化合物。它们主要分布于植物体内，故又常被称为植物碱。大多数生物碱具有结构复杂的多环骨架，并以含氮杂环形式存在；但也有少数例外，如麻黄碱等胺类化合物。

生物碱通常具有独特而显著的生理活性，因而在药理学上具有重要意义。我国中草药已有数千年的使用历史，其中许多药效成分即为生物碱，例如麻黄、当归、贝母、黄连等药材中均含有活性生物碱。现代药物化学的研究也常从植物生物碱出发，发展出多种合成药物。迄今为止，已从植物中分离出数千种生物碱，其中近百种被广泛应用于临床治疗。

值得注意的是，生物碱普遍具有一定的毒性：在小剂量下可作为药物发挥治疗作用，但剂量过大则可能引起中毒反应。因此，在使用含生物碱的药物时，必须严格控制剂量，确保用药安全。

一、生物碱的命名和分类

（一）命名

生物碱的命名具有一定的特殊性，常根据其来源植物或国际通用名命名。根据来源植物命名：许多生物碱的名称来源于最初从中分离出的植物名称，体现了其天然来源。例如：

麻黄碱（ephedrine）：最早从麻黄（ephedra）中提取；

烟碱（nicotine）：来源于烟草（nicotiana tabacum）；

小檗碱（berberine）：来自小檗属（*Berberis*）植物等。

为便于国际学术交流，一些生物碱名称也常采用其国际通用名的中文音译。例如：

尼古丁（nicotine）：又称烟碱；

咖啡因（caffeine）：来源于咖啡植物，具有中枢兴奋作用；

可可碱（theobromine）：常见于可可中，与茶碱结构相似。

此外，对于已明确结构的生物碱，可根据其官能团、杂环类型等，采用有机化学命名规则进行系统命名。例如，咖啡因的系统名称为 1，3，7- 三甲基黄嘌呤。

（二）分类

生物碱的种类繁多，性质各异，其分类方法也多种多样。常见的分类方法包括按来源、按生理作用、按合成途径等，但最常用且具有系统性的分类方式是按其化学结构类型进行分类。根据所含的氮杂环结构不同，生物碱可分为以下几大类（表 14-4）。

表 14-4　常见生物碱的分类

结构类型	代表生物碱	来源或举例
有机胺类（alkylamines）	麻黄碱	来源于麻黄，结构中不含杂环，仅含氨基
吡啶类及其衍生物（pyridine derivatives）	苦参碱	苦参中的有效成分，含吡啶或喹啉环结构
莨菪烷类（tropane derivatives）	莨菪碱	来源于颠茄、曼陀罗等，具有典型莨菪烷骨架
喹啉类（quinoline derivatives）	喜树碱	来源于喜树，含喹啉环结构，具有抗肿瘤活性
喹唑啉类（quinazoline derivatives）	常山碱	来源于常山，含喹唑啉骨架
嘌呤类（purine derivatives）	茶碱咖啡因	来源于茶叶、咖啡等，含嘌呤环结构
异喹啉类（isoquinoline derivatives）	小檗碱	来源于黄连、小檗等，具有抗菌作用
吲哚类（indole derivatives）	长春新碱、士的宁	来源于长春花、马钱子等，多具有神经系统活性

二、与医学相关的生物碱

（一）烟碱（nicotine）

烟碱是烟草（nicotiana tabacum）中的主要生物碱，约占干叶总量的 2% ～ 8%，在纸烟中的含量约为 1.5%。它属吡啶类衍生物生物碱，又称尼古丁。烟碱为无色或微黄色油状液体，易溶于乙醇、乙醚和氯仿，具有强烈毒性。少量烟碱可兴奋中枢神经、升高血压；大量摄入则抑制中枢神经，引起呼吸与心脏停搏，甚至死亡。摄入数毫克即可引发头痛、恶心、意识模糊等急性中毒症状。长期大量吸烟可导致慢性中毒。

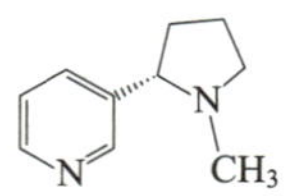

烟碱(尼古丁)
nicotine

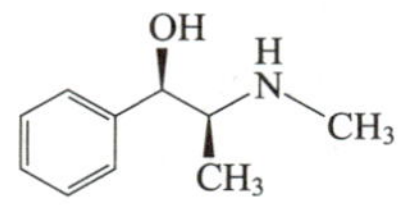

麻黄碱
ephedrine

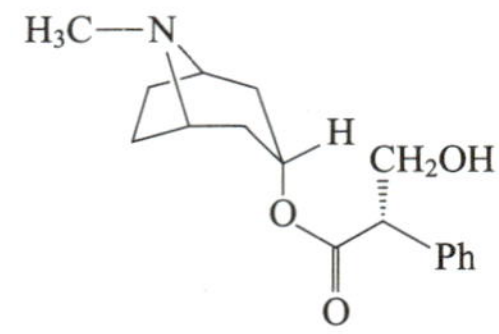

莨菪碱
hyoscyamine

（二）麻黄碱（ephedrine）

麻黄碱是中药麻黄中的主要活性成分，为仲胺类生物碱，不含氮杂环结构，属于有机胺类。天然麻黄碱存在两种旋光异构体：

（-）-麻黄碱：具有显著的中枢神经兴奋、升压、支气管扩张、鼻黏膜收缩和镇咳作用，常用于治疗哮喘等；

（+）-伪麻黄碱：为右旋异构体，与麻黄碱互为非对映异构体。

因其结构中有两个手性碳，理论上可形成四种异构体，但天然麻黄中仅存在上述两种。麻黄碱与伪麻黄碱为可溶性仲胺，不易与传统生物碱沉淀试剂形成沉淀。

（三）莨菪碱与阿托品（hyoscyamine 与 atropine）

莨菪碱和阿托品均属于莨菪烷类生物碱，广泛存在于颠茄、莨菪、曼陀罗等植物中。莨菪碱为天然左旋体，由莨菪酸与莨菪醇缩合形成，在碱性或加热条件下可消旋为阿托品（外消旋体）。阿托品临床上常以硫酸盐形式使用，属于抗胆碱药，可抑制腺体分泌、扩瞳、缓解平滑肌痉挛，用于缓解胃溃疡、胆绞痛及有机磷中毒的抢救。

（四）小檗碱（berberine）

小檗碱，又称黄连素，是存在于黄连、小檗、黄柏等植物中的异喹啉类生物碱，为季铵盐结构，具有显著抗菌和收敛作用。小檗碱呈黄色针状晶体，味苦，可溶于水，难溶于有机溶剂。其盐酸盐形式常用于临床，治疗痢疾、胃肠炎等消化系统感染性疾病。

（五）奎宁（quinine）

奎宁，又称金鸡纳碱，为喹啉类生物碱，分子中含有喹啉环和一个叔胺杂环。奎宁为早期经典的抗疟疾药物，并有退热作用。现代疟疾治疗的重要突破是中国科学家屠呦呦发现了青蒿素，同样具有显著抗疟活性。因这一成就，屠呦呦获得了 2015 年诺贝尔生理学或医学奖。

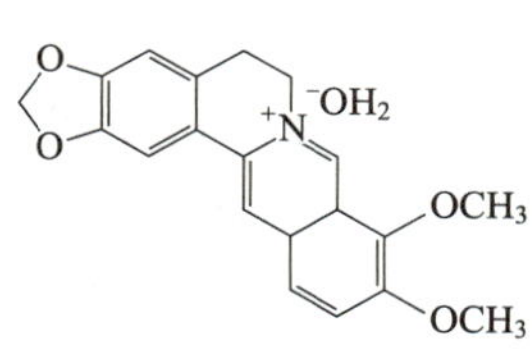

小檗碱(黄连素)
berberine

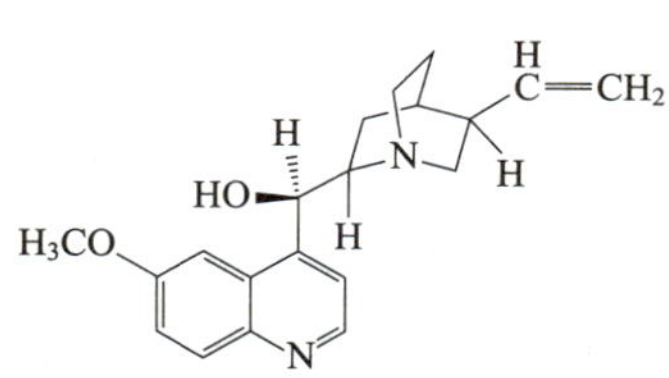

奎宁
quinine

（六）吗啡（morphine）、可待因（codeine）和海洛因（heroin）

罂粟（*Papaver somniferum L.*）是一种一年生或二年生草本植物，其带籽的蒴果内含有一种乳白色浆液。它是一种复杂的天然混合物，含有 20 多种生物碱，其中主要的活性成分包括吗啡（morphine）、可待因（codeine）和罂粟碱（papaverine）等，其中前两者在医学临床上应用最为广泛。

吗啡是阿片中含量最高、药理作用最强的重要成分。其纯品为无色的六面短棱锥状结晶，味苦，难溶于水、醚和氯仿，较易溶于热戊醇及氯仿 - 醇的混合溶剂。由于其分子中同时含有氮原子和酚羟基，因此呈两性化合物的性质。临床上通常使用其盐酸盐形式作为药物。吗啡具有显著的镇痛作用，药效可持续约 6h，并兼具一定的镇咳功能，但其成瘾性强，使用时必须严格控制。主要月于缓解晚期癌症病人的剧烈疼痛或大手术后的短期镇痛。

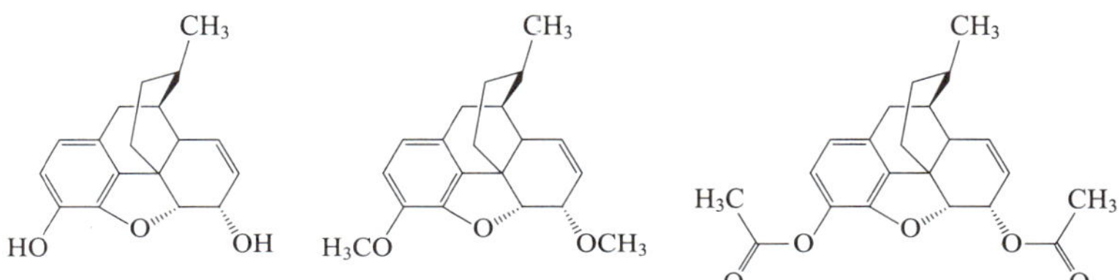

吗啡　　可待因　　海洛因

可待因为无色斜方锥状结晶，味苦，易溶于沸水和乙醇等溶剂。由于其分子结构中不含酚羟基，因此不表现出两性特性。临床上常用其磷酸盐形式，主要作用于中枢神经系统，具有良好的镇咳作用，同时也具备一定的镇痛作用。相较于吗啡，其作用较弱，但安全性较高。然而，长期使用仍可能导致成瘾，需谨慎使用。

海洛因是吗啡的衍生物，化学名称为二乙酰吗啡，为白色柱状结晶或结晶性粉末，难溶于水，易溶于氯仿、苯和热醇。其成瘾性为吗啡的 3 ～ 5 倍，毒性极强，已被世界各国严格禁止作为药用，是对人类危害最大和最严重的毒品之一。

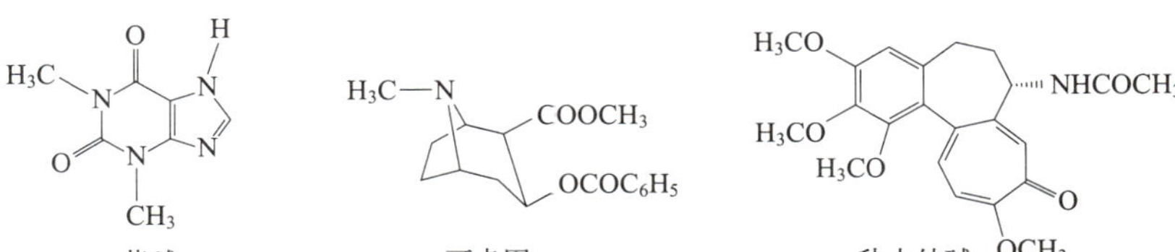

茶碱 theophylline　　可卡因 cocaine　　秋水仙碱 colchicine

此外，常见的天然生物碱还包括茶碱、可卡因和秋水仙碱。茶碱是从茶叶中提取的黄嘌呤类生物碱，具有中枢兴奋、利尿和支气管扩张作用，常用于治疗哮喘和慢性阻塞性肺疾病。可卡因提取自古柯叶，具有局部麻醉和中枢兴奋作用，早期用于眼科和耳鼻喉科麻醉，但因其成瘾性和毒性强，现已严格限制使用。秋水仙碱则来源于秋水仙植物，能抑制白细胞活动和有丝分裂，常用于痛风急性发作的缓解和抗肿瘤药物的开发。

第三节　杂环化合物

杂环化合物的分类通常依据其所含杂环的结构骨架进行划分。根据杂原子的数目和环系结构的不同，杂环化合物大致可分为单杂环和稠杂环两大类。

单杂环化合物仅包含一个杂环，根据环中原子总数的不同，可进一步分为五元杂环（如呋喃、噻吩、吡咯等）和六元杂环（如吡啶、吡喃、嘧啶、吡嗪等）。稠杂环化合物是指杂环与另一个芳香环或杂环通过两个相邻的碳原子稠合而成的结构。根据稠合环的性质，稠杂环又可细分为苯并稠杂环和杂稠杂环。

这些分类不仅反映了杂环化合物的基本结构特征，也为理解其化学性质与生物活性提供了重要依据。常见的代表性结构如表 14-5 所示。

表 14-5　常见杂环化合物的分类和名称

分类	重要杂环
五元杂环	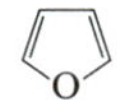 呋喃 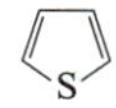 噻吩 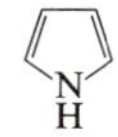 吡咯 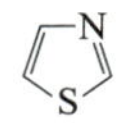 噻唑 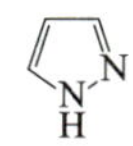 吡唑 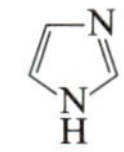 咪唑
六元杂环	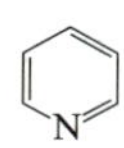 吡啶 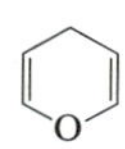 吡喃 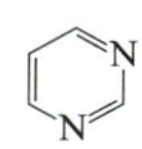 嘧啶 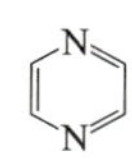 吡嗪
苯并稠杂环	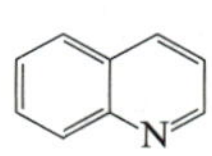 喹啉 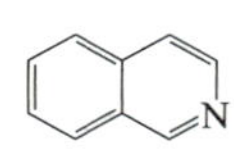 异喹啉 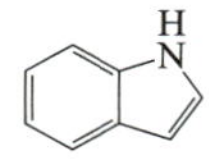 吲哚
杂稠杂环	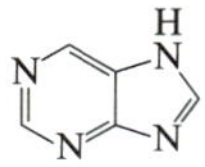 嘌呤

杂环化合物的命名较为复杂，在现代化学命名体系中通常采用音译法进行处理。所谓音译法，是指选用与英文名称发音相近的汉字来表示杂环的基本骨架，并在相应汉字旁加上“口”字旁，以示其为杂环结构。例如，pyridine 可译为“吡啶”，furan 可译为“呋喃”，pyrrole 可译为“吡咯”。

在命名含有取代基的杂环化合物时，通常以杂环为母体结构，并对环上的各个原子进行编号。编号原则是：从杂原子开始，按照环的方向依次编号为 1、2、3 等，应尽量使取代基所占据的位置编号最小，以反映其在分子结构中的优先位置。此外，也可以采用希腊字母进行位置标注，从与杂原子相邻的碳原子开始，依次标记为 α、β、γ 等，以示结构层级与空间关系。命名时，需将取代基的名称及其所在位置写在杂环母体名称之前，形成完整的系统命名。

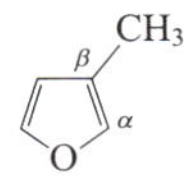

β-甲基呋喃

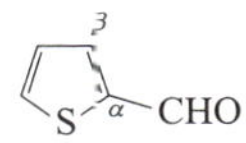

α-噻吩甲醛

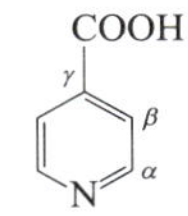

γ-吡啶甲酸

一、五元杂环

含一个杂原子的五元杂环是最常见的一类杂环结构，其中具有代表性的母体包括呋喃（furan）、噻吩（thiophene）和吡咯（pyrrole）。结构研究表明，这类化合物的五元环由四个碳原子和一个杂原子（O、S 或 N）构成，所有原子均位于同一平面上，环中原子的杂化方式均为 sp^2 杂化。

在这些五元杂环的分子中，杂原子（O、S 或 N）通常具有两对电子：其中一对处于 sp^2 杂化轨道上，并与相邻碳原子形成 σ 键，构成环骨架结构；另一对未共用电子则位于垂直于环平面的未杂化 p 轨道上。该对 p 轨道电子与四个碳原子的 p 轨道相互平行并重叠，形成一个包含五个原子的六电子（4C+1 杂原子，6π 电子）闭合共轭体系。这种 π 电子离域的结构特征赋予该类杂环以芳香性，使其表现出类似于苯的化学稳定性。

由于共轭体系中的 π 电子在整个环系中离域分布，因此 C—C 键长趋于平均化，具有芳香化合物的典型结构特征。这些杂环芳香化合物易发生亲电取代反应，而较不容易发生加成反应或被氧化。特别是，由于 π 电子云在五个原子上分散分布，相较于苯环，此类杂环的 π 电子云密度更高，因此亲电取代反应更容易发生。

亲电试剂通常优先进攻杂环的 α 位（即邻近杂原子的碳原子），因为该位置的电子云密度较大。当 α 位已经被取代时，反应则倾向于发生在 β 位（即间位的碳原子）上。

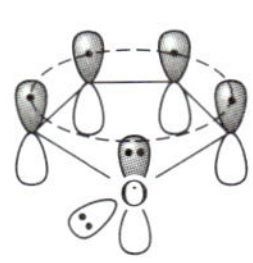

呋喃

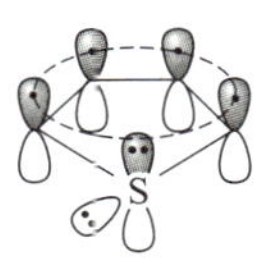

噻吩

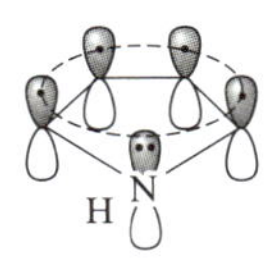

吡咯

二、六元杂环

以吡啶为代表的六元杂环化合物在结构和性质上具有典型意义。吡啶是最简单的含氮六元芳香杂环之一，其结构与苯类似。整个环由一个氮原子和五个碳原子组成，这六个原子均处于同一平面，并以 sp^2 杂化轨道形成 σ 键，构成平面六元环骨架。每个环原子尚有一个未参与杂化的 p 轨道，垂直于环平面，彼此以“肩并肩”的方式重叠，形成包含 6 个 π 电子的闭合共轭体系，从而赋予吡啶芳香性。

与苯不同的是，吡啶中的氮原子只提供一个 p 轨道电子参与共轭，其上仍保留一对未共用电子对，位于 sp^2 杂化轨道中，并未参与 π 共轭。由于氮的电负性高于碳，整个环上的 π 电子云略向氮原子偏移，降低了碳原子的电子云密度，因此吡啶比苯更难发生亲电取代反应。

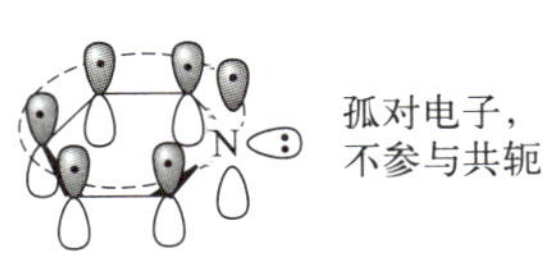

在物理性质方面，吡啶为极性分子，具有良好的水溶性。这不仅得益于其分子的极性结

构，还因为氮原子上的未共用电子对可与水分子形成氢键。此外，吡啶还能溶解多种极性和非极性有机化合物，是常用的有机溶剂。

相比之下，吡咯虽然同样含有氮原子，但其未共用电子对参与了芳香共轭体系，难以与水分子形成氢键，故其水溶性较差。若吡啶或吡咯经过加氢作用，芳香性消失，形成饱和六元或五元含氮环时，碱性显著增强，表现出环状仲胺的典型性质。不同化合物的碱性强弱顺序为：

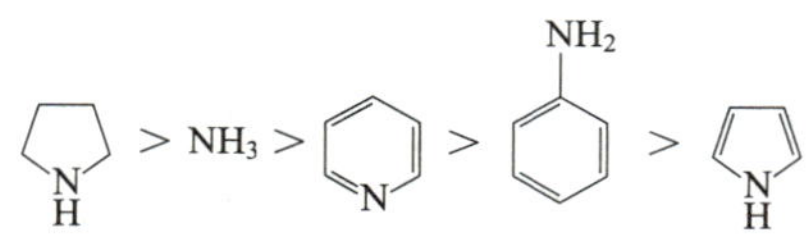

四氢吡咯　氨　吡啶　苯胺　吡咯

三、稠杂环化合物

稠杂环化合物是指由两个或多个环结构通过共用边稠合而成的杂环化合物。其中，稠合的环可以是杂环与杂环，也可以是芳香碳环与杂环。常见的稠杂环化合物包括嘌呤、吲哚、喹啉等，这类化合物广泛存在于天然产物、生物大分子以及许多重要药物中，具有重要的生物学功能和药理活性。

嘌呤（purine）是稠杂环化合物中的典型代表，其结构由一个六元的嘧啶环和一个五元的咪唑环稠合而成，构成一个含氮双环体系。嘌呤及其衍生物在生物体内广泛存在，是DNA和RNA中核苷酸的重要组成部分，对遗传信息的储存与传递具有关键作用。嘌呤分子中有两种互变异构形式，其中在生物体系中更稳定、更常见的是9*H*-嘌呤型。这种互变异构现象与嘌呤分子中氢原子的迁移及氮原子之间的电子重排有关，对嘌呤碱基的识别和生物活性具有重要影响。

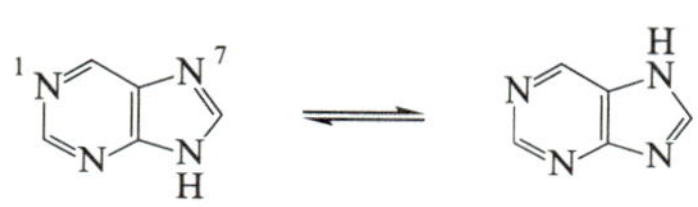

9*H*-嘌呤　7*H*-嘌呤

嘌呤衍生物广泛分布于动植物体内。其中，腺嘌呤（adenine）和鸟嘌呤（guanine）是核酸（DNA和RNA）中的两种基本碱基，直接参与遗传信息的编码与传递。它们通过与磷酸和戊糖结合，构成核苷酸，是核酸链的基本结构单元。

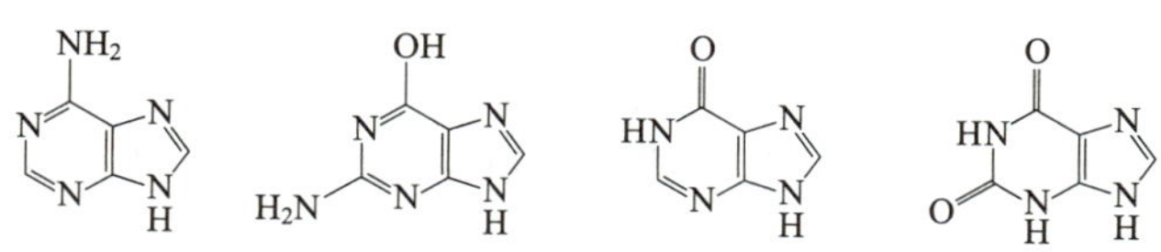

腺嘌呤　鸟嘌呤　次黄嘌呤　黄嘌呤

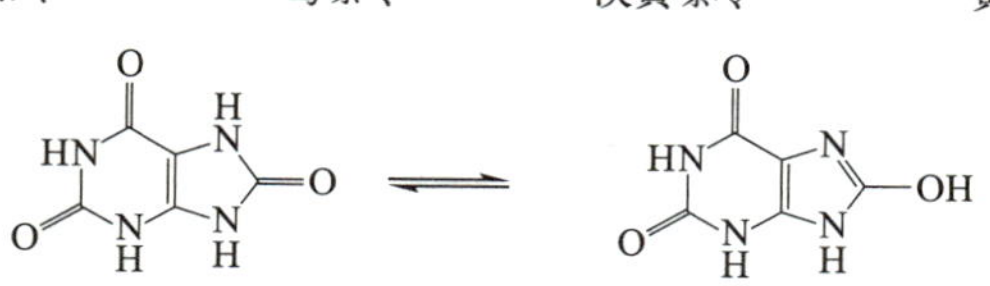

尿酸(酮式)　尿酸(烯醇式)

在生物体内，腺嘌呤和鸟嘌呤通过一系列酶促反应被逐步代谢为次黄嘌呤、黄嘌呤及尿酸。这些代谢产物广泛存在于动物的肝脏、血液及尿液中，其中尿酸为最终代谢产物之一。

尿酸分子中含有多个含氮基团和羰基结构，具有酮式与烯醇式两种互变异构体。在生理 pH 范围内以酮式结构为主。

四、医学中重要的杂环化合物

（一）吡咯及其衍生物

吡咯是一种无色液体，存在于煤焦油中，沸点为 131℃。其蒸气可使浸有盐酸的松木片变红，称为“吡咯的松木片反应”。吡咯及其衍生物广泛分布于自然界中，是多种生命分子的重要组成单元。这些天然大分子通常是由四个吡咯单元与四个亚甲基（—CH_2—）连接构成的一个大环结构，即卟吩环（porphyrin）。该卟吩环由四个吡咯环在其 α 位通过亚甲基连接而成，形成一个共平面的闭合共轭体系，具有高度的电子离域性和化学稳定性。

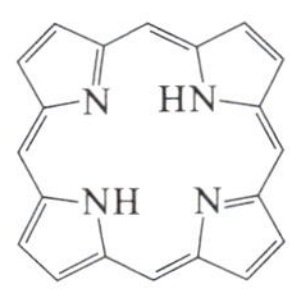

卟吩

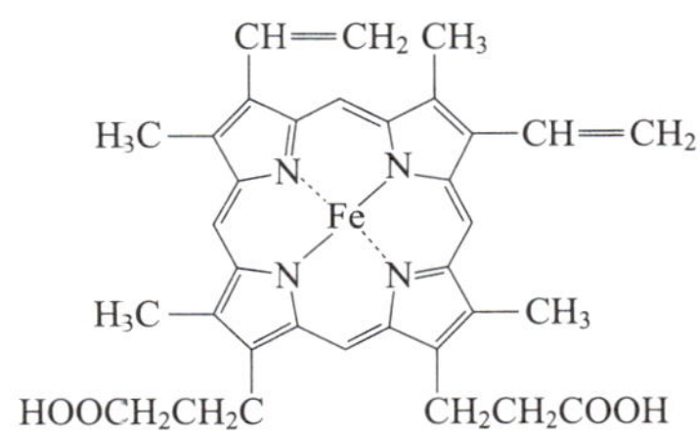

血红素

卟吩大环中央的空隙可以与金属离子配位，形成稳定的金属配合物。例如，卟吩与铁离子形成血红素，与镁形成叶绿素，与钴形成维生素 B_{12}。这些金属配合物在生命过程中发挥关键功能：血红素是血红蛋白的活性中心，负责运输氧气；叶绿素则参与光合作用中的能量转化；维生素 B_{12} 则在细胞代谢中具有重要作用。

（二）咪唑及其衍生物

咪唑的衍生物广泛存在于生物体中，组氨酸是其中最重要的一种，是构成蛋白质的基本氨基酸之一。组氨酸在体内经酶促反应脱羧生成组胺。组胺具有收缩血管、调节胃酸分泌等生理功能，但当其在体内积聚过多时，会引发过敏反应等病理现象。

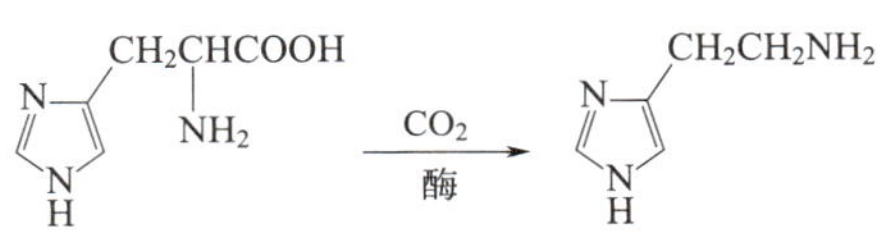

组氨酸　　　　组胺

（三）吡啶及其衍生物

吡啶的衍生物广泛应用于医药和营养领域。其中，烟酸和烟酰胺共同构成维生素 PP，是人体必需的营养素，缺乏时会引发糙皮病。烟酸还能扩张血管、降低血胆固醇，具有一定的药理活性。异烟肼（又称雷米封）是常用的抗结核药物，呈无色晶体或粉末，易溶于水，具有较强的抗结核作用。

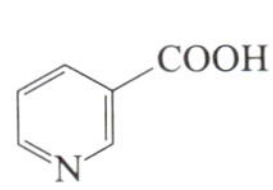

烟酸

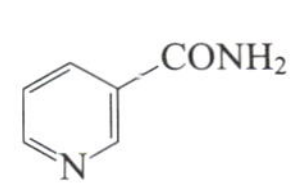

烟酰胺

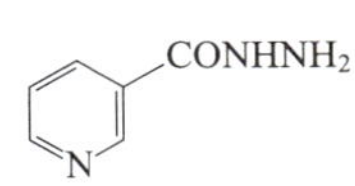

异烟肼

此外，吡啶衍生物维生素 B_6 包括吡哆醇、吡哆胺和吡哆醛，是维持蛋白质代谢所必需的辅酶成分，广泛存在于蔬菜、鱼类和蛋类等食物中。

拓展阅读

头孢噻肟——含噻唑环的广谱抗生素

头孢噻肟（cefotaxime）是一种第三代头孢菌素类抗生素，分子结构中含有典型的噻唑环，是五元杂环化合物在抗生素领域应用的典型代表。该药通过抑制细菌细胞壁的合成，能有效杀灭多种革兰氏阳性和阴性菌，广泛用于治疗呼吸道、泌尿道、腹腔及皮肤软组织感染等。

在头孢噻肟的结构中，噻唑环提供了药物分子的重要立体构型和理化性质，有助于药物与靶标酶（如青霉素结合蛋白，PBP）结合，从而发挥其抑菌作用。然而，随着抗生素的广泛使用，滥用问题日益严重。例如，在病毒性感冒等无需使用抗生素的情况下，部分患者仍服用此类抗生素药物的现象普遍存在。这种不规范使用会加速细菌耐药性的发展，使得本来有效的药物逐渐失效，感染的预防和控制也越来越难。抗生素耐药性（AMR）危机已成为全球公共卫生领域的紧迫问题，严重威胁到抗生素的有效性和患者的生命安全。

作为未来的科研人员或医学工作者，不仅要掌握其结构与药理功能，更应提升自己的职业责任感。应当明确：药物不仅是化学结构的集合，更关乎千千万万患者的生命健康。我们有责任在工作中坚持科学严谨的态度，积极宣传合理用药知识，推动抗生素的规范使用，为建设健康社会贡献专业力量。

学习小结

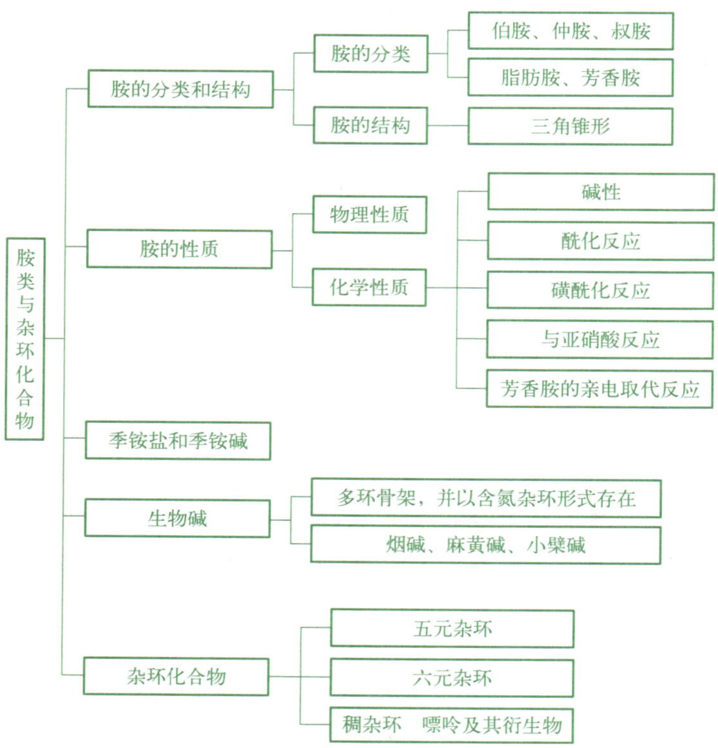

习题

一、选择题

1. 将下列各组化合物按其碱性由强到弱排序准确的是（　　）。

A. 苯胺＞氢氧化四甲铵＞乙酰苯胺＞邻 - 苯二甲酰亚胺

B. 乙酰苯胺＞氢氧化四甲铵＞苯胺＞邻 - 苯二甲酰亚胺

C. 邻 - 苯二甲酰亚胺 ＞氢氧化四甲铵＞苯胺＞乙酰苯胺

D. 氢氧化四甲铵＞苯胺＞乙酰苯胺＞邻 - 苯二甲酰亚胺

2. 不能与乙酰氯发生酰化反应的是（　　）。

A.CH_3CH_2OH　　B.$CH_3CH_2NH_2$　　C.CH_3NHCH_3　　D.（CH_3）$_3N$

3. 在低温下及过量强酸中，下列化合物能与亚硝酸反应生成重氮盐的是（　　）。

A. 二甲胺　　B. 三甲胺　　C. 苯胺　　D. *N*-甲基苯胺

4. 下列胺中，碱性最弱的是（　　）。

A. 二乙胺　　B. 三乙胺　　C. 二苯胺　　D. 三苯胺

5. 下列物质中属于季铵盐的是（　　）。

A. （CH_3)$_2NH_2^+Cl^-$　　B. （CH_3)$_3NH^+Cl^-$

C.（CH_3）$_4N^+Cl^-$　　D. $CH_3NH_3^+Cl^-$

6. 下列物质属于叔胺的是（　　）。

A. （CH_3）$_3CNH_2$　　B. （CH_3）$_3N$

C.（CH_3）$_2NH$　　D.（CH_3）$_2CHNH_2$

7. 能与苯胺发生酰化反应的物质是（　　）。

A. 甲胺　　B. 甲醛　　C. 乙酸酐　　D. 尿素

8. 既显碱性又能发生酰化反应的物质是（　　）。

A. 甲乙胺　　B. 乙酰胺　　C. 三甲胺　　D. 甲乙丙胺

9. 生物碱不具有的特点是（　　）。

A. 具有生理活性　　B. 氮原子多数在环内

C. 分子中多有苯环　　D. 具有碱性

10. 小檗碱的结构类型是（　　）。

A. 喹啉　　B. 异喹啉　　C. 吲哚　　D. 哌啶

11. 下列关于偶氮化合物的叙述有误的一项是（　　）。

A. 有色的固体物质　　B. 易溶于水

C. 可用作酸碱指示剂　　D. 可杀菌消毒，用于医药

12. 鉴别苯酚和苯胺最好的方法是（　　）。

A. 溴水　　B.$FeCl_3$ 溶液　　C.$KMnO_4$ 溶液　　D. 班氏试剂

13. 下列物质中碱性最弱的是（　　）。

A. （CH_3)$_2NH$　　B.（CH_3）$_3N$　　C. CH_3NH_2　　D. 苯胺

14. 在适当条件下，两分子尿素失去一分子氨，缩合成的物质叫（　　）。

A. 缩二脲　　B. 脲　　C. 乙二脲　　D. 碳酸二氨

15. 下列化合物发生亲核取代反应活性最强的是（　　）。

A. 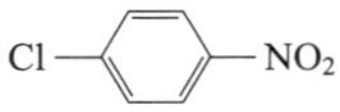 B. 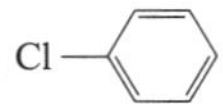 C. 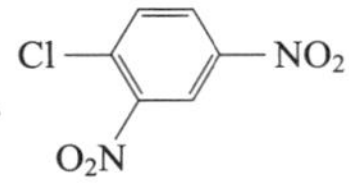 D. 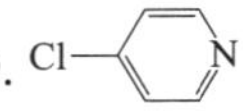

16. 下列杂环化合物中，碱性最强的是（　　）。

A. 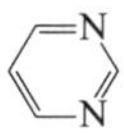 B. 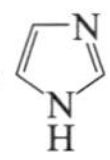 C. 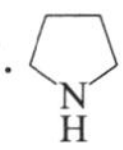 D. 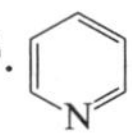

二、填空题

1. 重氮盐与酚或芳香胺等化合物反应，由______基将两个芳环连接起来，生成偶氮化合物的反应称为偶联反应。

2. 苯重氮正离子中氮原子为 sp 杂化，苯环与重氮基形成______共轭体系。

3. 重氮盐与酚类的偶联反应在弱______性溶液中进行得最快；与芳香胺的偶联反应在中性或弱酸性溶液中进行得最快。

4. 偶联反应通常发生在羟基或氨基的______，当对位被其他取代基占据时，则发生在邻位，一般不发生在间位。

5. 酰胺在酸或碱催化下水解，可以除去酰基恢复氨基，因此常用______来保护氨基以避免芳香胺在进行某些反应时氨基被氧化破坏。

6. 胺的碱性强弱与氮上电子云密度有关。氮上的电子云密度越大，接受质子的能力越强，碱性就______。

7. 伯胺和仲胺可与苯磺酰氯或对甲苯磺酰氯反应，生成相应的______。

三、简答题

1. 请简述电子效应是如何决定胺的碱性强弱的。

2. 请简单解释亚硝酸盐、硝酸盐是如何致癌的及如何预防。

3. 什么是生物碱？简述其特性。

第四篇

立体化学与医学生物大分子

第十五章

立体异构与手性分子

学习目标

（1）掌握平面偏振光、比旋光度、手性分子和对映体。

（2）了解外消旋体的拆分、立体反应的特点。

（3）掌握手性碳原子的构型、构象异构和构型异构；理解典型化学反应的立体结构。

立体化学（stereochemistry）是研究有机分子的三维结构、反应的立体选择性及其规律与应用的科学，是现代有机化学的重要分支。有机分子具有三维空间结构，其物理性质、化学反应性及生物活性等都与其空间构型密切相关，因此立体化学是深入理解有机分子结构与性质的基础。

具有相同分子式而结构不同的现象称为同分异构，包括构造异构和立体异构两大类。构造异构是由原子或官能团的连接顺序不同引起的，其常见形式有碳链异构、位置异构、官能团异构和互变异构等。立体异构则是指原子或基团的连接方式相同，但空间排列方式不同的现象。根据其空间结构的可变性，立体异构又可分为构象异构和构型异构。

构象异构是由于分子中碳—碳单键自由旋转引起的空间构型差异，不涉及化学键断裂，能量变化较小，通常在室温下即可自由转化，因而难以分离出纯的构象异构体。构型异构则包括顺反异构和对映异构，其相互转化需断裂并重建共价键，能量变化大，构型异构体在常温下可以稳定存在，能够分离出纯品。

- 同分异构
  - 构造异构
    - 碳链异构
    - 官能团异构
    - 位置异构
    - 互变异构
  - 立体异构
    - 构型异构
      - 顺反异构
      - 对映异构
    - 构象异构(一般不能分离)

异构现象在有机化学中十分普遍。立体异构中，对映异构尤为重要，这类分子通常具有手性中心，其空间构型差异会显著影响化合物的理化性质和生物活性。

本章将重点讨论对映异构现象，包括手性、对映体的判别方法、光学活性、对映选择性反应等内容，为深入理解有机化合物的空间结构奠定基础。

第一节　物质的旋光性

一、偏振光和旋光性

光波是一种电磁波，属于横波，其电矢量（振动方向）与传播方向垂直。普通光（也称为自然光）的电矢量可在与传播方向垂直的所有平面内自由振动，如图 15-1（a）所示。当一定波长的光通过尼科耳棱镜（Nicol prism，一种由方解石晶体加工而成的偏振器）或偏振片（通常由聚乙烯醇等材料制成）时，由于这些材料只能透过振动方向与其晶轴或偏振轴平行的光波，其他方向的振动被吸收或消除，最终只能透过在一个固定平面内振动的光波。这种仅在单一平面内振动的光称为平面偏振光（plane-polarized light），简称偏振光，如图 15-1（b）所示。

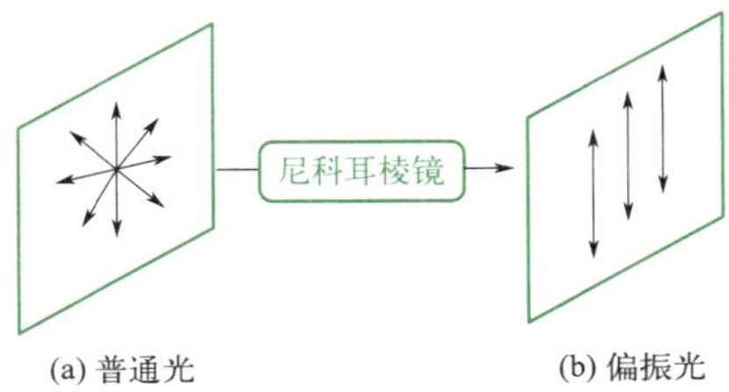

图 15-1　普通光和偏振光

物质能够使平面偏振光的振动面发生旋转的性质称为旋光性（optical activity）。例如，乳酸、葡萄糖等化合物能够使偏振光的振动面发生偏转，这类物质称为旋光性物质。而乙醇、丙酮等则不会引起偏振光振动面的旋转，属于非旋光性物质。

偏振光与旋光性物质作用使偏振面旋转的角度叫旋光度（optical rotation），用 α 表示。根据旋转方向的不同，旋光性物质可进一步分为两类：能够使偏振光振动面向右旋转（顺时针方向）的称为右旋体，用 *d* 或（+）表示；能够使偏振光振动面向左旋转（逆时针方向）的称为左旋体，用 *l* 或（−）表示。图 15-2 为偏振光的振动面向右旋转。

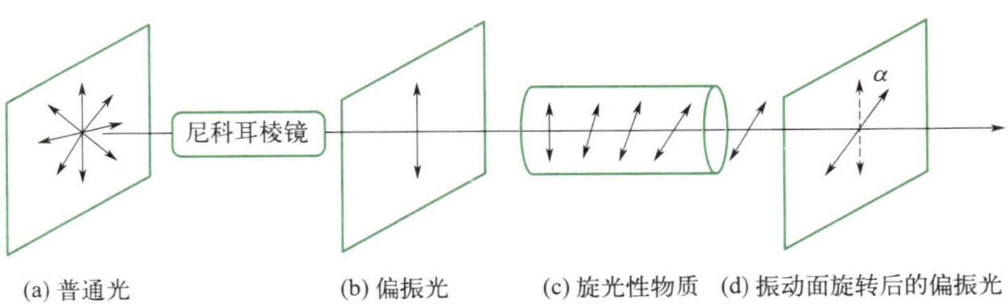

图 15-2　偏振光的振动面向右旋转

例如，(+)-葡萄糖表示该化合物能使偏振光的振动面向右旋转（顺时针），具有右旋性；而（−）-果糖表示该化合物能使偏振光的振动面向左旋转（逆时针），具有左旋性。

需要特别注意的是，符号（+）和（−）仅表示旋光方向，而不反映旋光度的具体数值大小，即它们不能用于比较不同化合物旋光效应的强弱。

二、旋光度和比旋光度

同一种旋光性物质在不同实验条件下测得的旋光度（α）值往往不同。这是因为旋光度受多种因素影响，如样品管的长度、溶液的浓度、所用溶剂、温度以及入射光的波长等。

为了统一标准、比较不同实验数据，人们引入了比旋光度（specific rotation）的概念。比旋光度是在规定条件下测得的旋光性物质的标准旋光度值，能反映该物质本身的旋光能力，是其固有性质。其定义为：

比旋光度以 $[\alpha]$ 表示，表示在温度 t（℃），使用钠光（D-线，波长为589nm）作光源，样品浓度为 $1g \cdot mL^{-1}$，样品管长度为1dm时所测得的旋光度。比旋光度与实际测得的旋光度之间的关系如下：

$$[\alpha]_D^t = \frac{\alpha}{lc}$$

式中　t——测定时的温度，℃；

D——光源波长，通常是钠光；

α——旋光仪测得的旋光度；

c——溶液浓度，$g \cdot mL^{-1}$（纯液体可用密度 ρ）；

l——样品管长度，dm。

对于纯液态物质，使用密度很方便，但对于固态物质和其他未知样品，通常配制成溶液进行测量，而 $c=1g \cdot mL^{-1}$ 是一个很高的浓度，常常由于样品量不足而难以配制，这时通常降低配制溶液的浓度，使用 $g \cdot (100mL^{-1})$ 作为浓度单位。其他量的含义和单位不变。这样公式就改写成了：

$$[\alpha]_D^t = \frac{100\alpha}{lc}$$

比旋光度也是旋光性物质的特征物理常数。

一对对映体（enantiomers）具有相同的比旋光度绝对值，但旋光方向相反，即一个为正（+），另一个为负（-），其符号相反。这是由于它们的空间构型互为镜像，但其光学行为呈对称性。

除了旋光性质外，对映体在其他物理性质（如熔点、沸点、密度、溶解度等）上完全相同，仅在与手性环境（如偏振光、生物酶等）相互作用时表现出差异。具体对比如表15-1所示。

表15-1　乳酸一对对映体的部分物理常数

性质	(+)-乳酸	(-)-乳酸	说明
化学式	$C_3H_6O_3$	$C_3H_6O_3$	对映体
沸点	122℃（在2mmHg减压下）	122℃（在2mmHg减压下）	相同
密度（20℃）	$1.209g \cdot cm^{-3}$	$1.209g \cdot cm^{-3}$	相同
比旋光度	+8.6°（$c=1g \cdot mL^{-1}$，H_2O）	−8.6°（$c=1g \cdot mL^{-1}$，H_2O）	大小相等 方向相反

此外，比旋光度不仅可用于鉴定旋光性物质，还常被用于测定其纯度和含量，特别是在对药物、天然产物等手性化合物的分析中具有重要意义。

第二节　对映异构

一、手性分子和旋光性

人的左右手在宏观结构上高度相似，其尺寸、表面积等物理参数基本一致，但两者无法通过空间旋转实现完全重合。例如，左手手套无法适配右手，这表明左右手虽然互为镜像，却具有本质上的几何差异（图 15-3）。镜像中的右手与实际的左手形状相仿，却无法叠合。

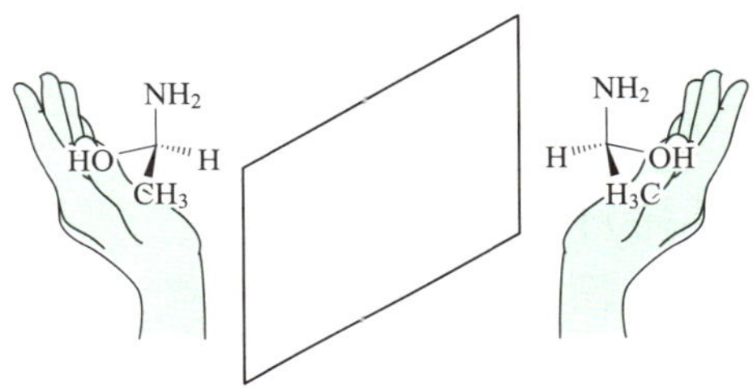

图 15-3　手性对映体

这种互为镜像而不能重合的关系称为手性（chirality），相应的对象称为手性体（chiral objects）。手性广泛存在于自然界中，例如人手、螺旋壳体、螺丝钉等均为手性结构。在分子层面，许多有机化合物也展现出手性特征，尤其是当分子中含有不对称碳原子（手性中心）时。手性不仅是结构几何的体现，更在化学反应性、生物识别以及药理活性等方面具有重要意义。

（一）手性碳原子

在有机化合物中，当一个碳原子与四个不同的原子或基团相连时，该碳原子称为手性碳原子（chiral carbon atom）或不对称碳原子（asymmetric carbon atom），通常用符号 C* 表示。这种碳原子可形成两种不同的空间构型，它们互为对映体，即彼此为镜像但不能重叠的关系，从而使该类化合物表现出手性和旋光性。例如，2- 氯丁烷和乳酸分子中各含有一个手性碳原子，酒石酸分子中则含有两个。反之，如果一个碳原子连接的四个原子或基团中有两个或两个以上相同（如乙醇中的—CH_2OH），则该碳原子不具手性，该分子在空间中只有一种构型，因而不具有旋光性。

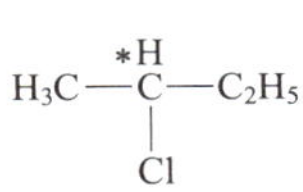

2-氯丁烷

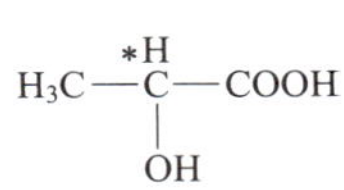

乳酸

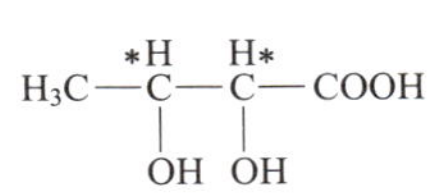

酒石酸

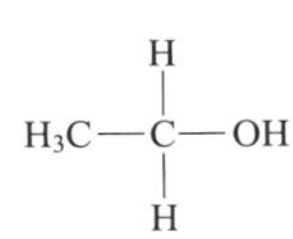

乙醇

需要指出的是，尽管许多具有手性碳原子的分子具有手性，但手性碳原子的存在并不是判断分子是否具有手性或旋光性的唯一标准。某些含有两个或多个手性碳原子的分子，因其内部对称性，可能构成内消旋体而不表现出旋光性；同时，也有一些不含手性碳原子的分子（如螺环化合物、双芳基化合物等）因其特殊的空间构型而具有手性与旋光性。因此，在分析有机化合物的手性时，应从其整体空间结构出发，而不能仅凭有无手性碳原子作出判断。

（二）分子的对称因素

判断一种物质是否具有手性和旋光性，可以通过观察其分子与镜像之间是否可以重合来实现。若一个分子与其镜像可以完全重合，则该分子是非手性的，不具有旋光性；反之，若分子与镜像不可重合，则该分子是手性的，通常表现出旋光性。而分子能否与镜像重合，本质上取决于其空间结构的对称性。因此，判断分子是否具有手性和旋光性，关键在于分析分子的对称性：若分子结构具有一定的对称性（如镜像对称），则其镜像可与本体重合，不具手性；若分子结构完全不对称，则其镜像无法与本体重合，从而具有手性和旋光性。

对分子进行对称性分析，就是观察分子是否存在某种对称元素（symmetry elements），即在进行某种对称操作后，分子结构是否能与原始状态完全重合。常见的对称元素包括对称面、对称中心、对称轴等。

1. 对称面（plane of symmetry）

当一个分子可以被一个假想平面切分为两个彼此镜像对称的部分时，这个平面就称为该分子的对称面，记作 σ。对称面的存在意味着分子具有镜面对称性，从而可以与自身的镜像完全重合，因此该类分子不具有手性，也不表现出旋光性。

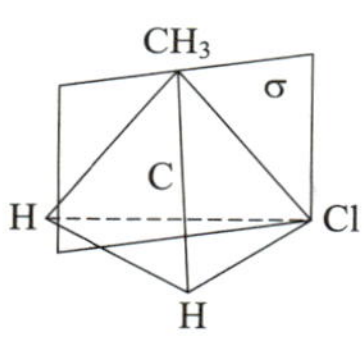

2-氯乙烷

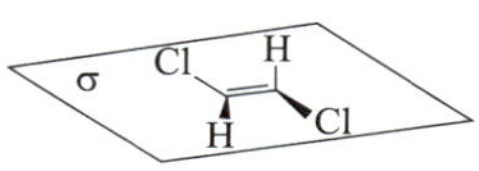

(*E*)-1, 2-二氯乙烯

例如，2-氯乙烷分子中的甲基（$—CH_3$）、氯原子（—Cl）和两个氢原子围绕中心碳呈对称分布，可被一个垂直于分子平面的假想平面分为左右镜像对称的两部分；又如，(*E*)-1, 2-二氯乙烯，分子平面就是分子的对称面。这两类分子都具有一个对称面，因此它们不具有手性。

2. 对称中心（center of symmetry）

如果在一个分子中，存在一个点，使得从该点出发连接任意一个原子，在其延长线上且距离相等的另一侧，存在一个相同类型的原子或基团，那么这个点称为对称中心，用符号 i 表示。如下分子均具有对称中心，其结构在空间中以该点为中心保持对称，因此可以与自身的镜像重合，不具有手性。

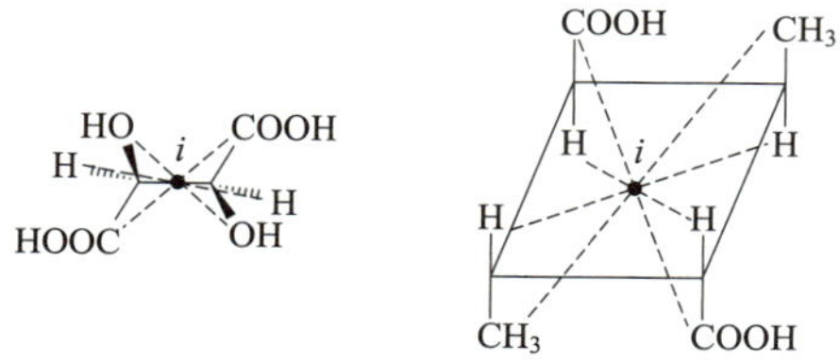

3. 对称轴（axis of symmetry）

对称轴是指分子可以绕某一条假想的轴旋转一定角度后，其空间结构与旋转前完全重合，这样的轴称为对称轴，用符号 C_n 表示，其中 n 为分子旋转一圈所需等分的次数，即旋转角度为 360°/n。例如，若分子绕一条轴旋转 120°（即 360°/3）后与原结构重合，则该轴为一个 C_3 对称轴。例如，苯分子在其六元环的垂直中心轴上具有 C_6 对称轴，即每转动 60°，分子即可与自身重合。

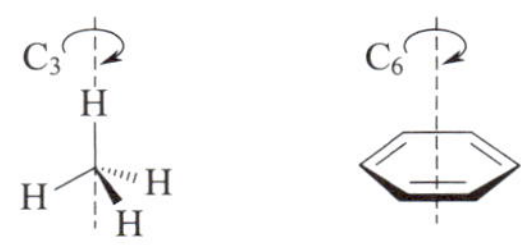

环丁烷　　苯

需要注意的是，存在对称轴并不一定意味着分子具有手性。相反，手性分子通常不具有任何 C_n 对称轴（$n \neq 1$）。

4. 判断对映体的方法

方法一：最直接的方法是构建一个分子及其镜像的模型，比较两者的空间结构。如果两者不能完全重合，说明该分子具有手性，存在一对对映体；反之，若两者可以完全重合，则该分子不具有手性，也就没有对映体。

方法二：判断目标分子是否具有对称面或对称中心。若分子具有这些对称元素，通常为非手性分子，不具有对映体；若分子缺乏这些对称元素，则往往为手性分子，存在对映体。

方法三：分析分子中是否含有手性碳原子（C*），若分子中含有一个手性碳原子，通常具有手性，存在一对对映体；若含有两个或多个手性碳原子，则需根据其空间排列具体分析，可能出现不具有手性的特殊情况，如内消旋化合物。

二、对映异构体及其构型标记法

手性化合物的立体结构通常采用透视式（perspective formula）表示。其绘制规则如下：实线（—）表示位于纸面上的化学键，楔形实线（◢）表示键指向观察者、伸出纸面，虚线（⋰）表示键远离观察者、指向纸面后方。

以乳酸（$C_3H_6O_3$）为例（图 15-4），其分子中 α- 碳原子连接四种不同的基团（—H、—OH、—CH_3 和—COOH），因此为一个手性中心。用透视式表示乳酸可得两种不同的立体构型，通过观察其球棍模型可以看出这两种构型互为镜像但不可叠合，关系类似于人的左右手。这两种乳酸分子为对映异构体（enantiomers），简称对映体，它们在分子结构上为镜像关系，但在三维空间中不可重合，像这样与其镜像不可叠合的分子称为手性分子（chiral molecule），其所含的使分子具有手性的原子（通常为 sp^3 杂化、连接四种不同基团的碳）称为手性中心（chiral center）。

一对对映体在绝大多数物理性质（如熔点、沸点、折光率、密度等）方面基本相同。但两者对平面偏振光的作用相反——一体使光向左旋转（左旋体），另一体使光向右旋转（右旋体），这是它们最显著的物理差异。例如表 15-1 所示乳酸分子的部分物理性质。

一对对映体在大多数化学性质上通常表现一致，除非在反应中涉及手性环境或手性试剂，否则其他绝大多数化学性质也是相同的。例如，乳酸的一对对映体分别与氢氧化钠溶液作用，两者的反应速率是相同的。

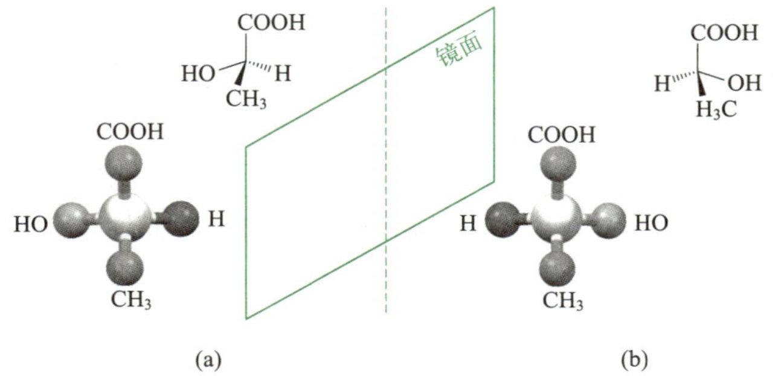

图 15-4　(+) - 乳酸 (a) 与 (-) - 乳酸 (b) 分子的两种立体结构

(一) 费歇尔投影式

在有机化学中，对映异构体（enantiomers）之间的结构极为相似，为了简洁、清楚且可靠地表示它们之间的立体关系，费歇尔投影式（Fischer projection）被广泛采用。这是立体化学中的一个重要工具。

1891 年，德国化学家费歇尔（Fischer）基于有机分子的立体结构在平面上的投影，提出了一种以二维方式表达有机分子中手性碳原子空间构型的方法，能够有效显示手性中心上四个基团的相对空间排列，即费歇尔投影式。如图 15-5 所示。

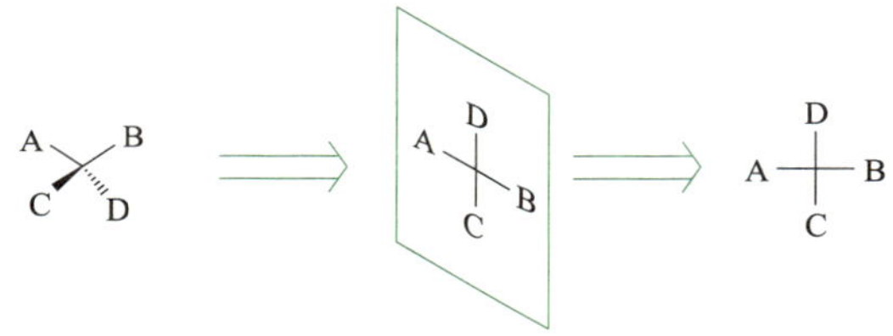

图 15-5　费歇尔投影示意图

将一个化合物的三维结构转化为费歇尔投影式时，应遵循以下基本原则：

(1) 通常把碳链放在竖键上，以垂直线表示分子的碳链主干，并将编号最小的碳原子置于上端；

(2) 垂直线与水平线的交点代表碳原子，通常为手性碳原子；

(3) 键向约定——“横前竖后”。水平线表示伸向纸面前方、靠近观察者的化学键。垂直线表示指向纸面后方、远离观察者的化学键；

(4) 仅允许在纸面内旋转 180°，此时分子的立体构型保持不变；而旋转 90° 或翻转图像将改变其对映关系。

(二) D/L 构型标记法

一个化合物的绝对构型通常是指其手性中心处的四个取代基在三维空间中的真实排列方式。在现代立体化学中，绝对构型可通过 X 射线晶体学等手段直接确定，但在早期，科学家尚无法确定绝对构型，因此采用了相对构型的方式进行标记。

19 世纪末，德国化学家费歇尔人为地选择了具有旋光性的 (+) - 甘油醛作为标准参照物。在其费歇尔投影式中，碳链沿竖直方向排列，最上端为醛基（—CHO），手性碳为 C-2。

当 C-2 上的羟基（—OH）位于右侧时，定义为 D 构型，其对映体中羟基位于左侧，定义为 L 构型。

D-(+)-甘油醛　　L-(−)-甘油醛

需要特别注意的是，D、L 表示的是构型，而（+）/（−）表示的是旋光方向，二者之间并无必然联系。

其他含手性碳的化合物，其构型可通过与 D-（+）- 甘油醛或 L-（−）- 甘油醛的构型进行比较，从而确定为 D 构型或 L 构型。由于这种方法是以标准参考物的构型为依据进行间接判断的，故被称为相对构型标记法。此外，通过合适的化学反应，可以将甘油醛转化为其他含手性碳的旋光性化合物。只要反应过程中手性碳上直接连接的化学键不发生断裂，其立体构型便可与原始甘油醛的构型相关联。例如，D-（+）- 甘油醛在对 C-1 和 C-3 官能团进行修饰的过程中，C-2 上羟基的位置保持在右侧，则中间体和产物也都保留 D 构型。

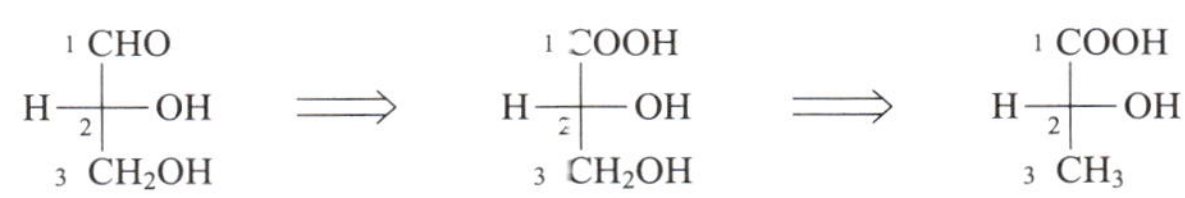

D-(+)-甘油醛　　D-(−)-甘油酸　　D-(−)-乳酸

1951 年，J.M. Bijvoet（拜捷沃特）首次利用 X 射线衍射技术，成功测定了（+）- 酒石酸铷钾盐的真实三维空间构型，即其绝对构型。实验结果证实，原先人为规定的 D-（+）- 甘油醛的构型，确实与其真实的绝对构型一致。因此，以甘油醛为标准物所推导出的其他化合物的构型，也随之被确认具有相应的绝对构型。需要指出的是，D/L 标记法具有一定的局限性，主要适用于结构上与甘油醛相关或可追溯的化合物，因此在实际应用中，多用于糖类和氨基酸等化合物的构型标记。

（三）*R*/*S* 构型标记法

国际纯粹与应用化学联合会（IUPAC）建议采用遵循 Cahn-Ingold-Prelog 规则（简称 CIP 规则）的 *R*/*S* 构型标记法，该方法适用于各种类型的手性化合物。

在命名含有一个手性碳原子的分子（通常表示为 Cabcd）时，首先需要根据 CIP 规则，对该手性碳连接的四个原子或基团（a、b、c、d）进行优先顺序的排列。一般来说，原子序数越大，优先级越高。设其优先顺序为：a ＞ b ＞ c ＞ d。接下来，应将优先顺序中排在最后的基团 d 置于最远离观察者的位置。然后，从最优先的基团 a 开始，依次连接 b 和 c，观察它们在空间中的排列方向。

如图 15-6 所示，若从 a → b → c 呈顺时针方向排列，则该手性碳的构型标记为 *R* 构型。*R* 来源于拉丁文 *Rectus*，意为“右”。

若 a → b → c 呈逆时针方向排列，则构型为 *S* 构型。*S* 来源于拉丁文 *Sinister*，意为“左”。

各种取代基的优先级依据 CIP 规则排列，规则要点如下：

（1）比较直接连接在手性碳上的原子的原子序数，原子序数越大，优先级越高。常见原子的优先顺序为：I > Br > Cl > S > P > O > N > C > H。若原子序数相同，则比较其原子量，原子量大的优先。

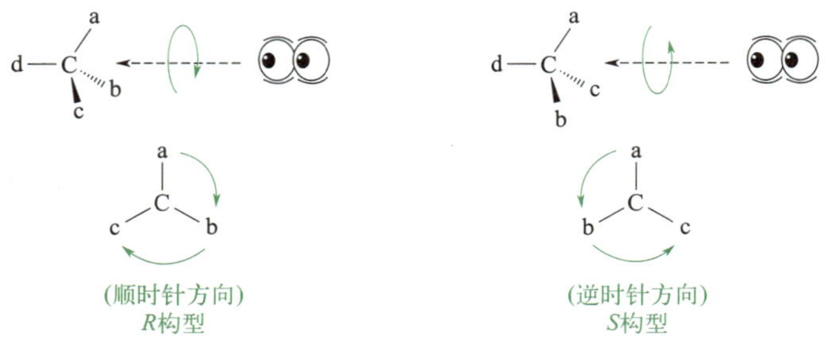

图 15-6 ***R/S*** 标记示意图

（2）若直接相连的原子相同，则比较该原子分别连接的下一层原子（即“邻接原子”）的原子序数。比较时逐一列出并按原子序数从高到低排列，逐位比较，直到分出高低。例如，常见烃基的优先级为：$(CH_3)_3C—$ > $(CH_3)_2CH—$ > $CH_3CH_2—$ > $—CH_3$。

（3）双键和叁键的不饱和基团处理方法：将不饱和键等效地看作该原子与多个相同原子相连。例如：—C≡CH（炔基）可视为碳连着三个“假想”的碳，优先级高于$—CH{=}CH_2$（烯基）和$—CH(CH_3)_2$（异丙基）。常见不饱和基团的优先顺序为：—C≡CH > $—CH{=}CH_2$ > $—CH(CH_3)_2$。

命名时将 *R* 或 *S* 写在括号里面放在化合物名称的前面。例如：

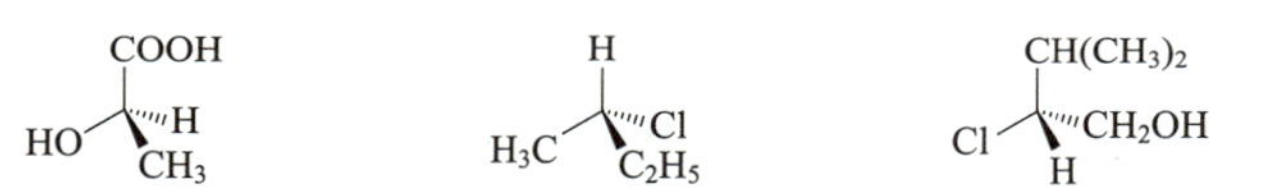

(*R*)-2-hydroxypropanoic acid (*R*)-2-羟基丙酸　(*S*)-2-chlorobutane (*S*)-2-氯丁烷　(*R*)-2-chloro-3-methylbutan-1-ol (*R*)-2-氯-3-甲基丁-1-醇

首先，根据次序规则，可知连接在手性碳上的四个原子的优先次序是—OH > —COOH > $—CH_3$ > —H、—Cl > $—C_2H_5$ > $—CH_3$ > —H、—Cl > $—CH_2OH$ > $—CH(CH_3)_2$ > —H（原子序数由大到小的顺序），然后找不同的观测角度，使最不优先原子（H）处于远离自己的位置（即处在手性碳后方）。顺时针旋转为 *R* 构型，逆时针旋转为 *S* 构型，具体如下所示：

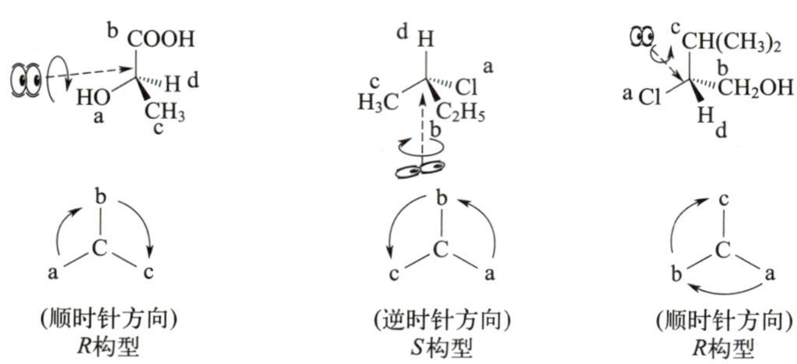

在判断费歇尔投影式中手性碳原子的绝对构型（*R/S*）时，可依据优先规则对手性碳上连接的四个取代基进行优先级排序，设其为 a（最高）→ b → c → d（最低）。在费歇尔投影式中，横线表示基团朝向观察者，纵线表示基团远离观察者。因此，若最低优先级的基团 d

位于纵向线上（即图中的上方或下方），则其已处于远离观察者的位置，此时可直接观察其余三个基团 a、b、c 的排列方向，判断构型。具体来说：

若 a → b → c 按顺时针方向排列，则该手性碳为 *R* 构型；

若 a → b → c 按逆时针方向排列，则该手性碳为 *S* 构型。

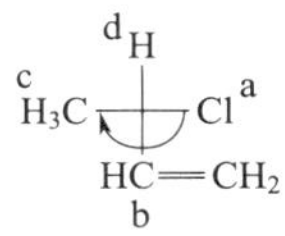

(*R*)-3-chlorobut-1-ene
(*R*)-3-氯丁-1-烯

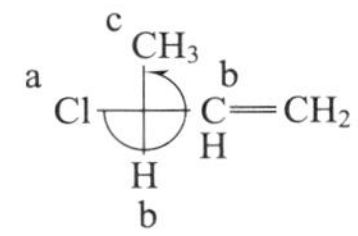

(*S*)-3-chlorobut-1-ene
(*S*)-3-氯丁-1-烯

若优先级最低的取代基 d 位于横线上（即图中的左侧或右侧），则表示该取代基朝向观察者，而按照构型判定规则，最低优先级的基团应处于远离观察者的位置，因此此时不能直接依据 a → b → c 的方向判断 *R*/*S* 构型，而应将判断结果取反。具体来说：

若 a→ b → c 按顺时针方向排列，则该手性碳为 *S* 构型；

若 a→ b → c 按逆时针方向排列，则该手性碳为 *R* 构型。

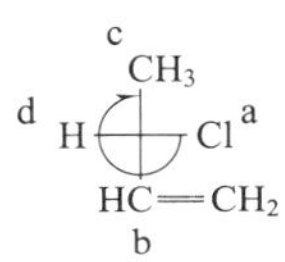

(*S*)-3-chlorobut-1-ene
(*S*)-3-氯丁-1-烯

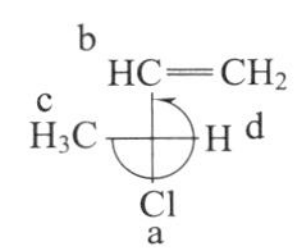

(*R*)-3-chlorobut-1-ene
(*R*)-3-氯丁-1-烯

这是因为此时最低优先级的基团 d 位于观察者最近的位置（朝外），而我们需要它位于远离观察者的一侧，所以方向判断需要反转。

对于含有两个或两个以上手性碳原子的分子，其绝对构型的标注方法与前述单一手性碳类似，应分别确定每一个手性碳的构型（*R* 或 *S*），并根据系统命名规则标出每个手性碳的编号位置。例如：2, 3- 二羟基丁醛（2, 3-dihydroxybutanal）是一种含有两个手性碳（C-2 和 C-3）的化合物，其可存在以下 4 种立体异构体：

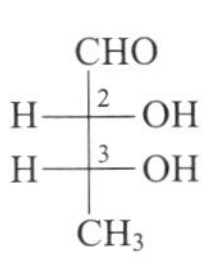

2*R*, 3*R*

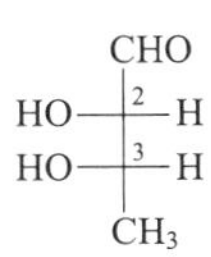

2*S*, 3*S*

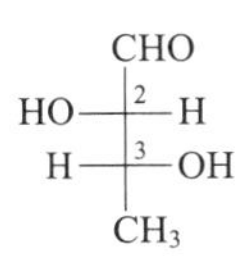

2*S*, 3*R*

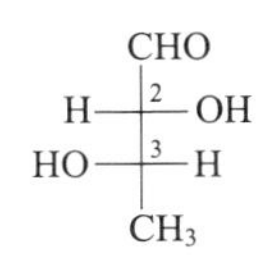

2*R*, 3*S*

需要注意的是 *R* 和 *S* 构型表示手性碳原子的绝对构型，是依据 CIP 规则对手性碳上取代基的空间排列进行系统命名的结果。与化合物的旋光性（即其使平面偏振光旋转的方向）并无直接对应关系。

一般地，含有 *n* 个不同手性碳原子的化合物可形成 2^n 个立体异构体，构成 2^{n-1} 对对映体。但若分子中含有对称性或部分手性碳原子处于相同环境，则实际异构体的数目将少于 2^n。例如，丁醛糖分子中含有两个不同的手性碳原子（即第 2 位和第 3 位碳原子为手性中心），根据立体异构的基本原则，丁醛糖共有 $2^2 = 4$ 种立体异构体。其费歇尔投影式如图 15-7 所示。

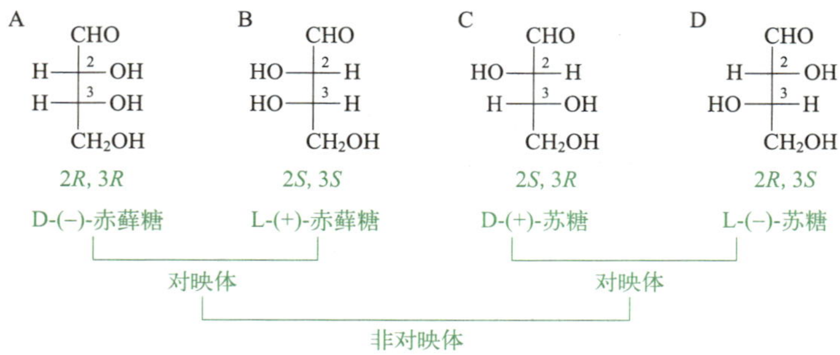

图 15-7　丁醛糖 4 种异构体的费歇尔投影式

在丁醛糖的 4 个立体异构体中，A 与 B、C 与 D 分别构成一对互为镜像但不能重叠的对映体。而 A 与 C、A 与 D、B 与 C、B 与 D 之间则不互为镜像关系，这类非镜像关系的立体异构体称为非对映异构体（diastereoisomers），简称非对映体。非对映体的比旋光度大小和方向均不相同，其他物理性质如熔点、沸点、溶解度等也常常不同。

在含有两个或多个手性碳原子的化合物中，如果一对立体异构体仅有一个手性碳的构型不同，而其他手性碳的构型都相同，这类非对映异构体被称为差向异构体（epimer）。在丁醛糖的 4 个异构体中，A 与 C、A 与 D、B 与 C、B 与 D 均为一对差向异构体。

当一个分子含有两个不同的手性碳原子，并且这两个手性碳上有一个相同的原子或基团时，可以通过与丁醛糖（aldotetrose）的四个立体异构体类比来描述其相对构型。若两个相同的基团位于同侧，类似赤藓糖（erythrose），称为赤型（*erythro-*）；若位于对侧，类似苏阿糖（threose），称为苏型（*threo-*）。这种命名方式描述的是相对构型，而非绝对构型。

举例而言，从中药麻黄（ephedra）中提取的两种重要生物碱——麻黄碱（ephedrine）和伪麻黄碱（pseudoephedrine），其分子中各含有两个手性碳原子，并且都具有一个相同的氢原子。通过观察其费歇尔投影式中两个氢原子的相对位置，可以判断其构型分别为赤型或苏型。此命名方式有助于快速区分这类二元手性化合物的立体关系。

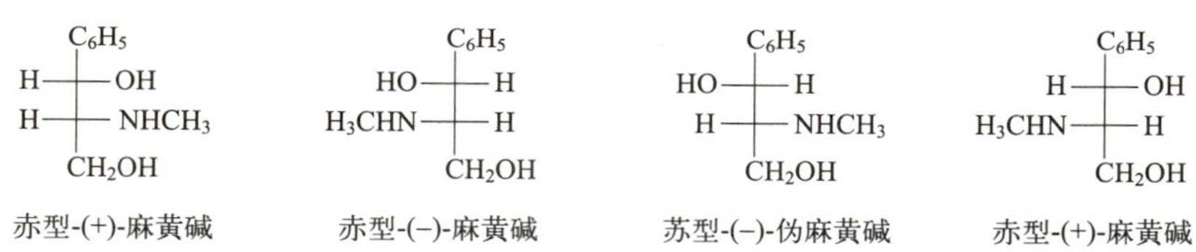

需要注意的是，赤型 / 苏型命名法仅用于描述相对构型，主要适用于简单结构的对映异构体分析，并不能代替 CIP 规则确定的绝对构型（*R*/*S*）命名法。在复杂分子或药物结构中，通常需结合两种命名方式以全面地表达其立体化学特征。

含 2 个相同手性碳原子的化合物的对映异构体：

当分子中含有两个相同手性碳原子时，由于对称性存在，其立体异构体数通常少于理论上的 2^n 个。例如，酒石酸（2, 3- 二羟基丁二酸）分子中具有两个手性碳原子，且这两个碳原子上连接的基团均为—H、—OH、—COOH 和—CH（OH）COOH，处于完全相同的化学环境。由于该分子具有对称性，其立体异构体仅有 3 个，其费歇尔投影式如图 15-8 所示。

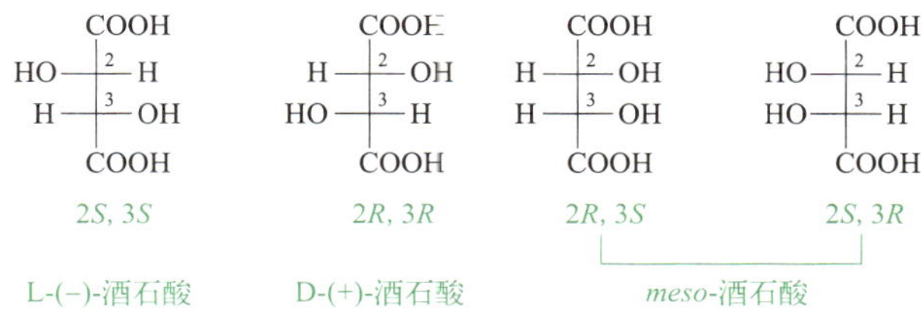

图 15-8　酒石酸 3 种异构体的费歇尔投影式

包含一对对映体［L-（−）-酒石酸和 D-（+）-酒石酸］和一个内消旋体（*meso*-酒石酸），后者虽含手性碳原子，但整体为非手性分子。

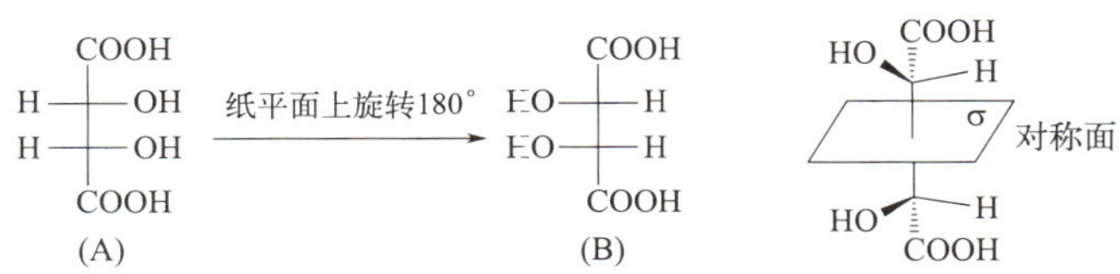

实验测定表明，酒石酸异构体中 A 不具旋光性。这是因为该异构体的两个手性碳原子（C-2 和 C-3）之间存在一个对称面，将整个分子分为上下两部分，分别为实物与其镜像但不重合的关系。这两个对称部分中的手性碳原子的旋光度大小相等、方向相反，因而彼此抵消，导致整体分子不具旋光性。

这种虽然含有手性碳原子，但由于分子内部构型对称、旋光效应互相抵消而不表现出光学活性的化合物，称为内消旋体（meso-compound），常用“*meso*-”表示。因此，酒石酸共有三种立体异构体：D-（+）-酒石酸（右旋体）、L-（−）-酒石酸（左旋体）、*meso*-酒石酸（内消旋体）。其中，右旋体与左旋体互为对映体，等量混合时可形成外消旋体（racemate），表现为无旋光性。三种异构体及其外消旋体的物理性质如表 15-2 所示。

表 15-2　酒石酸一对对映体的部分物理常数

异构体	旋光性	比旋光度 $[\alpha]_D^{20}$/H_2O	熔点 /℃	溶解度（25℃）/[g·(100g H_2O)$^{-1}$]
D-（+）- 酒石酸	右旋	+12.0	～ 170	高
L-（−）- 酒石酸	左旋	−12.0	～ 170	高
meso- 酒石酸	无旋光性	0	～ 140	略低
酒石酸（DL）	无旋光性	0	～ 200	中等

（四）无手性中心的对映体

尽管大多数手性化合物分子都含有手性中心，但仍存在一些不含手性中心的手性分子。由于它们包含其他类型的手性元素（如轴手性、面手性或螺手性），其结构与镜像不能完全重合，因此也构成一对对映体。

联苯类化合物中，两个苯环通常以单键相连，且在没有空间限制的情况下，它们能够自由旋转并趋于共平面排列，此时整体结构呈非手性。然而，当联苯分子中两个苯环的邻位（即与连接键相邻的两个位置）上的氢原子被体积较大的取代基（如—COOH、—NO_2 等）取代时，取代基之间的空间位阻会限制单键旋转，导致两个苯环呈现非共平面的稳定构象。

这种构象无法通过简单旋转转变为其镜像，对应结构之间不能互相重合，表明该类化合物具有轴手性（axial chirality），其手性源自分子中联苯键轴的空间构型。这种轴对称性形成的立体异构体与中心手性的对映体一样，互为镜像但不可叠合，因此具有光学活性。

一个典型的例子是 6, 6′ - 二硝基联苯 -2, 2′ - 二甲酸。在该化合物中，两个苯环的邻位分别被羧基和硝基取代，使其构型稳定并具有明显的轴手性，从而形成一对可分离的对映体。这类结构在不含传统手性中心的情况下展现出手性特征，在不对称催化等领域具有重要应用价值。

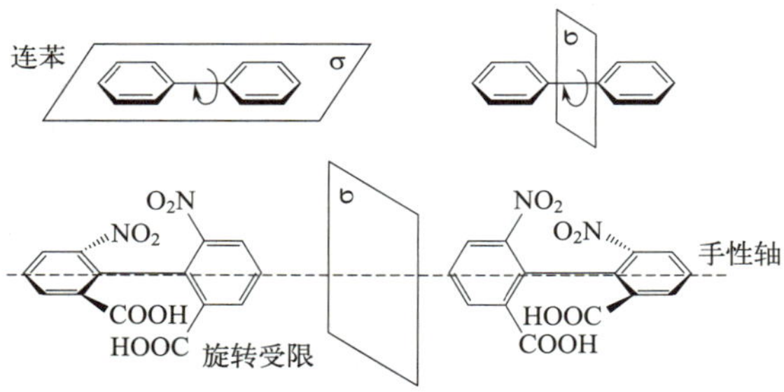

6, 6′-二硝基联苯-2, 2′-二甲酸的一对对映异构体

丙二烯类化合物（C═C═C）的结构特点在于其中心碳原子采用 sp 杂化，而两端碳原子为 sp^2 杂化，因此与中心碳原子相连的两个 π 键位于彼此垂直的两个平面内。这种独特的三原子共轭体系导致两端双键碳原子上的取代基分布于不同的空间平面。当每一端的双键碳原子分别连接两个不同的取代基时，整个分子结构中就出现了轴手性，从而可能形成一对对映异构体。

例如，1, 3- 二氯 -1, 2- 丙二烯就是此类具有轴手性的丙二烯化合物的典型代表。该分子中，两端双键处于垂直平面中，氯原子也因此处于不同的空间方向，整个分子缺乏对称性，从而构成一对不能互相重叠的对映异构体。

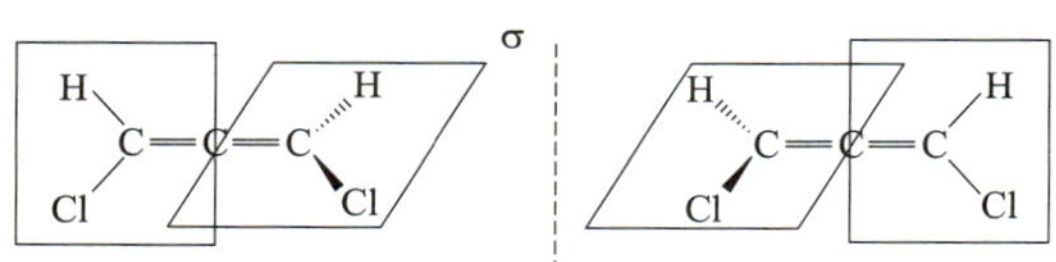

第三节　手性药物及其生物活性

一对对映体在构型上的微小差异，有时会导致截然不同的生理效应。这是因为多数生物分子（如酶、受体等）本身具有手性，其立体结构能够对不同对映体表现出选择性识别。这种立体识别能力使得化学物质在作用于细胞中的特异性靶点（如受体）时，会因对映体的不同而产生不同的结合能力与生物效应。

通常，只有其中一个对映体的三维结构能够与受体的立体构型高度匹配，进而与之有效结合并诱导生理效应。而另一个对映体则可能与受体的结合能力较弱，甚至完全无活性，或引发不同的生物反应。

如下图展示了一对对映体分子（1）和（2）与同一个手性受体之间的结合情形。其中，对映体（1）的空间构型与该受体的结合位点具有良好的互补性，因此能够稳定地结合于受体表面，诱导特定的生理反应。而对映体（2）虽在结构上与（1）为镜像关系，但其空间排布与受体的立体结构不匹配，导致不能有效结合，或者以不同的方式结合，从而产生较弱、不同甚至有害的生理效应。

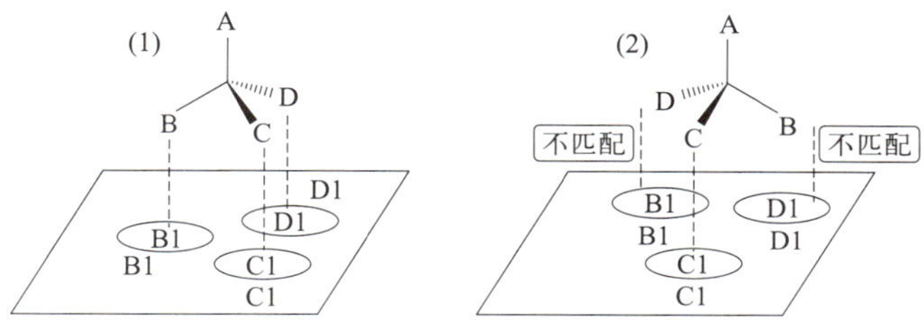

这一现象说明了受体的手性识别能力对于药物的活性具有决定性作用，这也是药物设计中考虑立体构型的核心依据之一。不同对映体可能表现出疗效差异、代谢路径差异，甚至毒性差异，因此在药物开发过程中，对映体的分离与活性评价具有重要意义。

例如，多巴（dopa）分子中含有一个手性碳原子，存在一对对映体：左旋多巴（L-dopa）和右旋多巴（D-dopa）。左旋多巴可穿过血脑屏障，在脑内转化为多巴胺，用于治疗帕金森病；而右旋多巴则不能产生该作用，甚至具有毒性。

右旋多巴　　　　左旋多巴

无治疗帕金森病生理作用　　　　可用于治疗帕金森病

布洛芬（ibuprofen）是一种常用的非甾体抗炎药（NSAID），其活性主要源自（*S*）- 对映体，而（*R*）- 对映体在体内可部分转化为活性异构体，但原始药效较低。为了提高药效和减少潜在副作用，有些制剂采用了纯（*S*）- 布洛芬形式。

甲基多巴（methyldopa），一种治疗高血压的药物，其中 L 构型对映体具有抗高血压作用，而 D 构型对映体几乎无效。此外，氯霉素（chloramphenicol）也展现出显著的对映体差异，其 D 构型对映体无抗菌活性，只有 L 构型具有广谱抗菌作用。

这些例子表明，手性识别不仅影响药物与受体的结合效率，还直接关系到药物的疗效与安全性。因此，在药物开发过程中，深入研究手性分子的立体选择性是实现高效、安全治疗的关键。

拓展阅读

对映异构体提升药物疗效的实际应用

沙丁胺醇（salbutamol）是一种广泛应用于临床的支气管扩张剂，主要用于治疗哮喘和慢性阻塞性肺疾病（COPD）。它通过松弛支气管平滑肌，帮助患者缓解呼吸困难。然而，沙丁胺醇的活性成分由两种对映体组成：左旋异构体和右旋异构体。这两种对映体在化学结构上非常相似，但其生物活性差异显著。左旋异构体是药物的主要活性成分，具有显著的支气管扩张作用，是治疗哮喘和COPD的关键成分。而右旋异构体几乎没有任何治疗效果，甚至可能引发一些副作用，如心悸、震颤、头痛等，尤其是在心血管系统方面的副作用较为明显。

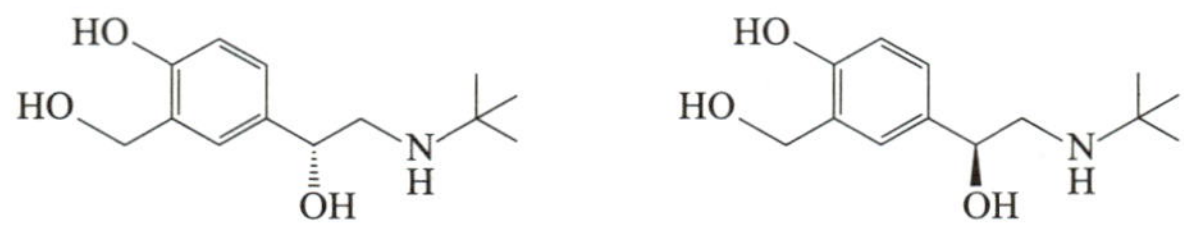

(*R*)-salbutamol　　　　(*S*)-salbutamol

为了最大程度地提高药物的疗效并降低副作用，我国的科研人员对沙丁胺醇的两种异构体进行分离，提取并应用其有效的左旋异构体。这一研究方向最终带来了创新性的突破：将沙丁胺醇的左旋异构体开发为单一对映体制剂，并命名为左沙丁胺醇（levosalbutamol）。这一创新制剂不仅大大提高了药物的治疗效果，特别是在支气管扩张和缓解呼吸困难方面，且显著减少了右旋异构体引起的副作用。特别是在心血管系统的副作用方面，左沙丁胺醇的应用减少了心悸、血压波动等不良反应，提供了一个更加安全且高效的治疗选择。

与传统的沙丁胺醇相比，左沙丁胺醇的疗效明显增强，而副作用的发生率则大幅降低。这一改进不仅使得患者在治疗过程中更加舒适，也为临床医师提供了一个更加精准的治疗工具。这一进展不仅提升了我国药物研发技术的国际竞争力，也推动了全球对手性药物研发和精准治疗领域的关注。

学习小结

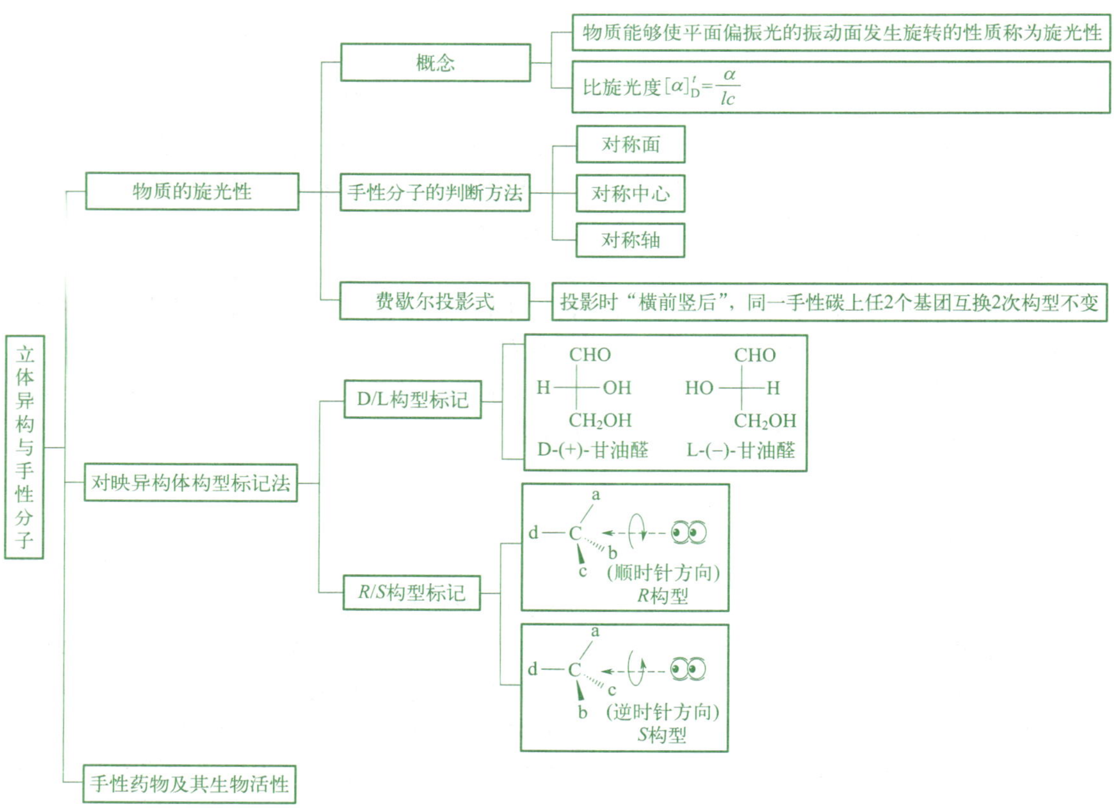

习题

一、选择题

1. 化合物具有手性的主要判断依据是分子中不具有（　　）。

A. 对称轴　　B. 对称面

C. 对称中心　　D. 对称面和对称中心

2. 由于σ键的旋转而产生的异构称为（　　）异构。

A. 构造　　B. 构型　　C. 构象　　D. 官能团

3. 将手性碳原子上的任意两个基团对调后将变为它的（　　）。

A. 非对映异构体　　B. 互变异构体　　C. 对映异构体　　D. 顺反异构体

4. 对映异构体产生的必要和充分条件是（　　）。

A. 分子中有不对称碳原子　　B. 分子具有手性

C. 分子无对称中心　　D. 以上都不是

5. 外消旋体是一对对映体的等量混合物，对映体之间（　　）不相同。

A. 溶解度　　B. 沸点

C. 化学性质　　D. 比旋光度的方向

6. 费歇尔投影式中氢在竖键上，其余三个为顺时针方向，则该手性碳为（　　）。

A. *R* 构型　　B. *S* 构型　　C. D 构型　　D. L 构型

7. 对“非对映体”的描述正确的是（　　）。

A. 非对映体属于构象异构体

B. 非对映体属于位置异构体

C. 非对映体属于官能团异构体

D. 非对映体属于构型异构体

8. 根据次序规则排列下列基团的优先次序，正确的是（　　）。

（1）t-Bu　（2）—D　（3）—H　（4）$—CH_2OH$　（5）—F　（6）$—CH_2CH_2CH_3$

A. （3）>（2）>（6）>（4）>（5）>（1）

B. （5）>（4）>（1）>（6）>（2）>（3）

C. （4）>（5）>（1）>（6）>（3）>（2）

D. （6）>（1）>（2）>（5）>（3）>（4）

9. 下面关于立体化学问题的描述正确的是（　　）。

A. 含一个手性碳的化合物，如果构型为 *R*，则其旋光度为右旋

B. 内消旋体和外消旋体的旋光度都为 0

C. 内消旋体和外消旋体都是纯净物

D. 非对映异构体的熔点一定相同

10. 图中 a、b 两个手性碳原子的构型分别是（　　）。

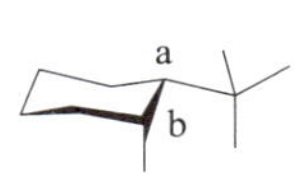

A. *S* 和 *R*　　B. *R* 和 *R*　　C. *S* 和 *S*　　D. *R* 和 *S*

二、简答题

1. 立体异构包括构象异构、顺反异构和对映异构（旋光异构），请简述构象异构、顺反异构和对映异构的关系。

2. 用 *R*/*S* 构型命名法命名下列各个化合物的构型，并说明哪对互为对映体。

3. 将（+）、（-）和内消旋酒石酸三者等量的混合物进行分步结晶，可得到两部分均无旋光性的结晶，试解释原因。

第十六章

糖类化合物

学习目标

（1）掌握糖的定义，能列举糖的分类；掌握单糖、二糖和多糖的结构。

（2）了解多糖的分类，掌握自然界中存在的重要多糖的结构、性质及生理功能。

（3）掌握单糖的化学性质、二糖和多糖的水解以及不同结构糖的鉴别反应。

糖（saccharide）又称碳水化合物（carbohydrate）。从化学结构上看，糖是指多羟基醛或多羟基酮，或是能够水解生成多羟基醛或酮的化合物。早期科学家发现，大多数糖类的分子式可表示为 $C_n(H_2O)_m$，其中 n 是碳原子数，m 是“水分子数”，在形式上像是碳和水的结合，因此被称为“碳水化合物”。然而，随着研究的深入，人们发现有些典型糖类（如鼠李糖，分子式 $C_6H_{12}O_5$，和脱氧核糖，分子式 $C_5H_{10}O_4$）的组成并不符合这个通式，但其结构与性质却与其他糖类极其相似。

因此，从现代化学的角度看，“碳水化合物”这一名称并不完全准确。尽管如此，由于该名称已被长期沿用，仍在教材和科研文献中被广泛使用。

（1）单糖（monosaccharide） 单糖是不能被水解的最简单的糖类化合物，化学本质是多羟基醛或多羟基酮。它们通常为结晶性固体，易溶于水，大多数具有甜味。常见的单糖包括葡萄糖、果糖等。

（2）低聚糖（oligosaccharide，又称寡糖） 低聚糖是由几个（通常为 2 ～ 10 个）单糖分子通过脱水缩合形成的化合物。它们可以被水解为相应数目的单糖。根据水解后生成的单糖分子数目，低聚糖可细分为二糖（如蔗糖、麦芽糖、乳糖）、三糖、四糖等，其中以二糖最为常见和重要。

（3）多糖（polysaccharide） 多糖是由许多个（通常 10 个以上）单糖分子通过脱水缩合形成的大分子化合物。每个多糖分子在水解后可产生大量单糖。重要的多糖包括淀粉、糖原、纤维素，它们在生物体中具有重要的结构或储能功能。

第一节 单糖

从结构角度分类，单糖可以分为醛糖（aldose）和酮糖（ketose）两类。醛糖分子中含有一个醛基（—CHO），酮糖则含有一个酮基（—C═O），通常位于第二个碳原子上。甘油醛（glyceraldehyde）是最简单的醛糖，而 1, 3- 二羟基丙酮是最简单的酮糖。

根据碳原子数目的不同，单糖还可分为丙糖（三碳糖）、丁糖（四碳糖）、戊糖（五碳糖）和己糖（六碳糖）等。在生物体内，以戊糖和己糖最为常见。

自然界中分布最广的单糖是葡萄糖，它是一种典型的己醛糖。果糖则是己酮糖的代表，在蜂蜜中含量最高，也是天然甜味最强的糖之一。

此外，部分单糖分子的羟基（—OH）可以被氢原子或氨基取代，分别形成去氧糖和氨基糖。其中，2- 去氧核糖是 DNA 分子的基本组成单位，2- 氨基葡萄糖则在生物体结构物质（如软骨和细胞壁）中具有重要作用。

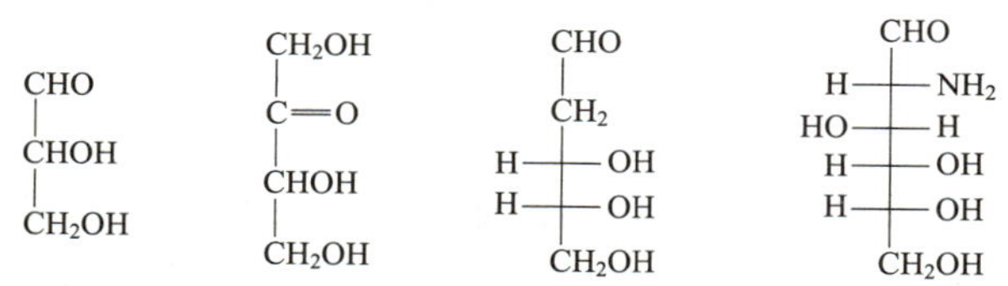

丙醛糖　丁酮糖　2-去氧核糖　2-氨基葡萄糖

一、单糖的结构

单糖的立体化学结构可以使用 *R*/*S* 构型标记法来精确描述各手性碳原子的绝对构型，但在糖类化学中，人们更常用的是 D/L 构型标记法。这一表示方法更直观，也更符合糖类的传统命名习惯。

在严格的费歇尔投影式中，竖线代表碳链主干，最上端通常是羰基所在的位置（醛基或酮基），并按照优先规则使羰基碳的编号最小。此时，构型判断的依据是编号最大的手性碳原子，即离羰基最远的那个手性碳。

将该手性碳的构型与 D- 甘油醛进行比较：若两者的手性方向相同，则该单糖属于 D 构型；若相反，则属于 L 构型。例如，D- 葡萄糖和 D- 甘油醛的最远手性碳（第 5 位碳）在费歇尔投影式中均为—OH 在右侧，故葡萄糖为 D 构型。

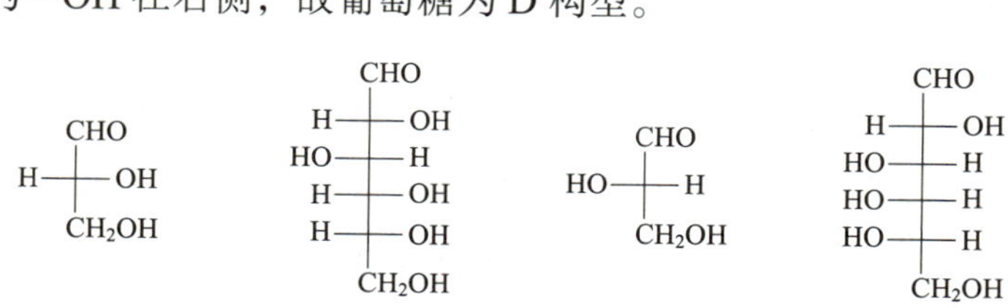

D-甘油醛　D-葡萄糖　L-甘油醛　L-葡萄糖

其他单糖的 D/L 构型也都是通过与甘油醛的立体构型进行比较来确定的。甘油醛是最简单的手性单糖，其结构在糖类立体化学中具有基准意义。

绝大多数单糖分子具有旋光性，即能使偏振光的振动方向发生旋转。这一性质来源于分子中存在的一个或多个手性碳原子。例如，戊醛糖分子中含有 3 个手性碳原子，因此理论上应存在 $2^3 = 8$ 个对映异构体；而己醛糖含有 4 个手性碳原子，则有 $2^4 = 16$ 个对映异构体。

天然存在的糖均为 D 构型糖。如图 16-1 是 D- 醛糖开链结构的费歇尔投影式及其俗名。

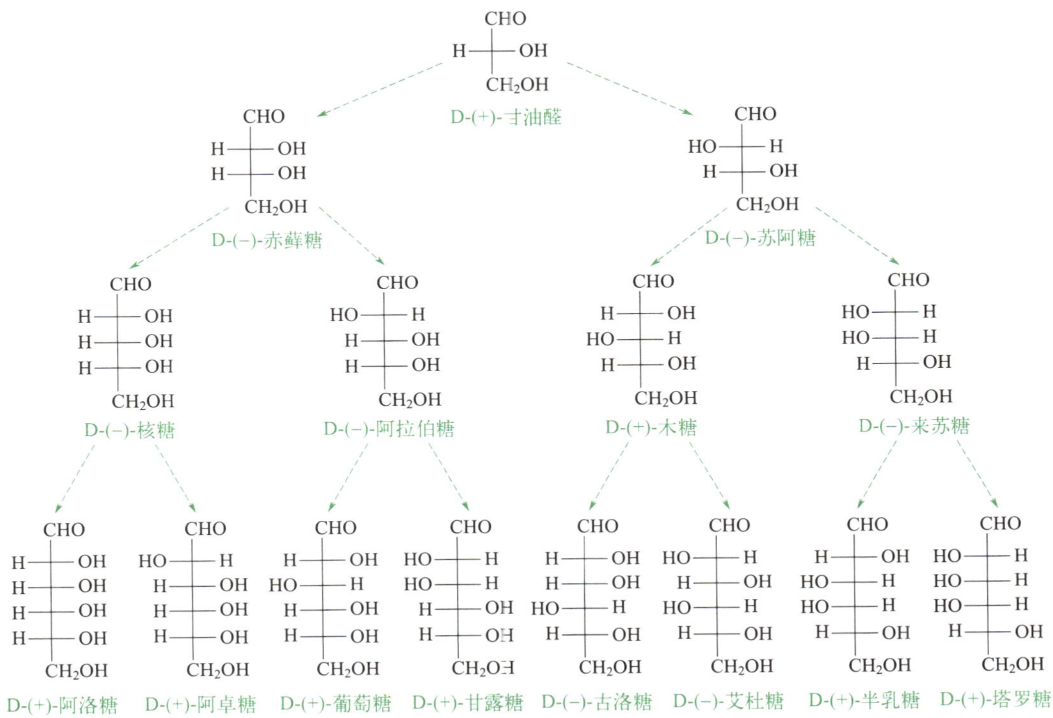

图 16-1　D- 醛糖开链结构的费歇尔投影式

在自然界中也发现一些 D-酮糖。它们的结构一般在 C-2 位上具有酮羰基。例如：D-果糖、D-山梨糖和 D-核酮糖等。

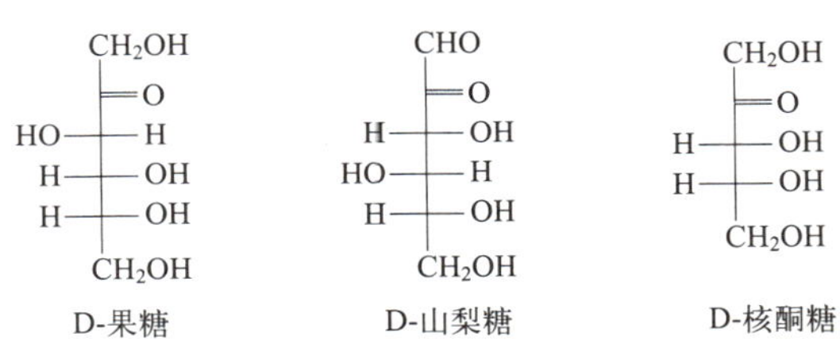

尽管单糖的开链结构显示其分子中含有羰基（醛基或酮基），但研究者发现单糖在溶液中并不完全以开链形式存在。例如，普通醛类化合物在无水氯化氢存在下，通常可与两分子甲醇反应生成缩醛，但葡萄糖却只能与一分子甲醇反应，形成一种稳定化合物，这表明葡萄糖并不以游离醛基的形式存在。

另外，D- 葡萄糖在不同条件下结晶所得的固体，其物理性质存在显著差异。从冷乙醇中结晶得到的葡萄糖晶体熔点为146℃，其比旋光度为+112°；而从热吡啶中结晶得到的葡萄糖晶体熔点为150℃，比旋光度为+18.7°。这两种晶体在溶于水后，其比旋光度都会随时间逐渐变化，最终稳定在+52.5°。这种比旋光度的变化现象称为变旋光现象（mutarotation），反映了溶液中葡萄糖分子间结构的可逆转换。

此外，醛糖虽然可以和弱氧化剂（如Tollens试剂）反应，却不能和饱和亚硫酸氢钠溶液反应，在葡萄糖的红外光谱中不显示羰基（C═O）特征伸缩振动峰，这进一步证明其分子并非主要以开链醛式结构存在。

上述实验现象无法用葡萄糖的开链结构解释。研究发现，葡萄糖分子中的醛基可与分子内羟基发生亲核加成反应，形成稳定的环状半缩醛结构。这一反应类似于δ-羟基醛（酮）自发环化生成内酯的过程。后来的X射线衍射实验进一步证实，单糖在溶液和晶体中主要以环状结构存在。虽然普通半缩醛不稳定，但葡萄糖形成的内环结构稳定，能合理解释其物理和化学性质。

糖类分子在溶液中通常以五元环或六元环的形式存在。当形成六元环结构时，其形状类似于杂环化合物吡喃，因此被称为吡喃糖（pyranose）；若形成五元环结构，则类似于呋喃，称为呋喃糖（furanose）。

在糖分子发生环化反应后，原来的醛基碳（即C-1）转变为一个新的手性碳原子，称为端基碳（anomeric carbon）。该碳原子的空间取向不同，会生成两种结构差异仅在端基碳的羟基位置上的异构体，分别称为α-异构体和β-异构体，二者互为端基异构体（anomer），属于非对映异构体。

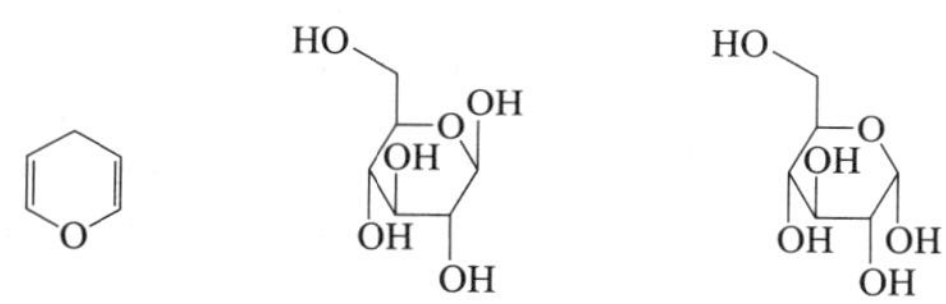

4*H*-吡喃　　β-D-吡喃葡萄糖　　α-D-吡喃葡萄糖

上述环状结构式称为Haworth（哈沃斯）式。根据半缩醛羟基（即由羰基转化而来的新羟基）在环平面上的位置不同，若其位于环平面上方，且与C-5上的羟甲基处于同侧，则称为β-异构体；若位于环平面下方，则称为α-异构体。

例如，从乙醇和吡啶中分别结晶出α-D-吡喃葡萄糖和β-D-吡喃葡萄糖。当这两种异构体分别溶于水后，能够通过开链形式相互转化，最终达到动态平衡。此时，β-异构体占64%，α-异构体占36%，开链结构仅占0.02%，整个混合物的比旋光度稳定在+52.5°。D-葡萄糖所表现出的这种旋光度随时间改变而逐渐稳定的现象，称为变旋光现象。其根本原因在于α、β两种端基异构体与开链结构之间的可逆互变。由于平衡中开链结构的含量极低，因此尽管其包含羰基，却不会在葡萄糖的红外光谱中显示出明显的羰基特征吸收峰。

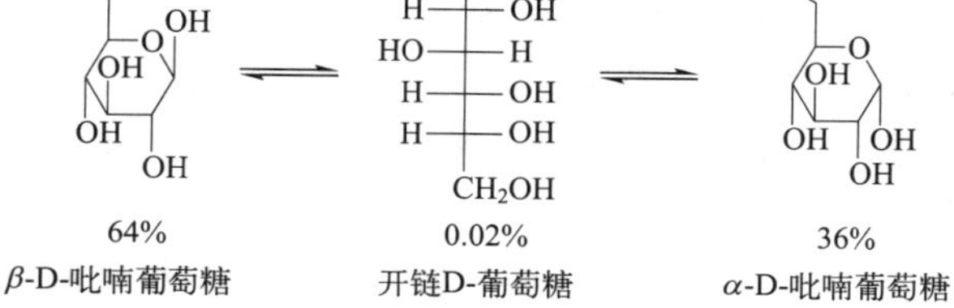

64%　　0.02%　　36%

β-D-吡喃葡萄糖　　开链D-葡萄糖　　α-D-吡喃葡萄糖

以 D-葡萄糖为例，从其直链的费歇尔投影式可以导出环状的 Haworth 式结构。D-葡萄糖是一种己醛糖，含有 6 个碳原子，其中第 1 位为醛基，第 2 至第 5 位为手性碳，第 6 位为末端的羟甲基。为形成环状结构，需使第 5 位碳原子上的羟基靠近第 1 位碳原子上的羰基。通过围绕 C-4—C-5 单键自由旋转，不涉及任何化学键的断裂，C-5 的绝对构型得以保持，同时为成环提供了有利的空间取向。在此基础上，C-5 上的羟基可从羰基碳平面的上下两侧进攻该碳，发生分子内加成反应，生成半缩醛结构，形成一个六元环——吡喃环。根据进攻方向的不同，生成两个端基异构体：α-D-吡喃葡萄糖（半缩醛羟基在环平面下方）和 β-D-吡喃葡萄糖（半缩醛羟基在环平面上方）。在 Haworth 式中，D 构型特有的末端 CH_2OH 基团固定在环平面的上方。这样的环化方式在醛糖中普遍存在，并构成糖类变旋光现象的结构基础。

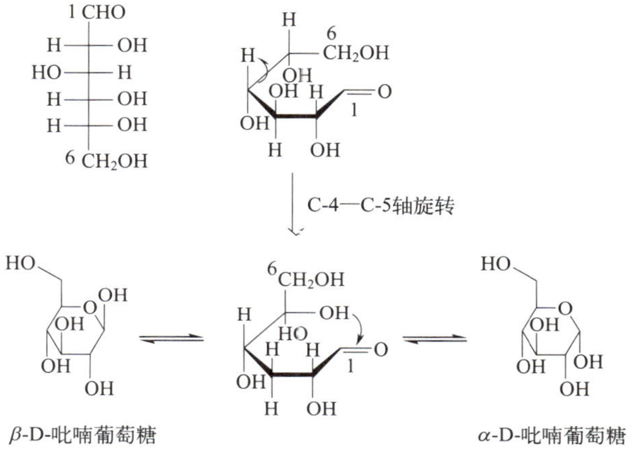

Haworth 式虽然便于观察糖环的相对构型，将吡喃环视为一个平面，并将取代基垂直排列于环的上下方，但这种表示方法仍难以准确反映分子的真实三维结构。实际上，六元吡喃环中的各个原子并不共平面，而是采用更稳定的“椅式构象”（chair conformation）存在，以减少张力和取代基间的空间位阻。因此，为更合理地表达糖分子的立体结构，常采用构象式进行表示。

例如，α-D-葡萄糖和 β-D-葡萄糖的椅式构象如图 16-2 所示：在 α-异构体中，环上的半缩醛羟基（—OH）位于环的轴向（a 键）位置；而在 β-异构体中，则位于赤道（e 键）位置。这种构象差异不仅影响其物理性质，也与其在生物体内的稳定性和反应性有关。

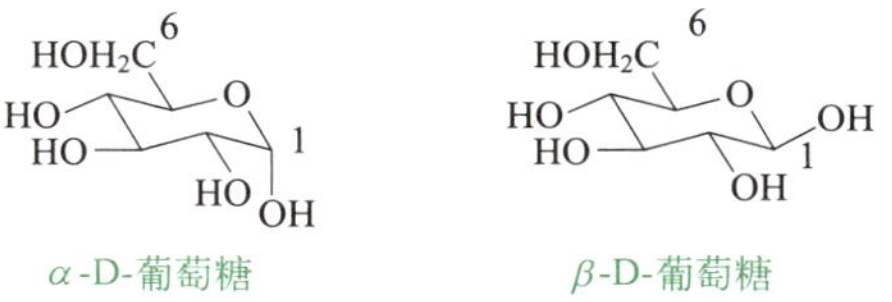

图 16-2 D-葡萄糖的 2 种椅式构象式

二、单糖的性质

（一）物理性质

单糖通常为无色结晶体，具有吸湿性，易溶于水，难溶于乙醇，不溶于醚，常在水中形成过饱和溶液（如糖浆）。水-醇混合溶剂常用于单糖的重结晶过程，以提高纯度。单糖具有甜味，不同单糖的甜度有所差异，其中果糖最甜。

除二羟基丙酮外，所有单糖分子中至少含有一个手性碳原子，因此都具有旋光性。具有环状结构的单糖还可发生变旋光现象（mutarotation），即其比旋光度随时间变化而趋于稳定，这是由 α 与 β 异构体之间的互相转化所致。

一些常见单糖的物理常数列于表 16-1。

表 16-1　某些单糖的物理常数

单糖名称	分子式	熔点 /℃	比旋光度	相对甜度（以蔗糖为 1）
D-葡萄糖	$C_6H_{12}O_6$	146	+52.7°	0.7
D-果糖	$C_6H_{12}O_6$	103 ～ 105	−92.0°	1.7
D-半乳糖	$C_6H_{12}O_6$	168 ～ 170	+80.2°	0.6
D-甘露糖	$C_6H_{12}O_6$	132 ～ 134	+14.5°	0.6

（二）化学性质

单糖分子中同时含有羰基（醛基或酮基）和多个羟基，因此既具有醛、酮类化合物的典型反应性质，也表现出醇类化合物的化学行为，如还原反应、酯化反应等。然而，由于这些官能团共存于同一分子中，且能相互影响，单糖在一定条件下还表现出一些特殊的化学性质。

1. 成酯作用

单糖分子中含有多个羟基，因此可与酸酐或酰卤发生酯化反应，生成相应的多酯化合物。在催化剂（如氯化锌）存在下，葡萄糖可与乙酸酐（Ac_2O）反应，生成葡萄糖五乙酸酯。该反应中，所有羟基，包括半缩醛羟基在内，均发生酯化，产物为一个稳定的五乙酸酯结构。

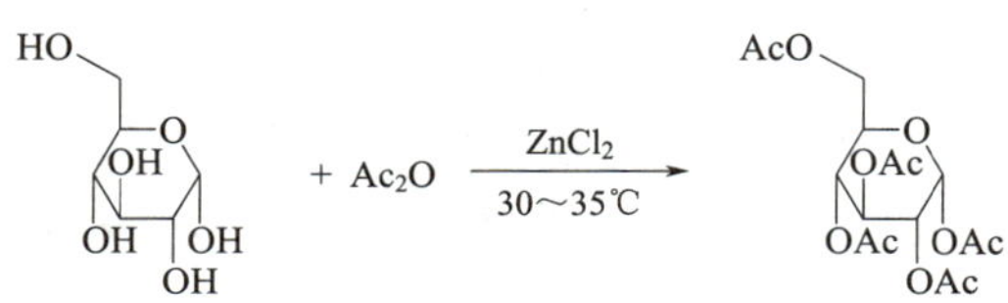

由于五乙酸酯不再含有游离的半缩醛羟基（即不再具有还原性），因此在还原性实验中（如使用斐林试剂或托伦试剂的实验）不发生显色反应。这一性质也可用于判定糖分子中还原基团是否存在。

2. 成苷反应

单糖的半缩醛羟基具有一定的活性，能够与含有羟基的化合物（如醇、酚等）发生缩合反应，脱去一分子水，形成糖苷（glycoside）。这一反应称为成苷反应。例如，D-吡喃葡萄糖在无水酸（如干燥 HCl）催化下与甲醇反应，发生如下成苷反应，生成甲基 -D-吡喃葡萄糖苷。

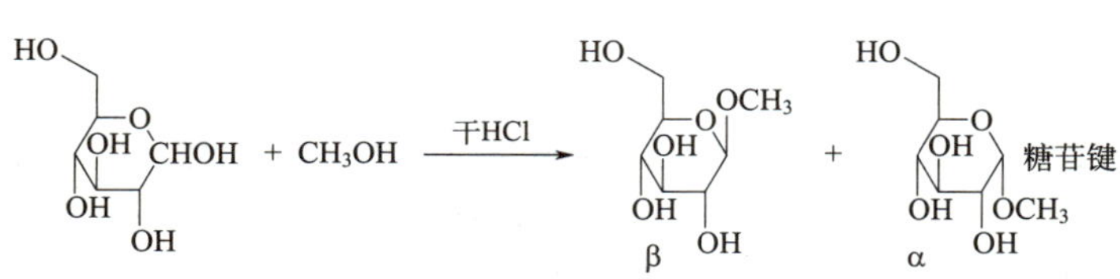

糖苷是由糖与非糖部分（称为“苷元”或“非糖体”）通过糖苷键连接而成的化合物。以 D-吡喃葡萄糖与甲醇形成的糖苷为例，两者通过 C-1 碳与醇羟基之间的缩合反应生成一个碳—氧键构成的糖苷键（C—O—R）。糖苷的形成伴随着半缩醛羟基的酯化，因此糖苷分子中不再含有半缩醛羟基，无法发生开链结构与环状结构之间的互变异构，因而不表现出变旋光现象。

糖苷广泛存在于自然界中，许多糖苷具有重要的生理活性，如强心苷、皂苷、黄酮苷等。糖部分的引入不仅有助于调节其生物活性，还显著增加了化合物在水中的溶解度，有利于其在生物体内的转运与作用。

3. 成脎反应

单糖在加热条件下与过量苯肼（phenylhydrazine）反应，可生成一种黄色、难溶于水的结晶性化合物，称为糖脎（osazone）。该反应过程包括三个阶段：首先，单糖分子中的羰基（醛基或酮基）与一分子苯肼反应，生成苯腙；其次，苯腙结构中与原羰基相邻的碳原子上的羟基被第二分子苯肼氧化为新的羰基，同时苯肼自身被还原为苯胺；最后，形成的新羰基再与第三分子苯肼缩合，生成结构中含有两个苯腙基团的化合物，即糖脎。

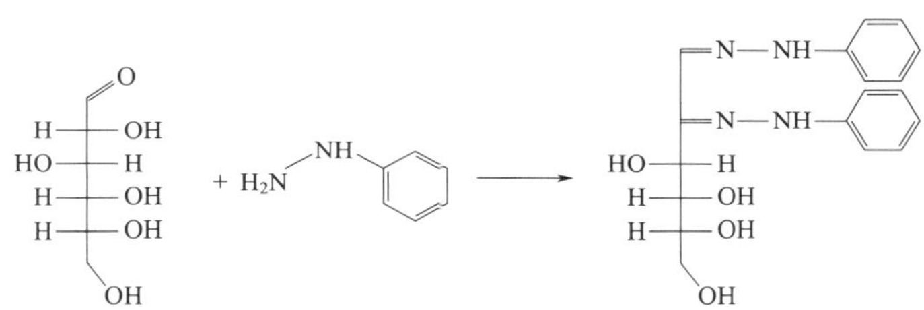

由于成脎反应仅发生在单糖分子的 C-1 与 C-2 碳原子之间，反应过程中并不涉及其他碳原子的立体构型。因此，凡是碳原子数相同，且除 C-1 与 C-2 以外其他手性碳原子构型完全相同的单糖，其成脎反应所生成的糖脎结构也完全相同。例如，D- 葡萄糖、D- 甘露糖和 D-果糖虽然在还原态结构上有所差异，但在成脎过程中均能生成相同的糖脎。

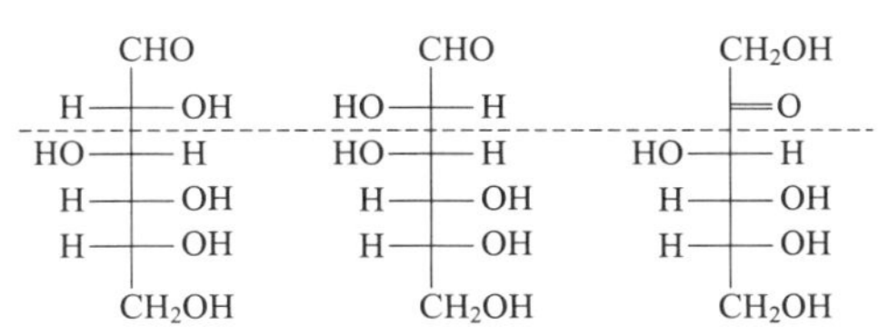

不同的糖生成糖脎所需的时间存在差异。一般而言，单糖形成糖脎的速度较快，而二糖则较慢。糖脎为难溶于水的黄色结晶体，不同种类的糖脎在晶体形态和熔点等物理性质上存在显著差异。因此，糖脎常作为鉴别不同糖类的一种有效手段。

4. 氧化反应

（1）与弱氧化剂的反应　Tollens 试剂、Benedict 试剂和 Fehling 试剂均为碱性弱氧化剂，能够将醛基等还原性较强的基团氧化为羧基。单糖分子虽以环状半缩醛形式存在，但在溶液中与其开链形式处于动态平衡，开链结构中的醛基可被这些试剂氧化。具体而言，醛糖可被

Tollens 试剂氧化，发生银镜反应，生成银的镜面沉积；亦可被 Benedict 试剂或 Fehling 试剂氧化，生成砖红色 Cu_2O 沉淀。这些反应不仅用于检测醛类化合物的还原性，也常用于糖类的定性分析。

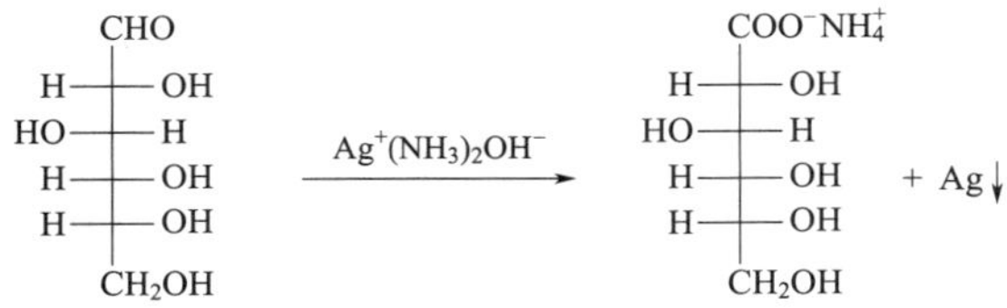

$$\text{单糖} + 2Cu(OH)_2 \xrightarrow[\text{Fehling试剂}]{\text{Benedict试剂}} Cu_2O\downarrow + \text{复杂氧化产物}$$

凡是能够被上述碱性弱氧化剂氧化的糖，统称为还原糖，不能被氧化者为非还原糖。所有单糖（无论是醛糖还是酮糖）在此条件下均可被氧化，因而都是还原糖。需要注意的是，单糖在碱性溶液中被氧化后的产物并不单一，而是生成一系列羧酸衍生物，通常为混合物。这一性质常用于糖类的定性鉴别。

（2）与溴水的反应　醛糖能够与溴水发生反应，在温和的酸性条件下（pH ≈ 6.0），溴水可选择性地将醛基氧化为羧基，生成相应的羧酸。例如：

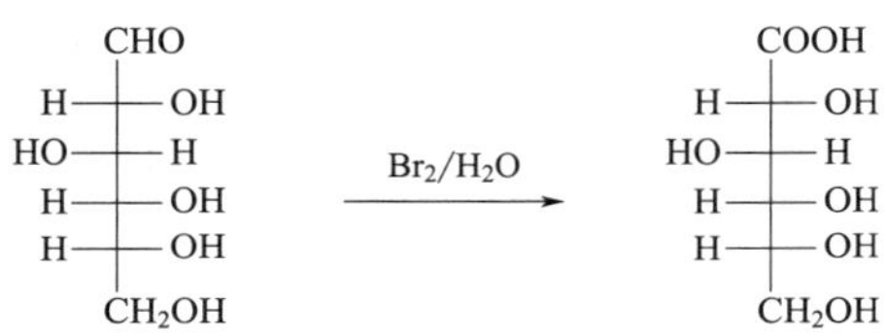

D-葡萄糖　　　　D-葡萄糖酸

该反应具有良好的选择性和温和性。在此条件下，糖类不发生差向异构化，酮糖无法转变为醛糖，因此酮糖不能被溴水氧化。利用这一性质，可以有效地区分醛糖与酮糖，这是糖类鉴别反应中的重要手段。

（3）与稀硝酸的反应　硝酸是一种比溴水更强的氧化剂，不仅能氧化糖分子中的醛基，还能进一步氧化末端的伯醇羟基。因而，糖在浓硝酸作用下可被氧化为两端皆为羧基的二元羧酸，此类产物称为糖二酸（aldaric acid）。例如，D-葡萄糖在浓硝酸作用下被氧化为 D-葡萄糖二酸（D-glucaric acid）。

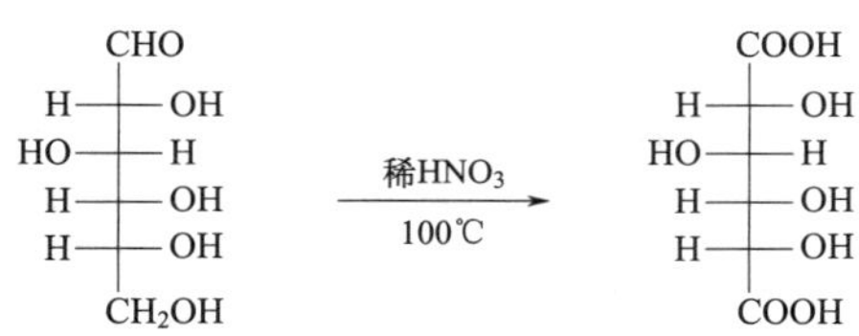

D-葡萄糖　　　　D-葡萄糖二酸

D-葡萄糖二酸经选择性还原一端的羧基，可得到 D-葡萄糖醛酸（D-glucuronic acid）。该化合物在自然界中广泛存在，特别是在动物和植物体内。在动物体内，尤其是肝脏中，D-葡萄糖醛酸具有重要的生理功能。它可与某些具有毒性的醇类、酚类等物质结合，形成葡萄糖醛酸结合物（如葡萄糖醛酸酯），通过肝脏代谢并经尿液排出体外，从而起到解毒作用。

三、重要的单糖

（一）D- 核糖和 D-2- 脱氧核糖

D- 核糖和 D-2- 脱氧核糖都是五碳醛糖（戊醛糖），在生物体内具有重要功能。D- 核糖是核糖核酸（RNA）的组成单糖，而 D-2- 脱氧核糖则构成脱氧核糖核酸（DNA）中的糖链骨架。

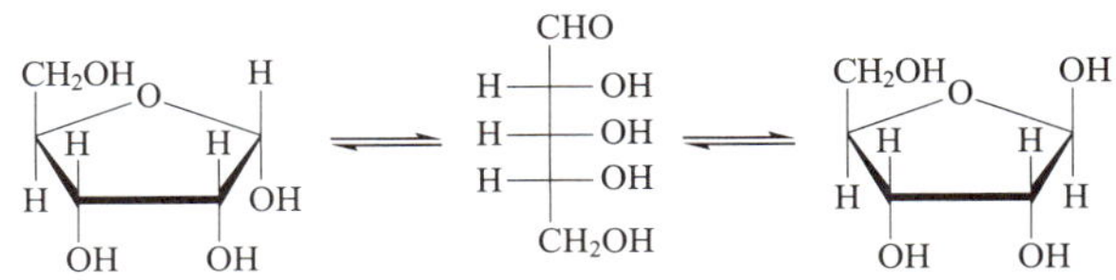

α-D-呋喃核糖　　开链D-核糖　　β-D-呋喃核糖

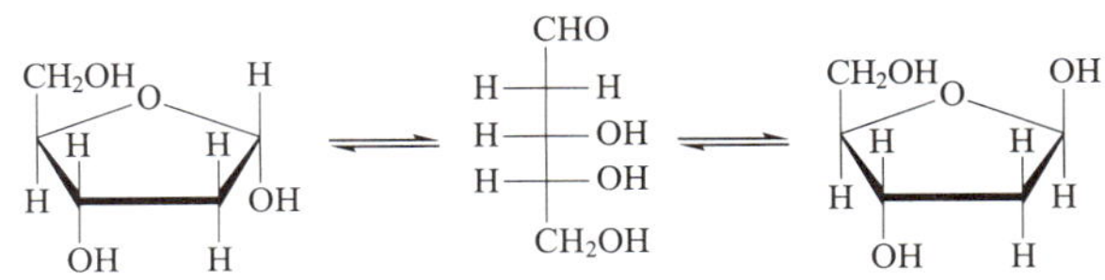

α-D-2-脱氧呋喃核糖　　开链D-2-脱氧核糖　　β-D-2-脱氧呋喃核糖

D- 核糖和 D-2- 脱氧核糖不仅是核酸的重要组成单糖，还广泛参与生物体的多种生命活动。D- 核糖构成核糖核酸（RNA）的糖链骨架，同时也是多种生物活性分子的关键成分，如辅酶 NAD^+（烟酰胺腺嘌呤二核苷酸）、FAD（黄素腺嘌呤二核苷酸），以及辅酶 A 和某些维生素。通过这些化合物，D- 核糖参与能量代谢、氧化还原反应及多种生化途径，是细胞代谢过程中的重要中介。

D-2- 脱氧核糖则是脱氧核糖核酸（DNA）的组成部分，在遗传信息的储存和传递中发挥核心作用。其分子中第 2 位碳原子缺乏羟基（—OH），使其结构更为稳定，有利于 DNA 的长期保存。

（二）氨基糖

当单糖分子中的醇式羟基被氨基（$—NH_2$）取代时，即形成氨基糖。氨基通常取代的是糖分子中靠近羰基的 α- 碳（即 C-2 位）上的羟基，使得该类化合物既具有糖的基本骨架，又具有胺类的化学特性。

氨基糖广泛存在于生物体内，通常以结合状态存在于黏多糖（如透明质酸、肝素）等高分子化合物中，参与构成细胞外基质、软骨、结缔组织等。它们在细胞识别、信号转导及结构支持等生理过程中发挥重要作用。

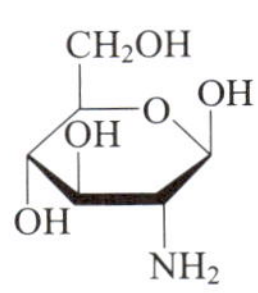

β-D-2-氨基葡萄糖

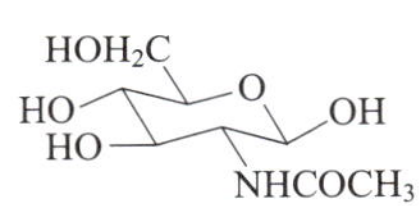

β-D-2-乙酰氨基葡萄糖

β-D-2- 氨基葡萄糖是生物体内最常见的氨基糖之一。它以结合状态广泛存在于黏多糖、糖蛋白和糖脂中，参与构建细胞外基质和组织结构，具有重要的生物功能。在体内，β-D-2- 氨基葡萄糖常通过其氨基与乙酰辅酶 A 反应，生成 β-D- 乙酰氨基葡萄糖。该化合物是多种重要生物大分子的组成单元，乙酰化后的氨基糖因结构更稳定，更利于参与构建高分子网络，其在生物体结构与功能中的作用尤为突出。

第二节　二糖

一、二糖的分类及结构

二糖（disaccharide）是由两个相同或不同的单糖单元组成的，广泛存在于自然界中。两个单糖之间通过糖苷键相连，糖苷键的形成方式决定了二糖是否具有还原性和是否具有变旋光现象。根据糖苷键的连接方式，二糖可分为还原性二糖和非还原性二糖。

在非还原性二糖中，两个单糖的半缩醛羟基发生脱水反应，生成糖苷键，从而使整个分子中不再保留半缩醛羟基。这类二糖不能发生互变异构，也就不具备还原性和变旋光现象。蔗糖即典型的非还原性二糖。

而还原性二糖则是由一个单糖的半缩醛羟基与另一个单糖的醇羟基脱水形成糖苷键，因而分子中仍保留一个半缩醛羟基，具有还原性，并可在溶液中表现出变旋光现象。常见的还原性二糖包括麦芽糖、乳糖和纤维二糖等。

此外，单糖的环状结构具有 α 和 β 两种构型，这两种构型的半缩醛羟基均可参与糖苷键的形成，分别生成 α- 糖苷键或 β- 糖苷键，进一步影响二糖的物理和化学性质。

二、二糖的性质

二糖的物理性质与单糖相似，主要表现为易溶于水、多数具有甜味以及良好的结晶性。由于分子中含有多个羟基，二糖易与水分子形成氢键，具有良好的水溶性。大多数二糖，如麦芽糖、乳糖等具有甜味，常作为甜味剂使用。它们也能在适宜条件下结晶，便于分离和纯化。

化学性质方面，二糖可分为还原性和非还原性两种。还原性二糖如麦芽糖和乳糖，分子中保留一个半缩醛羟基，能与斐林试剂、托伦试剂等发生还原反应；而非还原性二糖如蔗糖，其糖苷键封闭了两个单糖的还原端，因而不具有还原性。

二糖一般具有旋光性，其旋光度受结构、浓度、温度等因素影响。尤其是 α 型和 β 型异构体的存在，会使旋光性质发生变化。此外，二糖的糖苷键类型（α 或 β）决定了其对水解的敏感性。在酸或特定酶的作用下，二糖可被水解为单糖。例如，蔗糖可被蔗糖酶水解为葡萄糖和果糖，麦芽糖则在麦芽糖酶的作用下水解为两分子葡萄糖。这一过程在生物体内的能量获取和营养吸收中具有重要意义。

三、重要的二糖

（一）蔗糖

蔗糖（sucrose）是一种广泛存在于植物中的非还原性二糖，由一个 D- 葡萄糖分子和一个 D- 果糖分子通过 α-1，2 与 β-2 位的糖苷键相连（即 α-D- 葡萄糖与 β-D- 果糖经其还原端形成 α，β-1，2- 糖苷键）。由于两个单糖的半缩醛或半缩酮羟基均参与成键，蔗糖分子中不再保留还原性基团，因此不具有还原性，也不会发生变旋光现象。

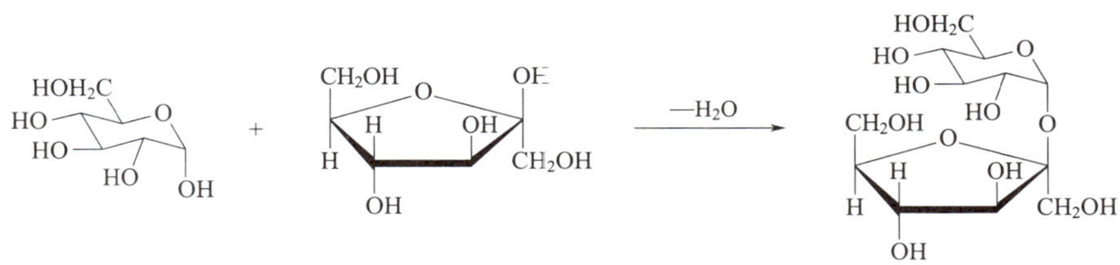

α-D-吡喃葡萄糖　　β-D-呋喃果糖　　蔗糖

蔗糖广泛存在于甘蔗、甜菜、枫树等植物的茎、根或汁液中，是自然界中含量最丰富的二糖之一。它是一种白色结晶性固体，易溶于水，味甜，是最常用的食用糖。在工业上，蔗糖主要通过压榨甘蔗或甜菜提取，经结晶纯化获得。在人体和动物体内，蔗糖可被小肠上皮分泌的蔗糖酶水解为葡萄糖和果糖，再被吸收入血，用作能量来源。

（二）海藻糖

海藻糖（trehalose）是一种结构独特的非还原性二糖，由两个 D- 葡萄糖分子通过 α，α-1，1- 糖苷键连接而成。由于连接方式是两个葡萄糖的还原端相连，因此整个分子中不含有自由的半缩醛羟基，使其不具有还原性，也不会发生互变异构或变旋光现象。

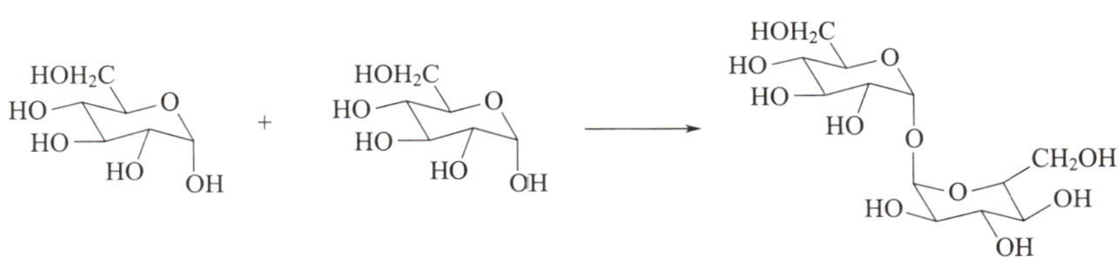

α-D-吡喃葡萄糖　　α-D-吡喃葡萄糖　　海藻糖

海藻糖广泛存在于酵母、菌类、地衣、藻类以及某些昆虫和无脊椎动物中，是这些生物在逆境（如干旱、高温、冻融等）条件下的一种重要保护性糖类。它能稳定蛋白质和细胞膜结构，起到防止生物大分子变性和细胞脱水损伤的作用。

在性质上，海藻糖为无色结晶，味道微甜，具有良好的热稳定性和保湿性。在食品、化妆品和医药领域中，海藻糖常用于延缓衰老、保护活性成分、改善口感等。由于其非还原性和对蛋白质的保护作用，也被用于制备疫苗、酶制剂等生物制品的稳定剂。

（三）麦芽糖

麦芽糖（maltose）是由两个 D- 葡萄糖分子通过 α-1，4- 糖苷键连接而成的还原性二糖。

其中一个葡萄糖的半缩醛羟基未参与成键，保留在分子中，因此麦芽糖具有还原性，并可在溶液中发生变旋光现象。

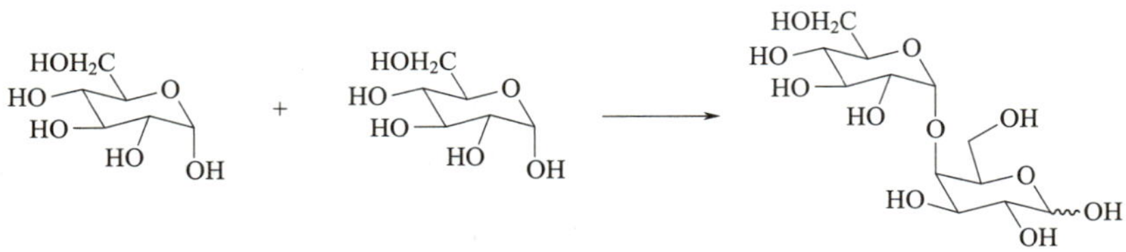

α-D-吡喃葡萄糖　　α-D-吡喃葡萄糖　　麦芽糖

麦芽糖是淀粉或糖原经酶或酸水解的中间产物，广泛存在于发芽的谷物中，尤其是在麦芽中含量丰富，因此得名。它是一种无色结晶，易溶于水，味道微甜，甜度低于蔗糖。

在体内，麦芽糖可由淀粉酶分解淀粉生成，并由麦芽糖酶水解为两分子葡萄糖，被吸收利用。麦芽糖在食品工业中常用于糖化、发酵和生产低甜度糖浆，也可用于调味品、婴幼儿食品及啤酒酿造等领域。

第三节　多糖

多糖是由许多单糖分子通过糖苷键连接而成的高分子糖类化合物，常用通式（$C_6H_{10}O_5$）$_n$ 表示。根据组成单糖的种类不同，多糖可分为两类：由相同单糖组成的称为均多糖，如淀粉、糖原和纤维素，它们均由 D- 葡萄糖单元聚合而成；由不同单糖组成的称为杂多糖，如阿拉伯胶主要由戊糖和半乳糖构成，黏多糖则常由 D- 葡萄糖醛酸与氨基糖或其衍生物组成。

多糖在自然界中分布广泛，功能多样，有的作为结构成分构成植物或某些动物体的骨架，如纤维素；有的作为储能物质，如糖原和淀粉，能够在机体需要时通过酶解释放出单糖；还有的具有特殊的生理活性，如肝素具有抗凝作用，肺炎球菌细胞壁中的多糖则具有抗原性。在物理性质方面，多糖大多为无定形粉末，无固定熔点，也不具甜味，通常不易溶于水，但某些多糖可形成胶体溶液，此外它们在醇、醚、氯仿和苯等有机溶剂中亦难溶解。

（一）多糖的结构

多糖是由多个单糖分子通过羟基间脱水缩合形成糖苷键而连接成的高分子化合物，分子量通常在几万至几百万之间。多糖结构的基本单元是单糖，这些单元可以通过不同形式的糖苷键连接起来，常见的有 α-1，4、α-1，6、β-1，3 和 β-1，4 等类型。多糖都可以在酸或酶的作用下发生水解，生成较小的寡糖或最终水解为单糖。例如，淀粉在体内通过多种酶的协同作用被逐步水解为葡萄糖，从而被人体吸收和利用。因此，水解是多糖最重要的化学性质之一。与单糖和二糖相比，多糖在理化性质上表现出明显的差异，例如，它们一般没有还原性，也不具有甜味。

（二）重要的多糖

1. 淀粉

淀粉（starch）广泛存在于植物体内，是人类饮食中获取糖类能量的主要来源。它以白色无定形粉末的形式存在，主要储存在植物的种子、块茎和根中，如稻米、小麦、玉米、马铃薯和木薯等。淀粉由两种不同的葡聚糖组成：直链淀粉（amylose）和支链淀粉（amylopectin）。其中，直链淀粉约占淀粉总量的 20%，是由约 250 ～ 300 个 D- 葡萄糖分子以 α-1，4- 糖苷键线性连接而成的分子量较小的直链多糖，难溶于冷水，在热水中可部分溶解，形成胶状溶液。

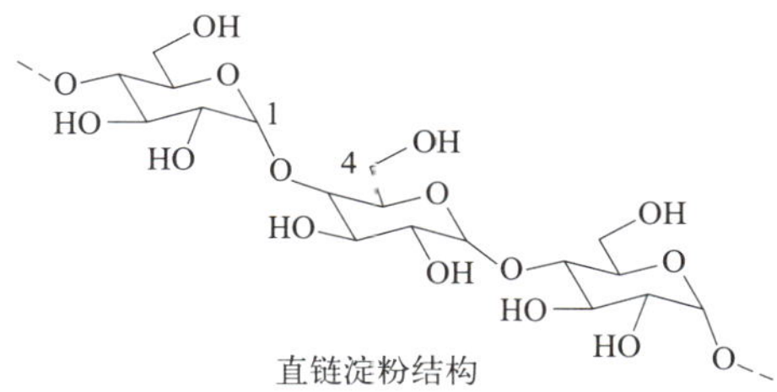

直链淀粉结构

淀粉不具甜味，在冷水中几乎不溶，但可在加热时吸水膨胀，形成糊状物，这种特性在食品加工中具有重要意义。在碘试剂存在下，直链淀粉分子中的螺旋结构可嵌入碘分子，依靠分子间引力（范德华力），形成深蓝色包合物，这是用于鉴别淀粉中直链组分的经典定性反应（如图 16-3 所示）。淀粉在人体内可被多种淀粉酶逐步水解为麦芽糖、葡萄糖等小分子糖，最终被吸收利用。淀粉不仅是重要的营养物质，而且在医药、造纸、纺织、酿酒等工业领域中具有广泛应用。

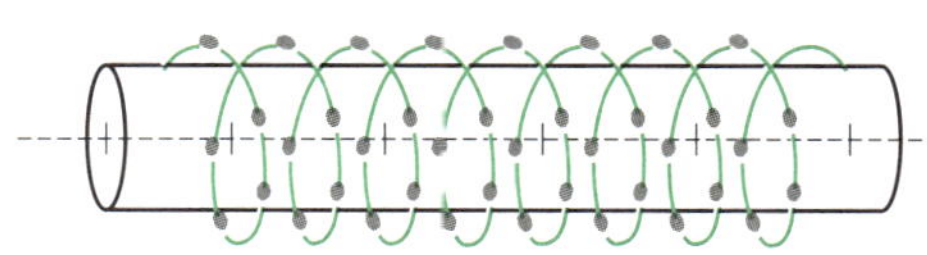

图 16-3　碘进入淀粉螺旋状结构中的示意图

支链淀粉则约占 80%，在结构上除含有 α-1，4- 糖苷键外，还通过 α-1，6- 糖苷键形成分支，约每 20 ～ 30 个葡萄糖残基就有一个分支点，其分子量远高于直链淀粉，结构更为复杂。由于分支结构的存在，支链淀粉在水中较易溶胀，且更易被酶水解。

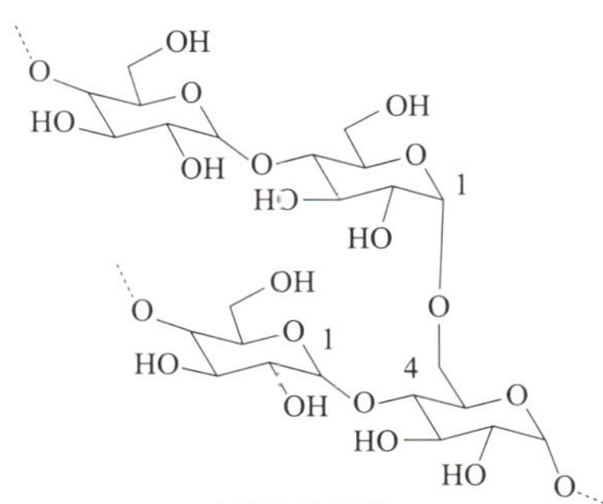

支链淀粉结构

支链淀粉不溶于冷水，在热水中可吸水膨胀形成胶体状的糊状物，具有明显的糊化特性。与碘试剂反应时，支链淀粉呈红色，可与直链淀粉的深蓝色反应产物相区别。

淀粉水解过程中还可生成糊精类物质，糊精是由部分水解的淀粉所得到的低分子量多糖，根据其与碘反应呈现的颜色及分子量大小的不同，可分为紫糊精、红糊精和无色糊精等类型。糊精能够溶于水，形成具有黏性的溶液，常用于食品工业中作为增稠剂或赋黏剂。值得注意的是，淀粉或糊精与碘反应形成的有色络合物在加热时颜色会消失，但冷却后可重新显色，这种可逆性特征在淀粉的检测和教学实验中具有重要意义。

水解：	$(C_6H_{10}O_5)_n$	⟶	$(C_6H_{10}O_5)_{n-x}$	⟶	$C_{12}H_{22}O_{11}$	⟶	$(C_6H_{10}O_5)_n$
	淀粉	紫糊精	红糊精	无色糊精	麦芽糖		D- 葡萄糖
与碘溶液：	蓝色	紫蓝色	红色	无色	无色		无色

淀粉在医学领域具有广泛的应用价值。其本身可作为药物制剂中的辅料，用于配制散剂、片剂，起到稀释剂、填充剂或赋形剂的作用，具有良好的生物相容性和稳定性。一些改性淀粉和糊精还可用于制备缓释药物载体和生物黏合剂等，是现代药剂学和生物医用材料研究的重要方向之一。

2. 纤维素

纤维素（cellulose）是自然界中分布最广、储量最丰富的一种多糖，广泛存在于植物的细胞壁中，是植物体中重要的结构物质。木材中纤维素的含量约为 50% ～ 70%，棉花中高达 92% ～ 95%，而脱脂棉和滤纸几乎完全由纤维素构成；亚麻、大麻等纤维植物的主要成分也是纤维素。此外，某些动物体内也发现了结构类似的动物纤维素。

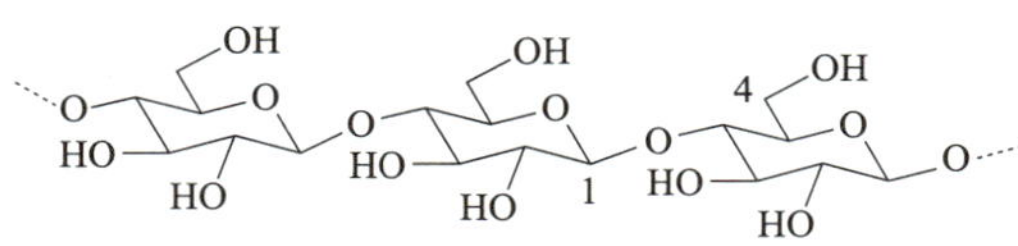

纤维素

纤维素的结构单元是 D- 葡萄糖，各单元之间通过 β-1，4- 糖苷键连接，构成高度线性的大分子长链。纤维素链之间通过大量氢键缠绕排列，形成绳索状的超分子结构，使其具有高度结晶性和良好的机械强度。其分子量很高，通常可达数十万至两百万，难以准确测定。由于结构稳定致密，纤维素不易水解，只有在浓酸或高温高压条件下，才能逐步被水解，最终产物为 D- 葡萄糖。人类消化道中缺乏可断裂 β-1，4- 糖苷键的酶，因而无法直接消化利用纤维素，但食草动物如牛、羊等体内共生微生物可分泌相应酶类，使其能够利用植物性饲料中的纤维素作为能量来源。

在医学领域，天然纤维素及其衍生物具有广泛用途。微晶纤维素、羧甲基纤维素钠等经过加工改性后，可作为药物制剂中的赋形剂、稀释剂、稳定剂或缓释载体，广泛应用于片剂、胶囊、凝胶和外用制剂的生产中。此外，纤维素因其良好的生物相容性、来源广泛和低刺激性，也被广泛用于制备医用敷料、生物膜材料和人工皮肤等，是医药工业和生物医用材料研究中的重要天然高分子材料之一。

拓展阅读

“变废为宝”的科学追梦人——张俐娜院士与绿色纤维素材料的创新之路

张俐娜院士是我国著名的高分子化学家，长期致力于天然高分子材料与高分子物理的研究。1963 年从武汉大学化学系毕业后，她在北京铁道科学研究院从事合成塑料和天然橡胶的研究工作。1973 年，她回到武汉大学，开始与丈夫杜予民教授一道，投身于甲壳素和纤维素等天然高分子材料功能化应用的开发研究。

突破了纤维素“不溶于水”的世纪难题

纤维素是一种由β-D-葡萄糖单元组成的直链多糖，由于其高结晶性和密集的氢键网络，几乎不溶于传统溶剂，严重限制了其加工与应用。张俐娜院士团队通过系统研究氢键破坏机制，创新性地提出NaOH/尿素/水低温溶剂体系，实现了在低温（如−12℃）条件下纤维素的快速溶解。该方法不仅避免了传统工艺中二硫化碳等有毒溶剂的使用，显著降低了能耗与污染，还能高效制备出应用于光电储能、生物医用、环保纺织等多个领域的新型材料。这些材料具有良好的可降解性和生物相容性，真正实现了“变废为宝”，推动了农业与工业、科技与生态的融合发展。

引领了绿色纤维素新材料研发

传统工艺制作的塑料等材料，需要数百年才能降解，成为影响生态环境可持续发展的“白色污染”。采用张俐娜研究团队利用可再生的生物质和绿色新技术制造出的材料，在废弃之后，埋于25℃以上土壤中，一个月内就可以完全降解，减少了处理废弃物带来的环境污染问题。

凭借该技术，张俐娜在2011年被美国化学会授予安塞姆•佩恩奖（Anselme Payen Award），成为半个世纪以来摘得该奖项的首位中国人。

张俐娜院士坚持“为国家做原创科研”的理念，体现出科学家的家国情怀与责任意识；她勇于挑战“百年来的世界性技术瓶颈”，体现出坚定的科技创新精神与实践能力，是当代青年学习的榜样。

学习小结

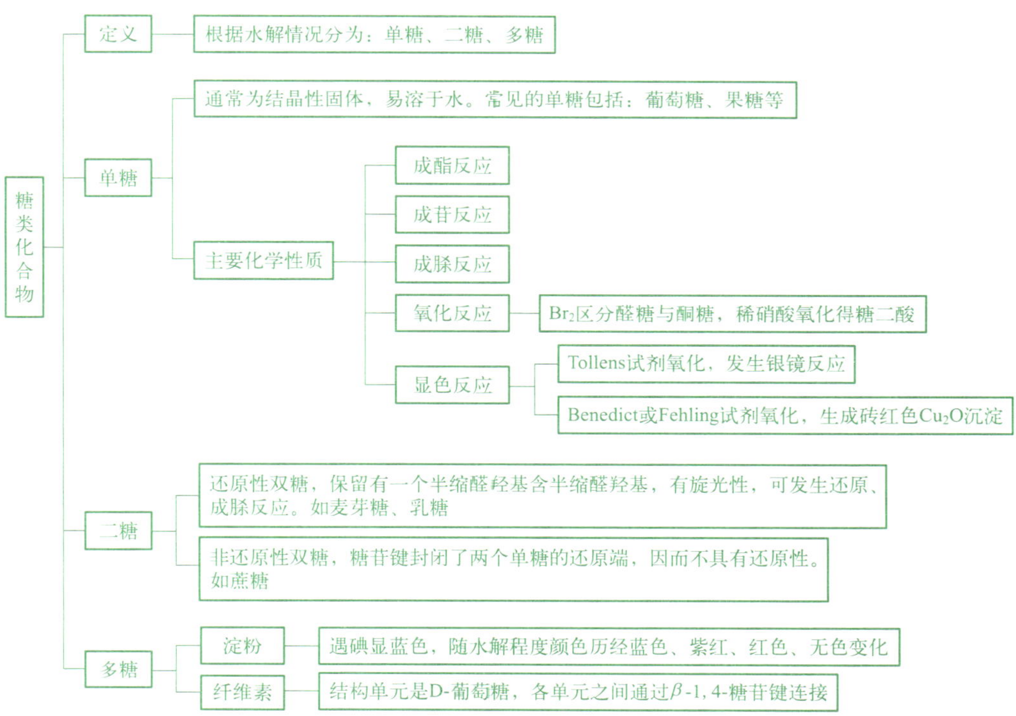

习题

一、选择题

1. 下列物质不能发生银镜反应的是（　　）。

A. 麦芽糖　　B. 果糖　　C. 蔗糖　　D. 葡萄糖

2. β- 麦芽糖中两个葡萄糖单元是以（　　）结合的 。

A. β-1, 4-糖苷键　　B. α-1, 4-糖苷键　　C. β-1, 6-糖苷键　　D. α-1, 1-糖苷键

3. 以下属于还原性糖的是（　　）。

A. 蔗糖　　B. 麦芽糖　　C. 淀粉　　D. 纤维素

4. D- 葡萄糖的碱性水溶液中不可能存在（　　）。

A. D- 葡萄糖　　B. D- 半乳糖　　C. D- 果糖　　D. D- 甘露糖

5. D- 葡萄糖与 D- 甘露糖互为（　　）异构体。

A. 官能团　　B. 位置　　C. 碳架　　D. 差向

6. 葡萄糖的半缩醛羟基是（　　）。

A. C_1OH　　B. C_2OH　　C. C_3OH　　D. C_4OH

7. 纤维素经酶或酸水解的最后产物是（　　）。

A. 葡萄糖　　B. 蔗糖　　C. 纤维二糖　　D. 麦芽糖

8. 在一定的条件下，既可以发生氧化反应，又可以发生还原反应，还可以和酸发生酯化反应的是（　　）。

A. 乙醇　　B. 乙醛　　C. 乙酸　　D. 葡萄糖

9. 下列哪一组糖生成的糖脎是相同的？（　　）

A. 乳糖、葡萄糖、果糖　　B. 甘露糖、果糖、半乳糖

C. 麦芽糖、果糖、半乳糖　　D. 甘露糖、果糖、葡萄糖

10. 自然界存在的葡萄糖是（　　）。

A. D 构型　　B. L 构型

C. D 构型和 L 构型　　D. 绝大多数是 D 构型

二、简答题

1. 糖苷既不与斐林试剂作用，也不与托伦试剂作用，且无变旋光现象，试解释之。

2. 酮糖和醛糖都与托伦试剂或斐林试剂反应，但酮糖不与溴水反应，为什么？

3. 淀粉和纤维素都是由 D- 葡萄糖组成的，但在人体内作用不同，为什么？

第十七章 脂类的结构与生理功能

学习目标

（1）了解脂类物质的分类，掌握其主要生理功能。

（2）掌握油脂、磷脂、甾族化合物、萜类化合物的结构特点和化学性质。

（3）理解脂类物质与人体健康的关系，树立健康饮食的理念。

脂类（lipid）是油脂和类脂（lipoid）的总称，是构成生物体的重要成分，广泛存在于动植物体内。脂类包括范围很广，按化学组成一般分为三大类，包括单纯脂类，如脂肪、油和蜡；复合脂类，如磷脂、糖脂；衍生脂类，如甾族化合物和萜类化合物等。脂类化合物在化学组成、化学结构和生理功能上都具有很大的差异，但是它们在物理性质方面都具有不溶于水，而易溶于非极性有机溶剂的共同特点。可以用乙醚、氯仿、苯等有机溶剂把它们从细胞和组织中提取出来。

脂类在人体内能发挥很多重要的生理功能，主要包括如下几类。

① 储能与供能：脂肪是体内能量的主要储存形式。人体所需能量约 20% ～ 30% 由脂肪提供，1 克脂肪彻底氧化分解可释放 38.9 kJ 的能量。

② 机械保护与保温隔热：脂肪组织犹如软垫，能缓冲外界的机械撞击，对内脏有保护作用。脂肪不易导热，皮下脂肪可防止热量散失而保持体温。

③ 结构组成：磷脂和胆固醇是生物膜的组成成分，可维持细胞膜和细胞器膜的正常结构与功能。

④ 细胞识别与免疫调节：糖脂参与细胞识别、黏附和免疫应答。例如，花生四烯酸可转变成前列腺素、白三烯及血栓素等，调节炎症和免疫反应。

⑤ 合成激素与信号分子：胆固醇可转变成性激素、肾上腺皮质激素和维生素 D_3 等，参与代谢调节和控制生长发育。磷脂衍生物可作为第二信使参与细胞内信号通路。

⑥ 促进营养吸收：胆固醇转化为胆汁酸促进脂肪的消化和吸收，脂肪促进脂溶性维生素的吸收。

第一节　油脂和磷脂

一、油脂

（一）油脂的组成、结构和命名

油脂是油（oil）和脂肪（fat）的总称。通常把在室温下是液体的称为油，多来源于植物，如花生油、豆油等；固体或半固体的称为脂肪，多来源于动物，如牛油、猪油等。从化学结构和组成来看，油脂是高级脂肪酸的甘油酯，每一分子油脂都是由一分子甘油和三分子高级脂肪酸组成的酯，称为三酰甘油（triacylglycerol），医学上称为甘油三酯（triglyceride）。三酰甘油的结构通式如下：

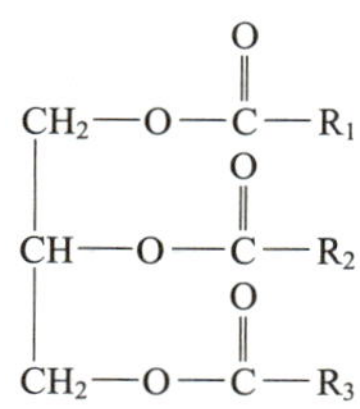

三酰甘油的结构通式

式中 R_1、R_2、R_3 相同时为单三酰甘油，若不同则为混三酰甘油，自然界存在的混三酰甘油均为 L 构型。天然油脂是各种混三酰甘油的混合物，并且含有少量游离的高级脂肪酸、高级醇、色素和维生素等物质。人体内还存在少量的一酰甘油（甘油一酯）和二酰甘油（甘油二酯）。

脂类中的脂肪酸（fatty acid）大多数以结合成酯键或酰胺键的形式存在，高等动植物中的脂肪酸大多数是含偶数碳原子的直链羧酸，碳链长度一般在 C_{12} ～ C_{20} 之间，C_{16} 和 C_{18} 为最多。脂肪酸系统命名法根据脂肪酸的碳链长度命名，碳链含双键则标记其位置。不含双键的脂肪酸为饱和脂肪酸，含双键的脂肪酸为不饱和脂肪酸。含 1 个双键的脂肪酸称为单不饱和脂肪酸，含 2 个及以上双键的脂肪酸称为多不饱和脂肪酸。油脂中常见的脂肪酸见表 17-1。

表 17-1　油脂中的常见高级脂肪酸

类别	习惯名称	系统名称	结构式
饱和脂肪酸	月桂酸（lauric acid）	十二烷酸	$CH_3(CH_2)_{10}COOH$
	豆蔻酸（myristic acid）	十四烷酸	$CH_3(CH_2)_{12}COOH$
	棕榈酸或软脂酸（palmitic acid）	十六烷酸	$CH_3(CH_2)_{14}COOH$
	硬脂酸（stearic acid）	十八烷酸	$CH_3(CH_2)_{16}COOH$
	花生酸（arachidic acid）	二十烷酸	$CH_3(CH_2)_{18}COOH$

续表

类别	习惯名称	系统名称	结构式
饱和脂肪酸	山嵛酸（behenic acid）	二十二烷酸	$CH_3(CH_2)_{20}COOH$
	掬焦油酸（lignoceric acid）	二十四烷酸	$CH_3(CH_2)_{22}COOH$
不饱和脂肪酸	棕榈油酸（palmitoleic acid）	9-十六碳一烯酸	$CH_3(CH_2)_5CH{=}CH(CH_2)_7COOH$
	油酸（oleic acid）	9-十八碳一烯酸	$CH_3(CH_2)_7CH{=}CH(CH_2)_7COOH$
	神经酸（neuritic acid）	15-二十四碳一烯酸	$CH_3(CH_2)_7CH{=}CH(CH_2)_{13}COOH$
	亚油酸（linoleic acid）	9, 12-十八碳二烯酸	$CH_3(CH_2)_4(CH{=}CHCH_2)_2(CH_2)_6COOH$
	α-亚麻酸（α-linolenic acid）	9, 12, 15-十八碳三烯酸	$CH_3CH_2(CH{=}CHCH_2)_3(CH_2)_6COOH$
	γ-亚麻酸（γ-linolenic acid）	6, 9, 12-十八碳三烯酸	$CH_3(CH_2)_4(CH{=}CHCH_2)_3(CH_2)_3COOH$
	花生四烯酸（arachidonic acid）	5, 8, 11, 14-二十碳四烯酸	$CH_3(CH_2)_4(CH{=}CHCH_2)_4(CH_2)_2COOH$
	EPA（timnodonic acid）	5, 8, 11, 14, 17-二十碳五烯酸	$CH_3CH_2(CH{=}CHCH_2)_5(CH_2)_2COOH$
	DPA（clupanodonic acid）	7, 10, 13, 16, 19-二十二碳五烯酸	$CH_3CH_2(CH{=}CHCH_2)_5(CH_2)_4COOH$
	DHA（cervonic acid）	4, 7, 10, 13, 16, 19-二十二碳六烯酸	$CH_3CH_2(CH{=}CHCH_2)_6CH_2COOH$

饱和脂肪酸和油酸等多数脂肪酸在人体内可通过代谢合成，而亚油酸、α-亚麻酸等多双键不饱和脂肪酸在人体内不能自身合成，必须从食物中获得。花生四烯酸虽然人体能自身合成，但量太少，还需要从食物中获得。这些不饱和脂肪酸对人体的生长和健康是必不可少的，称为“必需脂肪酸（essential fatty acid）”。人体从食物中获得这些必需脂肪酸后，就能合成同族的其他不饱和脂肪酸，故必需脂肪酸对人体健康是必不可少的。从海洋鱼类及甲壳类动物体内所含的油脂中可分离出二十碳五烯酸（EPA）和二十二碳六烯酸（DHA），它们是大脑所需要的营养物质，被誉为“脑黄金”。EPA 和 DHA 还具有降低血脂、抗动脉粥样硬化、抗血栓等作用，可防治心脑血管疾病。

甘油酯命名时，通常把甘油的名称放在前面，脂肪酸的名称放在后面。单三酰甘油命名时称为“三某脂酰甘油”或“甘油三某脂酸酯”。混三酰甘油命名时用 α、β、α′ 标明脂肪酸的位次。例如：

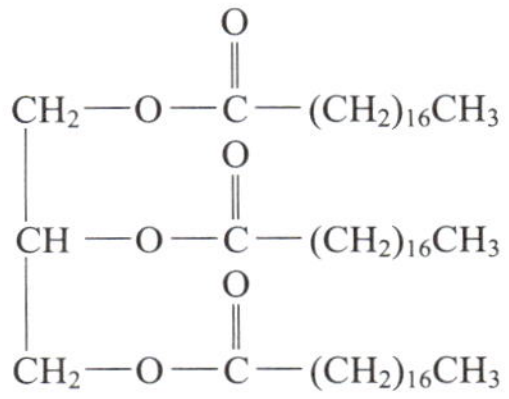

三硬脂酰甘油
(tristearoylglycerol)
(甘油三硬脂酸酯)

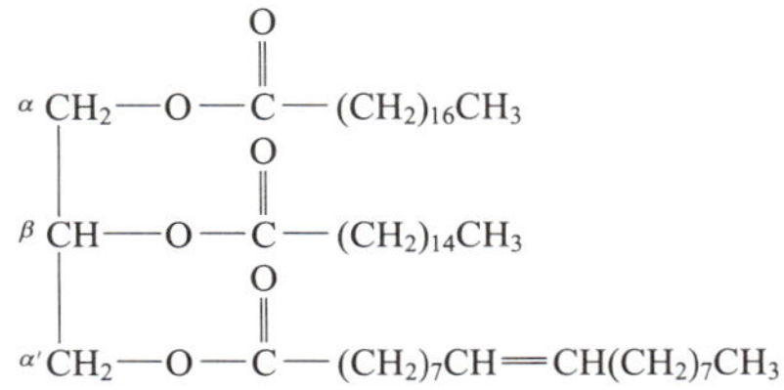

α-硬脂酰-β-软脂酰-α′-油酰甘油
(α-stearoyl-β-palmitoyl-α′-oleoylglycerol)
(甘油-α-硬脂酸-β-软脂酸-α′-油酸酯)

（二）油脂的性质

纯净的油脂是无色、无味的中性化合物。大多数天然油脂由于含有色素而呈黄色至红色；天然油脂都有些气味，如芝麻油有香味，而鱼油有令人作呕的臭味。油脂比水轻，密度在 0.9 ～ 0.95g·cm^{-3} 之间，不溶于水，易溶于氯仿、丙酮、苯和乙醚等有机溶剂。

油脂是混三酰甘油的混合物，无恒定的熔点和沸点。油脂的熔点高低取决于其所含不饱和脂肪酸的多少。绝大多数天然存在的不饱和脂肪酸中碳碳双键大多数是顺式结构，不饱和脂肪酸的链在双键处呈弯弓状，这种构型使脂肪酸的碳链弯曲，分子内羧酸脂肪链之间贴合程度不如饱和脂肪酸或反式脂肪酸之间紧密，导致三酰甘油分子之间作用力减小，熔点降低，故含不饱和脂肪酸多的油脂有较高的流动性和较低的熔点，在室温下易呈液态。植物油中含不饱和脂肪酸的比例较动物脂肪中的大，故常温下植物油呈液态，动物脂肪呈固态。

油脂是脂肪酸的甘油酯，具有酯的典型反应。此外，由于构成各种油脂的脂肪酸不同程度地含有碳碳双键，故油脂还可以发生加成、氧化等反应。

1. 皂化

三酰甘油在酸、碱或酯酶的作用下发生水解反应，生成一分子甘油和三分子脂肪酸。油脂如在碱性条件下水解，则生成甘油和高级脂肪酸的钠盐或钾盐，这种盐俗称为肥皂，故油脂在碱性溶液中的水解又称为皂化（saponification）。广义的皂化反应泛指羧酸酯的碱性水解。

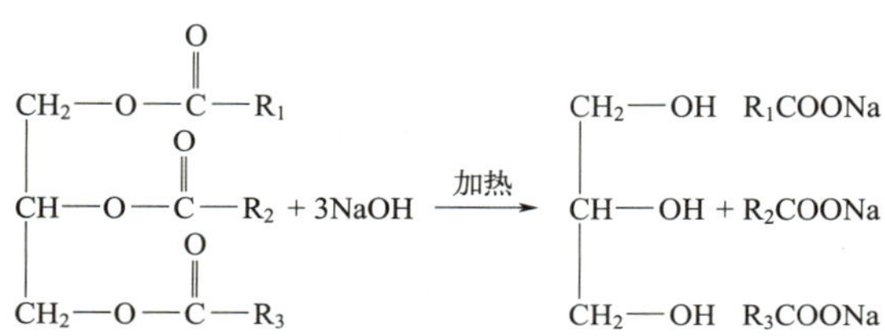

三酰甘油　　　　甘油　　脂肪酸钠

使 1g 油脂完全皂化所需氢氧化钾的质量（单位：mg）称为皂化值（saponification number）。根据皂化值的大小，可以判断油脂的平均分子量。皂化值越大，油脂的平均分子量越小，表示该油脂中含分子量较低的脂肪酸较多。皂化值是衡量油脂质量的指标之一，可反映油脂皂化时所需碱的用量。不同的油脂所含的脂肪酸不同，常见油脂的皂化值见表 17-2。

表 17-2　常见油脂中脂肪酸的含量（%）和皂化值、碘值

油脂名称	软脂酸	硬脂酸	油酸	亚油酸	皂化值 / (mg·g^{-1})	碘值 / (g·$100g^{-1}$)
牛油	24 ～ 32	14 ～ 32	35 ～ 48	2 ～ 4	190 ～ 200	30 ～ 48
猪油	28 ～ 30	12 ～ 18	41 ～ 48	3 ～ 8	195 ～ 208	46 ～ 70
花生油	6 ～ 9	2 ～ 6	50 ～ 57	13 ～ 26	185 ～ 195	83 ～ 105
大豆油	6 ～ 10	2 ～ 4	21 ～ 29	50 ～ 59	189 ～ 194	127 ～ 138
棉籽油	19 ～ 24	1 ～ 2	23 ～ 32	40 ～ 48	191 ～ 196	103 ～ 115

2. 加成

含有不饱和脂肪酸的三酰甘油，分子中的碳碳双键可以和氢、碘等发生加成反应。

（1）加氢　油脂中不饱和脂肪酸的碳碳双键可被催化加氢，转化成饱和脂肪酸含量较多的油脂，从而制得氢化油。由于加氢后可以提高油脂的饱和度，原来液态的油将变为半固态或固态的脂肪。油脂的催化加氢常叫油脂的硬化，氢化油又称为硬化油。硬化油容易储存、运输，还能扩大油脂的应用范围。人造黄油的主要成分就是氢化油。

（2）加碘　碘也可和油脂中的碳碳双键发生加成反应，根据消耗碘的量，可以判断油脂的不饱和程度。100g 油脂所能吸收碘的克数称为碘值（iodine number）。碘值与油脂的不饱和程度成正比，碘值越大，三酰甘油中所含的双键数目越多，油脂的不饱和程度也越大；碘值越小，表示油脂的不饱和程度越低。通常碘不易与碳碳双键直接进行加成，在实际测定中常用氯化碘（ICl）或溴化碘（IBr）的冰醋酸溶液作试剂与油脂反应。

3. 酸败

油脂在空气中长期放置，逐渐发生变质，就会出现颜色加深，产生难闻气味的现象，这种油脂的变质过程称为酸败（rancidity）。酸败是复杂的化学变化过程，其实质是油脂受空气中的氧、水分和微生物（酶）的作用，一方面油脂中不饱和脂肪酸的双键被氧化生成过氧化物，这些过氧化物再经分解等作用生成有臭味的小分子醛、酮和羧酸等化合物；另一方面油脂被水解成甘油和游离的高级脂肪酸，后者在微生物的作用下可进一步发生 β- 氧化、分解等反应，生成小分子化合物。光、热、水分或真菌都可以加速油脂的酸败过程。随着油脂的酸败，油脂的水解程度会加大，游离脂肪酸的含量也会增加。油脂中游离脂肪酸含量的高低就可以作为判断油脂酸败程度的依据。

油脂中游离脂肪酸的含量通常用酸值来衡量。中和 1g 油脂中的游离脂肪酸所需氢氧化钾的毫克数称为油脂的酸值（acid number）。与正常值比较，酸值越大说明油脂中游离脂肪酸的含量越高，即酸败程度越严重。酸败的油脂有毒性和刺激性，通常酸值大于 6.0 的油脂不宜食用。为防止油脂酸败，油脂应储存于密闭容器中，放置在阴凉处。也可添加少量抗氧化剂，如维生素 E 等。

皂化值、碘值和酸值是油脂品质分析的三个重要理化指标。国家对不同油脂的皂化值、碘值和酸值都有一定的要求，符合国家规定标准的油脂才可供药用和食用，如对花生油碘值要求 83 ～ 105，皂化值要求 185 ～ 195。

二、磷脂

磷脂（phospholipid）和糖脂（glycolipid）是生物体内类似油脂的化合物。磷脂和糖脂通常以甘油或鞘氨醇为骨架，由甘油构成的磷脂和糖脂分别称为甘油磷脂和甘油糖脂，由鞘氨醇构成的磷脂和糖脂分别称为鞘磷脂和鞘糖脂。磷脂广泛存在于动物的肝、脑、脊髓、神经组织以及植物种子中，糖脂主要分布于脑和其他神经组织中，特别是脑的白质部分。

（一）甘油磷脂

甘油磷脂（glycerophosphatide）由甘油、脂肪酸、磷酸及含氮化合物组成，是磷脂酸的衍生物。磷脂酸（phosphatidic acid）是由一分子甘油与二分子高级脂肪酸、一分子磷酸通过酯键结合而成的化合物。磷脂酸的结构式如下：

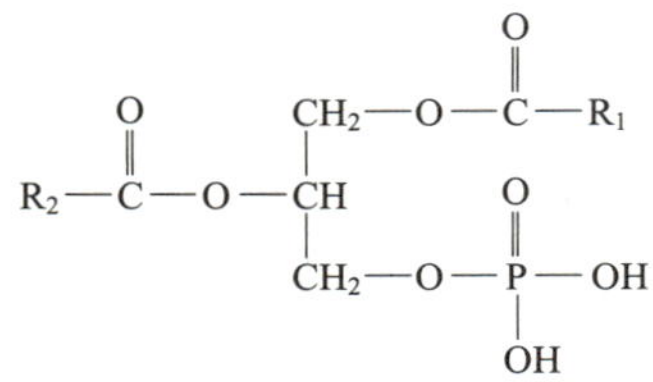

磷脂酸的结构式

磷脂酸结构中的脂肪酸中最常见的有软脂酸、硬脂酸和油酸等。若磷脂酸分子中磷酸部分的羟基再和胆碱、乙醇胺（胆胺）等含氮碱或其他化合物（如肌醇、丝氨酸等）以磷酸酯键结合，可得到各种甘油磷脂。在生理 pH（7.35）环境中，甘油磷脂中的磷酸残基均带负电荷。甘油磷脂的两个长脂肪碳氢链为疏水性的烃基链，而其余部分则为亲水性的极性基团，故甘油磷脂具有乳化性质。甘油磷脂的结构通式如下：

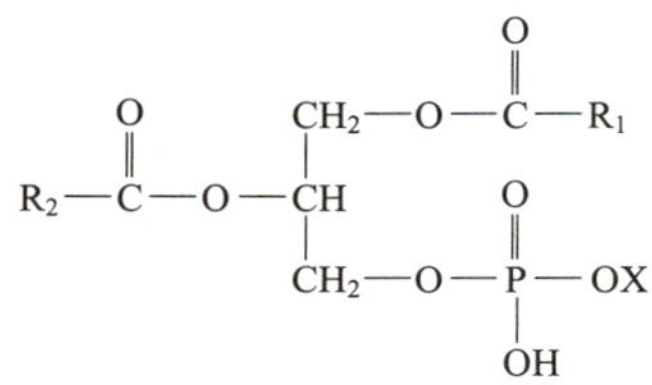

甘油磷脂的结构通式

人体内重要的甘油磷脂见表 17-3，其中最常见的是磷脂酰胆碱和磷脂酰乙醇胺。磷脂酰胆碱（lecithin）或称为胆碱磷酸甘油酯，因其在禽类蛋黄中含量最为丰富而俗称为卵磷脂，它是磷脂酸分子中磷酸部分上的羟基与胆碱的羟基酯化的产物。卵磷脂通常是以偶极离子的形式存在，因为磷酸残基上未酯化的游离羟基（—OH）呈酸性，它很容易与胆碱基的氢氧根离子（OH^-）发生分子内酸碱中和反应，形成内盐。新鲜的卵磷脂是白色蜡状物质，不溶于水及丙酮，易溶于乙醇、乙醚及氯仿。卵磷脂不稳定，在空气中易被氧化变成黄色或棕色。卵磷脂在脑神经组织、肝、肾上腺、红细胞中含量较多，能促进肝中脂肪的运输，常作为抗脂肪肝的药物。磷脂酰乙醇胺（cephalin）或称为乙醇胺磷酸甘油酯，因其在脑组织中含量最多而俗称为脑磷脂。脑磷脂是磷脂酸分子中磷酸部分上的羟基与胆胺的羟基酯化生成的产物。脑磷脂也是以偶极离子的形式存在，能溶于乙醚，不溶于丙酮，难溶于冷乙醇。而卵磷脂易溶于乙醇，利用这一溶解性质的不同，可将卵磷脂与脑磷脂分离。卵磷脂在空气中易被氧化成棕黑色。脑磷脂存在于脑、神经组织和大豆中，通常与卵磷脂共存。脑磷脂还与血液凝固有关，血小板内能促使血液凝固的凝血激酶就是由脑磷脂与蛋白质组成的。

表 17-3　机体内几种重要的甘油磷脂

HO—X	X 取代基团	名称
水	—H	磷脂酸
胆碱	$—CH_2CH_2N^+(CH_3)_3$	磷脂酰胆碱（卵磷脂）
乙醇胺	$—CH_2CH_2NH_3^+$	磷脂酰乙醇胺（脑磷脂）
丝氨酸	$—CH_2CHNH_2COOH$	磷脂酰丝氨酸
甘油	$—CH_2CHOHCH_2OH$	磷脂酰甘油

续表

HO—X	X 取代基团	名称
肌醇	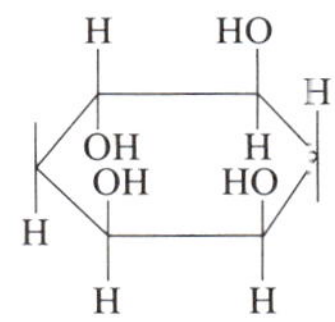	磷脂酰肌醇
磷脂酰甘油	$—CH_2CHOHCH_2OPOOHOCH_2HCOCOR_2CH_2OCOR_1$	二磷脂酰甘油（心磷脂）

（二）鞘磷脂

鞘磷脂（sphingomyelin）又称为神经磷脂，是由鞘氨醇（sphingol）与脂肪酸、磷酸和含氮化合物各一分子结合而成的化合物。鞘氨醇为鞘磷脂的主链结构，是一类脂肪族长碳链的氨基二元醇，人体以含十八碳的鞘氨醇为主。鞘氨醇的氨基与脂肪酸通过酰胺键结合，所得 *N*- 脂酰鞘氨醇称为神经酰胺（ceramide）。神经酰胺 C-1 上的羟基与磷酸胆碱（或磷酸乙醇胺）通过磷酸酯键相连接的化合物即为鞘磷脂。鞘氨醇、神经酰胺、鞘磷脂的结构式如下：

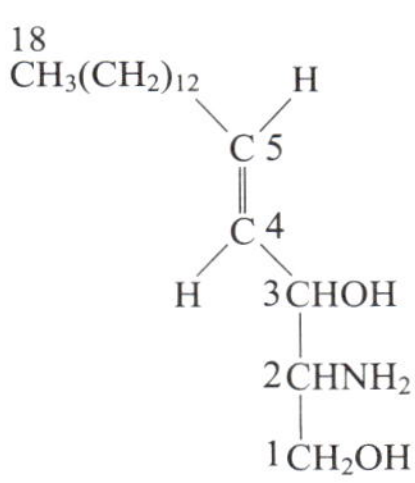

鞘氨醇

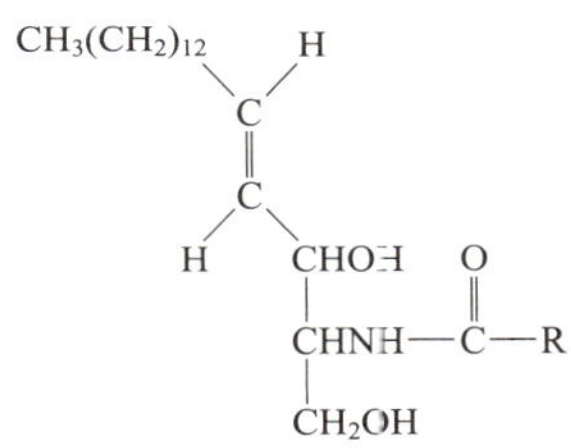

神经酰胺

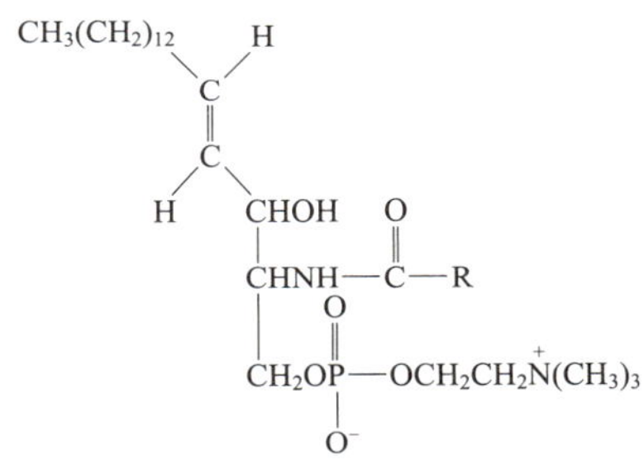

鞘磷脂

天然鞘磷脂分子中，鞘氨醇残基中的碳碳双键以反式构型存在。不同组织器官中，鞘磷脂中的脂肪酸种类有所不同，神经组织中以硬脂酸、二十四碳酸和神经酸（15- 二十四碳一烯酸）为主，而在脾脏和肺组织中则以软脂酸和二十四碳酸为主。鞘磷脂有两条由鞘氨醇残基和脂肪酸残基构成的疏水性长碳氢链，有 1 个亲水性的磷酸胆碱残基，故结构上与甘油磷脂类似，也具有乳化性质。鞘磷脂是白色结晶，比较稳定，在光的作用下或在空气中不易被氧化。鞘磷脂不溶于丙酮及乙醚，而溶于热乙醇，这是鞘磷脂与卵磷脂和脑磷脂的不同之处。鞘磷脂是细胞膜的重要成分之一，大量存在于脑和神经组织中，是围绕着神经纤维鞘样结构的一种成分，人的红细胞膜脂质中含 20% ～ 30% 鞘磷脂。

第二节　甾族化合物

甾族化合物（steroid）又称为类固醇化合物，是广泛存在于动植物体内的一类重要的天然物质，包括动植物甾醇、胆酸、维生素 D、动物激素、肾上腺皮质激素、植物强心苷、甾体生物碱、甾体药物、昆虫激素等。这些物质涉及生理、保健、节育、医药、农业、畜牧业等方面，对动植物的生命活动起着重要的作用。

一、甾族化合物的结构

甾族化合物分子结构中都含有 1 个由环戊烷并氢化菲构成的四环碳骨架（分别用 A、B、C、D 表示），环上碳原子有固定的编号顺序。一般在 C-10 和 C-13 上各连有 1 个甲基，称为角甲基。在 C-17 上连有 1 个不同碳原子数的碳链或取代基。中文“甾”字很形象地表示了甾族化合物基本结构的特点，甾字中的“田”表示 4 个环，“巛”象征性地表示 2 个角甲基和 1 个 C-17 位上的取代基。其基本骨架如下：

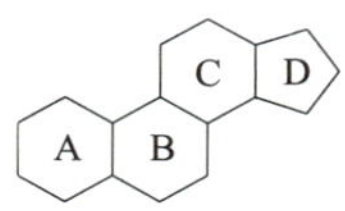

环戊烷并氢化菲四环碳骨架

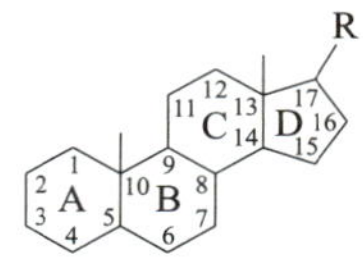

甾族化合物基本骨架

不同甾族化合物的 C-3 羟基、C-17 连接的侧链碳原子数及取代基团不同，其生理功能也各异。

二、重要的甾族化合物

（一）甾醇类

甾醇（sterol）又称为固醇，常以游离状态或酯或苷的形式广泛存在于动物和植物体内。甾醇按来源分为动物甾醇及植物甾醇两大类，在动物体内以酯的形式存在，在植物体内以苷的形式存在。天然的甾醇在 C-3 上有 1 个羟基，并且绝大多数都是 β 构型。

1. 胆固醇

胆固醇是一种只存在于动物体内的甾醇，其学名为胆甾醇，因最早从动物胆石中发现而得名。胆固醇分子结构的特点是：C-3 上有 1 个 β 羟基，C-5 与 C-6 之间有 1 个碳碳双键，C-17 连着 1 个有 8 个碳原子的烷基侧链。胆固醇的结构式如下：

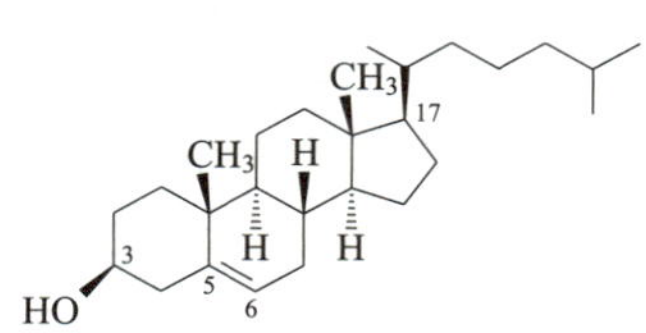

胆固醇的结构式

胆固醇分子式为 $C_{27}H_{46}O$，是一种无色或略带黄色的结晶，熔点 148.5℃，难溶于水，易溶于热乙醇、乙醚和氯仿等有机溶剂。胆固醇分子中有 1 个碳碳双键，它可以和一分子溴或溴化氢发生加成反应，也可以催化加氢生成二氢胆固醇。胆固醇分子中的羟基可酰化后形成酯，也可与糖的半缩醛羟基生成苷。溶解在氯仿中的胆固醇与乙酸酐及浓硫酸作用，颜色由浅红变蓝紫，最后转为绿色，此反应称为李伯曼 - 布查（Lieberman-Burchard）反应，常用于胆固醇定性、定量分析。

胆固醇广泛分布于全身各组织，其中脑及神经组织中的含量最高。正常人体含胆固醇约140g，血液中的含量为 2.82 ～ 5.95mmol/L。人体胆固醇可在体内合成或从食物中摄取，胆固醇的主要食物来源包括动物内脏、蛋黄、鱼子、奶油及肉类等。此外，中药牛黄、蟾蜍中也含有胆固醇。胆固醇是细胞膜脂质中的重要组分，生物膜的流动性和通透性与它有着密切关系。同时，胆固醇还是生物合成胆甾酸和甾体激素等的前体，它在体内起着重要的作用。胆固醇在肝脏中转化为胆汁酸，促进脂质乳化与吸收；在肾上腺皮质转化为皮质醇和醛固酮，调控应激反应与水盐平衡；在性腺转化为睾酮和雌二醇等，驱动生殖发育与维持第二性征；在肠黏膜细胞内，胆固醇经酶催化氧化成 7- 脱氢胆固醇（7-dehydrocholesterol）后，经血液循环输送到皮肤组织中，若再经紫外线照射，7- 脱氢胆固醇则可转变成维生素 D_3，参与钙、磷的代谢调节。但是当胆固醇摄取过多或代谢发生障碍时，胆固醇就会从血清中沉积在动脉血管壁上导致动脉粥样硬化；过饱和胆固醇从胆汁中析出沉淀则是形成胆固醇系结石的基础；体内长期胆固醇偏低还可能会增加癌症发病的可能性。故既要给机体提供足够的胆固醇来维持机体的正常生理功能，又要防止胆固醇过量或过少所造成的不良影响，这些是现代人类健康生活所应解决的热点问题。

2. β- 谷固醇

β- 谷固醇（β-sitosterol）是一种植物甾醇，是植物细胞的重要组分。与胆固醇在结构上的差异仅是在 C-24 位上有多个乙基，分子式为 $C_{29}H_{50}O$。β- 谷固醇的结构式如下：

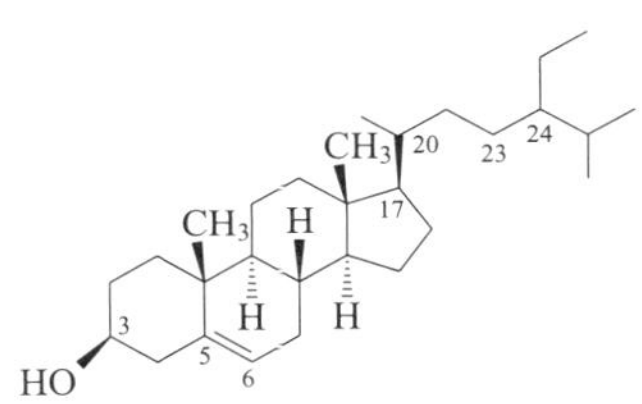

β-谷固醇的结构式

人体肠道不能吸收 β- 谷固醇，在饭前服用可抑制肠道黏膜对胆固醇的吸收，从而降低血中胆固醇含量，可作为降血脂的药物使用。

3. 麦角固醇

麦角固醇（ergosterol）学名为麦角甾醇，分子式为 $C_{28}H_{44}O$，存在于酵母、霉菌及麦角中，中药猪苓、灵芝中也含有此结构。麦角固醇分子结构比胆固醇在 C-7 与 C-8、C-22 与 C-23 之间各多了 1 个碳碳双键。麦角固醇的结构式如下：

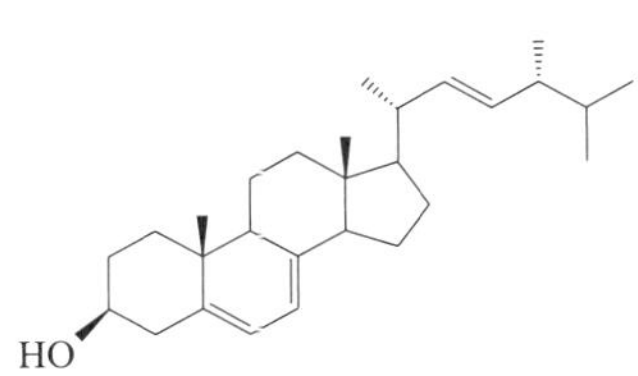

麦角固醇的结构式

麦角固醇为白色片状或针状结晶，经紫外线照射后，B 环开环生成维生素 D_2。维生素 D_2 和天然存在于鱼肝油中的维生素 D_3 的结构相近，具有抗佝偻病的疗效。麦角固醇还是青霉素生产中的副产品之一，可用于激素的生产。

（二）胆甾酸

胆甾酸是动物胆汁中分离出来的一类饱和的胆烷羟基酸，至今已发现 100 多种，都属于 5*β*- 系甾族化合物，其结构中含有羧基，故而得名。胆甾酸在人体内可以以胆固醇为原料直接生物合成，其中人体内重要的是胆酸（cholic acid）和脱氧胆酸（deoxycholic acid），其结构式如下：

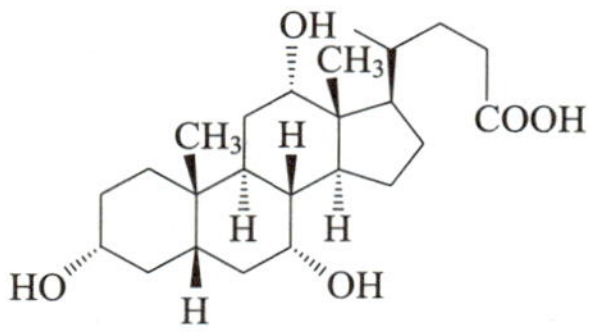

胆酸

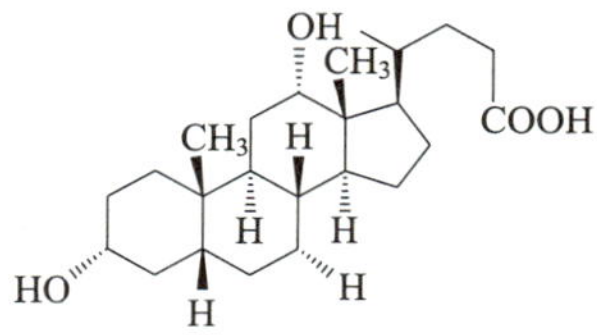

脱氧胆酸

胆甾酸可分别与甘氨酸（NH_2-CH_2-COOH）和牛磺酸（NH_2-CH_2-CH_2-SO_3H）通过酰胺键结合形成结合胆甾酸，如胆酸与甘氨酸或牛磺酸结合分别生成甘氨胆酸（glycocholic acid）和牛磺胆酸（taurocholic acid），其结构式如下：

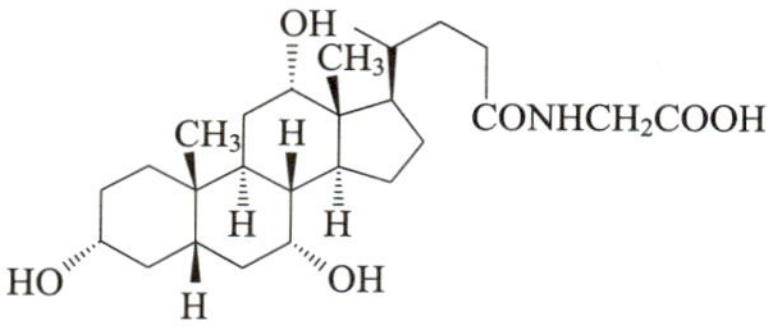

甘氨胆酸

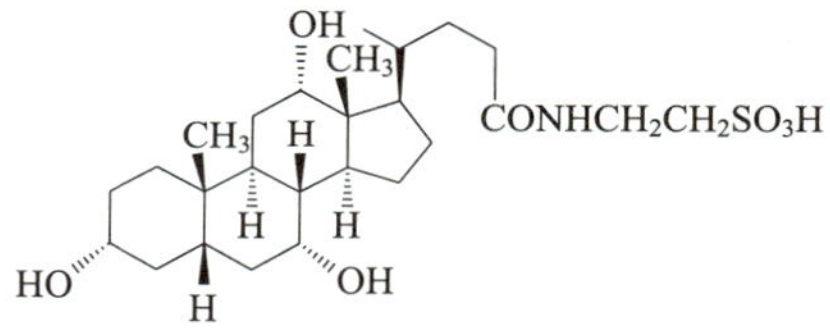

牛磺胆酸

胆汁中结合胆甾酸总称为胆汁酸（bile acid）。在人体及动物小肠的碱性条件下，胆汁酸以其盐的形式存在，称为胆汁盐（bile salt），简称为胆盐。胆汁盐分子内部既含有亲水性的羟基和羧基（或磺酸基），又含有疏水性的甾环，这种分子结构能够降低油 / 水两相之间的表面张力，具有乳化剂的作用，使脂肪及胆固醇酯等疏水的脂质乳化成细小微粒状态，增加消化酶对脂质的接触面积，使脂类易于消化吸收。胆酸钠作为临床所用的利胆药就是甘氨胆酸钠和牛磺胆酸钠的混合物。

（三）甾体激素

激素（hormone）是动物体内各种内分泌腺分泌出的一类化学活性物质。它们不经导管直接分泌进入血液和淋巴液中，数量虽少，但具有重要的生理作用。已发现人和动物的激素有几十种，它们按化学结构可分为 3 类：①含氮激素，如胰岛素、甲状腺素和催产素；②甾体激素，根据来源分为性激素和肾上腺皮质激素两类；③脂肪酸衍生物激素，如前列腺素。其中，甾体激素是一类脂溶性激素，可自由扩散进入细胞，与胞内受体结合调控基因转录，起效慢但作用持久，广泛参与多种生命活动的调控。

1. 性激素

性激素（sex hormone）是性腺（睾丸、卵巢、黄体）所分泌的甾体激素，具有促进动物发育、生长及维持性特征的生理功能。它们的生理作用很强，少量就能产生极大影响。性激素分为雄性激素和雌性激素两类。

2. 肾上腺皮质激素

肾上腺皮质激素（adrenal cortical hormone）是肾上腺皮质部分所分泌的一类激素，是一类维持生命活动的重要物质。它分泌的激素种类很多，按照它们的生理功能可分为两类：一类是主要影响糖、蛋白质与脂质代谢的糖皮质激素（glucocorticoid），如皮质酮（corticosterone）、可的松（cortisone）、氢化可的松（hydrocortisone）等；另一类是主要影响组织中电解质的转运和水的分布的盐皮质激素（mineralocorticoid），如醛固酮（aldosterone）。这两类肾上腺皮质激素均是21-碳甾族化合物，结构上的共同特点是C-3上有酮基，C-4和C-5之间有1个碳碳双键，C-17上连有1个2-羟基乙酰基；而区别在于C-11上有含氧基团的是糖皮质激素，无含氧基团则为盐皮质激素。C-17上有α-羟基的肾上腺皮质激素功能更强。重要肾上腺皮质激素的化学结构如下：

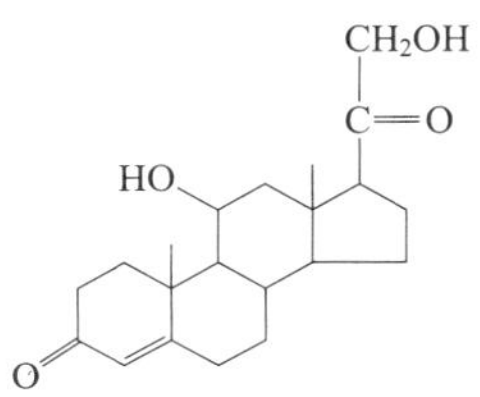

皮质酮

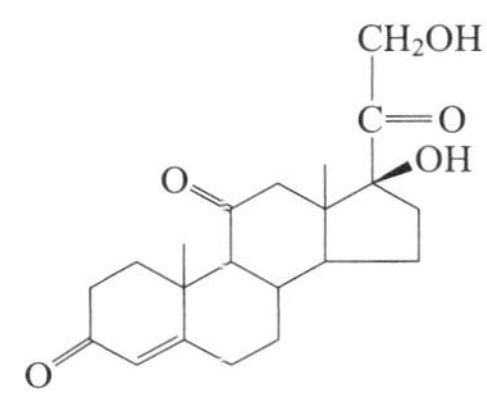

可的松

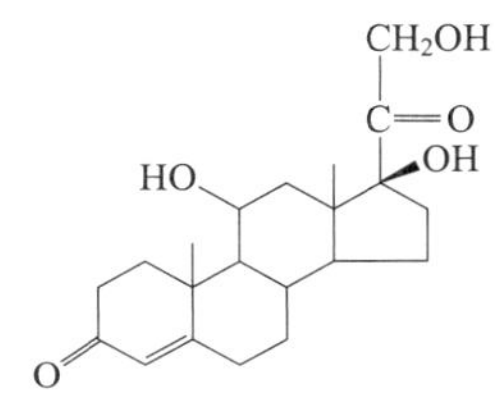

氢化可的松

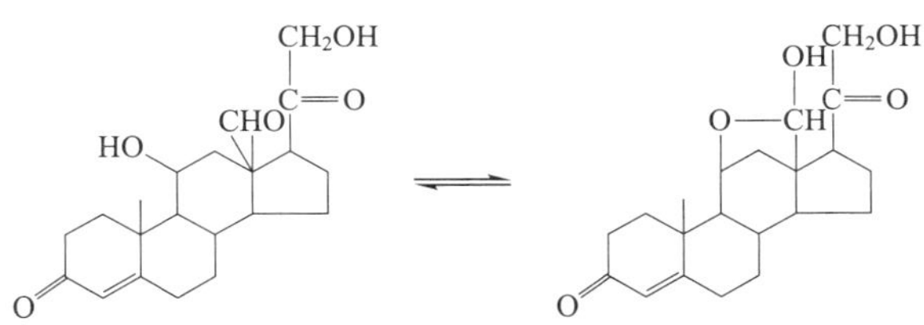

醛固酮(醛式)　　醛固酮(半缩醛式)

早在1855年，美国医师艾迪森（T. Addison）就发现了肾上腺皮质激素的重要性。肾上腺皮质分泌的激素减少，会导致人体极度虚弱，贫血、恶心，低血压、低血糖，皮肤呈青铜色，临床上称为原发性慢性肾上腺皮质功能减退症或艾迪森氏病。

糖皮质激素是一种具有重要生理和药理作用的甾族激素，它能够促使红细胞、血小板的增生，对脂肪和蛋白质的代谢也具有调节作用，并有抗炎症、抗过敏、抗休克等作用。在临床治疗中，糖皮质激素类药物占有相当重要的地位，如氢化可的松、泼尼松、地塞米松等都是较好的抗炎、抗过敏药物，对风湿性关节炎、风湿热、红斑狼疮等具有一定的疗效。

盐皮质激素能够促进体内钠离子的保留和钾离子的排出，维持人体内电解质平衡和体液容量。临床上主要用于治疗钾、钠失调的病症，以恢复电解质和水的平衡。然而，肾上腺皮质肿瘤或增生引发的醛固酮自主性分泌过多，可导致原发性醛固酮增多症，主要临床表现为顽固性高血压伴低钾血症，持续性头晕、头痛、乏力，严重者可出现心律失常或肾功能下降。

（四）强心苷类

强心苷类（cardiac glycosides）是由属于甾族化合物的强心苷元与糖类缩合所产生的一类苷，存在于许多有毒的植物中，特别以玄参科和夹竹桃科植物最为普遍，如毛地黄叶中含有毛地黄毒苷，羊角拗种子中含有羊角拗苷，百合科铃兰中含有铃兰毒苷等。小剂量能使心跳频率减慢，强度增加，故称为强心苷。强心苷在临床上用作强心剂，用于心力衰竭和心律失常的治疗，但有剧毒，若超过安全剂量，能使心脏中毒而停止跳动。毛地黄毒苷元和夹竹桃A毒苷元的结构式如下：

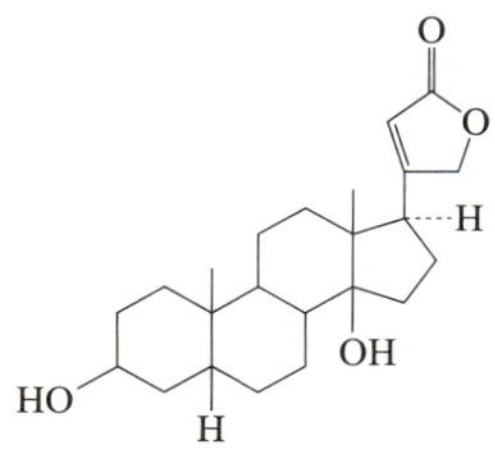

毛地黄毒苷元

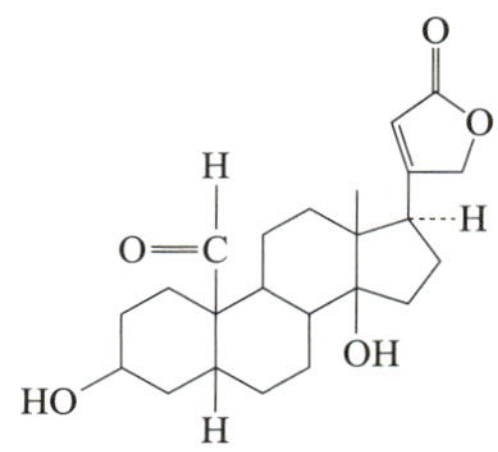

夹竹桃A毒苷元

第三节　萜类化合物

萜类化合物（terpenoid）是指由 2 个或 2 个以上异戊二烯分子相连而成的聚合物及其含氧程度不等的衍生物。萜类化合物广泛存在于植物、微生物和昆虫中，是挥发油的主要成分。挥发油是指从植物的根、茎、叶、花及果中经水蒸气蒸馏或用溶剂提取出来的不溶于水、具有挥发性和香味的油状物质，如松节油、薄荷油、樟脑油等，具有祛痰、止咳、祛风、发汗、镇痛、抗菌、驱虫等药理作用。

一、萜类化合物的结构

萜类化合物一般指通式为 $(C_5H_8)_n$ 的链状或环状烯烃及其聚合物、氢化物或含氧衍生物。萜类化合物以异戊二烯（isoprene）为基本碳骨架单元，分子中含有碳原子数大多为 5 的整数倍。也就是说，萜类化合物是指分子的基本骨架可以划分为若干个异戊二烯单元的化合物以及它们的含氧及饱和程度不等的衍生物。异戊二烯及其骨架结构如下：

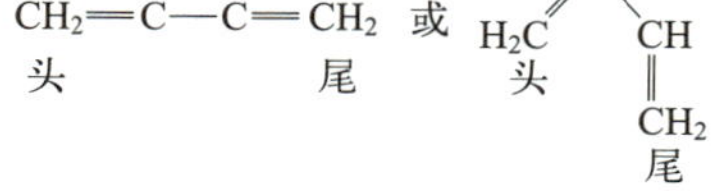

异戊二烯(C_5H_8)

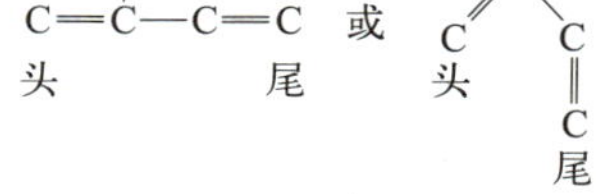

异戊二烯骨架

萜类化合物分子中含有双键，故可称为萜烯（terpene）。若干个异戊二烯可以组成碳链形成链萜烯，也可以组成碳环形成环萜烯。许多挥发油分子是由 2 个异戊二烯连接而成，具有 $C_{10}H_{16}$ 分子式。例如，月桂烯是由 2 个异戊二烯头尾相连，而柠檬烯相当于一分子异戊二烯发生 1, 4- 加成，另一分子异戊二烯发生 1, 2- 加成，它们的结构式如下：

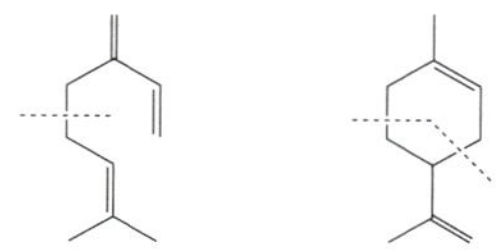

月桂烯　　柠檬烯

从构造方式来看，链状单萜、薄荷烷型和薄荷烯可看作是 2 个异戊二烯单元通过不同键合方式连接而成的，α- 金合欢烯和橙花叔醇是 3 个异戊二烯单元通过不同键合方式连接而成的。其他绝大多数萜类化合物的碳骨架也是由 2 个或多个异戊二烯分子头尾（少数为头头、尾尾）相连或相互聚合而成的，这种结构特点被称为“异戊二烯规则”。链状单萜、薄荷烷型化合物及薄荷烯、α- 金合欢烯和橙花叔醇的结构如下：

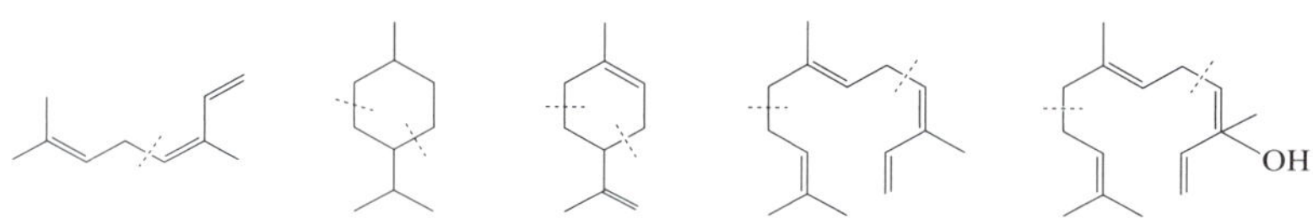

链状单萜　　薄荷烷型　　薄荷烯　　α-金合欢烯　　橙花叔醇

“异戊二烯规则”是总结大量萜类化合物的分子构造特点归纳出来的，可粗略地推测出未知萜类化合物可能的分子构造方式，在未知萜类化合物的结构式测定中具有很大价值。但也有少数天然萜类化合物的碳原子数并不是 5 的倍数，如茯苓酸为 31 碳萜。有的萜类化合物尽管碳原子数是 5 的倍数，却不能分割为异戊二烯的碳架，如葑烷。反之，有些化合物虽然是异戊二烯的高聚物，但不属于萜类化合物，如天然橡胶。必须指出，天然产物的生源理论和实验已证实萜类化合物只能看作是由若干个异戊二烯连接而成的。而实际上并不能通过异戊二烯聚合得到。使用放射性核素追踪的生物合成实验已证明，在生物体内形成萜类化合物真正的前体是由醋酸合成的甲戊二羟酸，其结构式如下：

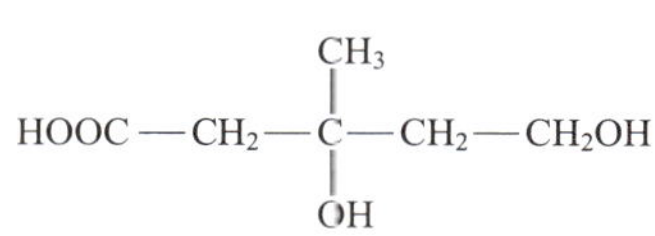

甲戊二羟酸的结构式

二、萜类化合物的分类

萜类化合物是按照异戊二烯单元数目（n）进行分类的，见表 17-4。天然的异戊二烯属半萜，含有 2 个异戊二烯单元的称为单萜，含有 3 个异戊二烯单元的称为倍半萜，含有 4 个异戊二烯单元的则称为二萜，以此类推。倍半萜是萜类化合物中最大的一类，约有 7000 种。

二萜类以上的化合物也称为“高萜类化合物”，一般不具挥发性。其中，单萜和倍半萜及其简单含氧衍生物是挥发油的主要成分，而二萜是形成树脂的主要成分，三萜和四萜则分别主要以皂苷和类胡萝卜素的形式广泛存在。异戊二烯的高聚物因其分子量极高（可达数十万）且结构以长链为主，通常不被视为萜类，如天然橡胶、松香等。

表 17-4 萜类化合物的分类

类别	异戊二烯单元数目	碳原子数	存在
半萜类	1	5	植物叶
单萜类	2	10	挥发油
倍半萜类	3	15	挥发油
二萜类	4	20	树脂、植物醇
三萜类	6	30	皂苷、树脂、植物乳液
四萜类	8	40	胡萝卜素

此外，有的萜类化合物分子中具有不同的碳环数，又进一步区分为链萜、单环萜、双环萜、三环萜等。还有些萜类化合物所含的碳原子数虽不是 5 的整数倍，但却是从萜类化合物转变而来的，它们也归在萜类化合物中，如含有 19 个碳原子的赤霉酸，它是从二萜贝壳杉烯代谢而来的，也属于萜类化合物，称为降二萜。由于萜类化合物结构复杂，故命名时多采用俗名再接上“烷”“烯”“醇”等类名，如樟脑烯、薄荷醇、月桂烯、柠檬醛等。

三、重要的萜类化合物

萜类化合物具有一定的生理活性，可供药用，具有祛痰、止咳、祛风、解热、发汗、镇痛、抗菌、消毒、降压、驱虫、活血化瘀等作用，在医药领域占有重要的地位。

（一）柠檬醛

柠檬醛（citral）又称为枸橼醛、柑醛，属于链状单萜类。柠檬醛广泛存在于挥发油中，在香茅属植物柠檬醛草挥发油中的含量高达 80%。由鲜柠檬皮压榨而得的柠檬油约含 3% ～ 5% 的柠檬醛，可做香料。柠檬醛还是合成维生素 A 的主要原料。

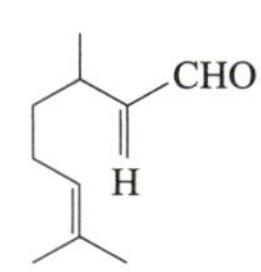

α-柠檬醛

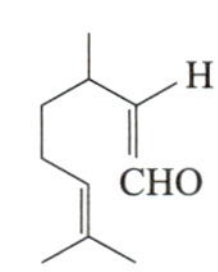

β-柠檬醛

（二）薄荷醇

薄荷醇（menthol）的系统名为 3- 萜醇，又称为薄荷脑，属于单环单萜类化合物。薄荷醇从薄荷油中分离而得，为无色针状或粒状结晶，熔点较低，难溶于水，易溶于有机溶剂。薄荷醇分子中有 3 个手性碳原子，理论上应有 8 个旋光异构体，但天然薄荷油中只有左旋的薄荷醇，其结构式如下：

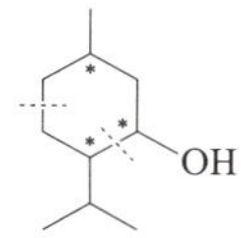

薄荷醇的3个手性碳原子

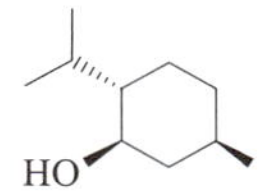

L-薄荷醇的结构式

薄荷醇有芳香、矫味、祛风、局部止痛、消炎等功效。在医药上常用作刺激药，作用于皮肤或黏膜，有清凉止痒作用，内服可用于头痛及鼻、咽、喉炎症等。

（三）樟脑和龙脑

樟脑（camphor）和龙脑（borneol）都属于双环单萜。樟脑又称为樟酮，系统名为2-莰酮，是樟烷的含氧衍生物，主要存在于樟树口，是一种重要的药品和工业原料。樟脑经四氢硼钠还原后，生成龙脑与异龙脑（isoborneol），二者互为差向异构体，属于非对映异构体。龙脑又称为樟醇，俗称为梅片、冰片，系统名称为2-莰醇，可视为樟脑的还原产物，也是合成樟脑的中间产物。野菊花挥发油以龙脑和樟脑为主要成分。

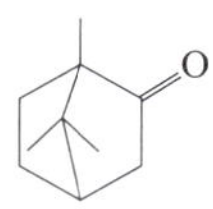

樟脑

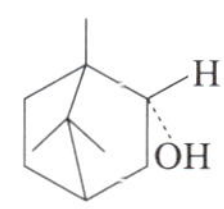

龙脑

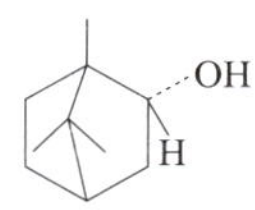

异龙脑

樟脑为无色透明晶体，具有穿透性的特殊香味及清凉感，易升华，不溶于水，溶于乙醇和植物油等。自然界存在的樟脑为右旋体，合成品为外消旋体。樟脑具有羰基的化学性质，与2, 4-二硝基苯肼的醇溶液作用，生成不溶性的2, 4-二硝基苯腙；与盐酸羟胺作用生成樟脑肟，并释放相应量的盐酸。这些反应均可用于樟脑含量的测定。樟脑是呼吸及循环系统的兴奋剂，为急救良药，但水溶性低，为增大其水溶性而制成的衍生物樟脑磺酸钠，易溶于水，注射进人体内后迅速吸收、奏效快。樟脑还可作为防蛀剂、祛痰剂。我国的天然樟脑产量居世界第一，尤以台湾地区所产的樟脑纯度高、品质优。

龙脑主要存在于热带植物龙脑香树的木质部挥发油中。天然的龙脑有左旋体和右旋体两种，以右旋体较多，合成品为外消旋体。右旋体主要得自龙脑香树挥发油；左旋体得自艾纳香的叶子。龙脑为无色透明六角形片状结晶，能升华，有清凉气味，具有似胡椒又似薄荷的香气，能升华，但挥发性较樟脑小。不溶于水，易溶于醇、醚、氯仿、甲苯。龙脑具有发汗、兴奋、镇静、镇痉、驱虫等作用，可发挥散郁火、止痛等功效，是人丹、冰硼散等药物的主要成分之一。中医将其用作发汗祛痰药，并用于霍乱的治疗。龙脑也是上等香料的组成成分。异龙脑不如龙脑气味清香，而且刺激性较大，不适于药用，一般用作香料。

（四）青蒿素

青蒿素（artemisinin）属于单环倍半萜，其母核结构由1个环戊烯酮与1个内酯桥接的氧杂环丁烷通过缩酮键连接，形成“扭曲三环”刚性构型。青蒿素含有过氧桥键（C—O—O—C），是抗疟活性的药效团。过氧桥键中O—O单键的键能较低，易被二价铁离子（Fe^{2+}）催化断裂，释放自由基，直接攻击疟原虫膜蛋白及血红素代谢产物。在其基础上合成了多种衍生物，如双氢青蒿素（dihydroartemisinin）、蒿甲醚（artemether）、青蒿琥酯（artesunate）等。青蒿素及其主要衍生物结构式如下：

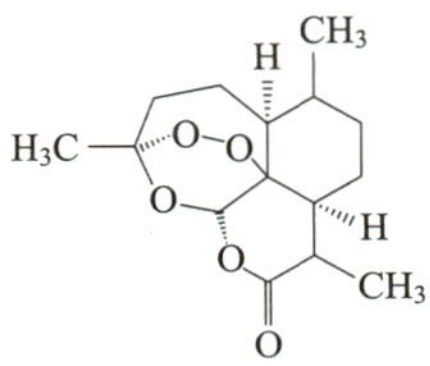

青蒿素

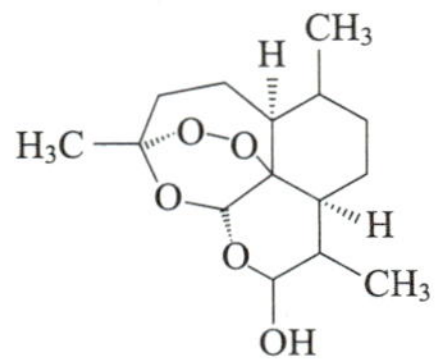

双氢青蒿素

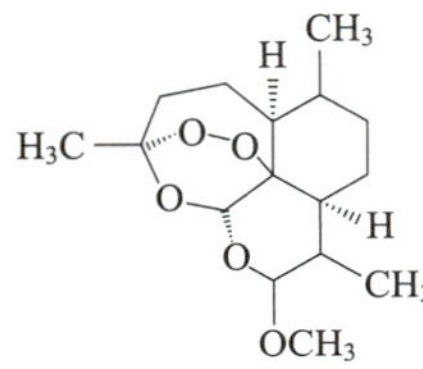

蒿甲醚

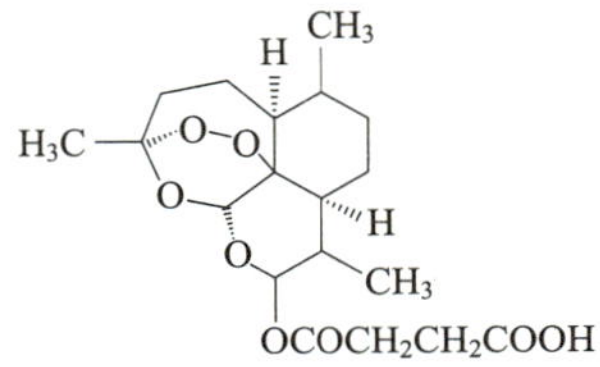

青蒿琥酯

青蒿素为白色针状晶体，味苦，仅存在于中药黄花蒿中。青蒿素在机体内吸收快、毒性低，可杀灭红细胞内的疟原虫，亦可用于治疗系统性红斑狼疮与盘状红斑狼疮。青蒿素经硼氢化钾还原可获得双氢青蒿素，进一步被修饰可获得蒿甲醚和青蒿琥酯，它们具有更强的抗疟作用，且不易产生耐药性。青蒿素是中国研发的第一个被国际公认的天然药物，是治疗脑型疟疾和恶性疟疾的首选药物。其发现从《肘后备急方》"青蒿一握，以水二升渍，绞取汁"中获启发，1972 年分离出青蒿素结晶，1975 年确定其过氧桥键为核心结构，1979 年完成临床验证，2015 年发现者屠呦呦获诺贝尔奖，彰显中医药现代化价值。

（五）维生素 A

维生素 A（vitamin A）又称为维甲醇、视网膜醇、抗干眼醇，为单环二萜类化合物，含有 1 个 β- 白芷酮环，其共轭体系为全反式构型，其前体是四萜类化合物胡萝卜素。天然维生素 A 包括维生素 A_1 和 A_2 两种，A_1 为视黄醇（retinol），A_2 为 3- 脱氢视黄醇（3-dehydroretinol），它们的结构如下。

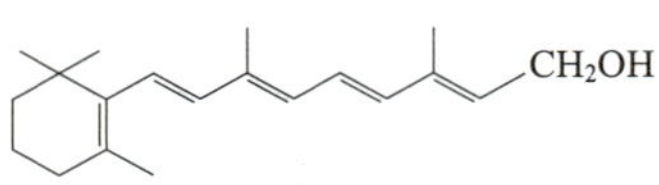

视黄醇

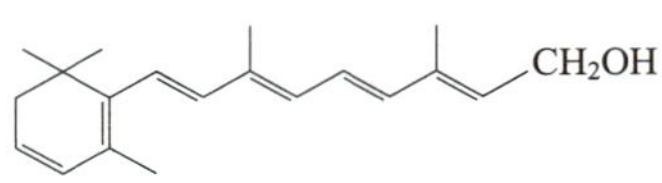

3-脱氢视黄醇

维生素 A 为黄色结晶，熔点为 63 ～ 64℃，不溶于水，溶于无水乙醇、甲醇、氯仿及乙醚。维生素 A 主要存在于奶油、蛋黄及鱼肝油中，是哺乳动物正常发育所必需的脂溶性维生素。缺乏维生素 A 能引起发育不全、眼角膜硬化，初期症状是夜盲症。维生素 A 易被空气氧化，遇紫外线或高温也易被破坏。通常将其溶于精制植物油中并添加抗氧化剂，应于低温、避光处储存。

拓展阅读

健康中国：氢化油与科学饮食

氢化油技术的出现，是工业文明的缩影。通过人工氢化植物油，赋予油脂更长的保质期、更酥脆的口感，让饼干、蛋糕、油炸食品成为现代人餐桌上的"常客"。然而这项技术如同一把双刃剑，在满足人们对美味的追求时，也悄然埋下了健康的隐患。油脂氢化的过程中产生了反式脂肪酸（trans fatty acids，TFA）。TFA 在人体内的代谢极慢，代谢周期长达 50 ～ 60d，极易在人体内蓄积，扰乱脂质代谢平衡。世界卫生组织（WHO）明确指出，过量摄入的反式脂肪酸已成为人类的"健康杀手"。反式脂肪酸可破坏脂质代谢平衡使人发胖，引起高血糖、高血压、高血脂，诱发炎症，加速动脉粥样硬化，进而导致 2 型糖尿病、冠心病、肿瘤等多种疾病的发生。目前，我国对 TFA 实施了严格管控，并开展科学饮食指导。《中国居民膳食指南》倡导居民“远离反式脂肪酸，尽可能少吃富含氢化油脂的食物”。这项倡导直接服务于“健康中国”战略，让我们在享受技术进步成果的同时健康生活。

学习小结

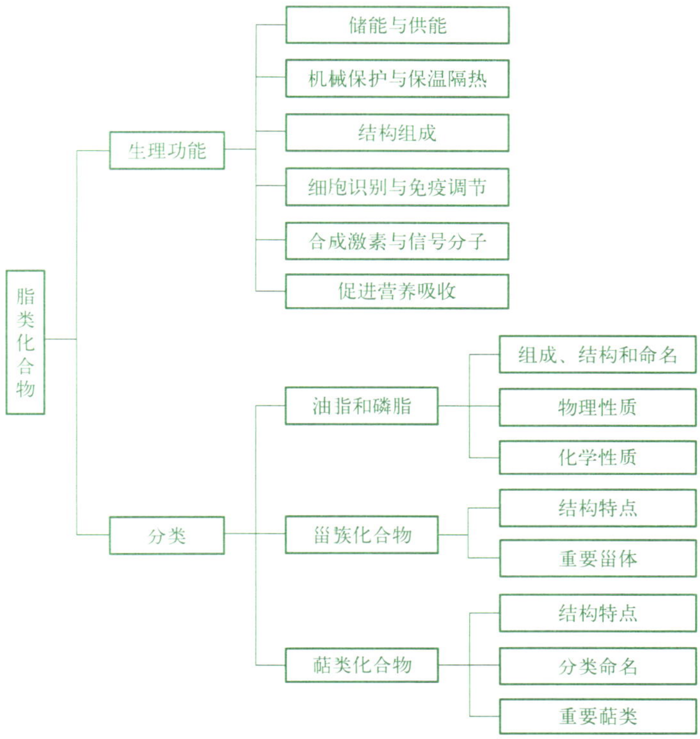

习题

一、选择题

1. 可直接说明油脂新鲜度和质量好坏的化学特征值是（　　）。

A. 酸值　　B. 皂化值　　C. 碘值　　D. 二烯值

2. 脂肪在碱性溶液中水解称为（　　）。

A. 酯化　　B. 还原　　C. 氧化　　D. 皂化

3. 分子结构中含有胆碱残基的磷脂是（　　）。

A. 心磷脂　　B. 脑磷脂　　C. 卵磷脂　　D. 磷脂酸

4. 鞘氨醇分子结构中含有羟基的数目为（　　）。

A. 1 个　　B. 2 个　　C. 3 个　　D. 4 个

5. 经紫外线照射可转变成维生素 D_3 的化合物是（　　）。

A. 胆固醇　　B. 7- 脱氢胆固醇　　C. β- 谷固醇　　D. 麦角甾醇

6. 下列属于结合胆甾酸的是（　　）。

A. 胆酸　　B. 脱氧胆酸　　C. 牛磺胆酸　　D. 鹅脱氧胆酸

7. 机体内分泌雄性激素的主要器官是（　　）。

A. 睾丸　　B. 卵巢　　C. 肾上腺　　D. 甲状腺

8. 萜类化合物的结构基础是（　　）。

A. 葡萄糖单元　　B. 异戊二烯单元　　C. 肽单元　　D. 核苷酸单元

9. 下列属于倍半萜类化合物的是（　　）。

A. 月桂烯　　B. 薄荷醇　　C. 紫杉醇　　D. 青蒿素

10. 冰片具有去翳明目、开窍醒神、消肿止痛等功效，又被称为（　　）。

A. 龙葵　　B. 龙胆　　C. 龙脑　　D. 龙骨

二、简答题

1. 简述脂类的生理功能。

2. 何为必需脂肪酸？请列举常见的必需脂肪酸。

3. 列举胆固醇能转化的生物活性物质，并简述其功能。

4. 简述萜类化合物结构中的“异戊二烯规则”。

5. 用简单的化学方法鉴别下列各组化合物。

（1）柠檬醛、樟脑、薄荷醇。

（2）胆酸、胆固醇、炔雌二醇。

第十八章

蛋白质和核酸的化学特性

学习目标

（1）掌握氨基酸、肽、蛋白质的定义及区别，了解氨基酸的基本结构与分类。

（2）了解蛋白质元素组成特点，能评价利用氮含量测定蛋白质含量的优缺点。

（3）掌握并比较 DNA 和 RNA 的化学组成和结构；了解 DNA 双螺旋结构模型的要点，和 mRNA、tRNA、rRNA 的结构特点。

（4）掌握氨基酸、蛋白质和核酸的理化性质。

蛋白质（protein）和核酸（nucleic acid）都是含氮有机大分子化合物，既是生物体重要的组成成分，也是生命活动中重要的物质基础。蛋白质存在于生物体的一切细胞中，是构成人体和动、植物体的基本物质，具有各种生理功能。核酸是一类携带遗传信息和指导蛋白质合成的生物大分子，在生物个体的发育、生长、繁殖和遗传变异等生命活动中起着重要作用。

第一节　氨基酸

一、氨基酸的结构

氨基酸（amino acid）是指分子中含有氨基（氨亚基）和羧基的一类化合物，是组成肽和蛋白质的基本单位。氨基酸可看成是羧酸分子中烃基上的氢原子被氨基取代而成的取代羧酸。氨基酸的命名一般根据它们的来源或性质，采用俗名。如甘氨酸，因具有甜味而得名；天冬氨酸来源于天门冬的幼苗；丝氨酸的名称则是由于其最初的来源是蚕丝。氨基酸的系统命名法是羧酸作为母体，氨基酸为取代基，其碳原子的位次以阿拉伯数字表示，也可用希腊字母 α、β、γ 等标示，以氨基作为取代基，称为氨基某酸，如赖氨酸可称为 α，ε- 二氨基己酸，结构如下：

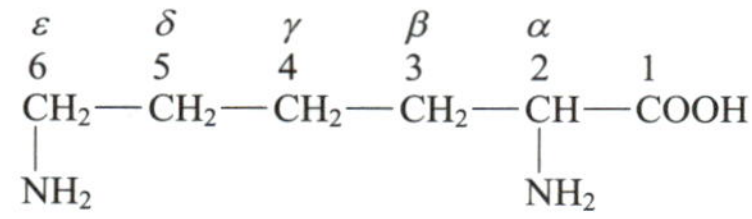

α,ε-二氨基己酸(赖氨酸)

根据氨基和羧基的相对位置不同，氨基酸可分为 α- 氨基酸、β- 氨基酸、γ - 氨基酸等。人体内绝大多数氨基酸都是 α- 氨基酸，其结构通式如下：

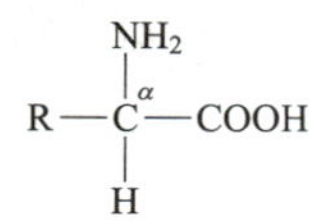

α-氨基酸结构通式

R 代表侧链基团，不同的 α- 氨基酸的差别就在于 R 基团的不同。脯氨酸结构较为特殊，可以成环，是亚氨基酸，不属于 α- 氨基酸，其结构如下：

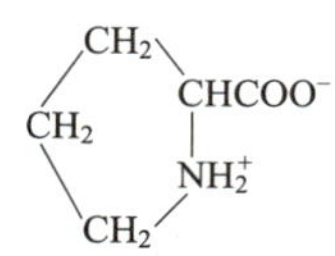

脯氨酸

氨基酸在结构中，若与 α- 碳原子相连的四个原子或基团各不相同，即手性碳原子，则会具有旋光异构现象，存在 D 构型和 L 构型两种异构体，氨基酸的构型可用 D/L 标记法表示如下：

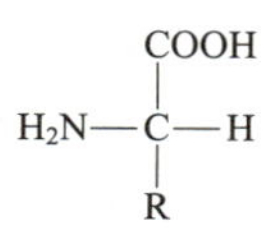

L-α-氨基酸

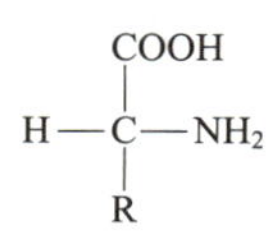

D-α-氨基酸

除甘氨酸外，组成蛋白质的 α- 氨基酸均为 L 构型。若以 *R*/*S* 标记法标定氨基酸侧链中的手性碳原子，除半胱氨酸为 *R* 构型外，其余氨基酸皆为 *S* 构型。这是因为在半胱氨酸中，取代基—CH_2SH 的位次高于取代基—COOH。

二、氨基酸的分类

自然界中存在 700 种以上的氨基酸，但用于合成蛋白质的氨基酸仅有 20 种，称为编码氨基酸（coding amino acid），也称标准氨基酸。人体内也存在有重要生理作用的非编码氨基酸，如鸟氨酸（ornithine）和瓜氨酸（citrulline）。根据 α- 氨基酸分子侧链 R 基团的结构和性质，有不同的分类方法。

根据氨基酸中的 R 基团含有烃基、芳基等非极性基团或羟基、巯基等极性基团的不同，氨基酸可分为非极性氨基酸和极性氨基酸。再根据氨基酸侧链 R 基团是否带电荷以及带电荷的种类，进一步分为非极性 R 基氨基酸、极性不带电荷 R 基氨基酸、带负电荷 R 基氨基酸和带正电荷 R 基氨基酸。

根据氨基酸侧链 R 基团的化学结构不同，氨基酸可分为脂肪族氨基酸、芳香族氨基酸和杂环族氨基酸。根据氨基酸分子中氨基和羧基的数目可将氨基酸分为中性氨基酸（氨基和羧基数目相等）、酸性氨基酸（羧基数目大于氨基数目）和碱性氨基酸（氨基数目大于羧基数目）。

综合以上分类方法，在医学上常将 20 种编码氨基酸分为 5 类：①非极性脂肪族氨基酸；②极性中性氨基酸；③芳香族氨基酸；④酸性氨基酸；⑤碱性氨基酸，见表 18-1。此外，在蛋白质合成后的修饰过程中，2 个半胱氨酸可脱氢后以二硫键相连接形成胱氨酸，脯氨酸和赖氨酸可分别被羟化为羟脯氨酸和羟赖氨酸。蛋白质分子中氨基酸残基的某些基团还可被甲基化、甲酰化、乙酰化、异戊二烯化和磷酸化等修饰。

表 18-1　组成天然蛋白质的 20种编码氨基酸

分类	习惯名（系统名）	英文名	英文缩写	中文简称	结构式	等电点
	甘氨酸（α- 氨基乙酸）	glycine	G 或 Gly	甘	$H—\overset{\overset{NH_2}{\vert}}{C}HCOOH$	5.97
	丙氨酸（α- 氨基丙酸）	alanine	A 或 Ala	丙	$CH_3—\overset{\overset{NH_2}{\vert}}{C}HCOOH$	6.00
	缬氨酸（α- 氨基 -β- 甲基丁酸）	valine	V 或 Val	缬	$CH_3\overset{\overset{CH_3}{\vert}}{C}H—\overset{\overset{NH_2}{\vert}}{C}HCOOH$	5.96
非极性脂肪族氨基酸	亮氨酸（α- 氨基 - γ - 甲基戊酸）	leucine	L 或 Leu	亮	$CH_3\overset{\overset{CH_3}{\vert}}{C}H—CH_2—\overset{\overset{NH_2}{\vert}}{C}HCOOH$	5.98
	异亮氨酸（α- 氨基 -β- 甲基戊酸）	isoleucine	I 或 Ile	异亮	$CH_3CH_2—\overset{\overset{CH_3}{\vert}}{C}H—\overset{\overset{NH_2}{\vert}}{C}HCOOH$	6.02
	脯氨酸（α- 羧基四氢吡咯）	proline	P 或 Pro	脯	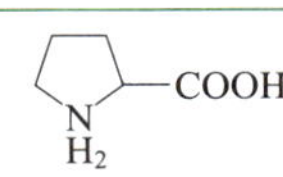	6.30
	蛋（甲硫）氨酸（α- 氨基 - γ - 甲硫基丁酸）	methionine	M 或 Met	蛋	$CH_3—S—CH_2—CH_2—\overset{\overset{NH_2}{\vert}}{C}HCOOH$	5.74
	丝氨酸（α- 氨基 -β- 羟基丙酸）	serine	S 或 Ser	丝	$HO—CH_2—\overset{\overset{NH_2}{\vert}}{C}HCOOH$	5.68
	半胱氨酸（α- 氨基 -β- 巯基丙酸）	cysteine	C 或 Cys	半胱	$HS—CH_2—\overset{\overset{NH_2}{\vert}}{C}HCOOH$	5.07
极性中性氨基酸	天冬酰胺（α- 氨基丁酰胺酸）	asparagine	N 或 Asn	天冬酰	$H_2N—\overset{\overset{O}{\Vert}}{C}—CH_2—\overset{\overset{NH_2}{\vert}}{C}HCOOH$	5.41
	谷氨酰胺（α- 氨基戊酰胺酸）	glutamine	Q 或 Gln	谷酰	$H_2N—\overset{\overset{O}{\Vert}}{C}—CH_2—CH_2—\overset{\overset{NH_2}{\vert}}{C}HCOOH$	5.65
	苏氨酸（α- 氨基 -β- 羟基丁酸）	threonine	T 或 Thr	苏	$HO—CH_2—\overset{\overset{NH_2}{\vert}}{C}HCOOH$	5.60

续表

分类	习惯名（系统名）	英文名	英文缩写	中文简称	结构式	等电点
芳香族氨基酸	苯丙氨酸（α- 氨基 -β- 苯基丙酸）	phenylalanine	F 或 Phe	苯丙	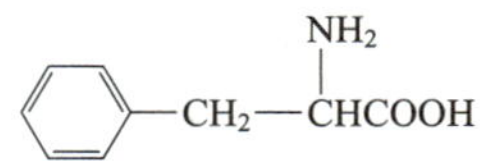	5.48
	酪氨酸［α- 氨基 -β-（对羟苯基）丙酸］	tyrosine	Y 或 Tyr	酪	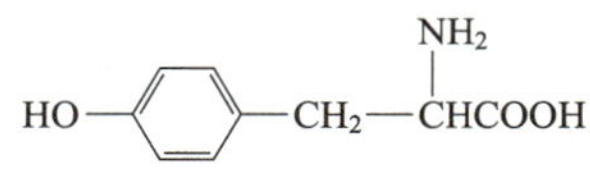	5.66
	色氨酸［α- 氨基 -β-（3- 吲哚基）丙酸］	tryptophan	W 或 Trp	色	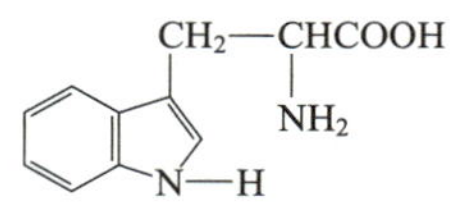	5.89
酸性氨基酸	天冬氨酸（α- 氨基丁二酸）	aspartate	D 或 Asp	天冬	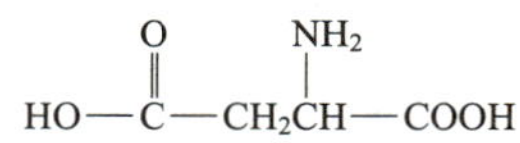	2.97
	谷氨酸（α- 氨基戊二酸）	glutamate	E 或 Glu	谷	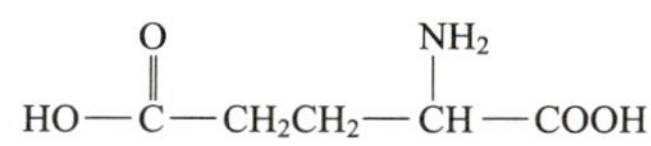	3.22
碱性氨基酸	精氨酸（α- 氨基 -δ- 胍基戊酸）	arginine	R 或 Arg	精	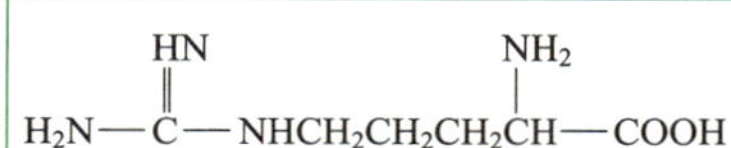	10.76
	赖氨酸（α，ω- 二氨基己酸）	lysine	K 或 Lys	赖	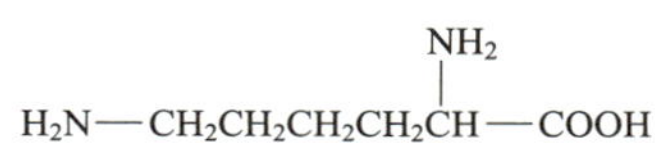	9.74
	组氨酸［α- 氨基 -β-（4- 咪唑基）丙酸］	histidine	H 或 His	组	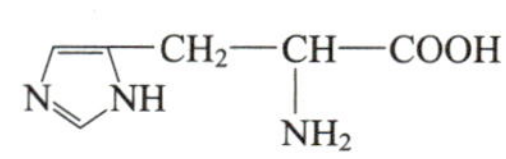	7.59

有些氨基酸在人体内不能合成或合成量不足，必须由食物蛋白质供给，称为营养必需氨基酸（essential amino acid），这些氨基酸有缬氨酸、苯丙氨酸、苏氨酸、亮氨酸、异亮氨酸、赖氨酸、蛋氨酸、色氨酸 8 种。此外，组氨酸和精氨酸在婴幼儿和儿童时期因体内合成不足，也需依赖食物部分补充，故这两种氨基酸可视为婴幼儿和儿童的必需氨基酸。

体内氨基酸脱氨基代谢可生成 α- 酮酸，进一步转变成糖和脂类化合物，能转变成糖的氨基酸称为生糖氨基酸；能转变成酮体的氨基酸称为生酮氨基酸；既能生成糖又能生成酮体的氨基酸称生糖兼生酮氨基酸。编码氨基酸中，生糖氨基酸有甘氨酸、丙氨酸、缬氨酸、蛋氨酸、脯氨酸、丝氨酸、谷氨酰胺、天冬酰胺、半胱氨酸、精氨酸、组氨酸、天冬氨酸、谷氨酸 13 种；生酮氨基酸有亮氨酸、赖氨酸 2 种；生糖兼生酮氨基酸有苯丙氨酸、酪氨酸、色氨酸、苏氨酸、异亮氨酸 5 种。

三、氨基酸的性质

氨基酸呈无色结晶，熔点在 200 ～ 300℃，大多在融熔时分解。各种氨基酸在纯水中的溶解度差异较大，易溶于酸或碱，不溶于乙醇、乙醚、苯等有机溶剂。除甘氨酸外，都具有旋光性。含有共轭双键的色氨酸、酪氨酸和苯丙氨酸具有紫外吸收特性，在 280nm 波长附近具有最大吸收峰。氨基酸为复合官能团化合物，分子中同时含有氨基和羧基，故氨基酸具有氨基和羧基的典型性质，但又因其相互影响而呈现出一些特殊性质。

（一）两性电离和等电点

氨基酸既含碱性基团，又含酸性基团，固态时分子以内盐形式存在，内盐也是偶极离子（dipolar ion）或两性离子（zwitterion）。α- 氨基酸的偶极离子结构如下：

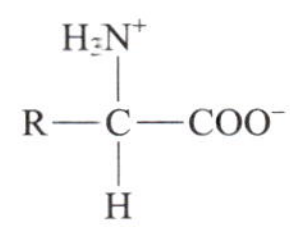

α-氨基酸的偶极离子结构

氨基酸的内盐形式极性较大，故氨基酸在水中有一定的溶解度，但不溶于有机溶剂。由于偶极离子间的静电引力较强，所以氨基酸的熔点很高，多数氨基酸受热分解而不熔融。氨基酸偶极离子与强酸或强碱作用均能生成盐，其反应如下：

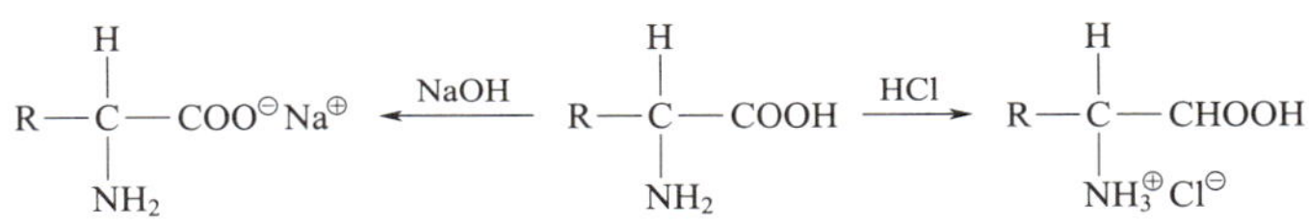

在水溶液中，氨基酸分子中的羧基和氨基可以分别像酸和碱一样离子化。所产生阳离子、阴离子及偶极离子三者之间可通过得失 H^+ 或 OH^- 而相互转化，呈如下平衡状态：

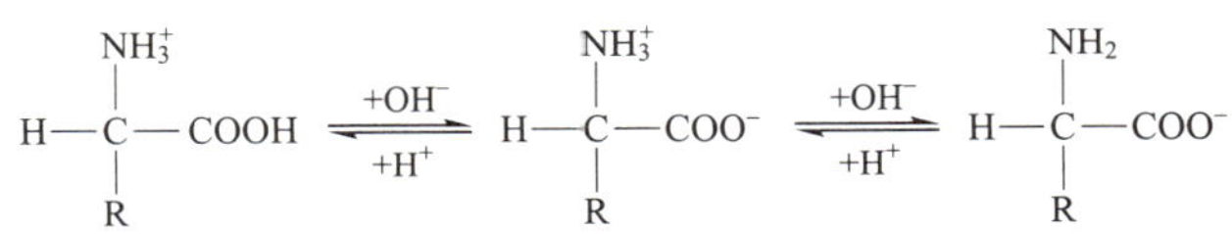

将带电物质的水溶液置于电场中，在电场力的作用下物质发生移动，称为电泳（electrophoresis）。随着溶液的 pH 不同，氨基酸所带的电荷也不同。如果氨基酸主要以阴离子的形式存在，氨基酸就向电场的阳极移动；相反，如果氨基酸主要以阳离子的形式存在，氨基酸就向阴极移动。如果调节溶液的 pH，使溶液中氨基酸解离成阳离子和阴离子的趋势及程度相等，即恰好以偶极离子形式存在，此溶液的 pH 称为该氨基酸的等电点（isoelectric point，pI）。等电点时，氨基酸所带的净电荷为零，整体呈电中性，在电场中，既不向负极移动，也不向正极移动。

（二）化学反应

1. 脱水反应

由一分子氨基酸的 α- 羧基与另一分子氨基酸的 α- 氨基通过脱水缩合反应形成的酰胺键称为肽键（peptide bond）。成肽反应是蛋白质合成中的核心步骤，肽键生成过程伴随一分子水的释放，反应如下：

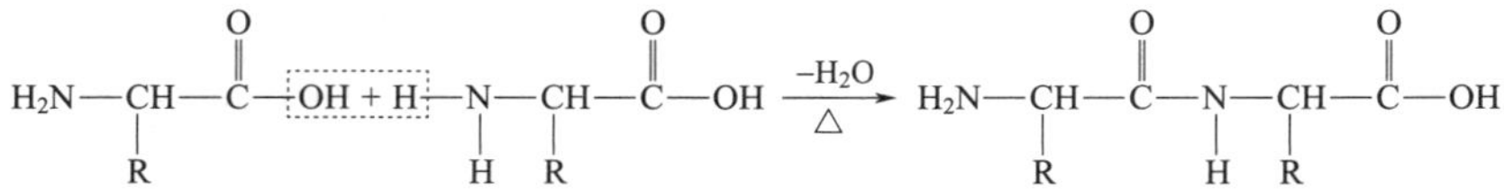

氨基酸　　　　氨基酸　　　　二肽

2. 脱氨基和转氨基反应

体内氨基酸代谢时，α- 氨基酸脱氨基伴有氧化反应，称为氧化脱氨基作用（oxidative deamination）。反应过程如下：

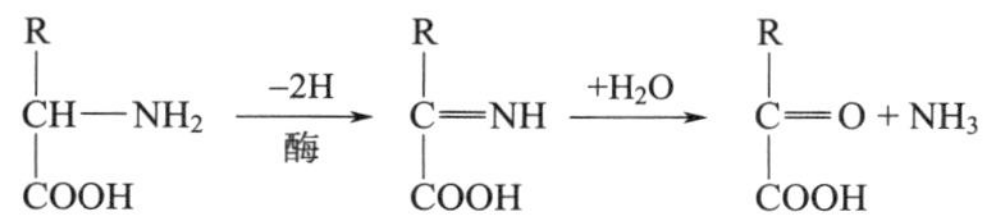

α-氨基酸　　　　亚氨基酸　　　　α-酮酸

此外，体内对氨基酸的代谢，还能发生转氨基反应，即 2 个氨基酸的 α- 氨基与 α- 酮酸的羰基，在转氨酶的作用下相互交换，生成相应的新的氨基酸和 α- 酮酸，这个过程称为转氨基作用（transamination）或氨基转移作用，反应如下：

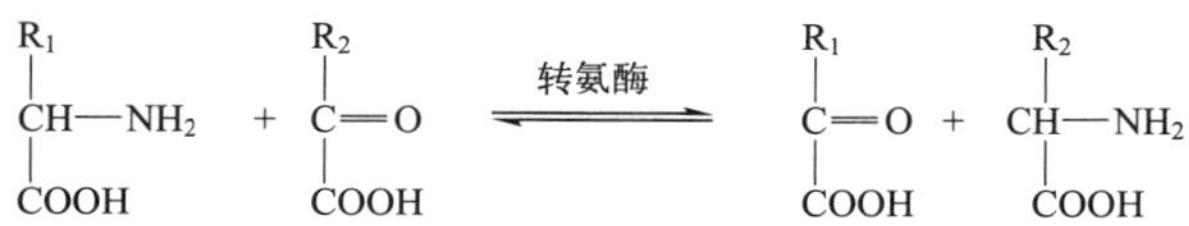

α-氨基酸1　　α-酮酸2　　　　α-酮酸1　　α-氨基酸2

3. 脱羧基反应

氨基酸在体外与 $Ba(OH)_2$ 共热条件下，可发生脱羧反应生成胺类化合物，反应如下：

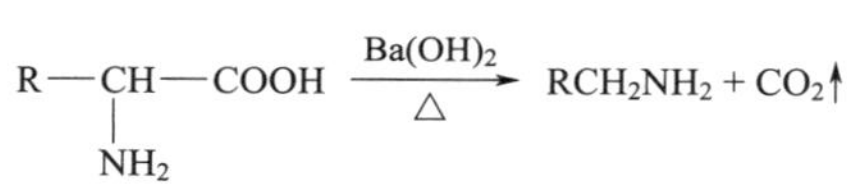

α-氨基酸　　　　胺类

氨基酸脱羧反应在体内脱羧酶的催化下发生，如组氨酸可脱羧生成组胺，反应如下：

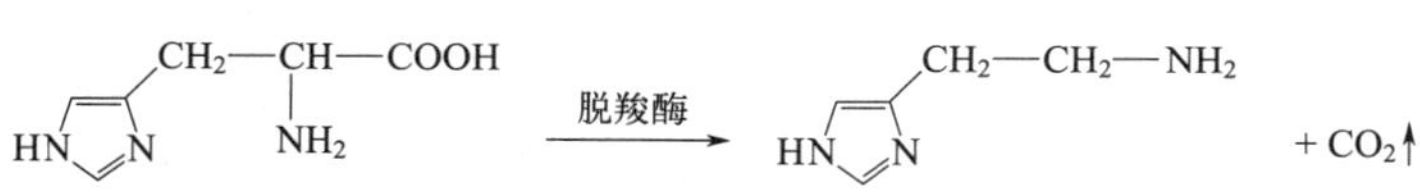

组氨酸　　　　组胺

脱羧反应也可在蛋白质腐败时发生，如在某些细菌作用下，蛋白质中的赖氨酸可变成毒性很强且有难闻气味的尸胺，反应如下：

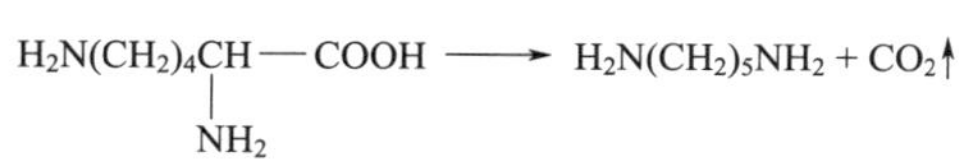

赖氨酸　　　　尸胺

4. 与亚硝酸反应

α- 氨基酸属于伯胺类，在室温条件下即可与亚硝酸反应，释放出氮气，反应如下：

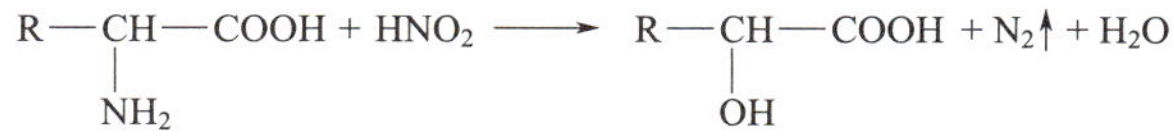

α-氨基酸　　α-羟酸

由于氨基酸与亚硝酸反应所放出的氮气，一半来自氨基酸，一半来自亚硝酸，在标准条件下测定生成氮气的体积，即可计算出相应伯胺或氨基酸的含量。这种方法可用于氨基酸、蛋白质的定量分析，称为范斯莱克（van Slyke）氨基氮测定法。

5. 成酯反应

氨基酸在酸催化下，其 *α*- 羧基与过量的醇反应可形成酯，反应如下：

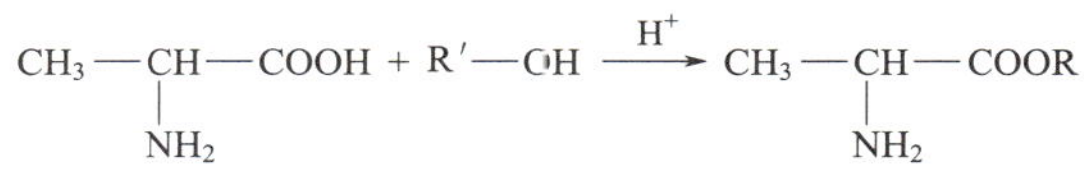

丙氨酸　　醇　　丙氨酸酯

氨基酸成酯的反应常用于羧基的保护，其中甲基、乙基和苯甲基是最常见的保护基团。稀酸条件下可将酯水解去保护，恢复成自由的氨基酸。

6. 与茚三酮的显色反应

α- 氨基酸与水合茚三酮（ninhydrin）共同加热时，可经一系列反应最终生成蓝紫色的化合物，称为罗曼紫（Ruhemann's purple）。反应生成的罗曼紫在 570nm 有强吸收，该蓝紫色化合物颜色的深浅与氨基酸分解释放出的氨量成正比，可用于氨基酸的定量分析。亚氨基酸与茚三酮的反应显黄色，如脯氨酸和羟脯氨酸。反应释放出的 CO_2 的体积亦可作为氨基酸定量分析的依据。氨基酸与茚三酮反应过程如下：

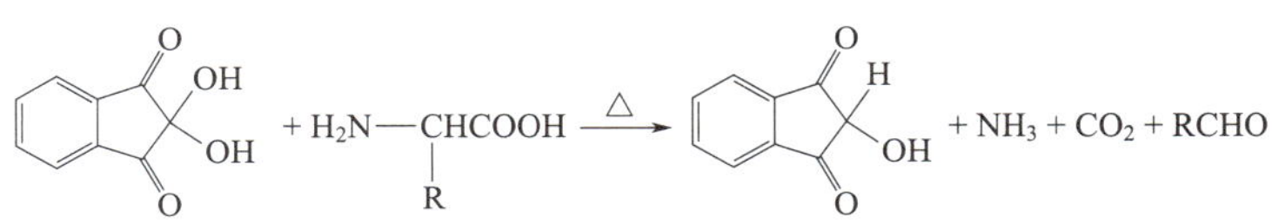

水合茚三酮　　氨基酸　　还原茚三酮

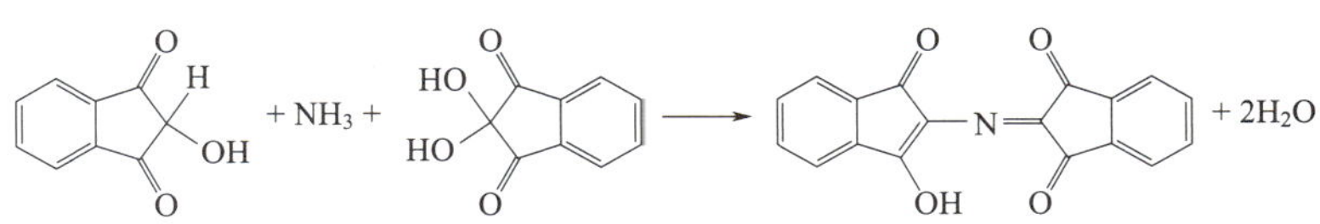

还原茚三酮　　水合茚三酮　　罗曼紫

第二节　蛋白质

一、蛋白质的元素组成

蛋白质是一类非常重要的含氮生物高分子化合物。从各种生物组织中提取的蛋白质经元素分析发现，其元素组成相似，主要有碳（50% ～ 55%）、氢（6% ～ 7%）、氧（19% ～ 24%）、氮（13% ～ 19%）4 种元素，大多数蛋白质还含有硫（0% ～ 4%），有些蛋白质含有磷，少数蛋白质含有微量金属元素如铁、铜、锌、锰等；个别蛋白质还含有碘。由于蛋白质是体内的主要含氮物质，且各种蛋白质的含氮量很接近，平均为16%，即生物样品中1g氮元素相当于6.25g蛋白质，故可通过测定生物样品的含氮量推算出蛋白质大致含量，公式为：

$$100g\text{ 样品中蛋白质含量（g\%）= 每克样品中含氮克数} \times 6.25 \times 100$$

二、多肽的结构

氨基酸通过肽键相连生成的化合物称为肽（peptide）。由2个氨基酸组成的肽，称为二肽；由3个氨基酸组成的肽，称为三肽，以此类推。一般把10个以下氨基酸组成的肽，称为寡肽（oligopeptide）；10个以上氨基酸组成的肽，称为多肽（polypeptide）。

（一）多肽链

肽链中的氨基酸因脱水缩合后两个基团不完整，故称为氨基酸残基（amino acid residue）。多肽分子常呈链状结构（极少数为环状），故又称为多肽链（polypeptide chain），其主链由肽键和 α-C 交替构成，而氨基酸残基的R基团相对很短，称为侧链（side chain）。多肽链有两端，游离氨基的一端称为氨基末端（amino terminal）或N-端（N-terminal），通常写在左端，游离羧基的一端称为羧基末端（carboxyl terminal）或C-端（C-terminal），通常写在右端：

$$\text{N-端}\ H_3N^+—\underset{R_1}{\underset{|}{CH}}—CO—NH—\underset{R_2}{\underset{|}{CH}}—CO—NH—\underset{R_3}{\underset{|}{CH}}—CO—NH—\underset{R_4}{\underset{|}{CH}}—CO\cdots NH—\underset{R_5}{\underset{|}{CH}}—COO^-\ \text{C-端}$$

肽链有方向性，通常把N端看成肽链的头，这与多肽链的合成方向一致，即多肽链的合成开始于N端，结束于C端。

（二）肽键和肽单元

肽链中肽键的4个原子（C、O、N、H）与相邻的2个 α-C 原子（α1-C、α2-C）所组成的基团被称为肽单元（peptide unit）。肽键是一种特殊的酰胺键，氮原子上的孤对电子与羰基具有明显的共轭作用。

（三）生物活性肽

生物活性肽（bioactive peptide）是具有生物活性的低分子量肽。生物活性肽含量较少，却在代谢调节、神经传导等方面起着重要的生理作用。人体内有许多激素，如下丘脑分泌的促甲状腺素释放激素（3肽），神经垂体分泌的抗利尿激素和催产素（9肽），甲状腺分泌的降钙素（32肽），促肾上腺皮质激素（39肽），以及在神经传导过程中起信号转导作用的神经肽类激素，如脑啡肽（5肽）、β-内啡肽（31肽）和强啡肽（17肽）等，均属于生物活性肽。此外，一些存在于细菌和真菌中的生物活性肽具有抗菌性和抗肿瘤等作用，可作多肽类抗生素和免疫抑制剂等，如短杆菌肽S（10环肽）、缬氨霉素（12环肽）、短杆菌肽A（15肽）和环孢素（11环肽）。

谷胱甘肽（glutathione，GSH）是人体内生物活性肽的典型代表，由谷氨酸、半胱氨酸和甘氨酸组成的不典型三肽，其分子中半胱氨酸的巯基是主要功能基团，具有还原性。GSH作为重要的还原剂，平衡机体的氧化还原状态，可发挥维持红细胞膜稳定性的作用，结构式如下：

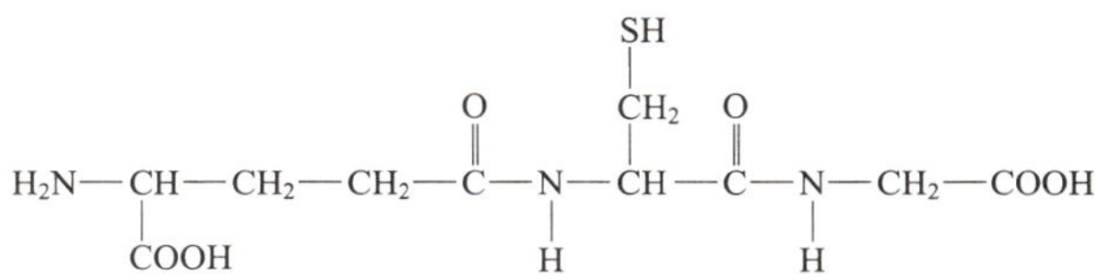

γ-谷胱甘肽

三、蛋白质的结构

蛋白质分子都结构有序，即有一定的氨基酸种类、组成百分比、氨基酸排列顺序及肽链空间的特定排布位置。1952 年，丹麦科学家林斯特龙 - 朗（Linderstrom-Lang）建议将蛋白质复杂的分子结构分成 4 个层次，即一级、二级、三级、四级结构，后三者统称为高级结构或空间构象（conformation），如图 18-1。蛋白质的空间构象是蛋白质特有性质和功能的结构基础。但并非所有的蛋白质都有四级结构，由一条肽链形成的蛋白质只有一级、二级和三级结构，由 2 条或 2 条以上肽链形成的蛋白质才有四级结构。

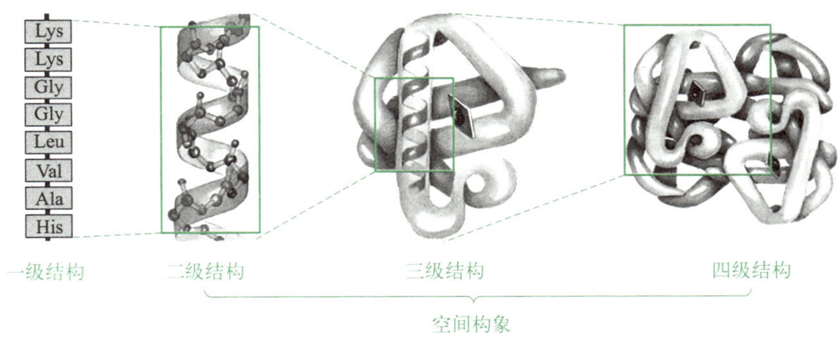

图 18-1　蛋白质的结构层次简图

四、蛋白质的性质

蛋白质由氨基酸组成，其理化性质部分与氨基酸相似，如两性电离和等电点、紫外吸收性、成盐反应、显色反应等；同时，蛋白质也具有大分子的特性，如胶体性、变性、复性及沉淀等。

（一）两性电离和等电点

蛋白质分子不但有游离的 C- 端羧基和 N- 端氨基，其侧链还有谷氨酸的 γ - 羧基和天冬氨酸的 β- 羧基以及赖氨酸的 ε- 氨基、精氨酸的胍基和组氨酸的咪唑基，这些都能电离出不同数量的电荷。

蛋白质在溶液中的带电状态取决于溶液的 pH，当蛋白质所带的正、负电荷数相等时，净电荷为零，此时溶液的 pH 为蛋白质的等电点（isoelectric point，pI）。不同的蛋白质具有特定的等电点。在等电点时，蛋白质的溶解度最小，因此可以通过调节溶液的 pH，使蛋白质从溶液中析出，从而达到分离或纯化的目的。

（二）胶体性质

蛋白质是高分子化合物，分子量较大，但其分子颗粒直径一般在 1 ～ 100nm，属于胶体分散系，因此具有胶体的特性，如布朗运动（Brownian motion）、丁铎尔现象（Tyndall phenomenon）、不能透过半透膜以及具有吸附性质等。维持蛋白质胶体性质的两个主要因素是蛋白质表面的水化膜和带有的相同电荷。

（三）紫外吸收性

蛋白质在紫外光范围内有 2 处吸收峰，一是由于肽键结构在 200 ～ 220nm 处有吸收峰，二是由于含有色氨酸和酪氨酸等芳香族氨基酸中的碳碳共轭双键结构在 280nm 处有吸收峰。在一定条件下，蛋白质对 280nm 紫外吸收峰的吸光度与其浓度成正比，常作为蛋白质含量测定的检测手段。

（四）水解

蛋白质在酸、碱或酶的催化下发生水解反应，使各级结构逐步被破坏，最后水解为各种氨基酸的混合物。水解的过程一般为蛋白质→胨→多肽→寡肽→氨基酸。

（五）变性与沉淀

因物理因素（如干燥、加热、高压、振荡或搅拌、紫外线、X 射线、超声等）或化学因素（如强酸、强碱、尿素、重金属盐、三氯乙酸、乙醇、去污剂等）的作用，使蛋白质的副键断裂、特定的空间结构被破坏，从而导致其理化性质改变、生物活性丧失，这一现象称为蛋白质变性（protein denaturation）。蛋白质的变性主要为二硫键和非共价键的破坏，从而发生空间构象的破坏，并不改变一级结构。蛋白质的变性常伴随理化性质改变，如溶解度降低、黏度增加、结晶能力消失。少数变性蛋白质在变性因素去除以后，变性的蛋白质分子又可重新恢复到变性前的天然构象，这一现象称为蛋白质的复性（renaturation）。大多数蛋白质变性后，不能再恢复其天然状态，称为不可逆变性（irreversible denaturation）。不可逆变性的蛋白质容易变成比较坚固的凝块，不再溶于强酸或强碱中，这种现象称为蛋白质的凝固（coagulation）。变性蛋白质丧失生物活性，临床上常利用高温、紫外线和酒精（乙醇）等物理或化学方法使细菌或病毒的蛋白质变性，达到消毒灭菌的目的。急救重金属盐中毒患者，常先服用大量牛奶和蛋清，使蛋白质在消化道中与重金属盐结合成变性蛋白，从而阻止有毒重金属离子被人体吸收。

在某些条件下，蛋白质疏水侧链暴露在外，肽链融汇相互缠绕继而聚集，从溶液中析出，这一现象称为蛋白质的沉淀（precipitation）。蛋白质变性和沉淀之间有密切的关系。变性的蛋白质易于沉淀，但在特殊条件下不一定沉淀，如在强酸或强碱溶液中。蛋白质如果仅是胶体稳定因素被破坏也会沉淀，但构象可能不改变，活性也不一定丧失，故沉淀的蛋白质也不一定变性。沉淀蛋白质的方法有以下几种。

1. 中性盐沉淀反应

蛋白质溶液中加入中性盐后，因盐浓度的不同可产生不同的反应。低盐浓度可使蛋白质表面吸附某种离子，导致其颗粒表面同种电荷增加而排斥加强，同时与水分子的作用也增强，从而提高了蛋白质的溶解度，称为盐溶（salting in）；高盐浓度时，因破坏了蛋白质的水化层并中和其电荷，促使蛋白质颗粒相互聚集而沉淀，这称为盐析（salting out）。常用的盐析剂有硫酸铵、硫酸钠、氯化钠和硫酸镁。用盐析方法分离得到的蛋白质不变性，仍保持蛋白质的生物活性，只需经过透析法或凝胶层析法除去盐，即可重新得到较纯的且保持原生物活性的蛋白质。不同蛋白质盐析时所需盐的最低浓度不同，利用这一性质可以分离不同的蛋白质。

2. 有机溶剂沉淀反应

在蛋白质溶液中加入乙醇、丙酮和甲醇等一些极性较大的有机溶剂时，由于这些有机溶剂与水的亲和力大，能破坏蛋白质颗粒的水化膜。但用有机溶剂沉淀蛋白质时，如不注意用量，往往会使蛋白质的生物活性丧失。

3. 重金属盐沉淀反应

当蛋白质溶液的 pH ＞ pI 时，重金属离子如 Ag^+、Hg^{2+}、Cu^{2+}、Pb^{2+} 可与带负电荷的蛋白质颗粒结合，形成不溶性盐。

4. 生物碱沉淀反应

当蛋白质溶液的 pH ＜ pI 时，某些生物碱试剂如苦味酸、鞣酸等或某些酸与带正电荷的蛋白质结合，形成不溶性盐而沉淀。在临床检验和生化实验中，常用这类试剂除去血液中有干扰的蛋白质。

5. 加热沉淀反应

加热可使蛋白质变性沉淀。加热使蛋白质变性沉淀与溶液的 pH 有关，在等电点时最易沉淀，而偏酸或偏碱时，蛋白质虽加热变性也不易沉淀。实际工作中常利用在等电点时加热沉淀除去杂蛋白。

（六）蛋白质的显色反应

蛋白质分子内含有许多肽键和某些带有特殊基团的氨基酸残基，可以与不同试剂产生各种特有的显色反应，利用这些反应可以鉴别蛋白质。

1. 水合茚三酮反应

在 pH5 ～ 7 的溶液中，蛋白质分子中的游离 α- 氨基能与稀的水合茚三酮一起加热显蓝紫色。该反应主要用于纸层析和蛋白质的定性、定量分析。

2. 蛋白黄反应

含有芳香族氨基酸特别是酪氨酸、色氨酸残基的蛋白质，遇浓硝酸后产生白色沉淀，加热后沉淀变成黄色，称为蛋白黄反应（xanthoprotein reaction）。这一反应实际上是芳香环上的硝化反应，生成了黄色的硝基化合物，皮肤被硝酸沾污后变黄就是这个原理。

3. 缩二脲反应

含有多个肽键的蛋白质和肽与硫酸铜的碱性溶液反应显紫红色，称为缩二脲反应（biuret reaction），也称为双缩脲反应。此反应除用于蛋白质、多肽的定量测定外，还可利用氨基酸不呈现此反应的特性，检查蛋白质的水解程度。

4. 米伦反应

蛋白质遇到硝酸汞的硝酸溶液时变为红色，称为米伦反应（Millon reaction）。这是由于蛋白质中酪氨酸的酚基与汞形成有色化合物，利用这个反应可以检验蛋白质中有无酪氨酸。

5. 酚试剂反应

蛋白质中的酪氨酸残基在碱性条件下能与酚试剂（磷钨酸与磷钼酸的混合物）反应生成蓝色化合物。该反应的灵敏度比双缩脲反应高 100 倍。

第三节　核酸

一、核酸的分类与组成

（一）核酸的分类

天然的核酸依据化学组成不同分为脱氧核糖核酸（deoxyribonucleic acid，DNA）与核糖核酸（ribonucleic acid，RNA）。DNA 主要存在于细胞核的染色质中，也分布于线粒体和叶绿体中，主要携带遗传信息、决定细胞和个体的基因型。RNA 约 90% 存在于细胞质中，10% 存在于细胞核，参与细胞内遗传信息的表达与调控。细胞内参与蛋白质生物合成的 RNA 主要有三种：①转运 RNA（transfer RNA，tRNA），其主要功能是在蛋白质合成中发挥携带活化氨基酸的作用；②信使 RNA（messenger RNA，mRNA），在蛋白质合成中发挥决定氨基酸顺序的模板作用；③核糖体 RNA（ribosomal RNA，rRNA），与蛋白质结合而构成合成蛋白质的细胞器核糖体。除了上述三种主要的 RNA 之外，细胞核和细胞质内还含有其他的 RNA，如核内不均一 RNA（heterogeneous nuclear RNA，hnRNA）、核小 RNA（small nuclear RNA，snRNA）、小干扰 RNA（small interfering RNA，siRNA）和微小 RNA（microRNA，miRNA）等。RNA 也存在于动物的线粒体、植物的叶绿体中，也可作为病毒的遗传信息载体。

（二）核酸的分子组成

核酸分子中主要有碳（35%～40%）、氢（4%～5%）、氧（30%～35%）、氮（15%～20%）、磷（9%～10%）5 种元素，由于各种核酸分子含磷量较为恒定，故常用含磷量来测定组织中核酸的含量。

核酸在核酸酶的催化下水解为核苷酸（nucleotide），核苷酸进一步水解生成磷酸和核苷（nucleoside），核苷再进一步水解生成碱基（base）和戊糖（pentose）。因此，核酸的基本单位是核苷酸，核苷酸由碱基、戊糖和磷酸组成。DNA 和 RNA 的分子组成有所不同，见表 18-2。

表 18-2　DNA 和 RNA 的分子组成

组分	DNA	RNA
碱基	腺嘌呤、鸟嘌呤、胞嘧啶、胸腺嘧啶	腺嘌呤、鸟嘌呤、胞嘧啶、尿嘧啶
戊糖	β-D-2- 脱氧核糖	β-D- 核糖
核苷	脱氧腺苷、脱氧鸟苷、脱氧胞苷、脱氧胸苷	腺苷、鸟苷、胞苷、尿苷

续表

组分	DNA	RNA
核苷酸	脱氧腺苷一磷酸（dAMP） 脱氧鸟苷一磷酸（dGMP） 脱氧胞苷一磷酸（dCMP） 脱氧胸苷一磷酸（dTMP）	腺苷一磷酸（AMP） 鸟苷一磷酸（GMP） 胞苷一磷酸（CMP） 尿苷一磷酸（UMP）

二、核酸的性质

（一）溶解度和黏度

DNA 为白色纤维状固体，RNA 为白色粉末。RNA 和 DNA 都是极性化合物，均微溶于水，易溶于稀碱溶液，其钠盐在水中的溶解度比较大，而不溶于乙醇、乙醚、氯仿等有机溶剂，因此常用乙醇、异丙醇从溶液中沉淀提取核酸。在碱性条件下，RNA 不稳定，可在室温下水解。DNA 多是线性的大分子，其在溶液中的黏度很高，受到加热时，黏度会降低。RNA 分子比 DNA 短，在溶液中的黏度低于 DNA。

（二）酸碱性

核酸分子中既含酸性的磷酸基，又含碱性的碱基。因磷酸基的酸性较强，核酸分子通常呈较强的酸性。核酸是两性电解质，即偶极离子，既能与金属离子成盐，也能与一些碱性化合物生成复合物。核酸在不同的 pH 溶液中带有不同电荷，故其可用电泳和离子交换进行分离纯化。

（三）紫外吸收性

核酸分子中所含的碱基具有共轭双键，故具有吸收紫外线的特性。核酸的最大吸收峰在 260nm 附近，利用该性质可对核酸、核苷酸、核苷及碱基进行定性和定量分析。蛋白质的紫外吸收峰在 280nm 附近，可通过同时测定 260nm 和 280nm 的吸光度（absorbance，A）的比值（A_{260}/A_{280}）来鉴别核酸样品的蛋白质杂质。

（四）变性、复性和杂交

在某些理化因素作用下，DNA 分子由稳定的双螺旋结构松解为单链状态，呈无规则线性结构的现象称为 DNA 变性（DNA denaturation）。DNA 变性的本质是互补碱基之间的氢键断裂，不涉及磷酸二酯键的断裂和一级结构的改变。DNA 变性后其理化性质发生一系列改变，如黏度下降、紫外吸收值增高、酸碱滴定曲线改变等，同时失去生物学活性。引起 DNA 变性的理化因素有加热、酸、碱、乙醇、尿素和酰胺等。常见的 DNA 变性方法是加热，加热使 DNA 解链过程中有更多的共轭双键得以暴露，造成 DNA 的 A_{260} 值增高，这种现象称为增色效应（hyperchromic effect）。以温度与 A_{260} 值的关系作图可得呈 S 形的 DNA 解链温度曲线，如图 18-2 所示。说明 DNA 热变性是爆发式的，只在一个很窄的温度范围内发生。通常将 DNA 加热变性过程中，紫外吸收增加值达到最大值的 50% 时的温度称为解链温度或熔解温度（melting temperature，T_m）。DNA 分子的 T_m 值与其核苷酸链的长度（DNA 分子大小）和所含核苷酸种类，以及溶液的离子强度有关，通常核苷酸链越长、G+C 所占总碱基数的百分比越高、溶液离子强度越大时，DNA 的 T_m 值越高。

DNA 的变性是可逆的。当变性条件缓慢地除去后，两条解离的互补链可重新配对，恢复原来的双螺旋结构，这一过程称为 DNA 的复性（renaturation）。热变性的 DNA 经缓慢冷却后可以复性，这一过程称为退火（annealing）。但热变性的 DNA 迅速冷却至 4℃以下，复性不能进行，这一特性被用来保持 DNA 的变性状态。

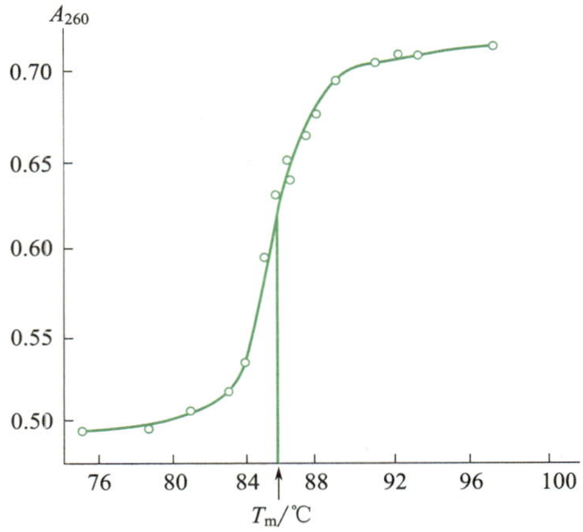

图 18-2　DNA 解链温度曲线

复性也会发生在不同来源的核酸分子之间。不同来源的核酸分子的核苷酸链只要存在着一定程度的碱基配对关系，它们就有可能形成杂化双链（heteroduplex），这一过程称为核酸分子杂交（hybridization）。杂交可以发生于 DNA 与 DNA 之间，也可以发生于 RNA 与 RNA 之间以及 DNA 与 RNA 之间。利用核酸分子杂交的原理已建立了多项分子生物学实验技术，包括 DNA 印迹、RNA 印迹、斑点印迹、基因芯片、PCR 扩增等，可用于研究 DNA 片段在基因组中的定位、检测靶基因在待检样品中存在与否、鉴定核酸分子间的序列同源性等。

拓展阅读

破冰之路：中国科学家人工合成牛胰岛素的启示

1965 年 9 月 17 日，世界上第一个人工合成的蛋白质——牛胰岛素在中国诞生，标志着人类在揭示生命本质的征途上实现了里程碑式的飞跃。我国科学家们合成的牛胰岛素，不仅与天然分子化学结构完全相同，而且具有完整的生物活性。这项成就向世界宣告：自主创新从来不是西方的专利，中国人完全有能力在生命科学前沿开辟新天地。当时，中国没有在蛋白质合成方面的任何经验可循，科研条件也十分有限，中国科研团队却开启了一场改写科学史的征程。他们展现出自力更生的民族气节，凝聚了团结协作的集体智慧，彰显了永不言弃的探索勇气，为我们留下了最宝贵的精神财富。

学习小结

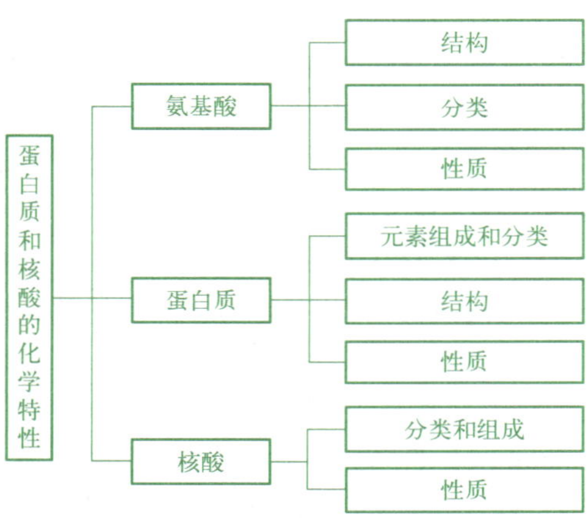

习题

一、选择题

1. 侧链 R 基团含有咪唑基团的氨基酸是（　　）。

A. Ser　B. His　C. Cys　D. Asp

2. α- 氨基酸与水合茚三酮共同加热时，最终生成化合物的颜色为（　　）。

A. 紫红色　B. 蓝紫色　C. 蓝绿色　D. 黄色

3. 测得某一蛋白质样品的含氮量为 0.40g，此样品约含蛋白质的质量为（　　）。

A. 1.50g　B. 2.00g　C. 2.50g　D. 3.00g

4. 加入蛋白质溶液后，可使蛋白质沉淀却不变性的物质为（　　）。

A. 硫酸铵　B. 丙酮　C. 乙醇　D. 苦味酸

5. 下列不参与 DNA 分子组成的碱基是（　　）。

A. 腺嘌呤　B. 鸟嘌呤　C. 尿嘧啶　D. 胞嘧啶

6. DNA 双链间碱基配对的化学键是（　　）。

A. 氢键　B. 盐键　C. 疏水键　D. 磷酸酯键

7. 细胞内含量最丰富的 RNA 是（　　）。

A. mRNA　B. tRNA　C. rRNA　D. hnRNA

8. DNA 变性的本质是（　　）。

A. 糖苷键断裂　B. 磷酸二酯键断裂　C. 二硫键断裂　D. 氢键断裂

二、简答题

1. 简述氨基酸的分类。

2. 请列举蛋白质可发生的显色反应。

第五篇

实验与应用

第十九章

滴定分析和数据分析

学习目标

（1）掌握滴定分析法、基准物质的定义，理解不同滴定方式及其适用条件。

（2）掌握标准溶液的配制方法、浓度表示方法及滴定分析中的计量关系；学会分析滴定分析法的有关计算。

（3）理解误差和偏差、准确度和精密度、系统误差和偶然误差的区别；了解提高分析结果准确度的方法。

分析化学（analytical chemistry）是研究物质的组成、含量、结构和形态等化学信息的分析方法及相关理论的一门科学。分析化学的主要任务是采用各种方法和手段，获取分析数据，确定物质体系的化学组成，测定其中有关成分的含量和鉴定体系中物质的结构和形态，解决物质体系构成及其性质的问题。其分析方法可分为定性分析、定量分析、结构分析和形态分析。定量分析根据所采用的方法又可分为化学分析和仪器分析。化学分析是以物质的化学反应为基础的分析方法。仪器分析是借助于特殊仪器，以物质的物理或化学性质为基础的分析方法。滴定分析（titrimetric analysis）又称容量分析（volumetric analysis），是化学分析中一种经典而重要的定量分析方法，以其操作简便、结果准确、应用广泛等特点，在科学研究、工业生产和医学检验等领域发挥着不可替代的作用。

第一节　滴定分析及有效数字

滴定分析是分析化学中常用的方法之一。根据所利用化学反应类型的不同，滴定分析法可分为酸碱滴定法、配位滴定法、氧化还原滴定法和沉淀滴定法。本章将重点讨论酸碱滴定法，并简要介绍氧化还原滴定法。

一、滴定分析法的方法和特点

滴定分析法是一种通过精确测量与被测物质完全反应所需的已知准确浓度试剂（标准溶

液或滴定剂）的体积，从而确定待测物含量的定量分析方法。通常将标准溶液从滴定管滴加到被测样品溶液中的操作过程称为滴定。在滴定过程中，当标准溶液与被测物按化学计量比恰好完全反应时，称反应达到化学计量点，简称计量点。通常借助指示剂的颜色变化或仪器检测（如 pH 计）判定终点，指示剂发生颜色转变的点称为滴定终点。化学计量点与滴定终点在实际操作中往往不一致，由这种不一致造成的误差称为滴定终点误差。滴定终点误差是滴定分析误差的主要来源之一。

适合滴定分析法的化学反应，需要具备下列条件：反应必须定量完成，反应严格按一定化学反应式进行，无副反应，反应完全程度达到 99.9%；反应必须迅速完成，对于反应速率较慢的反应，可通过加热或加入催化剂等方法加速反应；待测物质中的杂质不得干扰主反应；具有合适的确定终点的方法。

凡能满足上述条件的化学反应均可应用于标准溶液直接滴定待测样品的直接滴定方法，若反应不能完全符合上述条件，可采用其他滴定方法，如返滴定或置换滴定等方法进行间接滴定，从而扩大滴定分析的应用范围。

二、滴定分析的计算

在直接滴定法中，滴定剂 T 与被滴定物质 B 有下列化学反应：

$$t\mathrm{T}+b\mathrm{B} \rightleftharpoons c\mathrm{C}+d\mathrm{D}$$

当反应到达化学计量点时，$t$mol 的 T 物质恰与 $b$mol 的 B 物质完全作用，生成了 $c$mol 的 C 物质与 $d$mol 的 D 物质。被滴定物质 B 的物质的量 n_B 与滴定剂的物质的量 n_T 之间的化学计量关系（摩尔比）为：

$$n_\mathrm{T} : n_\mathrm{B} = t : b$$

$$n_\mathrm{T} = \frac{t}{b} \cdot n_\mathrm{B} \text{ 或 } n_\mathrm{B} = \frac{b}{t} \cdot n_\mathrm{T}$$

［例 19-1］ 用 $Na_2B_4O_7 \cdot 10H_2O$ 标定 HCl 溶液，称取 0.5342g 硼砂，滴定至终点时消耗 HCl 27.98mL，计算 HCl 溶液的浓度。

解　滴定反应为：$Na_2B_4O_7 \cdot 10H_2O + 2HCl = 4H_3BO_3 + 2NaCl + 5H_2O$

$$c_\mathrm{HCl} = \frac{2 \times m_{\mathrm{Na_2B_4O_7 \cdot 10H_2O}}}{V_\mathrm{HCl} \cdot M_{\mathrm{Na_2B_4O_7 \cdot 10H_2O}}} = \frac{0.5342 \times 2}{27.98 \times 10^{-3} \times 381.4} = 0.1001(\mathrm{mol \cdot L^{-1}})$$

三、有效数字和误差

1. 有效数字

有效数字是指一个数据中包含的全部确定的数字和最后一位可疑数字。因此，有效数字是根据测量中仪器的精度而确定的。在这个数字中，除最后一位数是“可疑数字”（也是有效的），其余各位数都是准确的。有效数字的位数反映了测量仪器的精确程度，有效位是指从数字最左边第一个不为 0 的数字起到最后一位数字止的数字个数。例：367.6 这个数有 4 位有效数字，用科学记数法写成 3.676×10^2。若写成 3.6760×10^2，就意味着它有 5 位有效数字。

有效数字与数学上的数字含义不同。它不仅表示量的大小，还表示测量结果的可靠程度，反映所用仪器和实验方法的准确度。如需称取 $K_2Cr_2O_7$ 固体 8.4g，有效数字为两位，这不仅说明了 $K_2Cr_2O_7$ 重 8.4g，而且表明用精度为 0.1g 的台秤称量就可以了。若需称取 $K_2Cr_2O_7$ 固体 8.4000g，则表明须在精密度为 0.0001g 的分析天平上称重，有效数字是 5 位。

关于数字 0，它可以是有效数字，也可以不是有效数字。“0”在数字之前起定位作用，不属于有效数字；在数字之间或之后的 0 属于有效数字。不是测量所得的自然数视为有无限多位有效数字。

如：0.001435 为四位有效数字，10.05、1.2010 分别为四位和五位有效数字。幂指数不论数字大小，均不属于有效数字，如 6.02×10^2 为三位有效数字。对数值（pH、pOH、pM、pK_b 等）有效数字的位数取决于小数部分的位数，如 pH=4.75 为两位有效数字，pK_a=12.068 为三位有效数字。

2. 有效数字的计算规则

在计算分析结果时，应按有效数字的计算规则进行。在计算过程中舍弃多余数字时，通常遵循“四舍六入五留双”的规则，先修约，再计算。当被修约的数字小于或等于 4 时，则舍去；大于或等于 6 时则进位；等于 5，且其后面为“0”或没有数字时，若前一位是偶数（包括 0）则舍去，若前一位是奇数则进位，使整理后最后一位成偶数。如果被修约的 5 后面还有非 0 数字时，则一律进位。如 0.15364、0.52246、20.2150、18.345 和 22.0453 几个数，保留四位有效数字时，分别为 0.1536、0.5225、20.22、18.34 和 22.05。

在进行加减运算时，计算结果的绝对误差必须与各数据中绝对误差最大的数据相当。即几个数据和或差的有效数字保留，应以小数点后位数最少（绝对误差最大）的数据为依据。例如：0.5362+0.001+0.25=0.79，计算结果的有效数字位数由绝对误差最大的第三个数据决定，即应保留两位小数。

在进行乘除运算时，以参加运算的数据中有效数字位数最少（相对误差最大）的那个数据为准。例如，$0.0121\times25.64\times1.0578=0.328$，其中，有效数字位数最少的 0.0121 相对误差最大，故计算结果应修约为三位有效数字。

3. 误差的概念

误差是指测定值与真实值之间的偏离。误差在测量工作中是普遍存在的，即使采用最先进的测量方法，使用最先进的精密仪器，由技术最熟练的操作人员来测量，测定值与真实值也不可能完全符合。测量的误差越小，测定结果的准确度就越高。根据误差性质的不同，把误差分为系统误差和偶然误差。

系统误差是由某些比较确定的因素引起的，它对测定结果的影响比较确定，重复测量时，它会重复出现，所以又叫可测误差。它包括仪器误差、试剂误差、人员误差、方法误差。通过改进实验方法、校正仪器、提高试剂纯度、严格操作规程和控制实验条件等手段来减小这种误差。

偶然误差是由某些难以预料的偶然因素引起的。它的数值大小、正负都难以控制，所以又叫随机误差。如环境温度、湿度、气压、电压、仪器性能等的微小变化。它对实验结果的影响也无规律可循，一般只能通过增加平行测量次数来减小这种误差。多次测量结果的误差符合一定的规律，大的误差出现的概率小，小的误差出现的概率大。

除了上述两类误差外，在实际操作中由于操作者失误造成的错误，如操作不正确、读错数据、加错药品、计算错误等，必须予以避免。

4. 测量中误差的处理方法

（1）准确度与误差　测定值与真实值之间的接近程度称为准确度，可用误差表示，误差越小，准确度越高。误差又分为绝对误差和相对误差。

绝对误差是指测定值与真实值之差。

$$绝对误差（E）=测定值（x）-真实值（\mu）$$

相对误差是指绝对误差占真实值的百分比。

$$相对误差（RE）=\frac{绝对误差（E）}{真实值}\times 100\%$$

当测定值大于真实值时，绝对误差是正的；测定值小于真实值时，绝对误差是负的。绝对误差只能显示出误差变化的范围，而不能确切地表示测量的准确度，所以一般用相对误差表示测量的误差。

（2）精密度与偏差　对同一样品多次平行测定结果之间的符合程度称为精密度，用偏差表示。偏差越小，说明测定结果的精密度越高。偏差有多种表示方法。

绝对偏差是指某一次测量值与多次测量的算术平均值的差值。

$$d = x_i - \bar{x}$$

平均偏差反映了一组有限次测量（n 次）测量值之间偏离程度的大小，用 $\bar{d}$ 表示，它是指各单次测量值绝对偏差的绝对值的算术平均值。

$$\bar{d} = \frac{\sum_{i=1}^{n}|x_i - \bar{x}|}{n}$$

平均偏差没有正负号。平均偏差占平均值的百分比叫相对平均偏差（$R_{\bar{d}}$）。

$$R_{\bar{d}} = \frac{\bar{d}}{\bar{x}}\times 100\%$$

在平均偏差和相对平均偏差的计算过程中忽略了个别较大偏差对测定结果重复性的影响，而采用标准偏差（S）则是为了突出较大偏差的影响。

$$S = \sqrt{\frac{\sum_{i=1}^{n}(x_i - \bar{x})^2}{n-1}}$$

相对标准偏差是标准偏差占平均值的百分比。

$$RSD = \frac{S}{\bar{x}}\times 100\%$$

第二节　酸碱滴定法

一、酸碱指示剂

酸碱指示剂通常是有机弱酸或有机弱碱。由于其共轭酸和共轭碱的结构不同，呈现不同颜色。当溶液的 pH 改变时，指示剂失去或得到质子，共轭酸碱发生相互转化，从而引起溶液颜色改变。例如，酚酞为有机弱酸型指示剂，在溶液中存在下列平衡：

$$\underset{\text{酸式体（无色）}}{HIn} \rightleftharpoons \underset{\text{碱式体（红色）}}{H^+ + In^-}$$

HIn 表示弱酸的分子，为酸式成分；In^- 是弱酸分子解离出 H^+ 以后的酸根离子，为碱式成分。酚酞的酸式成分为无色，碱式成分为红色。根据平衡原理有：

$$K_{HIn} = \frac{[H^+] \cdot [In^-]}{[HIn]}$$

$$\frac{[In^-]}{[HIn]} = \frac{K_{HIn}}{[H^+]}$$

溶液呈现的颜色决定于碱式成分与酸式成分的相对浓度比值。对特定指示剂，K_{HIn} 一定，$[H^+]$ 决定比值大小，影响溶液颜色。

当 $[In^-]/[HIn] \geqslant 10$，溶液的颜色呈现碱式体的颜色，此时溶液的 pH 为

$$pH \geqslant pK_{HIn}+1$$

当 $[In^-]/[HIn] \leqslant 1/10$，溶液的颜色则呈现酸式体的颜色。此时溶液的 pH 为

$$pH \leqslant pK_{HIn}-1$$

当 $1/10 \leqslant [In^-]/[HIn] \leqslant 10$，溶液显示的是两种颜色的混合色，此时溶液的 pH 为

$$pK_{HIn}-1 \leqslant pH \leqslant pK_{HIn}+1$$

这个范围称为酸碱指示剂的理论变色范围。当 $[In^-]/[HIn]=1$，即 $pH=pK_{HIn}$ 时，指示剂的酸碱式各占一半，称为指示剂的理论变色点。

由于人眼对不同颜色的敏感程度不同，实际观察到的变色范围常与理论推算有一定差别，大多数指示剂的变色范围小于 2 个 pH 单位。

二、滴定曲线与指示剂的选择

若以滴定过程中加入酸或碱溶液的体积为横坐标，以溶液的 pH 为纵坐标作图，可得一条平滑的曲线，该曲线称为滴定曲线，此曲线可帮助正确选择指示剂，使所选用的指示剂的变色点与滴定反应的化学计量点尽可能吻合。

1. 强酸（碱）的滴定

现以强碱（NaOH）滴定强酸（HCl）为例，讨论滴定过程中溶液 pH 的变化。设 HCl 的浓度为 c_a（$0.1000mol \cdot L^{-1}$），体积为 V_a（20.00mL）；NaOH 的浓度为 c_b（$0.1000mol \cdot L^{-1}$），滴定时加入的体积为 V_bmL，整个滴定过程可分为四个阶段。

滴定开始前，$V_b=0$，溶液的组成为 HCl（$0.1000mol \cdot L^{-1}$，20.00mL），溶液 pH 取决于 HCl 的浓度 c_a，即

$$[H^+]=c_a=0.1000\ (mol \cdot L^{-1}) \qquad pH=1.00$$

滴定开始至化学计量点前，$V_a > V_b$，溶液的组成为 HCl 和 NaCl，溶液 pH 取决于剩余的 HCl 的量和溶液的总体积，即

$$[H^+]=\frac{V_a-V_b}{V_a+V_b}\cdot c_a$$

例如，滴加 NaOH 19.98mL（19.98/20.00×100%=99.9%，化学计量点前 0.1%）时，

$$[H^+]=\frac{20.00-19.98}{20.00+19.98}\times 0.1=5.0\times 10^{-5}(mol\cdot L^{-1})\qquad pH=4.30$$

化学计量点时，V_a=V_b，溶液的组成为 NaOH 和 HCl 恰好完全中和，溶液呈中性。

$$[H^+]=[OH^-]=\sqrt{K_w}=1.0\times 10^{-7}(mol\cdot L^{-1})\qquad pH=7.00$$

化学计量点后，V_b > V_a，pH 取决于过量的 NaOH 的量和总体积，溶液的组成为 NaCl 和 NaOH，即

$$[OH^-]=\frac{V_b-V_a}{V_a+V_b}\times c_b$$

例如，滴加 NaOH 20.02mL（化学计量点后 0.1%）时，

$$[OH^-]=\frac{20.02-20.00}{20.00+20.02}\times 0.1=5.0\times 10^{-5}(mol\cdot L^{-1})\qquad pH=9.70$$

按照上述方法逐一计算不同滴定点时溶液的 pH。以 NaOH 加入量为横坐标，溶液的 pH 为纵坐标作图，可得强碱滴定强酸的滴定曲线，见图 19-1。

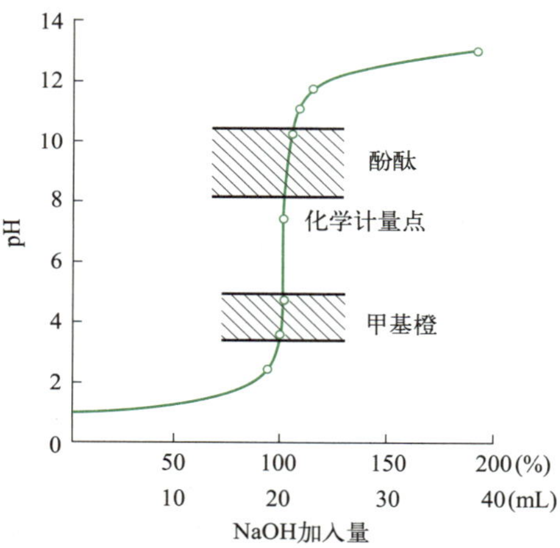

图 19-1　NaOH（0.1000mol·L⁻¹）滴定 20.00mL HCl（0.1000mol·L⁻¹）的滴定曲线

从滴定曲线可以看出，在突跃范围前，即从滴定开始至加入 NaOH 溶液 19.98mL 时，溶液的 pH 从 1.00 增大到 4.30，仅仅改变了 3.30 个 pH 单位，pH 变化缓慢。在突跃范围内，NaOH 溶液从 19.98mL 至 20.02mL，加入量仅 0.04mL，即在化学计量点 ±0.1% 的范围内，溶液的 pH 由 4.30 变化为 9.70，增大了 5.40 个 pH 单位，溶液由酸性突变为碱性。这种溶液 pH 的突变称为滴定突跃，其所在的 pH 范围称为滴定突跃范围。在突跃范围后，继续加入 NaOH，溶液的 pH 变化逐渐变慢，曲线又趋于平坦。

滴定突跃范围有重要的实际意义，通常选取变色范围全部或部分落在突跃范围内的指示剂指示滴定终点，这样产生的误差不超过 0.1%。例如，图 19-1 中滴定突跃范围为 4.30 ～ 9.70，可选甲基橙（pH3.1 ～ 4.4）、酚酞（pH8.2 ～ 10.0）、溴酚蓝（pH3.0 ～ 4.6）、甲

基红（pH4.4 ～ 6.2）和溴百里酚蓝（pH6.0 ～ 7.6）等作为指示剂。

滴定突跃范围的大小与酸碱溶液的浓度有关，溶液浓度越大，突跃范围越大，可供选择的指示剂越多。如 HCl（$1mol \cdot L^{-1}$）滴定等浓度 NaOH，pH 突跃范围为 3.30 ～ 10.70。而浓度为 $0.01mol \cdot L^{-1}$ 时，pH 突跃范围为 5.30 ～ 8.70，滴定突跃范围变小。但当溶液浓度过高时，计量点附近滴入物质的量较大，会导致较大的误差。故在酸碱滴定中一般不采用高于 $1mol \cdot L^{-1}$ 的溶液和低于 $0.01mol \cdot L^{-1}$ 的溶液，酸碱溶液的浓度也应相近。

2. 一元弱酸的滴定

弱酸通常只能用强碱来滴定。现以 $0.1000mol \cdot L^{-1}$NaOH 溶液滴定 20.00mL $0.1000mol \cdot L^{-1}$ HAc 溶液为例，讨论滴定过程中溶液 pH 的变化情况。整个滴定过程可分为四个阶段。

滴定开始前，待滴定溶液为 HAc 溶液，其 pH 按弱酸溶液计算。

$$[H^+]=\sqrt{c_{HAc}K_a}=\sqrt{10^{-4.76}\times 0.1000}=10^{-2.88}(mol \cdot L^{-1}) \qquad pH=2.88$$

滴定开始至化学计量点前。滴定开始后，反应产生 Ac^-，溶液为 $HAc\text{-}Ac^-$ 缓冲溶液体系，其 pH 可由缓冲溶液计算公式进行计算。

$$pH=pK_a+\lg\frac{c_b}{c_a}=pK_a+\lg\frac{c_{Ac^-}}{c_{HAc}}$$

例如，滴加 NaOH 19.98mL（化学计量点前 0.1%）时，

$$c_{HAc}=\frac{20.00-19.98}{20.00+19.98}\times 0.1000=5.0\times 10^{-5}(mol \cdot L^{-1})$$

$$c_{Ac^-}=\frac{19.98}{20.00+19.98}\times 0.1000=5.0\times 10^{-2}(mol \cdot L^{-1})$$

$$pH=pK_a+\lg\frac{c_{Ac^-}}{c_{HAc}}=4.76+\lg\frac{5.0\times 10^{-2}}{5.0\times 10^{-5}}=7.76$$

化学计量点时，HAc 与 NaOH 完全反应，生成 NaAc，其 pH 可按一元弱碱溶液计算。

$$[OH^-]=\sqrt{K_b c_b}=\sqrt{\frac{K_w}{K_a}c_b}=\sqrt{\frac{1.0\times 10^{-14}}{1.8\times 10^{-5}}\times\frac{0.1000}{2}}=5.4\times 10^{-6}(mol \cdot L^{-1})$$

$$pOH=5.28 \qquad pH=14-5.28=8.72$$

化学计量点后，溶液中过量的 NaOH 抑制了 Ac^- 的水解，溶液的 pH 取决于过量的 NaOH。故计算方法与强碱滴定强酸相同，滴定曲线也与之相似。如此逐一计算，滴定曲线见图 19-2。

从图 19-2 中可以看出强碱滴定弱酸有如下特点：由于弱酸 HAc 部分离解，滴定曲线的起点 pH 为 2.88，比强酸 HCl 溶液高约 2 个 pH 单位。滴定开始时，由于生成少量 Ac^-，抑制了 HAc 的离解，pH 很快增大；随着滴定继续进行，Ac^- 的浓度逐渐增大，$HAc\text{-}Ac^-$ 的缓冲作用使溶液 pH 的增加速度减慢；从 HAc 被滴定至 10% 到被滴定至 90% 时，pH 从 3.80 增加到 5.70，约变化了 2 个 pH 单位，曲线斜率很小；接近化学计量点时，HAc 浓度越来越低，溶液的缓冲作用逐渐减弱，溶液 pH 又增加较快。突跃范围的 pH 从 7.76 变化到 9.70，较强碱滴定强酸的滴定突跃范围（4.30 到 9.70）小。由于滴定产物 NaAc 为弱碱，化学计量点处于碱性区域（pH=8.73），显然在酸性区域变色的指示剂如甲基橙、甲基红等都不适用，

而应选用在碱性区域，如酚酞（pK_{HIn}=9.1）或百里酚酞（pK_{HIn}=10.0）来指示滴定终点。

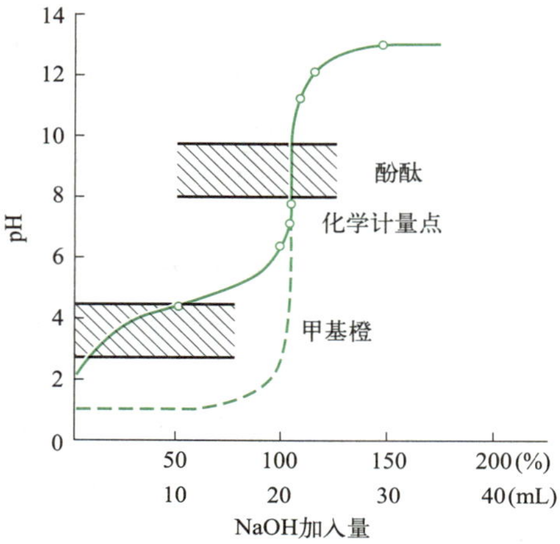

图 19-2　NaOH（0.1000mol·L^{-1}）滴定 20.00mL HAc（0.1000mol·L^{-1}）的滴定曲线

对于强碱滴定弱酸，滴定突跃范围大小既与酸碱浓度有关，又与弱酸的强度有关。只有当 $cK_a \geqslant 10^{-8}$ 时，才可通过滴定突跃用指示剂目测终点。所以，通常将 $cK_a \geqslant 10^{-8}$ 作为弱酸能否被强碱准确滴定的依据。

强酸滴定弱碱与强碱滴定弱酸的情况相类似，但指示剂的变色范围落在酸性范围内。甲基橙、甲基红或溴甲酚绿是这类滴定中常用的指示剂。同理，通常将 $cK_b \geqslant 10^{-8}$ 作为弱碱能否被强酸准确滴定的依据。

三、酸碱滴定法在医学中的应用

由于酸碱滴定法操作简单、快速，因而在临床检验、药物分析等方面有非常广泛的应用。如酸碱滴定可用于胃酸分泌功能检测（胃液分析）。胃酸（主要成分为 HCl）的分泌水平与多种消化道疾病相关，如胃溃疡、十二指肠溃疡、胃食管反流病（GERD）及萎缩性胃炎。通过酸碱滴定法测定胃液中的游离盐酸和总酸度，可评估胃的分泌功能，辅助诊断疾病或监测治疗效果。

第三节　氧化还原滴定法

氧化还原滴定法是以氧化还原反应为基础的一类滴定分析方法。它的应用非常广泛，不仅能直接测定具有氧化性或还原性的物质，也能间接地测定一些能与氧化剂或还原剂发生定量反应的物质。氧化还原反应的实质是电子转移，其主要特点是反应机制和反应过程较为复杂，有些反应速度较慢，且常伴随副反应，介质对反应过程有较大的影响。因此，在氧化还原滴定中，必须严格控制实验条件才能保证反应迅速、定量地完成。氧化还原滴定法通常按照使用的滴定剂命名。本节主要讨论最常见的碘量法和高锰酸钾法。

一、碘量法

碘量法是利用 I_2 的氧化性和 I^- 的还原性建立的滴定分析方法。

$$I_2 + 2e^- \rightleftharpoons 2I^- \qquad \varphi^{\ominus}_{I_2/I^-} = 0.5345V$$

1. 直接碘量法

凡标准电极电位低于 $\varphi^{\ominus}_{I_2/I^-}$ 的电对，其还原态可用碘标准溶液直接滴定，此方法称为直接碘量法，又称碘滴定法。凡能与碘直接快速作用的强还原性物质，可采用直接碘量法进行测定，如硫化物、亚硫酸盐、亚砷酸盐、亚锡酸盐、亚锑酸盐、维生素 C 等。直接碘量法只能在弱碱性、中性或弱酸性溶液中进行。若溶液的酸性太强，生成的 I^- 易被空气氧化。

$$4I^- + O_2 + 2H^+ \longrightarrow 2I_2 + H_2O$$

若溶液的碱性太强，I_2 会发生歧化反应。

$$3I_2 + 6OH^- \rightleftharpoons 5I^- + IO_3^- + 3H_2O$$

碘具有挥发性和腐蚀性，不宜用分析天平准确称量，故 I_2 标准溶液可用升华法制得的纯碘直接配制成近似浓度的溶液，然后进行标定。通常在配制碘溶液时加入适量的 KI，这样既能增加其溶解度，还能降低其挥发性。直接碘量法可利用碘自身的黄色或加入淀粉作指示剂。

2. 间接碘量法

利用 I^- 的中等强度还原性滴定氧化性物质或 I_2 的氧化性滴定还原性物质，这种方法称为间接滴定法。凡是电极电位比 $\varphi^{\ominus}_{I_2/I^-}$ 高的氧化性物质，可用 I^- 还原，定量置换出 I_2，然后用 $Na_2S_2O_3$ 滴定置换出的 I_2。间接碘量法需在中性或弱酸性溶液中进行。在强酸性介质中，$S_2O_3^{2-}$ 发生分解导致终点提前，I^- 也会发生氧化导致终点拖后。

间接碘量法也用淀粉作指示剂，需在近终点时加入。若过早加入指示剂，则当溶液中有大量 I_2 存在时，淀粉与 I_2 的牢固结合会导致滴定终点变化不敏锐。

二、高锰酸钾法

高锰酸钾法是利用 $KMnO_4$ 的强氧化性建立的滴定分析方法。在强酸性溶液中，高锰酸钾是强氧化剂，MnO_4^- 被还原为 Mn^{2+}。

$$MnO_4^- + 8H^+ + 5e^- \rightleftharpoons Mn^{2+} + 4H_2O \qquad \varphi^{\ominus}_{MnO_4^-/Mn^{2+}} = 1.51V$$

溶液酸度以控制在 1 ～ 2mol • L^{-1} 为宜。酸度太高，$KMnO_4$ 易分解。酸度太低，反应速度慢，且会产生 MnO_2 沉淀。调节溶液酸度常用 H_2SO_4，因为 HNO_3 有氧化性，不宜使用；HCl 具有还原性，可被 $KMnO_4$ 氧化，也不宜使用。

高锰酸钾水溶液呈紫红色，而其还原产物 Mn^{2+} 近无色，所以可用 $KMnO_4$ 自身作为指示剂指示终点。

高锰酸钾在制备和储存过程中，常混有少量的 MnO_2 及其他杂质，故不能用直接法配制其标准溶液。为了避免放置过程中 $KMnO_4$ 溶液浓度的改变，需煮沸新配制的 $KMnO_4$ 溶液，加速其与还原性物质完全反应。此外，光线也能促进 $KMnO_4$ 分解，所以配制好的溶液必须储藏在棕色瓶内暗处保存。标定 $KMnO_4$ 溶液最常用的基准物质是 $Na_2C_2O_4$。标定时应注意控制适当的反应温度，而且刚开始反应较慢，滴入一滴 $KMnO_4$ 标准溶液需不停振摇，待溶液褪色后，再加第二滴 $KMnO_4$。随着反应速度的加快，滴定速度也可逐渐加快，但滴定中始终不能过快，尤其在接近等量点时，更要小心滴加，并不断摇动或搅拌。

三、氧化还原滴定法在医学中的应用

氧化还原滴定法是检测血糖浓度的经典化学分析方法，其核心原理是利用葡萄糖的还原性进行定量测定。常用的斐林试剂法通过碱性条件下葡萄糖将蓝色的二价铜离子（Cu^{2+}）还原为砖红色的氧化亚铜（Cu_2O）沉淀，再通过碘量法反滴定未反应的 Cu^{2+} 来计算葡萄糖含量。血液中的铁（如血清铁、血红蛋白中的铁）可通过氧化还原滴定法进行分析。例如，Fe^{2+} 可被高锰酸钾（$KMnO_4$）在酸性条件下氧化为 Fe^{3+}，$KMnO_4$ 自身被还原为 Mn^{2+}，利用 $KMnO_4$ 的颜色变化（紫红色褪去）指示终点，计算铁的含量，该数据用于诊断缺铁性贫血等疾病。

拓展阅读

非水滴定法在药物分析领域的应用及特点

非水滴定法作为药物分析领域的重要分析技术，在药物质量控制中发挥着不可替代的关键作用。该方法主要针对水溶性差或在水溶液中酸碱性表现较弱的有机药物，通过选用适当的非水溶剂（如冰醋酸、二甲基甲酰胺、乙腈等）来增强被测药物的酸碱性特征，从而显著提高滴定反应的灵敏度和准确性。在药物分析实践中，非水滴定法特别适用于生物碱类（如麻黄碱、奎宁等）、维生素 B 族（如硫胺素）、巴比妥类（如苯巴比妥）、磺胺类以及多种含氮有机药物的含量测定。其核心优势体现在三个方面：首先，非水溶剂环境能有效避免水介质中常见的水解等副反应的干扰，保证测定结果的准确性；其次，通过溶剂的选择性使用，可以显著增强弱酸弱碱性药物的滴定终点突跃，使终点判断更加明确可靠；再者，该方法具有较高的灵敏度，能满足微量药物分析的需求。

非水滴定法已被各国药典（如中国药典、美国药典、欧洲药典等）广泛采纳为法定检测方法。例如，抗结核药物异烟肼的含量测定采用冰醋酸为溶剂，以高氯酸标准溶液进行滴定；镇静药物地西泮则在乙酸酐 - 冰醋酸混合体系中，使用结晶紫作为指示剂进行测定。这些标准化的测定方法为保证药品质量提供了可靠的技术支持。值得注意的是，虽然非水滴定法具有诸多优势，但在实际操作中仍需严格控制实验条件，特别是溶剂的纯度和含水量，以避免其对测定结果产生干扰。此外，部分有机溶剂存在一定毒性，需要在通风良好的环境中谨慎操作。尽管如此，凭借其准确度高、专属性强、适用范围广等特点，非水滴定法在现代药物分析中仍然保持着重要地位，尤其在原料药纯度检测、制剂质量控制等方面发挥着关键作用，为保障药品的安全性和有效性提供了坚实的技术支撑。

学习小结

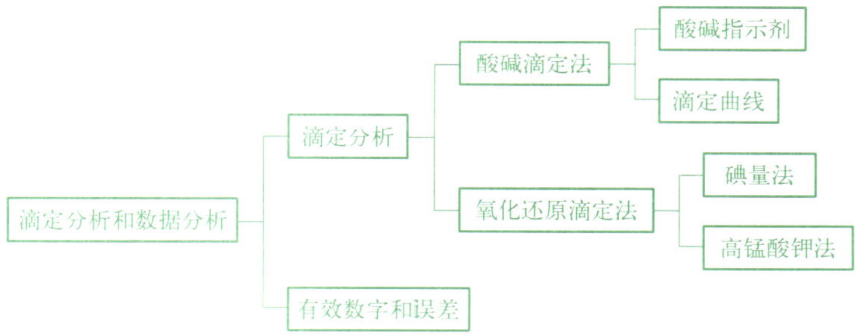

习题

1．下列数据各包括了几位有效数字？

（1）0.0330　（2）10.030　（3）0.01020　（4）8.7×10^{-5}　（5）pK_a=4.74　（6）pH=10.00

2．测定某铜矿试样，其中铜的质量分数为24.87%。24.93%和24.69%。真值为25.06%，计算：（1）测定结果的平均值；（2）绝对误差；（3）相对误差。

3．测定铁矿石中铁的质量分数（用 $W_{Fe_2O_3}$ 表示），5次结果分别为：67.48%，67.37%，67.47%，67.43%和67.40%。计算：（1）平均偏差；（2）相对平均偏差；（3）标准偏差；（4）相对标准偏差。

4．称取0.5877g基准试剂 Na_2CO_3，在100mL容量瓶中配制成溶液，其浓度为多少？称取该标准溶液20.00mL标定某HCl溶液，滴定中用去HCl溶液21.96mL，计算该HCl溶液的浓度。

5．测定血液中的钙时，常将钙以 CaC_2O_4 的形式完全沉淀，滤过洗涤，溶于硫酸中，然后用0.002000mol·L^{-1}的 $KMnO_4$ 标准溶液滴定。现将2.00mL血液稀释至50.00mL，取此溶液20.00mL，进行上述处理，用该 $KMnO_4$ 溶液滴定至终点时用去2.45mL，求血液中钙的浓度。

第二十章 分光光度法与检测技术

学习目标

（1）了解朗伯 - 比尔定律、分光光度法的误差以及提高灵敏度和准确度的方法。

（2）学会应用朗伯 - 比尔定律进行含量测定、定性鉴别及药物纯度检查。

（3）了解紫外分光光度法的应用。

（4）通过学习紫外 - 可见吸收光谱法的发展与应用，培养环保意识，树立“地球是人类共同的家园”的观念。

紫外 - 可见分光光度法（UV-Vis）是基于物质分子对 200 ～ 760nm 波长范围内光辐射的吸收特性建立的分析方法，其理论基础是朗伯 - 比尔定律（Lambert-Beer 定律）。在医药学领域，该方法因其操作简便、灵敏度高（检测限可达 10^{-6} ～ 10^{-7}g/mL）、分析速度快等特点，已成为药物研发和质量控制的核心技术之一。例如，《中华人民共和国药典》（2020 版）收载的化学药物中约 35% 采用 UV-Vis 作为含量测定方法；通过导数光谱法和双波长法还可以实现对复合制剂的多组分分析等。紫外 - 可见分光光度法在药物全生命周期质量控制中展现出不可替代的价值，从原料入厂到成品放行，贯穿各个环节。随着技术的发展，其在制药工业中的应用将更加智能化和系统化。

第一节 基本原理

一、物质的颜色与光的关系

当光照射到某物质或溶液时，光子的能量转移到组成物质的分子、原子或离子上，使这些粒子由最低能态（基态）跃迁到较高能态（激发态）：

$$M（基态）+h\nu \longrightarrow M（激发态）$$

即发生物质对光的吸收。由于分子、原子或离子的能级是量子化的、不连续的，只有光子的能量（$h\nu$）与被照射物质粒子的基态和激发态之差（ΔE）相等时，才能被吸收。分子中电子发生跃迁需要的能量在 $1.6\times10^{-19}\sim3.2\times10^{-18}$J 之间，其吸收光的波长范围大部分处于可见光和紫外光区域。不同物质的基态和激发态的能量差不同，选择吸收光子的能量也不同，即吸收的波长不同。光的能量与波长成反比，波长越短，能量越高。

单一波长的光称为单色光，由不同波长组成的光称为复色光。白光（如日光或白炽灯光等）是复色光，其波长范围约为 400 ～ 760nm。若将两种适当颜色的光按一定的强度比例混合可以得到白光，则这两种有色光称为互补色光。图 20-1 中，处于一条直线上的两种单色光都是互补色光。如蓝色光与黄色光互补，紫色光与绿色光互补等。

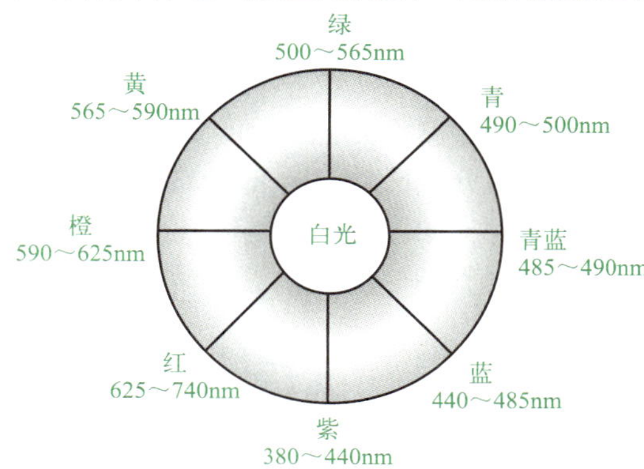

图 20-1　互补色光示意图

溶液之所以呈现不同的颜色，是与它对光的选择性吸收有关。当一束白光通过时，无色透明溶液对各种波长的可见光都不吸收，有色溶液则选择性吸收某些波长的光，溶液所呈现的颜色与它吸收的光的颜色互为补色，如高锰酸钾溶液吸收绿色光而呈现紫色，硫酸铜溶液吸收黄色光而呈现蓝色。

二、物质的吸收光谱

溶液对一定波长的光的吸收程度，称为吸光度（absorbance，A）。任何一种溶液对不同波长的光的吸收程度是不同的。将不同波长的单色光依次通过某一固定浓度的有色溶液，测量吸光度，然后以波长（λ）为横坐标，吸光度（A）为纵坐标作图，这样得到的曲线称为吸收光谱（absorption spectrum）或吸收曲线（absorption curve）。吸收光谱描述了物质对不同波长的光的吸收能力。

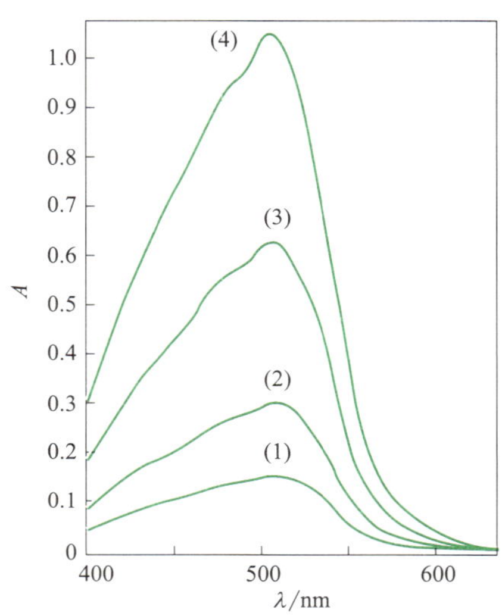

图 20-2　三（邻二氮菲）合铁（Ⅱ）配离子的吸收光谱图

图 20-2 为不同浓度时三（邻二氮菲）合铁（Ⅱ）配离子的吸收光谱。图中的几条曲线分别代表不同质量浓度时的吸收光谱，它们的形状基本相同，其中在某一波长处吸收最大，我们把吸收光谱中产生最大吸收所对应的波长称为最大吸收波长，用 λ_{max} 表示。三（邻二氮菲）合铁（Ⅱ）配离子溶液的最大吸收波长 λ_{max} 为 510nm，说明溶液最容易吸收波长为 510nm 的光，故溶液呈现绿色光的互补色——深红色。

不同的物质有不同的吸收光谱。根据吸收光谱的形状和最大吸收波长的位置，可以对物质进行初步的定性分析。

物质在吸收峰附近的吸光度随浓度的增大而增大，因此选取某一特定波长的光来测定物质的吸光度，根据吸光度的大小可以确定物质的含量。吸收光谱是分光光度分析中选择测定波长的重要依据。由于物质在最大吸收波长处对光的吸收能力最大，吸光度测定有最高的灵敏度，因此，分光光度分析中常选择最大吸收波长作为测定波长。

三、分光光度法的基本原理

（一）透光率和吸光度

当一束平行单色光照射到一均匀、非散射的有色溶液上时，光的一部分被吸收，一部分透过溶液，还有一部分被器皿的表面反射，如图 20-3 所示。设入射光强度为 I_0，吸收光强度为 I_a，透射光强度为 I_t，反射光强度为 I_r，则

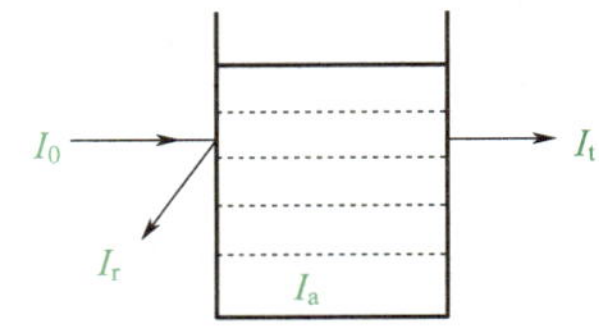

图 20-3　光通过溶液的情况

$$I_0=I_a+I_t+I_r \tag{20-1}$$

在分光光度法中，通常将被测溶液和参比溶液分别置于两个同样材料和厚度的吸收池中，让强度为 I_0 的单色光分别通过两个吸收池，再测量透射光的强度，由于反射光强度基本相同，其影响可以互相抵消，因此式（20-1）可简化为

$$I_0=I_a+I_t \tag{20-2}$$

由式（20-2）可以看出，溶液透射光的强度 I_t 越大，则溶液对吸收光的强度 I_a 就越小；反之，溶液透射光的强度越小，溶液对吸收光的强度就越大，表示溶液的吸光能力越强。透射光的强度 I_t 与入射光强度 I_0 之比称为透光率（transmittance），用 T 表示为

$$T=\frac{I_t}{I_0} \tag{20-3}$$

透光率的负对数称为吸光度，用符号 A 表示。A 越大，溶液对光的吸收越多。

$$A=-\lg T=\lg\frac{I_0}{I_t} \tag{20-4}$$

（二）Lambert-Beer 定律

溶液对光的吸收除与溶液本性有关外，还与入射光波长、溶液浓度、液层厚度及温度等因素有关。 Lambert 和 Beer 分别于 1760 年和 1852 年研究得出了吸光度与液层厚度和溶液浓度之间的定量关系。

Lambert 的研究表明，当一适当波长的单色光通过一固定浓度的溶液时，其吸光度与光通过的液层厚度成正比，这个关系称为 Lambert 定律，可表示为

$$A=k_1 l \tag{20-5}$$

式中，l 为液层厚度；k_1 为比例系数。Lambert 定律对所有的均匀介质都是适用的。

Beer 的研究表明，当一适当波长的单色光通过溶液时，若液层厚度一定，则吸光度与溶液的浓度成正比，这个关系称为 Beer 定律，可以表示为

$$A=k_1 c \tag{20-6}$$

式中，c 为物质的量浓度；k_1 为比例系数。Beer 定律仅适用于单色光。

将式（20-5）和式（20-6）合并，得到

$$A=\varepsilon cl \tag{20-7}$$

式中，l 的单位为 cm；c 为物质的量浓度（$mol \cdot L^{-1}$），ε 为摩尔吸光系数（molar absorptivity），单位为 $L \cdot mol^{-1} \cdot cm^{-1}$。

若用质量浓度 ρ（$g \cdot L^{-1}$）代替物质的量的浓度，则式（20-7）又可表示为

$$A=\alpha\rho l \tag{20-8}$$

式中，α 为质量吸光系数（percentage absorptivity），单位为 $L \cdot g^{-1} \cdot cm^{-1}$。

式（20-7）和式（20-8）称为 Lambert - Beer 定律，它是均匀、非散射介质对光吸收的基本定律，是分光光度法进行定量分析的基础。式中的吸光系数 ε 和 α 与被测物质的性质、入射光波长、溶剂及温度有关。

ε 和 α 可通过下式相互换算：

$$\varepsilon=\alpha M_B \tag{20-9}$$

式中，M_B 表示被测物质的摩尔质量。

医药学上还常用比吸光系数（specific extinction coefficient）来代替摩尔吸光系数。比吸光系数是指 100mL 溶液中含被测物质 1g、液层厚度（l）为 1cm 时的吸光度值，用 $E_{1cm}^{1\%}$ 表示，它与 ε 和 α 的关系分别为

$$E_{1cm}^{1\%}=\frac{\varepsilon \times 10}{M_B} \tag{20-10}$$

$$\alpha = 0.1E_{1cm}^{1\%} \tag{20-11}$$

由 Lambert-Beer 定律可知，吸光度（A）与溶液浓度（c）［或液层厚度（l）］之间为正比关系，而透光率（T）与溶液浓度（c）［或液层厚度（l）］之间为指数函数关系。

$$-\lg T = \varepsilon cl T = 10^{-\varepsilon cl} \tag{20-12}$$

应用 Lambert-Beer 定律时，需注意以下几点：

（1）Lambert-Beer 定律仅适用于单一波长的单色光。入射光的波长范围越宽，测定结果越容易偏离 Lambert-Beer 定律。它不仅适用于可见分光光度法，同样适用于紫外分光光度法。

（2）如果溶液中同时存在两种或两种以上对光有吸收的物质，在同一波长下只要共存物质不互相影响，即不因共存物的存在而改变本身的吸光系数，则吸光度等于各共存物吸光度之总和，即

$$A = A_a+A_b+A_c+\cdots \tag{20-13}$$

式中，A 为总吸光度；A_a、A_b、A_c 等为溶液中共存物质各组分 a、b、c 等的吸光度。吸光度的这种加和性是分光光度法中分析测定混合物中各组分的依据。

（3）入射光波长不同时，吸光系数 ε（或 α）也不同。吸光系数越大，溶液对入射光的吸收越强，测定的灵敏度就越高。

（4）分光光度法仅适用于微量组分的测定。溶液浓度太高，结果将偏离 Lambert - Beer 定律。

［例 20-1］ 已知某化合物的分子量为 251，将此化合物用乙醇作溶剂配成浓度为 0.150

mmol·L^{-1}的溶液，在480nm波长处用2.00cm吸收池测得透光率为39.8%，求该化合物在上述条件下的摩尔吸光系数（ε）及质量吸光系数（α）。

解　由Lambert-Beer定律可得 $\varepsilon = \frac{A}{cl} = \frac{-\lg T}{cl}$

已知 $c = 0.150 \times 10^{-3}$mol·L^{-1}，$l = 2.00$cm，$T = 0.398$，代入公式：

$$\varepsilon = \frac{-\lg T}{cl} = \frac{-\lg 0.398}{0.150 \times 10^{-3} \times 2.00} = 1.33 \times 10^{3} (\mathrm{L \cdot mol^{-1} \cdot cm^{-1}})$$

由式（20-9）得

$$a = \frac{\varepsilon}{M_{\mathrm{B}}} = \frac{1.33 \times 10^{3}}{251} = 5.30 (\mathrm{L \cdot g^{-1} \cdot cm^{-1}})$$

［例20-2］　测试酶与腺苷酸（AMP）体系的吸光度如下：$A_{(280\mathrm{mm})} = 0.46$，$A_{(260\mathrm{mm})} = 0.58$。试计算每一组分的浓度。

已知：酶的 $\varepsilon_{280\mathrm{mm}}=2.96 \times 10^4$L·mol^{-1}·cm^{-1}，$\varepsilon_{260\mathrm{mm}}=1.52 \times 10^4$L·mol^{-1}·cm^{-1}

AMP的 $\varepsilon_{280\mathrm{mm}}=2.4 \times 10^3$L·mol^{-1}·cm^{-1}，$\varepsilon_{260\mathrm{mm}}=1.5 \times 10^4$ L·mol^{-1}·cm^{-1}

吸收池厚度为1.00cm。

解　设酶和AMP的浓度分别为 y 和 z。

因吸收光的加和性，

λ 为260nm，$0.58=1.52 \times 10^4 \times 1.00 \times y+1.5 \times 10^4 \times 1.00 \times z$

λ 为280nm，$0.46=2.96 \times 10^4 \times 1.00 \times y+2.4 \times 10^3 \times 1.00 \times z$

解方程得：$y=1.35 \times 10^{-5}$（mol·L^{-1}），$z=2.50 \times 10^{-5}$（mol·L^{-1}）

即酶的浓度为 1.35×10^{-5}mol·L^{-1}，AMP的浓度为 2.50×10^{-5}mol·L^{-1}。

第二节　测定方法和应用

分光光度法（spectrophotometry）是根据物质对光的吸收性质，应用分光光度计对物质进行定性、定量分析的分析方法。根据所用光源波长的不同，分光光度法又可细分为几类：光源波长范围在380～780nm，为可见分光光度法；10～380nm为紫外分光光度法（常用的波长范围为200～380nm）；780～3×10^5nm为红外分光光度法。本章主要介绍可见分光光度法，对紫外分光光度法仅作简单的介绍。

分光光度法具有灵敏度高、准确度较好、仪器设备要求简单、操作简便、测定速度快等特点，被测物质的最低可测浓度可达 10^{-5}～10^{-6}mol·L^{-1}，测量的相对误差一般为2%～5%。故特别适用于微量及痕量组分的测定。分光光度法是当前医药、卫生、环保、化工等部门常用的分析方法之一。

一、可见分光光度法

（一）分光光度计

分光光度法是用分光光度计（又称光谱仪，spectrometer）测定溶液对某一单色光的吸收程度进行定量分析的方法。分光光度计仪器型号很多，但基本原理相似，基本部件及相互间的关系用方框图表示如下：

光源 → 单色器 → 吸收池 → 检测器 → 指示器

下面简单介绍各部件的作用。

1. **光源（light source）**

可见分光光度计一般采用钨灯作为光源。钨灯可发出 320 ～ 3200nm 的连续光谱，波长覆盖较宽，最适宜的波长范围为 360 ～ 1000nm。入射光的光源应有足够的强度，而且强度恒定不变。钨灯的亮度取决于电压，故要求采用电源稳压器供电。现在许多仪器中已改用强度大、寿命长的卤钨灯。

2. **单色器（monochromator）**

单色器是将光源发出的连续光谱按波长顺序色散，并从中分离出一定宽度的谱带的装置，它由棱镜或光栅等色散元件及狭缝和准直镜等组成，可获得纯度较高的单色光。目前的分光光度计较多使用光栅取代棱镜。光栅是一种在玻璃表面上刻有等宽、等距的平行条痕的色散元件。它的优点在于可用的波长范围比棱镜宽，且分析所得的光谱是波长等距的，即在不同波段区光谱线的间隔均相等。图 20-4 为自准式单色器和棱镜对光的色散作用示意图。

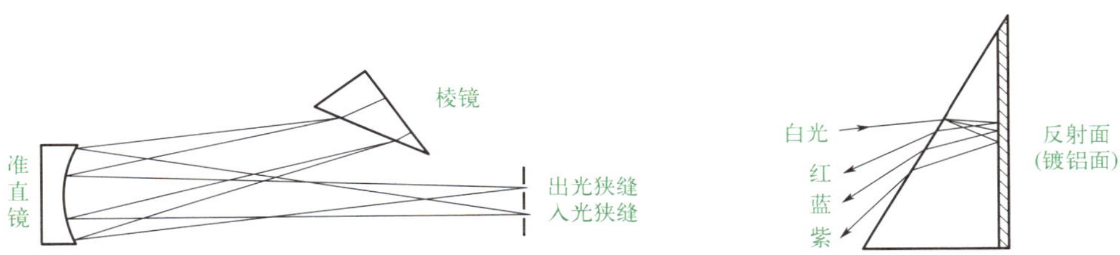

图 20-4　光的色散

3. **吸收池（absorption cell）**

分光光度计中用来盛放溶液的容器称为吸收池。可见分光光度计中的吸收池用光学玻璃制成。在测定中同时配套使用的吸收池应相互匹配，即有相同的厚度和相同的透光性。吸收池的两个透光面必须严格平行并保持洁净，切勿直接用手接触。吸收池的液层厚度有 0.5cm、1.0cm、2.0cm、3.0cm、5.0cm 等规格，视分析需要选用。

4. **检测器（detector）**

检测器的功能是测量透过溶液以后光强度的变化。通常利用光电效应使光照射在检测器上产生光电流，将光信号转变为电信号。常用的光电转换元件为光电管和光电倍增管。光电管是用一个阳极和一个对光敏感材料制成的阴极所组成的真空二极管，当光照射到阴极时，阴极表面金属发射电子，流向电势较高的阳极而产生电流。光越强，阴极表面发射的电子越多，产生的光电流也越大。光电倍增管比光电管更灵敏，而且本身有放大作用，现在的分光光度计多采用光电倍增管作检测器。

5. **指示器（indicator）**

光电管输出的电信号经放大器放大后输入指示器。指示器一般有微安电表、记录器、数字显示和打印等装置。在微安电表的标尺上同时刻有吸光度和透光率（图 20-5）。透光率刻度是等分的，因吸光度与透光率是负对数关系，所以吸光度刻度是不均等的。

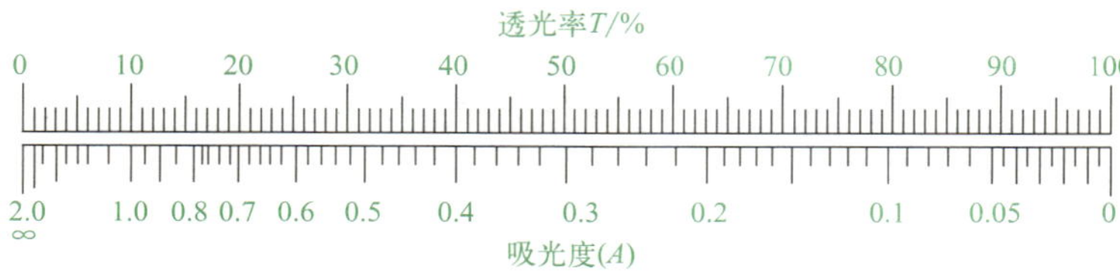

图 20-5　吸光度和透光率标尺

（二）定量分析方法

分光光度法常用的定量分析方法有标准曲线法、标准对照法、比吸光系数比较法、差示分光光度法以及双波长法等。

1. 标准曲线法

标准曲线法是分光光度法中最为常用的方法。其方法是：取标准品配成一系列已知浓度的标准溶液，在选定波长处（通常为 λ_{max}），用同样厚度的吸收池分别测定其吸光度，以吸光度为纵坐标，标准溶液浓度为横坐标作图，得一通过坐标原点的直线——标准曲线，又称工作曲线。被测溶液在相同条件下，测量其吸光度，根据吸光度在标准曲线上查得其对应的含量。该方法适用于经常性批量测定，但应注意溶液的浓度在标准曲线的线性范围内。图 20-6 为维生素 B_{12} 的标准曲线。

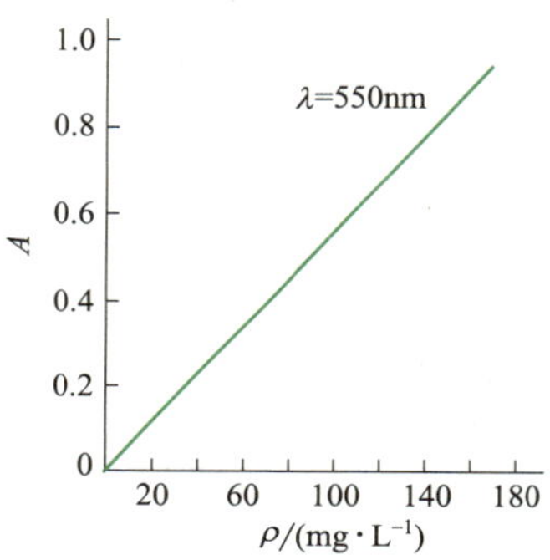

图 20-6　维生素 B_{12} 的标准曲线

2. 标准对照法

先配制一个与被测溶液浓度相近的标准溶液（其浓度用 c_s 表示），在 λ_{max} 处测出吸光度 A_s，在相同条件下测出试样溶液的吸光度 A_x，则试样溶液浓度 c_x 可按下式求得：

$$c_x = \frac{A_x}{A_s} c_s \tag{20-14}$$

此方法适用于非经常性的分析工作。标准对照法简单方便，但标准溶液与被测试样的浓度必须相近，否则误差较大。

3. 比吸光系数比较法

比吸光系数比较法是利用标准的 $E_{1cm}^{1\%}$ 值进行定量测定的，《中华人民共和国药典》（2020 年版）中规定部分药物的测定一般采用此法。即将样品的比吸光系数与标准物质的比吸光系数（可从手册上查得）比较，计算出样品含量（质量分数或体积分数）。如：呋喃妥因的 $E_{1cm}^{1\%}$（367nm）=766，在相同条件下，测定呋喃妥因样品的 $E_{1cm}^{1\%}$（367nm）=739，因此，该样品中呋喃妥因的质量分数为 $\frac{739}{766}$=0.965。

4. 差示分光光度法

在分光光度法测量中，当在吸光度很高或很低的范围内进行定量分析时，相对误差比较大。差示分光光度法是用比试样溶液浓度稍小或稍大的溶液作参比溶液，这样测得的吸光度

（A）实际上是试样溶液吸光度（A_x）和参比溶液的吸光度（A_s）的差值：

$$A=(A_x-A_s)=\varepsilon(c_x-c_s)l=\varepsilon\Delta cl \tag{20-15}$$

式（20-15）表示 A 与 Δc 成正比，据此，即可计算试样溶液的浓度。

设按一般分光光度法测得的某标准溶液的透光率为 10%，试样溶液的透光率为 5%，将该标准溶液代替空白溶液作参比时，透光率扩展为 100%，此时试样溶液的透光率亦被扩展为 50%，从而提高了测量的准确度。

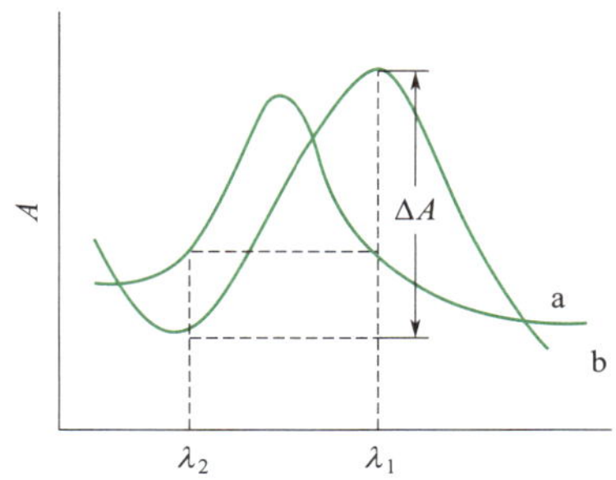

图 20-7　双波长法测定示意图

5. 双波长法

当吸收光谱相互重叠的两种组分共存时，利用双波长法可对单个组分进行测定或同时对两个组分进行测定。如图 20-7 所示，当 a 、 b 两组分共存时，如要测定组分 b 的含量，组分 a 的干扰可通过选择对 a 组分等吸收的两个波长 λ_1 和 λ_2 加以消除。以 λ_2 为参比波长，λ_1 为测定波长，对混合液进行测定，可得到如下方程：

$$A_1=A_{1a}+A_{1b}+A_{1s} \tag{20-16}$$

$$A_2=A_{2a}+A_{2b}+A_{2s} \tag{20-17}$$

式（20-16）、式（20-17）中，A_{1s} 和 A_{2s} 是在波长 λ_1 和 λ_2 下的背景吸收，当两个波长相距较近时，可认为背景吸收相等，故通过试样吸收池的两个波长的光的吸光度差值为

$$\Delta A=(A_{2a}-A_{1a})+(A_{2b}-A_{1b})$$

由于干扰组分 a 在 λ_1 和 λ_2 处具有等吸收，即有 $A_{1a}=A_{2a}$，故上式为

$$\Delta A=(A_{2b}-A_{1b})=(\varepsilon_{2b}-\varepsilon_{1b})cl \tag{20-18}$$

对于被测组分 b 来说，（$\varepsilon_{2b}-\varepsilon_{1b}$）为一定值，吸收池厚度（$l$）也是固定的，所以 ΔA 与组分 b 的浓度（c）成正比。这就是双波长法进行定量分析的理论基础。同样地，适当选择组分 b 具有等吸收的两个波长，也可以对组分 a 进行定量测定。该法称为双波长等吸收测定法。

（三）分光光度法的误差

1. 仪器测定误差

仪器测定误差是由光电管的灵敏性差、光电流测量不准、光源不稳定及读数不准等因素引起的。它使测得的透光率 T 与真实值相差 ΔT，从而引起浓度误差 Δc。由 Beer 定律可推导得出浓度的相对误差与溶液透光率的关系式：

$$\frac{\Delta c}{c}=\frac{0.434\Delta T}{T\lg T} \tag{20-19}$$

分光光度计的透光率测量误差 ΔT 一般约为 ±0.02 ～ ±0.01。若 $\Delta T=0.01$，则将不同的 T 值代入式（20-19），可得到相应的浓度相对误差 $\frac{\Delta c}{c}$。以 $T\times100$ 为横坐标，$\frac{\Delta c}{c}$ 为纵坐标作图，得如图 20-8 所示的曲线。

由图 20-8 可见，溶液透光率很大或很小时，所产生的浓度相对误差都较大，只有在 T

为 20% ～ 65%或 A 为 0.2 ～ 0.7 时，产生的浓度相对误差较小，溶液 T 为 36.8%（A=0.434）时所产生的浓度相对误差最小。测定时，可调整溶液浓度或液层厚度，使透光率控制在 20% ～ 65%，即吸光度在 0.2 ～ 0.7。

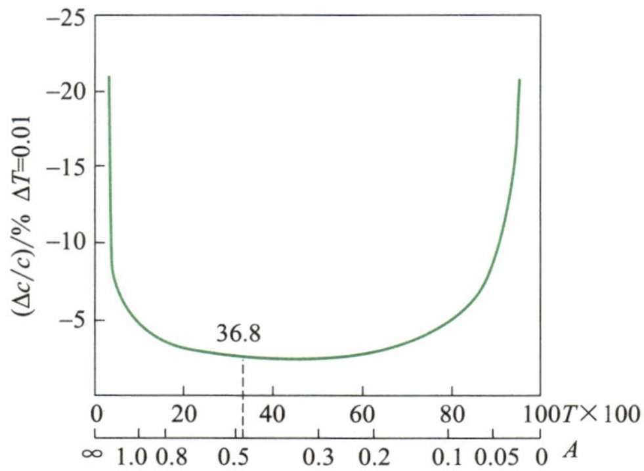

图 20-8　测量误差和透光率的关系

2. 溶液偏离 Beer 定律引起的误差

当溶液偏离 Beer 定律时，A-c 曲线的线性较差，常出现弯曲。产生这种情况的主要原因有化学方面和光学方面的因素。

（1）化学因素　溶液中吸光物质不稳定，因浓度改变而发生解离、缔合、溶剂化等现象，致使溶液的吸光度改变。

（2）光学因素　Beer 定律仅适用于单色光，而实际上经分光光度计的单色器得到的是一个狭小波长范围内的复色光，由于物质对各波长的光的吸收能力不同，便可引起溶液对 Beer 定律的偏离，吸光系数差值越大，偏离越多（图 20-9）。

3. 主观误差

由于操作不当引起的误差称为主观误差。对标准溶液和试样溶液的处理没有按相同的条件和步骤进行，如显色剂用量、放置时间、反应温度等不同引起的误差。为尽可能减少这类误差，应严格按操作步骤仔细进行操作。

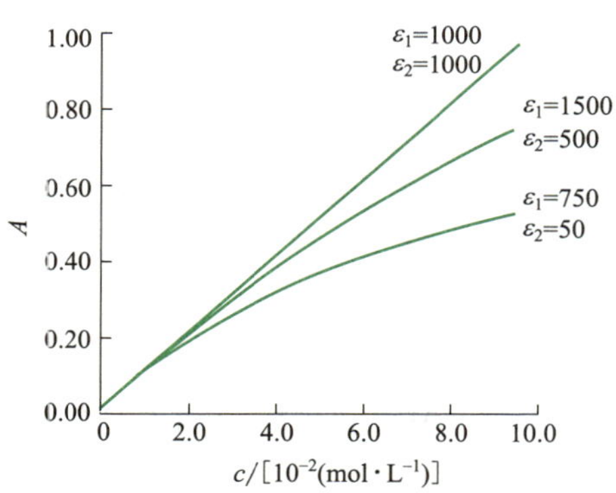

图 20-9　两种不同吸光系数的混合光对 Beer 定律的偏离

（四）提高测量灵敏度和准确度的方法

1. 选择适当的显色剂

许多物质本身无色或颜色不明显，不能直接用可见分光光度法测定。测定时，首先要将试样中的待测组分通过化学反应转变为有色物质，这类化学反应称为显色反应。显色反应中所加入的试剂称为显色剂，通常应用最多的显色反应是形成稳定的、具有特征颜色的螯合反应，应用最多的显色剂是有机显色剂。

在分析时，应选择适当的显色反应，通常应考虑以下因素：

（1）灵敏度高　即选择能使生成的有色物质的 ε 较大的反应，一般 ε 值应达到

$10^4 \sim 10^5$。

（2）选择性好　指显色剂仅与一个组分或少数几个组分发生显色反应。在实际分析应用中，多选择仅与被测组分显色而不与其他离子显色的反应。显色剂的颜色应与显色反应产物的颜色有较大的差异，以避免显色剂本身对测定产生干扰。

（3）显色剂在测定波长处无明显吸收。

（4）反应生成的有色化合物组成恒定。

2. 选择合适的测定条件

为了获得较高的灵敏度和准确度，除了选择和控制适当的显色条件外，还必须选择和控制适当的吸光度测定条件。

（1）入射光波长的选择　入射光波长对分析的灵敏度、准确度和选择性有很大影响。入射光波长应根据吸收光谱选择。溶液中无干扰物质存在时，通常选择波长为 λ_{max} 的光作为入射光，因在该波长处溶液的吸光系数最大，测定的灵敏度最高。

实际上，入射光是经分光光度计的单色器得到的一个狭小波长范围内的复色光。图 20-10 表明，在 λ_{max} 附近的波长范围内，曲线较为平坦，吸光系数变化小，对 Beer 定律的偏离程度比较小，选用波长为 λ_{max} 的“单色光”a 时，吸光度与浓度成直线关系。而在吸收光谱的陡峭部分的吸光系数变大，对Beer定律的偏离程度就比较大，造成较大的负偏差，若选用“单色光”b 时，吸光度与浓度 c 不成线性关系。若最大吸收波长处干扰严重，只要灵敏度允许，也可选用吸光度值随波长变化不大的其他区域的波长作为入射光波长。

（2）显色剂的用量　常用的显色反应是配位显色反应。为保证待测组分尽可能完全地转化成有色化合物，一般加入过量的显色剂。但显色剂的用量并不是越多越好，对于有些显色反应，显色剂用量太大会引起副反应，有的可能改变化合物的组成，使溶液颜色发生变化，对测定不利。显色剂用量是通过实验确定的，固定被测组分浓度和其他反应条件，改变显色剂用量测定相应的吸光度，绘制吸光度与显色剂用量的曲线，如图 20-11 所示。显色剂用量在 a ～ b 之间的吸光度为一恒定值，可在此范围内确定显色剂的合适用量。

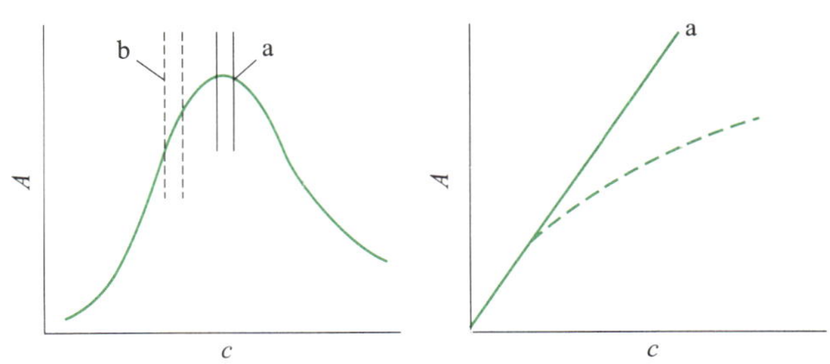

图 20-10　入射光的选择与 Beer 定律的关系

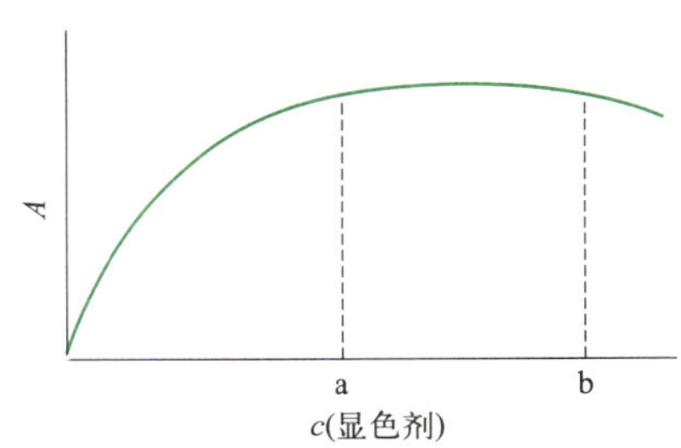

图 20-11　吸光度与显色剂用量的关系

（3）溶液的酸度　显色剂多为有机弱酸（以 HL 表示），酸度的改变会影响显色反应的进行程度。

$$HL \rightleftharpoons H^+ + L^-$$

$$M^{n+} + nL^- \rightleftharpoons ML_n \qquad （有色物）$$

上式中 M^{n+} 为被测物离子。酸度越低，越有利于显色反应的进行，使有色物浓度增大，但酸度过低会形成金属氢氧化物沉淀。如磺基水杨酸的阴离子 Sal^{2-} 与 Fe^{3+} 在不同酸度条件下，可形成配合比为 1∶1、1∶2、1∶3 的三种不同颜色的配合物。

显色反应的适宜酸度通过实验确定：固定溶液中待测组分和显色剂的浓度，改变溶液的 pH，测定溶液的吸光度，绘制吸光度 -pH 曲线，根据曲线确定最适宜的 pH 范围，见表 20-1。

表 20-1　显色反应的适宜 pH

pH	配合物	颜色
1.8 ～ 4	$[Fe(Sal)]^{+}$	紫红
4 ～ 8	$[Fe(Sal)_2]^{-}$	橙色
8 ～ 11	$[Fe(Sal)_3]^{3-}$	黄色
＞ 12	$Fe(OH)_3\downarrow$	

（4）显色温度　显色反应一般在室温下进行，有时为了加速反应，需要加热。但有些有色化合物在温度较高时易分解，因此，对不同的显色反应应通过实验做吸光度 - 温度曲线，找出适宜的显色反应温度。

（5）显色时间　显色反应的速率有快有慢，溶液颜色达到稳定所需的时间有长有短；另外，某些有色化合物在空气中易氧化分解或发生光化学反应。因此，必须通过实验做一定温度（显色温度）下的吸光度 - 时间曲线，找出适宜的显色反应时间。

3. 空白溶液的选择

在测定溶液吸光度时，为了消除溶剂或其他物质对入射光的吸收，以及光在溶液中的散射和吸收池界面对光的反射等与被测物质吸收无关因素的影响，必须采用空白溶液（又称参比溶液）作对照。常用的空白溶液有以下三种。

（1）溶剂空白　当显色剂及制备试液的其他试剂均无色，且溶液中除被测物外无其他有色物质干扰时，可用溶剂作空白溶液，这种空白溶液称为溶剂空白。

（2）试剂空白　若显色剂有色，试样溶液在测定条件下无吸收或吸收很小，可用试剂空白进行校正。所谓试剂空白，系按与显色反应相同的条件加入各种试剂和溶剂（不加试样溶液）后所得的溶液，相当于标准曲线法中浓度为“0”的标准溶液。

（3）试样空白　当试样基体有色（如试样溶液中混有其他有色离子），但显色剂无色，且不与试样中被测成分以外的其他成分显色时，可用试样空白校正。所谓试样空白，系不加显色剂但按与显色反应相同条件进行操作的试样溶液。

4. 共存离子的干扰及其消除

分光光度分析中，往往有其他一些共存离子，它们或是有颜色，或是与显色剂反应形成有色物质，干扰测定。常用的消除方法有：

（1）控制显色反应的酸度，使显色剂仅与被测物质起反应，利用控制酸度的方法提高反应的选择性。

（2）加入掩蔽剂，使其与干扰离子生成更稳定的无色配合物，而不与被测物质和显色剂发生反应。

（3）分离干扰离子，在测定前预先通过离子交换、沉淀分离或溶剂萃取法等方法来消除干扰。

二、紫外分光光度法

可见分光光度法的测定对象为有色溶液或能与显色剂作用生成有色物质的溶液，测定的波长范围为 380 ～ 780nm。而许多物质在可见光区无明显吸收，而在近紫外区（200 ～ 380nm）却有特征吸收，对这些物质可采用紫外光做光源的分光光度法进行测定。一般能做紫外光度法测定的仪器，也能做可见分光光度法测定，它的精密度要比单纯的可见分光光度计高，不仅可做定量测定，还可做物质的定性分析、纯度鉴定、某些物理化学常数的测定以及与其他分析方法配合，用以推断有机化合物的分子结构。

（一）752 型分光光度计

目前实验室中普遍使用的是国产 752 型分光光度计，其波长范围为 200 ～ 800nm，光学系统见图 20-12。

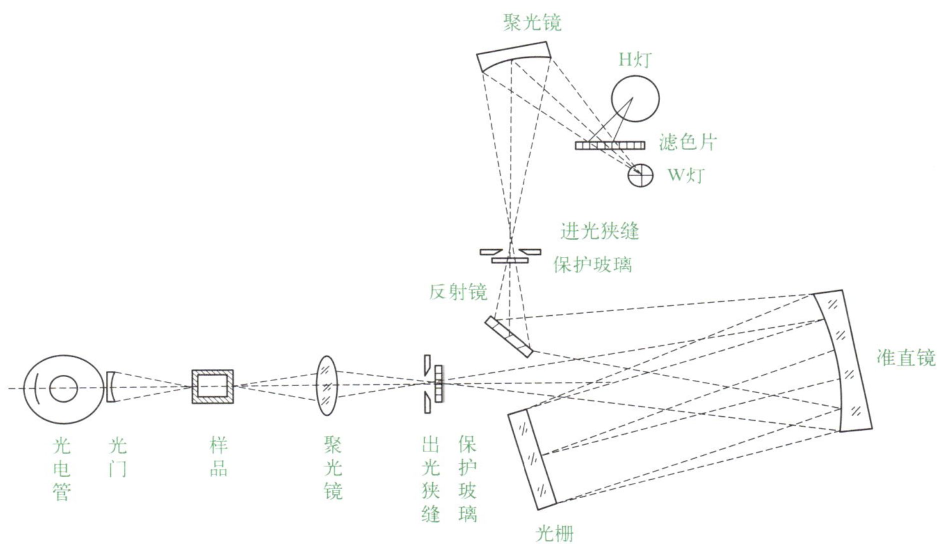

图 20-12　752 型分光光度计的光学系统示意图

光源有氢灯（H 灯）和钨灯（W 灯）各一只，可按需要转换。钨灯适用于可见分光光度法测定，氢灯适用于紫外分光光度法测定。光源发出的光经聚光镜，通过进光狭缝至反射镜，反射到准直镜，经光栅散射后再至准直镜，聚集至出光狭缝，经聚光镜后通过吸收池，透射光进入光电管。被测液的透光率和吸光度可直接读出。

紫外光不能透过玻璃，故在紫外分光光度计中透镜、氢灯和光电管以及吸收池等均须用紫外光易透过的石英制造。

（二）紫外分光光度法的应用

1. 定性鉴别

多数化合物都有其特征光谱，如吸收峰的位置、形状、数目、强度和相应的吸光系数等。将样品的吸收光谱与标准品的吸收光谱或文献所载的图形进行比较，若两者完全相同，则可能为同一种化合物。如两者有明显差别，则肯定不是同一种物质。通常可比较 λ_{max}、ε（λ_{max}）或 α（λ_{max}），以及吸光度比值等进行鉴别。

（1）比较 λ_{max}、ε（λ_{max}）或 α（λ_{max}） 由于分子主要官能团相同的两种物质可产生相类似的吸收光谱，如醋酸可的松与醋酸泼尼松有几乎完全相同的 λ_{max}，在无水乙醇中均为（238±1）nm，因此单凭 λ_{max} 无法鉴别，可进一步比较吸光系数，醋酸可的松的 α（238nm）=39.0L·g^{-1}·cm^{-1}，而醋酸泼尼松的 α（238nm）=38.5L·g^{-1}·cm^{-1}，以此可区别。

（2）比较吸光度（或吸光系数的比值） 当物质的紫外光谱有 2 个以上吸收峰时，可根据不同吸收峰处的吸光度比值作鉴别。如《中华人民共和国药典》（2020 年版）规定维生素 B_{12} 在 278nm、361nm 及 550nm 波长处有三个吸收峰，其吸光度比值应为

$$\frac{A_{361}}{A_{278}}=1.70\sim1.88,\frac{A_{361}}{A_{550}}=3.15\sim3.45$$

2. 定量测定

在近紫外区，光的吸收仍符合 Lambert-Beer 定律，其定量测定方法与可见分光光度法相同，常用比较法进行定量测定，也可按文献所载的质量吸光系数或摩尔吸光系数进行测定。

[例 20-3] 已知维生素 B_{12} 的 α（361nm）=20.7L·g^{-1}·cm^{-1}。精密称取样品 30.0mg，加水溶解后稀释至 1000mL，在波长 361nm 处用 1.00cm 吸收池测得样品的吸光度为 0.618，计算样品溶液中维生素 B_{12} 的质量分数。

解 所测样品溶液中维生素 B_{12} 的质量浓度

$$\rho_{测}=\frac{A}{\alpha_1}=\frac{0.618}{20.7\times1.00}$$

所配制样品溶液的质量浓度 $\rho_{样}$ 为 30.0mg·L^{-1}，即 0.0300g·L^{-1}，故其质量分数

$$w\left(维生素B_{12}\right)=\frac{\rho_{测}}{\rho_{样}}=\frac{0.618}{20.7\times1.00\times0.0300}=0.995$$

3. 有机化合物的结构分析

紫外光谱是由物质分子中的生色基团和助色基团引起的，它不能反映整个物质分子的特征，但对分析化合物中的共轭结构和芳环结构是有价值的。根据紫外吸收峰的强弱、数目可推断化合物中可能存在的取代基的位置、种类和数目等。如化合物在 200 ～ 800nm 范围内无吸收，则不含支链共轭体系或环状共轭体系；在 210 ～ 250nm 有吸收，可能含有两个共轭单位；在 250 ～ 300nm 有弱吸收表示存在羰基；如果化合物有颜色，分子中含有的共轭生色基团一般在五个以上；等等。

此外，利用紫外吸收光谱还可以推测异构体的结构。如松香酸和左旋海松酸为结构异构体，但由于分子中双键的位置不同及立体障碍的影响，二者的 λ_{max} 和 ε 均不相同，故可通过紫外吸收光谱加以鉴别。

拓展阅读

紫外 - 可见分光光度法的前沿进展与技术创新

紫外 - 可见分光光度法作为经典的分析技术，在保持其核心原理不变的基础上，正通过多种创新路径实现技术性能的全面提升。近年来，联用技术、纳米材料增强、微流控芯片和

人工智能等前沿领域的突破，赋予了这一传统分析方法新的生命力。在医学研究从宏观向微观、从静态向动态、从单一向系统转变的背景下，UV-Vis 技术正朝着更高灵敏度、更强特异性、更智能化和更原位实时的方向发展，为基础医学研究和临床诊断提供日益强大的分析工具。

以联用技术为例，联用技术是拓展 UV-Vis 应用范围的重要策略。高效液相色谱 - 紫外检测（HPLC-UV）联用系统结合了色谱的高分离能力和 UV-Vis 的通用检测优势，已成为小分子药物分析的黄金标准，目前 90% 以上的小分子药物质量控制采用此方法。毛细管电泳 - 紫外检测（CE-UV）则凭借其高分辨率、低样品消耗的特点，在生物大分子（如蛋白质、核酸）的分离检测中展现出独特价值。浙江大学在抗新冠药物 VV116 研发中，创新性地将 HPLC-UV 用于药物代谢产物的鉴定与定量，为临床前研究提供了关键数据支持。流动注射分析（FIA）系统与 UV-Vis 结合则实现了高通量检测，单个样品分析时间可缩短至 10 秒以内，显著提升了大规模药物筛查的效率。这些联用技术的发展，体现了分析科学“分工协作、优势互补”的方法论思想。

学习小结

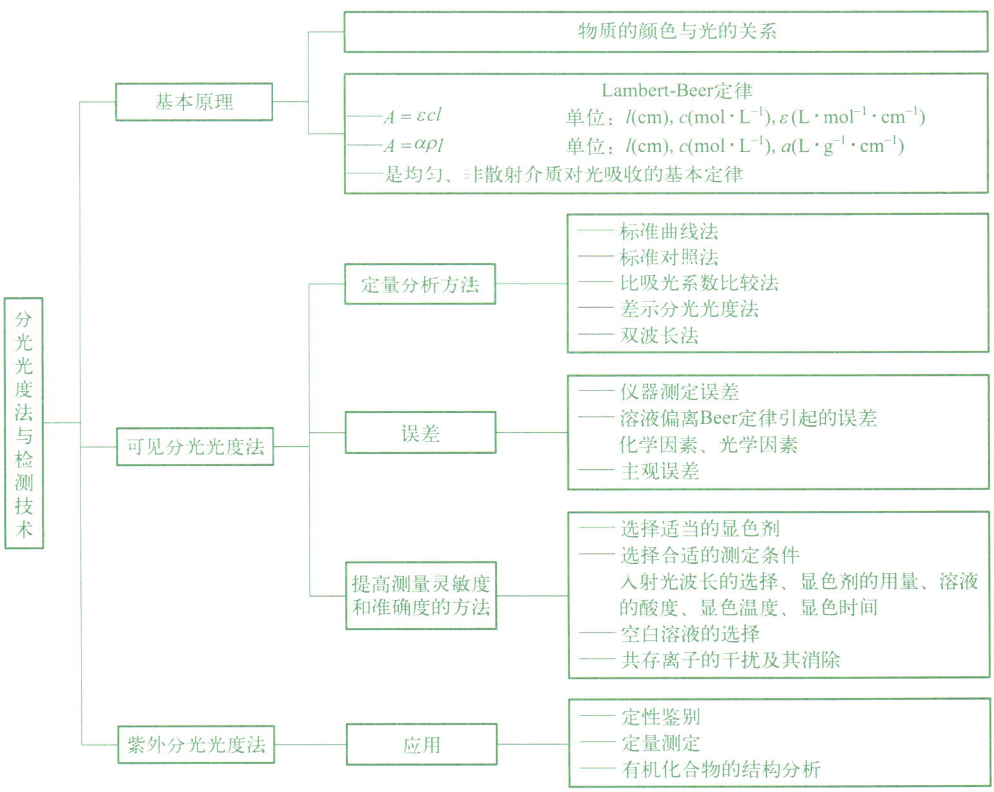

习题

一、简答题

1. Lambert-Beer 定律的物理意义是什么？为什么说 Beer 定律只适用于单色光？浓度（c）

与吸光度（A）线性关系发生偏离的主要因素有哪些?

2. 什么是比吸收系数和摩尔吸光系数？两者如何换算?

3. 在紫外 - 可见分光光度定量分析中，选择入射光波长的原则是什么？如何控制待测溶液吸光度值的读数范围？如何选择参比溶液?

4. 显色反应的条件怎样选择?

5. 简述用紫外 - 分光光度法定性鉴定未知物的方法。

6. 举例说明紫外 - 分光光度法如何检查物质纯度。

7. 为什么最好在 λ_{max} 处测定化合物的含量?

二、选择题

1. 紫外 - 可见分光光度计一般吸光度值读数控制在（　　）。

A. 0.1 ～ 0.8　　B. 0.2 ～ 0.7　　C.0.3 ～ 0.6　　D.0.2 ～ 0.9

2. 根据待测组分的吸收光谱，选择哪一个为入射波长？（　　）

A. λ_{min}　　B. λ_{max}　　C. λ_{sh}　　D. 波长任意

3. 吸光度为 0.70，其透光率 T 为（　　）。

A. 10%　　B. 30%　　C. 20%　　D. 25%

4. 某物质的吸光系数与下列哪个因素有关？（　　）

A. 溶液浓度　　B. 测定波长　　C. 仪器型号　　D. 吸收池厚度

5. 下列说法正确的是（　　）。

A. 按比尔定律，浓度（c）与吸光度（A）之间的关系是一条通过原点的直线

B. 比尔定律成立的必要条件是稀溶液，与是否单色光无关

C. $E_{1cm}^{1\%}$ 称为比吸收系数，是指用浓度为 1%（W/V）的溶液，吸收池厚度为 1cm 时所测得的吸光度值

D. 同一物质在不同波长处吸光系数不同，不同物质在同一波长处的吸光系数相同

6. 某有色溶液，当用 1cm 吸收池时，其透光率为 T，若改用 2cm 吸收池，则透光率应为（　　）。

A. $2T$　　B. $2\lg T$　　C. $\sqrt{T}$　　D.T^2

7. 有色配位化合物的摩尔吸光系数与下述哪个因素有关？（　　）

A. 比色皿厚度　　B. 有色物质浓度　　C. 吸收池材料　　D. 入射光波长

8. 某物质在某波长处的摩尔吸光系数（ε）很大，则表明（　　）。

A. 该物质对某波长的吸光能力很强　　B. 该物质浓度很大

C. 光通过该物质的溶液的光程长　　D. 测定该物质的精密度很高

第二十一章

波谱分析

学习目标

（1）掌握波谱分析的基本原理，包括核磁共振（NMR）、红外光谱（IR）和质谱（MS）等技术的理论基础。

（2）了解不同波谱技术在医学中的应用场景及其优劣势，如疾病诊断、代谢分析等。

（3）学会应用常见波谱数据的解读方法，如化学位移、质荷比（m/z）、特征峰识别等。

波谱分析作为现代分析科学的重要分支．凭借其高灵敏度、高特异性及无损检测等优势，在医学领域展现出巨大的应用价值。从分子水平的代谢物检测到宏观层面的组织成像，波谱技术为疾病诊断、病理机制研究和治疗监测提供了不可或缺的技术支撑。核磁共振波谱（NMR）、红外光谱（IR）和质谱（MS）等技术的融合应用，不仅推动了精准医学的发展，更在肿瘤学、神经科学、微生物学和药学等领域取得了突破性进展。

第一节　光谱分析

一、红外光谱法

红外光谱（infrared spectrometry，IR）法是以连续波长的中红外光为光源照射样品，引起分子振动能级之间跃迁，从而产生红外吸收光谱，根据化合物的红外吸收光谱进行定性、定量及结构分析的方法。通常习惯上将红外线划分为近红外区（波长 0.76 ～ 2.5μm，波数 13158 ～ 4000cm^{-1}）、中红外区（波长 2.5 ～ 25μm，波数 4000 ～ 400cm^{-1}）和远红外区（波长 25 ～ 1000μm，波数 400 ～ 10cm^{-1}）。在近红外和远红外区域没有多少有机分子产生吸收，因而这两个区域在红外光谱中较少使用。而中红外区是研究分子振动能级跃迁最多、应用最广泛的区域。

红外吸收光谱的纵坐标用透光率（T）或吸光度（A），横坐标用波数（σ，单位 cm^{-1}）或波长（λ，单位 μm）表示，见图 21-1。

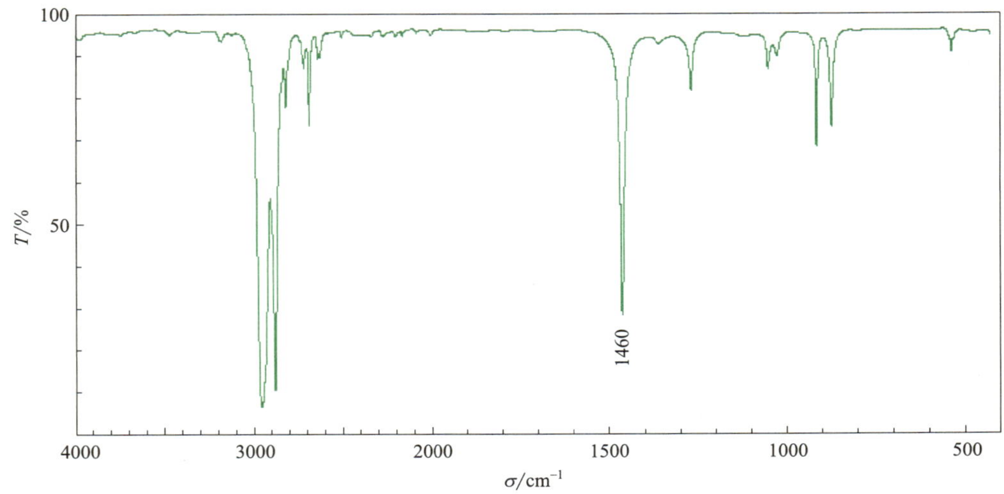

图 21-1　红外光谱图

1. 分子振动形式

有机分子由各种原子以化学键互相连接而成。可以用不同质量的小球代表原子，以不同硬度的弹簧代表各种化学键。分子振动主要有化学键的伸缩振动和键角的弯曲振动。

伸缩振动为化学键两端的原子沿键轴方向进行周期性变化的运动。伸缩振动又分为对称伸缩振动和不对称伸缩振动。

弯曲振动为键角发生规律性变化的振动。弯曲振动又分为面内弯曲振动和面外弯曲振动。图 21-2 为振动形式示意图。

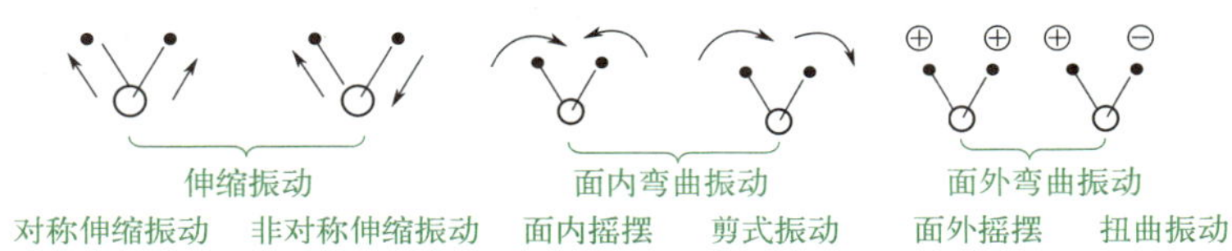

图 21-2　振动形式示意图

图中，⊕表示原子向纸平面前方运动，⊖表示原子向纸平面后方运动。

2. 分子振动与红外光谱

（1）吸收峰的位置　由化学键连接的两个原子之间的伸缩振动可以近似地看作简谐振动。简谐振动服从虎克定律：

$$\bar{\nu}=\frac{1}{2\pi c}\sqrt{\frac{K}{\mu'}}$$

式中，$\bar{\nu}$ 为以波数表示的吸收频率；K 为键的力常数；μ'为两个相连原子的折合质量。由上式可见，特征频率取决于所涉及的原子质量和连接原子的化学键类型，构成化学键原子的质量越小，振动越快，频率或波数越高。

振动频率也与键的力常数有关，而 K 值与键长和键能有关。键长越短，键能越大，键的力常数（K）越大，则频率或波数越高。所以与氢原子构成的 O—H、N—H、C—H 等键的伸缩振动吸收峰出现在高波数区域（3650 ~ 2500cm^{-1}）。单键（与 H 的单键除外）、双键和叁键的力常数依次增加，所以在红外光谱图上，叁键、双键、单键伸缩振动吸收区分别位于 2260 ~ 2100cm^{-1}、1800 ~ 1390cm^{-1} 和 1360 ~ 1030cm^{-1}。

（2）峰数　理论上每一种振动在红外光谱中将产生一个吸收峰，但实际上化合物红外图谱中吸收峰的数目往往少于分子振动数目。其原因是：首先振动过程中，伴随有偶极矩的振动才能产生吸收峰，部分未引起分子偶极矩变化的振动不产生红外吸收；其次频率完全相同的吸收峰，彼此发生简并；另外强而宽的吸收峰往往覆盖频率相近的弱而窄的吸收峰；最后有些吸收峰太弱，检测不出来。

（3）峰强　红外吸收峰的强度取决于振动时偶极矩变化的大小。化学键的极性越强，振动时引起的偶极矩变化越大，吸收峰强度越强；伸缩振动对应的红外吸收峰都强于弯曲振动的吸收峰。C═O、C═N、C—N、C—O 和 C—H 等吸收峰都较强，而 C—C 的吸收峰则较弱。

3. 基团的特征吸收波数

为了便于了解红外光与分子结构的关系，常把红外光谱分为官能团区和指纹区两大区域。官能团区（4000 ~ 1350cm^{-1}）为红外光谱的特征区，出现一些伸缩振动的吸收峰，它们受分子中其他结构的影响较小，彼此间很少重叠，容易辨认。

该区域的吸收峰较少，也较强，通常都可以被指认，在分析中有很大的价值。因此，根据官能团区吸收峰的位置，可以推测未知化合物中所含的官能团。

低于 1350cm^{-1} 的区域吸收谱带较多，相互重叠，不易归属于某一基团。吸收带的位置可随分子结构的微小变化产生较大的差异，因而该区域的光谱图形千变万化，但对每种分子都是特征性的，故将该区域称为指纹区。在指纹区内，每个化合物都有自己的特征图形，这对于结构相似的化合物，如同系物的鉴定极为有用。一些简单有机分子官能团化学键的红外吸收峰位置列于表 21-1。

表 21-1　一些简单有机分子官能团的特征红外吸收

基团类型	波数范围 /cm^{-1}	峰的强度
—C≡C—H	约 3300	vs
—C═C—H	3100 ~ 3000	m
Ar—H	3050 ~ 3010	m
R—C≡C—H	2140 ~ 2100	m
RC≡CR′	2260 ~ 2190	可变
RC≡CR	无吸收	
R—C≡N	2260 ~ 2120	s
R—N═N═N	2160 ~ 2120	s
R—N═C═N—R	2155 ~ 2130	s
—C═C═C—	约 1950	s
—C═C═O	约 2150	

续表

基团类型	波数范围 /cm^{-1}	峰的强度
—C═C═N	约 2000	
O═C═O	约 2349	
R—N═C═O	2275 ～ 2250	s

4. 红外谱图解析

以 1- 己烯为例，解析其红外谱图，见图 21-3。3080cm^{-1}：这是 ═CH_2 的非对称伸缩振动峰。在 3000cm^{-1} 以上有吸收峰，表明存在不饱和基团，如双键。一般来说，非对称伸缩振动吸收峰的频率要高于对称伸缩振动的频率。2960cm^{-1}：CH_3 的非对称伸缩振动峰。2924cm^{-1}：—CH_2 的非对称伸缩振动峰。2870cm^{-1}：—CH_3 的对称伸缩振动峰。2861cm^{-1}：CH_2 的对称伸缩振动峰。1820cm^{-1}：═CH_2 的面外弯曲振动峰，这是 910cm^{-1} 处基频峰的倍频峰。1642cm^{-1}：C═C 的伸缩振动峰。一般来说，（1640±20）cm^{-1} 是顺式和乙烯基的伸缩振动峰的位置。1467cm^{-1}：—CH_3 的非对称收缩振动峰。1455cm^{-1}：—CH_2 的弯曲振动峰。1379cm^{-1}：CH_3 的面内弯曲振动峰。993cm^{-1}：═CH_2 的面外扭曲振动峰，只有单取代或反式双键有此振动。909cm^{-1}：CH_2 的面外弯曲振动峰，只有端基带两个氢的双键才有这个吸收峰。

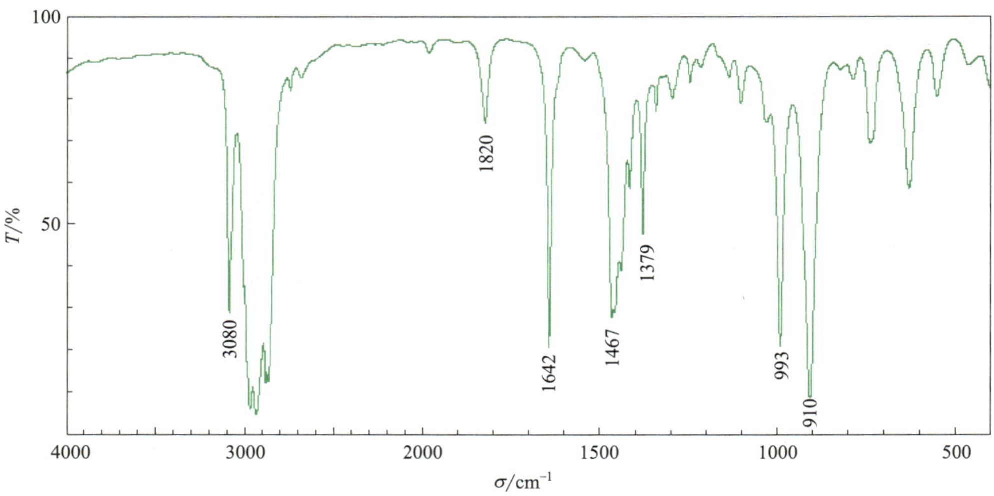

图 21-3 1- 己烯的红外光谱图

利用红外光谱进行有机化合物的定性分析，主要依据红外吸收光谱的特征频率来鉴别含有哪些官能团，从而确定未知化合物的类别。此外，还可以利用红外光谱提供的信息，结合未知物的各种性质和其他结构分析手段（如紫外吸收光谱、核磁共振波谱、质谱）提供的信息，来确定未知物的化学结构式或立体结构。

二、荧光光谱法

有些物质分子受到光照射时，除吸收某种波长的光之外，还会发射出比原来所吸收光的波长更长的光，这种现象称为光致发光。荧光是物质分子接受光子能量被激发后，从激发态的最低振动能级返回基态时发射出的光。荧光分析法是根据物质的荧光谱线特性及其强度进行定性、定量分析。荧光分析法的主要优点是灵敏度高、选择性好，其检测限达 $10^{-10}g \cdot mL^{-1}$，甚至可达 $10^{-12}g \cdot mL^{-1}$，比紫外 - 可见分光光度法低 3 个数量级以上。

1. 分子的激发

大多数物质分子含有偶数个电子。在基态时，这些电子成对地存在于各个原子或分子轨道中。根据 Pauling 不相容原理，在某一给定轨道中的两个电子要具有相反的自旋（自旋配对）。所有电子都自旋配对的分子电子态叫基态单重态，以 S_0 表示，如图 21-4 所示。当处于基态的分子受光照射时，其电子对中的一个电子吸收光子而被激发到某一较高能级时，可能形成两种激发态：一种是受激电子的自旋仍然与处于基态的电子自旋相反，称为激发单重态，以 S 表示。另一种是两个电子的自旋相互平行（自旋相同），称为激发三重态，以 T 表示。

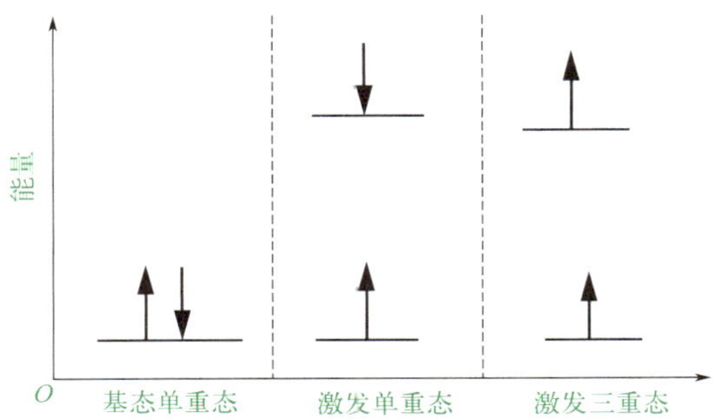

图 21-4　单重态和三重态的电子分布

2. 分子的去激发

分子的去激发是指分子中处于激发态的电子以辐射（发光）跃迁方式或无辐射跃迁方式回到基态。荧光是辐射跃迁的主要方式，无辐射跃迁则是指分子以热的形式失去多余的能量，包括振动弛豫、内转移、体系间跨越和外转移等。各种去激发跃迁方式发生的可能性及程度，与荧光分子本身的结构及激发时的物理和化学环境等因素有关。

（1）振动弛豫　同一电子能级中，电子由高振动能级向低振动能级跃迁而以热的形式失去多余能量，这一过程叫振动弛豫。振动弛豫过程很快，约为 $10^{-12} \sim 10^{-14}s$，比电子激发态的平均寿命（单重态约为 10s，三重态为 1s）短很多，也比下面将要讨论的其他过程快很多，即在其他去激发过程发生之前，电子已首先完成了由较高振动能级跃迁至同一电子能级的最低振动能级的振动弛豫过程。

（2）内转移　当两个相邻电子能级相距较近以致其振动能级重叠时，电子由较高电子能级以无辐射跃迁方式跃迁至低电子能级，这一过程叫内转移或内部转换。该过程的意义在于，无论分子中电子最初被激发至哪一激发单重态，它都能通过内转移和振动弛豫到达 S_1 的最低振动能级。

（3）体系间跨越　电子由激发单重态向激发三重态的无辐射跃迁称为体系间跨越。电子由 $S_1 \rightarrow T_1$ 跃迁就是体系间跨越，实质上就是 S_1 上的受激电子发生自旋反向而变成了 T_1 能级态。通常，电子由 S_1 的较低振动能级跃迁至 T_1 的较高振动能级，再通过振动弛豫到达 T_1

的最低振动能级。与内转移相似，如果两个电子能级态的振动能级相重叠，则发生体系间跨越的概率将增大。体系间跨越常见于含重原子的有机分子中。

（4）荧光发射　电子由第一激发单重态 S_1（其最低振动能级）跃迁至基态 S_0 而发射的光叫荧光（注意：电子跃迁到 S_0 各振动能级后也发生振动弛豫）。该过程也可用下式表示：

$$S_1 \rightarrow S_0 + h\nu_F$$

显然，荧光的波长比激发光的波长要长。这是因为，无论电子最初被激发至何种激发态，分子中内转移和振动弛豫的结果，电子只能由 $S_1 \rightarrow S_0$ 跃迁而产生荧光。

3. 影响荧光因素

（1）分子结构

跃迁类型：分子结构中存在 $\pi \rightarrow \pi^*$、 $n \rightarrow \pi^*$ 跃迁的荧光效率高，系间跨越过程的速率常数小，有利于荧光的产生。

共轭效应：容易产生 $\pi \rightarrow \pi^*$ 跃迁的芳香化合物易产生荧光。π 电子共轭程度越大，荧光效率越高。

刚性平面结构：一般来说，荧光物质分子的刚性越强，荧光效率越大；π 电子共轭程度越大，荧光效率越高。

取代基：给电子基团，如—NH_2、—OH、—OCH_3、—NHR、—CN、—NR_2 等，产生的 p-π 共轭作用增加了 π 电子共轭程度，使荧光效率提高，荧光波长长移。吸收电子基团如 —COOH、—NO_2、—C═O、—NO、—SH、—$NHCOCH_3$、—X 等，减弱分子的 π 电子共轭程度，使荧光减弱甚至熄灭。对 π 电子共轭体系作用较小的取代基，如—R、—SO_3H、—NH^{3+} 等，对荧光的影响也不明显。

（2）环境因素　分子所处的外部环境条件，如温度、溶剂、酸度、荧光熄灭剂等，都会对荧光效率产生影响。

温度：当温度升高时，绝大多数物质的荧光效率降低。因为温度上升时，激发态分子与溶剂分子碰撞的频率增大，增加了外转移的非辐射过程，导致溶液荧光强度下降，因此，降低温度有利于提高荧光效率。

溶剂：一般情况下，增大溶剂极性，将使 $\pi \rightarrow \pi^*$ 跃迁的能量降低，荧光增强，荧光波长长移。溶剂黏度增加，可以降低分子间的碰撞概率，减少外转移过程，增强分子的荧光强度。含重原子的溶剂，如四溴化碳和碘乙烷等，可以使分子的荧光强度减弱。某些能与荧光分子形成氢键的溶剂也可使分子的荧光减弱。

溶液 pH：荧光物质本身是弱酸或弱碱时，溶液的 pH 对该荧光物质的荧光强度有较大影响。实验中要严格控制溶液 pH。

荧光熄灭剂：能引起荧光熄灭的物质称为荧光熄灭剂。常见的荧光熄灭剂有卤素离子、重金属离子、氧分子、硝基化合物、重氮化合物和羰基化合物等。

4. 荧光分析法在医学中的应用

共振荧光是指原子或分子吸收特定频率的光子后从基态跃迁到激发态，随后直接通过辐射退激返回基态，并发射出与入射光频率相同的光子的现象。这一过程严格满足能量共振条件，且发射光方向随机，属于弹性散射。共振荧光具有高波长特异性，常用于原子光谱分析［如钠光（D- 线）检测］、激光冷却及荧光标记物的高灵敏度测定（如荧光素），其信号强度直接反映目标物质的浓度，是光与物质相互作用的基础过程之一。

荧光素是一种具有广泛应用的有机荧光染料，具有强烈的荧光特性，可以应用于生物分析、光电材料、生物医学等领域。共振光散射光谱是一种结合了荧光光谱和光散射光谱的分析方法，可以用于研究荧光染料的荧光性质和分子结构。以下是荧光素共振光散射光谱研究的主要步骤。

制备荧光素样品：通过化学合成或纯化技术制备高纯度的荧光素样品，使得荧光素的荧光强度和稳定性符合实验要求。

光谱测试：利用荧光光谱和光散射光谱仪器，测定荧光素在不同波长下的荧光强度和散射光强度，分析其光学特性和结构特征。

共振光散射光谱研究：根据共振光散射光谱的分析原理，将荧光素样品悬浮在介质中，利用激光激发荧光素样品，并测定激发光和散射光之间的关系，分析荧光素的分子结构和荧光性质。

第二节　质谱法

质谱（mass spectrometry，MS）法可以给出化合物的分子量，并可给出分子式的信息，高分辨质谱还可以给出有关分子离子和碎片离子的精确质量。质谱分析具有样品用量少（$< 10^{-5}$mg）、灵敏度高等优点。特别是色谱与质谱联用技术以及一些新的质谱技术的应用，为有机混合物的分离以及生物大分子的鉴定和研究提供了快速、有效的分析方法。

一、质谱的基本原理

质谱是化合物分子在高真空条件下受电子流的轰击或在强电场的作用下，失去一个外层电子而生成分子离子（$M^{+\cdot}$），同时发生某些化学键有规律的裂分，生成具有不同相对质量的带正电荷的离子。不同离子的相对质量（m）与其所带的电荷数（z）的比值（质荷比，m/z）被收集并记录下来，形成该化合物的质谱图。

质谱仪主要由高真空系统、进样系统、离子源、加速电场、质量分析系统、检测和记录系统组成。目前使用的磁偏转质谱仪有单聚焦质谱仪和双聚焦质谱仪，前者为低分辨质谱仪，后者为高分辨质谱仪。此外，还有四极杆质谱仪和扫描速度快的飞行时间质谱仪。目前使用的离子化技术也很多，用于有机化合物分析的主要有电子轰击（EI）、化学电离（CJ）、场离解（F1）、场解析（FD）、快原子轰击（FAB）、电喷雾电离（ESI）和基质辅助激光解析（MALDI）等方法，在有机化学研究中可以根据样品的特性选择不同的方法。

质谱图是不同 m/z 正离子的条图，图中横坐标是电离后收集到的各种不同的质荷比 m/z，纵坐标是它的相对丰度（RI）。每条竖线代表一种 m/z 正离子的峰，见图 21-5。图中质荷比最大的峰（m/z）通常为分子离子峰。最强的离子峰称为基峰（m/z），其相对丰度为 100%，其他峰的峰高则用相对于基峰的百分数表示。根据分子结构与裂解方式的经验规律，根据分子离子和各种碎片离子的质荷比及其相对丰度，就可以进行结构分析。

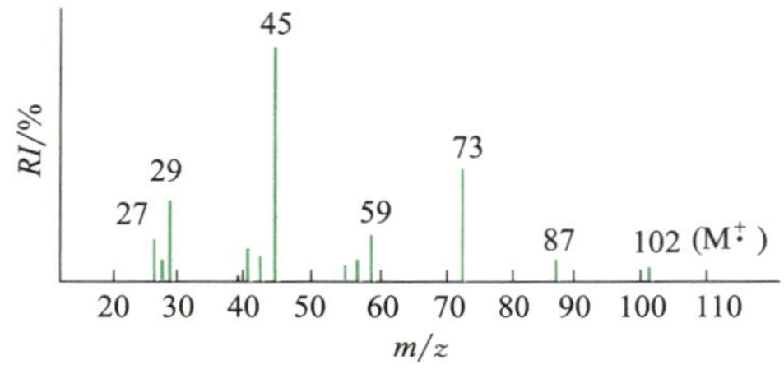

图 21-5　质谱图

二、质谱解析

在质谱中出现的离子有分子离子、同位素离子、碎片离子、重排离子、多电荷离子、亚稳离子及二次离子，它们在结构分析上可用于确定有机化合物的分子量和分子式。进一步可根据分子结构的裂解方式及经验规律，鉴定化合物的官能团，给出分子的结构信息。

1. 分子离子峰

在质谱解析过程中，分子离子具有特别重要的意义，它的指认为有机化合物的分子量的确定提供了可靠的信息。由于分子离子实际上是一个自由基型离子，该离子只带一个电荷，其 m/z 就是它的分子量。如果能够正确指认质谱图上的分子离子峰，就可以直接在质谱图上读出被测化合物的分子量。再根据分子离子和相邻质荷比较小的碎片离子的关系，可以判断化合物的类型及可能含有的基团。

大部分有机化合物在质谱图中都能够观察到分子离子峰，其相对强度取决于有机化合物的分子结构和稳定性。例如，芳香化合物容易失去一个电子形成稳定的正离子，因此分子离子峰的强度较大。烷烃和醇类的分子离子峰的强度较弱。

2. 碎片离子峰

分子离子可能具有较高的能量，因此会进一步碎裂或重排以释放能量，碎裂后产生的离子即为碎片离子。碎片离子的产生通常涉及化学键的断裂，这些断裂可以是均裂（即化学键断裂时，成键电子对均等地分配给两个碎片）或异裂（即成键的一对电子全部转移到其中一个碎片上）。断裂产生的碎片离子与分子结构密切相关，通过各种碎片离子相对峰高的分析，有可能获得整个分子结构信息。

3. 同位素峰

同位素峰是指在质谱分析过程中，由于分子中含有同位素原子（具有相同质子数但中子数不同的原子），所以在质谱图上出现一些 M+1、M+2 的峰。这些峰的位置与分子的质量相关，且由于同位素的存在，会在主峰两侧形成一系列质量略有差异的峰。表 21-2 列出了常见元素同位素的相对丰度。

表 21-2　常见元素同位素的相对丰度

原子	相对原子质量	天然丰度 /%	原子	相对原子质量	天然丰度 /%
^{1}H	1.007825	99.98	^{35}Cl	34.968853	75.4
^{2}H	2.014102	0.015	^{37}Cl	36.965903	24.6
^{12}C	12.000000	98.89	^{79}Br	78.918336	50.57
^{13}C	13.003355	1.108	^{81}Br	80.916290	49.43

三、质谱在医用化学中的应用

质谱技术因其高灵敏度、高准确度和高检测通量等优势，在疾病标志物的分析中备受青睐。通过测量待测物质的质荷比（*m/z*），质谱检测能够精确分析生物样本中的分子组成。同时，质谱技术还能够实现复杂体系中痕量标志物分子的超灵敏分析，为疾病标志物的发现和分析提供了有力工具。质谱技术在癌症诊断和监测中的应用不断扩大。例如，通过质谱技术检测前列腺癌患者尿液中的代谢物和蛋白质标志物，能够早期发现前列腺癌并监测治疗效果。同样，质谱技术也可用于乳腺癌、肝癌等多种癌症的早期筛查和诊断。质谱技术能够检测心血管疾病相关的蛋白质和代谢物。例如，通过质谱检测急性心肌梗死（AMI）患者血液中的高敏感性心肌肌钙蛋白（hs-cTn）和其他蛋白质标志物，能够在患者出现症状的早期检测到心肌损伤标志物，帮助医生进行快速诊断和及时治疗。质谱技术在神经系统疾病研究中发挥重要作用。例如，通过质谱技术检测阿尔茨海默病患者脑脊液中的 β- 淀粉样蛋白和 tau 蛋白水平，能够高灵敏度地检测这些标志物的浓度变化，为疾病的早期诊断和病程监测提供有力支持。

第三节　核磁共振谱

1946 年，美国科学家 Purcell 和 Bloch 领导的科研小组几乎同时发现并证实了核磁共振现象，即磁性原子核在强磁场中选择性吸收了特定的射频能量，发生核能级跃迁。将磁性原子核放入强磁场中，用适当频率的电磁波照射，可以发生原子核能级跃迁，并产生核磁共振信号，得到核磁共振谱。

目前，NMR 已成为最重要的仪器分析手段之一，它广泛应用于化学、物理、生物、医学等多个学科。现在，NMR 技术较成熟的是 ^{1}H 谱，可以提供 H 原子所处位置、化学环境，为确定有机化合物的结构和空间构象提供了重要依据，成为有机物结构分析最有力的手段。

一、核磁共振基本原理

1. 原子核的自旋与核磁共振

自旋核相互作用，引起核自旋能级跃迁。无外加磁场时，自旋氢核磁矩取向是任意的。但处于外加磁场（强度为 B_0）中对于 I=1/2 的质子，会出现（$2I$+1=2）两个自旋取向，即一个与外加磁场同向（α 自旋态），处于低能级状态 E_1；另一个与外加磁场反向（β 自旋态），为高能级状态 E_2，两种自旋态的能量差为 ΔE。ΔE 与外加磁场磁感应强度成正比，见图 21-6。

其关系为：

$$\Delta E = \frac{h\gamma B_0}{2\pi} = h\nu$$

式中，γ 为磁旋比；h 是原子核的特征常数；B_0 为外加磁场强度。

如果用电磁波照射处于外加磁场中的氢核，当电磁波辐射所提供的能量 $h\nu$ 恰好与跃迁

所需能量 ΔE 相等时，处于低能级态的质子就会吸收电磁辐射的能量跃迁至高能级态，从而发生核磁共振。因为只有吸收频率为 ν 的电磁波才能产生核磁共振，所以上式为产生核磁共振的条件。

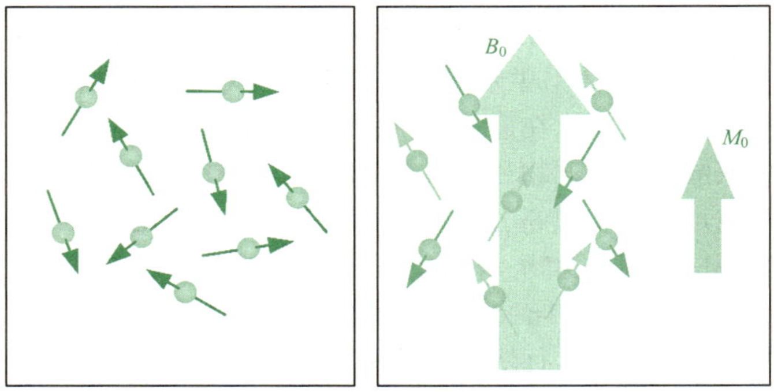

(a) 无外加磁场　　(b) 置于外加磁场中

图 21-6　氢原子核在无外加磁场和有外加磁场中的取向情况

2. 核磁共振仪和核磁共振谱

核磁共振仪主要由超导磁体、磁场控制器、核磁管、信号检测器和记录显示器等组成，见图 21-7。

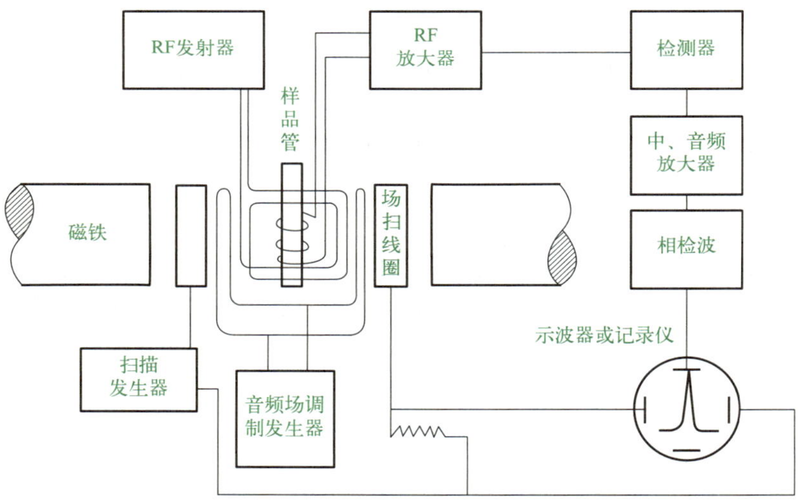

图 21-7　核磁共振仪示意图

测量核磁共振谱时，有两种方式：一种是固定外加磁场强度，用连续变换频率的电磁波照射样品以达到共振条件，称为扫频；另一种是固定电磁波的频率，连续不断改变外加磁场强度进行扫描以达到共振条件，称为扫场。这两种方式均为连续扫描，其相应仪器称为连续波核磁共振谱仪。若用固定频率电磁波照射试样，在扫描发生器的线圈中通直流电流，产生一个微小磁场，使总磁场强度逐渐增加，当磁场强度达到一定的 B_0 值时，样品中某一类型的质子发生能级跃迁，产生吸收，信号检测器就会收到信号，由记录显示器记录下来，得到核磁共振谱。

现在普遍使用的脉冲傅里叶变换核磁共振仪，则是固定磁场，用能够覆盖所有磁性核的短脉冲无线电波照射试样，让所有磁性核同时发生跃迁，信号经计算机处理得到傅里叶变换核磁共振谱。其优点是可以短时间内进行多次脉冲信号叠加，使用较少试样就可以得到更加清晰的图谱。脉冲傅里叶变换核磁共振仪的频率可以达到 200 ～ 1200MHz。

二、化学位移及其影响因素

1. 化学位移

质子的共振频率（吸收峰位置）不仅由外加磁场与核的磁旋比决定，而且受到质子周围的分子环境的影响。某一个质子实际受到的磁场强度不完全与外界磁场相同。质子由电子云包围，这些电子在外界磁场的作用下又产生一个感应磁场（$B_{感应}$）。假若感应磁场的方向和外界磁场相反，这时质子所受到的实际磁场将减弱，这种现象称为屏蔽效应。

$$B_{有效}=B_0-B_{感应}$$

屏蔽得越多，质子实际感受到的磁场强度将比外加磁场略小，只有在增大外界磁场的情况下质子才发生共振吸收。相反，假若感应磁场的方向和外界磁场相同，就相当于在外加磁场下再增加一个小磁场，即增加了外加磁场的强度。此时，质子受到的实际磁场强度增加，这种情况称为去屏蔽效应。电子的屏蔽和去屏蔽效应引起的核磁共振吸收位置的移动称为化学位移。受到去屏蔽效应影响的质子通常在低场（谱图的左侧）出峰，而受到屏蔽效应影响的质子通常在高场（谱图的右侧）出峰。

2. 影响化学位移的因素

化学位移取决于核外电子云的密度，而电子云密度受诱导效应、共轭效应、各向异性效应、氢键及溶剂效应等因素的影响，其中影响最大的是电负性和各向异性效应。吸电子基团可降低氢原子核周围的电子云密度（减小感应磁场），使之受到去屏蔽效应的影响。当电负性元素与氢原子核的距离增大时，去屏蔽效应减弱，共振移向高场，化学位移 δ 值减小；电负性原子增多时，去屏蔽效应增强，共振移向低场，化学位移 δ 值增加。

化学键，尤其是 π 键产生的感应磁场，其强度及正负具有方向性，使分子中所处的空间位置不同的质子所受的屏蔽作用不同，导致不同区域内的质子移向高场和低场。如芳环上的 π 电子在分子平面上下形成了 π 电子云，在外加磁场的作用下产生环流，并产生一个与外加磁场方向相反的感应磁场。苯环上的氢原子周围的感应磁场的方向与外加磁场的方向相同。这些氢原子核处于去屏蔽区，即 π 电子对苯环上连接的氢原子核起去屏蔽作用。在苯环平面的上下两侧感应磁场的方向与外加磁场的方向相反，若在某化合物中处于苯环平面上下两侧的氢原子，则它们处于屏蔽区，即 π 电子对环平面上下的氢原子核起屏蔽作用，见图 21-8。

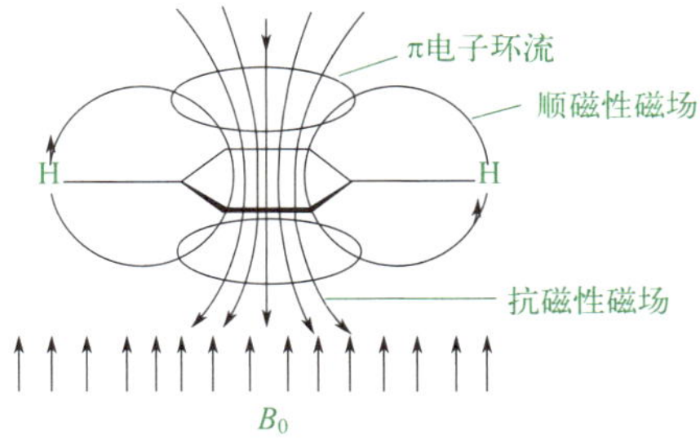

图 21-8　苯环的磁各向异性效应示意图

3. 常见质子的化学位移

有机化合物中，处于不同环境的质子具有不同的化学位移。图 21-9 列出了常见的各种质子的化学位移。

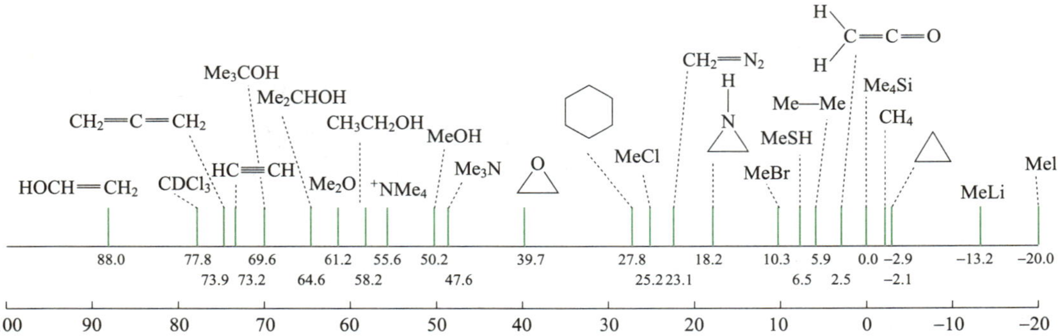

图 21-9　一些常见有机官能团质子的化学位移

三、自旋偶合与自旋裂分

1. 等性质子和不等性质子

在核磁共振中，等性质子是指分子中化学环境完全相同的氢原子，具有相同的化学位移，在 NMR 谱中表现为同一个信号峰（如甲烷中的 4 个 H 或苯环上的 6 个 H）；而不等性质子则是化学环境不同的氢原子，化学位移各异，在谱图中显示为分开的峰（如乙醇中甲基、亚甲基和羟基的 H）。两者的区别取决于分子对称性和氢原子所处的局部结构，是解析 NMR 谱图时判断分子结构的关键依据。如溴乙烷中的氢原子有两类等性质子，其共振信号是两组峰，见图 21-10。

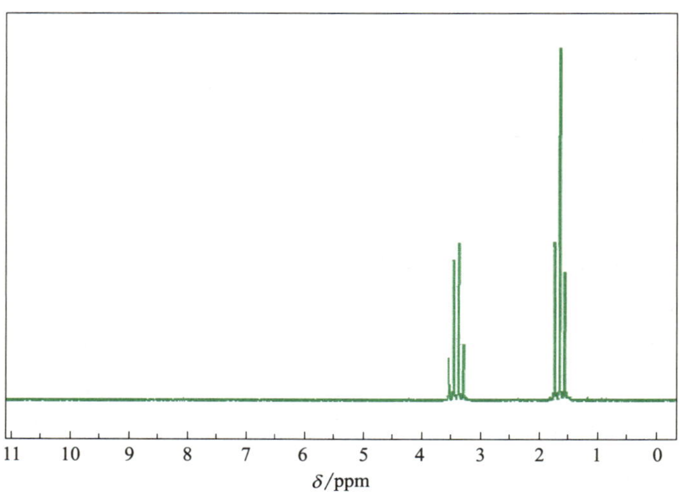

图 21-10　溴乙烷的 ^{1}H NMR 谱

2. 自旋偶合 - 自旋裂分

由于相邻不等性质子的自旋而引起的相互干扰，称为自旋 - 自旋偶合，简称自旋偶合。由自旋偶合所引起的信号吸收峰裂分而使峰增多的现象，称为自旋 - 自旋裂分，简称自旋裂分。这种现象的产生是因为处在外加磁场中的每一个氢核都有与外加磁场同向或异向两种自旋取向，由氢核自旋产生的感应磁场可使邻近氢核感受到的外加磁场强度加强或减弱，从而引起信号裂分。裂分信号中各小峰之间的距离称为偶合常数，用 J 表示，单位为 Hz。它反映核之间相互偶合的程度，J 越大，核间自旋偶合作用越强。两组相互偶合而引起峰裂分的信号应具有相同的 J，因此利用信号裂分和参数 J 可找出各氢核之间的偶合关系，进而确定各氢核的归属，对结构鉴定极为有用。某一化合物的 J 为常数，与外加磁场强度无关，也不因所用测定仪的不同而改变。

当两类质子的化学位移差与偶合常数之比大于 6 时，一般可用下面规律来判别信号裂分情况：

① 自旋偶合主要发生在相邻碳上的不等性质子之间。当一组质子的“相邻”碳上的等性质子数为 n 时，该组质子的信号裂分为（n+1）重峰，称为（n+1）规律。例如：溴乙烷中的 H_a 与 H_b，彼此之间有自旋偶合作用。H_b 的“相邻”碳上有三个等性质子，n=3，故裂分成（3+1=4）四重峰，而 H_a 则裂分成（2+1=3）三重峰。

② 各裂分峰的强度比等于二项式（a+b）^{n} 展开式的各项系数，n 为邻接氢质子的数目。如二重峰、三重峰、四重峰的强度比分别为 1 ∶ 1、1 ∶ 2 ∶ 1、1 ∶ 3 ∶ 3 ∶ 1。

③ 分子中的活泼质子通常由于发生快速交换而不与相邻的氢核偶合。

除峰的裂分外，偶合常数的大小还受到分子结构的影响。自旋偶合主要发生在相邻碳原子上的不等性质子之间，一般两个不等性质子相隔三个单键以上时，偶合作用极弱，偶合常数趋于零。

四、核磁共振氢谱的解析

（1）首先检查内标物的峰位是否准确，底线是否平坦，溶剂中残存的 ^{1}H 信号是否出现在预定的位置。

（2）根据已知分子式，算出不饱和度（U）。

（3）根据氢谱的积分曲线计算出各个信号对应的 H 数，即氢分布。

（4）先解析孤立甲基峰，例如，CH_3—C—、CH_3—N—及 CH_3—Ar 等均为单峰。

（5）解析低场共振峰：醛基氢 δ 为 ~10、酚羟基氢 δ 为 9.5 ～ 15、羧基氢 δ 为 11 ～ 12 及烯醇氢 δ 为 14 ～ 16。

（6）计算 $\Delta\nu / J$，确定图谱中的一级与高级偶合部分。先解析图谱中的一级偶合部分，由共振峰的化学位移值及峰裂分，确定归属及偶合系统。

（7）解析图谱中高级偶合部分，先查看 δ 值在 7 左右是否有芳氢的共振峰，按分裂图形确定自旋系统及取代位置。难解析的高级偶合系统可先进行纵坐标扩展，若不解决问题，可更换高场强仪器或运用双照射等技术测定。

（8）含活泼氢的未知物，可对比重水交换前后光谱的改变，以确定活泼氢的峰位及类型（OH、NH、SH、COOH 等）。

（9）根据各组峰的化学位移和偶合关系，推出若干结构单元，最后组合为几种可能的结构式。

（10）结构初定后，查表或计算各基团的化学位移，核对偶合关系与偶合常数是否合理；或利用 UV、IR、MS 和 13C-NMR 等信息加以确认。

第四节　多谱联用

解析结构较为复杂的有机化合物，往往需要同时利用多种波谱法进行综合分析，获取有关结构的信息，相互补充，相互印证，从而推断出正确的结论。多谱联用技术在医学领域的应用日益广泛，它通过整合多种光谱或成像技术，结合生物信息学分析，为疾病诊断、机制研究、药物开发等提供更全面的信息。

如核磁共振（NMR）与质谱（MS）联用分析肿瘤代谢物及识别癌症标志物。核磁共振（NMR）与质谱（MS）联用技术在肿瘤代谢物分析中展现出强大的协同效应，为癌症生物标志物的发现和机制研究提供了全面的解决方案。NMR 凭借其无损检测、精准定量和结构解析的优势，可准确测定肿瘤特征代谢物（如胆碱、乳酸）的浓度及分子结构，并通过动态监测揭示代谢通路的异常变化；而 MS 则发挥其超高灵敏度和高通量筛查能力，有效捕获低丰度代谢物（如 2- 羟基戊二酸）并实现代谢组的广谱覆盖。二者的深度整合形成了“MS 广筛发现候选标志物 -NMR 验证精确定量”的研究范式，已在乳腺癌胆碱代谢异常、胶质瘤 IDH 突变相关 2-HG 积累等研究中取得了突破性进展。这种多模态分析策略不仅提高了癌症诊断的特异性和敏感性，而且为揭示肿瘤代谢重编程的分子机制提供了关键数据支撑，显著推动了精准肿瘤学的发展。未来随着原位 NMR-MS 联用技术和人工智能分析方法的进步，该技术将在肿瘤早期筛查和个性化治疗中发挥更重要的作用。

拓展阅读

波谱分析技术在医学中的应用前景

波谱分析技术作为现代医学研究和临床诊断的重要工具，正在深刻改变着我们对疾病的认识和治疗方式。

在肿瘤诊断方面，多模态波谱联用技术展现出巨大潜力。例如，NMR-MRI 联合成像可以同时获取解剖结构和代谢信息，显著提高了脑肿瘤诊断的准确性。最新研究表明，通过机器学习分析血清代谢组数据，可以实现多种癌症的早期筛查，准确率超过 90%。

在神经科学领域，超高场强 MRS 技术能够检测到更低浓度的神经递质，为阿尔茨海默病、帕金森病等神经退行性疾病的机制研究提供了新视角。近期发表在 *Nature* 上的研究利用 MRS 技术首次在活体大脑中观察到了 tau 蛋白的异常聚集过程。

在微生物快速检测方面，MALDI-TOF 质谱技术已将传统培养法的鉴定时间从数天缩短至数分钟。最新开发的便携式质谱仪更可在床边完成检测，在败血症等急重症救治中发挥关键作用。

人工智能的深度应用正在革新波谱分析领域。深度学习算法可以自动识别复杂谱图中的特征峰，并建立疾病预测模型。例如，斯坦福大学开发的 AI 系统能够从 NMR 数据中预测糖尿病风险，准确率较传统方法提高了 30%。

波谱分析技术正在向更精准、更智能、更便捷的方向发展。随着技术的不断突破和临床验证的积累，其在医学中的应用范围将持续扩大。未来，波谱分析有望成为常规医疗的重要组成部分，为实现精准医疗提供坚实的技术支撑。然而，降低成本、简化操作、提高标准化程度仍是需要解决的关键问题。跨学科合作将是推动该领域持续发展的重要动力。

学习小结

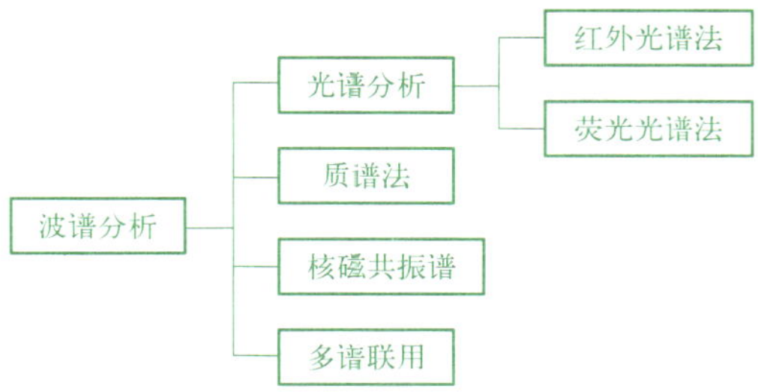

习题

1. 在红外光谱上波数为 3800 ～ 1400cm^{-1} 区称为官能团区，波数为 1400 ～ 650cm^{-1} 区称为指纹区，这两个区在推断化合物结构时各起什么作用？

2. 下列化合物中各有几种等价质子？

（1）$CH_3CH_2CH_3$　（2）$CH_3CH{=}CH_2$　（3）$CH_3CHClCH_2CH_3$

3. 下列化合物只有一个 NMR 信号，试写出各结构式。

（1）C_5H_{12}　（2）C_3H_6　（3）C_2H_6O　（4）C_3H_4　（5）$C_2H_4Br_2$　（6）C_8H_{18}

4. 请将下列每个化合物的质子按化学位移值由大到小排列。

（1）$CH_3CH_2CH_2Cl$　（2）CH_3CH_2OH　（3）CH_3COOH　（4）FCH_2CH_2Cl

（5）$HC{\equiv}C{-}CH_3$　（6）$CH_3{-}CH{=}CH_2$　（7）$CH_3CH_2COOCH_3$

5. 请写出 CH_3CH_3 和 CH_3CH_2Cl 的分子离子峰和同位素峰。

参考文献

[1] 董顺福 . 医用化学 . 上海：同济大学出版社，2015.

[2] 姜洪丽 . 医用化学 .3 版 . 北京：化学工业出版社，2024.

[3] 张爱女 . 医用化学 .1 版 . 北京：化学工业出版社，2024.

[4] 游文玮 . 医用化学 .3 版 . 北京：化学工业出版社，2024.

[5] 余瑜 . 医用化学 . 北京：科学出版社，2016.

[6] 唐玉海 . 医用化学 .3 版 . 北京：科学出版社，2024.

[7] 杨怀霞 . 医用化学 .3 版 . 北京：人民卫生出版社，2024.

元素周期表

IUPAC 2013

氧化态(单质的氧化态为0，未列入；常见的为红色)

以 $^{12}C=12$ 为基准的原子量(注✦的是半衰期最长同位素的原子量)

95	原子序数
Am	元素符号(红色的为放射性元素)
镅▲	元素名称(注▲的为人造元素)
$5f^7 7s^2$	价层电子构型
243.06138(2)✦	
+2 +3 +4 +5 +6	氧化态

s区元素　p区元素　d区元素　ds区元素　f区元素　稀有气体

族 周期	1 IA	2 IIA	3 IIIB	4 IVB	5 VB	6 VIB	7 VIIB	8 VIIIB(VIII)	9 VIIIB(VIII)	10 VIIIB(VIII)	11 IB	12 IIB	13 IIIA	14 IVA	15 VA	16 VIA	17 VIIA	18 VIIIA(0)	电子层
1	−1 +1 1 H 氢 $1s^1$ 1.008																	2 He 氦 $1s^2$ 4.002602(2)	K
2	+1 3 Li 锂 $2s^1$ 6.94	+2 4 Be 铍 $2s^2$ 9.0121831(5)											+3 5 B 硼 $2s^2 2p^1$ 10.81	−4 +2 +4 6 C 碳 $2s^2 2p^2$ 12.011	−3 −2 −1 +1 +2 +3 +4 +5 7 N 氮 $2s^2 2p^3$ 14.007	−2 −1 8 O 氧 $2s^2 2p^4$ 15.999	−1 9 F 氟 $2s^2 2p^5$ 18.998403163(6)	10 Ne 氖 $2s^2 2p^6$ 20.1797(6)	L K
3	−1 +1 11 Na 钠 $3s^1$ 22.98976928(2)	+2 12 Mg 镁 $3s^2$ 24.305											+3 13 Al 铝 $3s^2 3p^1$ 26.9815385(7)	−4 +4 14 Si 硅 $3s^2 3p^2$ 28.085	−3 +1 +3 +5 15 P 磷 $3s^2 3p^3$ 30.973761998(5)	−2 +4 +6 16 S 硫 $3s^2 3p^4$ 32.06	−1 +1 +3 +5 +7 17 Cl 氯 $3s^2 3p^5$ 35.45	18 Ar 氩 $3s^2 3p^6$ 39.948(1)	M L K
4	−1 +1 19 K 钾 $4s^1$ 39.0983(1)	+2 20 Ca 钙 $4s^2$ 40.078(4)	+3 21 Sc 钪 $3d^1 4s^2$ 44.955908(5)	−1 0 +2 +3 +4 22 Ti 钛 $3d^2 4s^2$ 47.867(1)	0 ±1 +2 +3 +4 +5 23 V 钒 $3d^3 4s^2$ 50.9415(1)	−3 0 ±1 ±2 +3 +4 +5 +6 24 Cr 铬 $3d^5 4s^1$ 51.9961(6)	−2 0 ±1 +2 +3 +4 +5 +6 +7 25 Mn 锰 $3d^5 4s^2$ 54.938044(3)	−2 0 ±1 +2 +3 +4 +5 +6 26 Fe 铁 $3d^6 4s^2$ 55.845(2)	0 ±1 +2 +3 +4 +5 27 Co 钴 $3d^7 4s^2$ 58.933194(4)	0 ±1 +2 +3 +4 28 Ni 镍 $3d^8 4s^2$ 58.6934(4)	+1 +2 +3 +4 29 Cu 铜 $3d^{10} 4s^1$ 63.546(3)	+1 +2 30 Zn 锌 $3d^{10} 4s^2$ 65.38(2)	+1 +3 31 Ga 镓 $4s^2 4p^1$ 69.723(1)	+2 +4 32 Ge 锗 $4s^2 4p^2$ 72.630(8)	−3 +3 +5 33 As 砷 $4s^2 4p^3$ 74.921595(6)	−2 +2 +4 +6 34 Se 硒 $4s^2 4p^4$ 78.971(8)	−1 +1 +3 +5 +7 35 Br 溴 $4s^2 4p^5$ 79.904	+2 +4 36 Kr 氪 $4s^2 4p^6$ 83.798(2)	N M L K
5	−1 +1 37 Rb 铷 $5s^1$ 85.4678(3)	+2 38 Sr 锶 $5s^2$ 87.62(1)	+3 39 Y 钇 $4d^1 5s^2$ 88.90584(2)	+1 +2 +3 +4 40 Zr 锆 $4d^2 5s^2$ 91.224(2)	0 ±1 +2 +3 +4 +5 41 Nb 铌 $4d^4 5s^1$ 92.90637(2)	0 ±1 ±2 +3 +4 +5 +6 42 Mo 钼 $4d^5 5s^1$ 95.95(1)	0 ±1 +2 +3 +4 +5 +6 +7 43 Tc 锝▲ $4d^5 5s^2$ 97.90721(3)✦	0 +1 +2 +3 +4 +5 +6 +7 +8 44 Ru 钌 $4d^7 5s^1$ 101.07(2)	0 ±1 +2 +3 +4 +5 +6 45 Rh 铑 $4d^8 5s^1$ 102.90550(2)	0 +1 +2 +3 +4 46 Pd 钯 $4d^{10}$ 106.42(1)	+1 +2 +3 47 Ag 银 $4d^{10} 5s^1$ 107.8682(2)	+1 +2 48 Cd 镉 $4d^{10} 5s^2$ 112.414(4)	+1 +3 49 In 铟 $5s^2 5p^1$ 114.818(1)	+2 +4 50 Sn 锡 $5s^2 5p^2$ 118.710(7)	−3 +3 +5 51 Sb 锑 $5s^2 5p^3$ 121.760(1)	−2 +2 +4 +6 52 Te 碲 $5s^2 5p^4$ 127.60(3)	−1 +1 +3 +5 +7 53 I 碘 $5s^2 5p^5$ 126.90447(3)	+2 +4 +6 +8 54 Xe 氙 $5s^2 5p^6$ 131.293(6)	O N M L K
6	−1 +1 55 Cs 铯 $6s^1$ 132.90545196(6)	+2 56 Ba 钡 $6s^2$ 137.327(7)	57~71 La~Lu 镧系	+1 +2 +3 +4 72 Hf 铪 $5d^2 6s^2$ 178.49(2)	0 ±1 +2 +3 +4 +5 73 Ta 钽 $5d^3 6s^2$ 180.94788(2)	0 ±1 ±2 +3 +4 +5 +6 74 W 钨 $5d^4 6s^2$ 183.84(1)	0 ±1 +2 +3 +4 +5 +6 +7 75 Re 铼 $5d^5 6s^2$ 186.207(1)	0 +1 +2 +3 +4 +5 +6 +7 +8 76 Os 锇 $5d^6 6s^2$ 190.23(3)	0 ±1 +2 +3 +4 +5 +6 77 Ir 铱 $5d^7 6s^2$ 192.217(3)	0 +2 +3 +4 +5 +6 78 Pt 铂 $5d^9 6s^1$ 195.084(9)	+1 +2 +3 +5 79 Au 金 $5d^{10} 6s^1$ 196.966569(5)	+1 +2 +3 80 Hg 汞 $5d^{10} 6s^2$ 200.592(3)	+1 +3 81 Tl 铊 $6s^2 6p^1$ 204.38	+2 +4 82 Pb 铅 $6s^2 6p^2$ 207.2(1)	−3 +3 +5 83 Bi 铋 $6s^2 6p^3$ 208.98040(1)	−2 +2 +4 +6 84 Po 钋 $6s^2 6p^4$ 208.98243(2)✦	±1 +5 +7 85 At 砹 $6s^2 6p^5$ 209.98715(5)✦	+2 86 Rn 氡 $6s^2 6p^6$ 222.01758(2)✦	P O N M L K
7	+1 87 Fr 钫▲ $7s^1$ 223.01974(2)✦	+2 88 Ra 镭 $7s^2$ 226.02541(2)✦	89~103 Ac~Lr 锕系	104 Rf 𬬻▲ $6d^2 7s^2$ 267.122(4)✦	105 Db 𬭊▲ $6d^3 7s^2$ 270.131(4)✦	106 Sg 𬭳▲ $6d^4 7s^2$ 269.129(3)✦	107 Bh 𬭛▲ $6d^5 7s^2$ 270.133(2)✦	108 Hs 𬭶▲ $6d^6 7s^2$ 270.134(2)✦	109 Mt 鿏▲ $6d^7 7s^2$ 278.156(5)✦	110 Ds 𫟼▲ 281.165(4)✦	111 Rg 𬬭▲ 281.166(6)✦	112 Cn 鿔▲ 285.177(4)✦	113 Nh 鿭▲ 286.182(5)✦	114 Fl 𫓧▲ 289.190(4)✦	115 Mc 镆▲ 289.194(6)✦	116 Lv 𫟷▲ 293.204(4)✦	117 Ts 鿬▲ 293.208(6)✦	118 Og 鿫▲ 294.214(5)✦	Q P O N M L K

	57	58	59	60	61	62	63	64	65	66	67	68	69	70	71
★ 镧系	+3 57 La★ 镧 $5d^1 6s^2$ 138.90547(7)	+2 +3 +4 58 Ce 铈 $4f^1 5d^1 6s^2$ 140.116(1)	+3 +4 59 Pr 镨 $4f^3 6s^2$ 140.90766(2)	+2 +3 +4 60 Nd 钕 $4f^4 6s^2$ 144.242(3)	+3 61 Pm 钷▲ $4f^5 6s^2$ 144.91276(2)✦	+2 +3 62 Sm 钐 $4f^6 6s^2$ 150.36(2)	+2 +3 63 Eu 铕 $4f^7 6s^2$ 151.964(1)	+3 64 Gd 钆 $4f^7 5d^1 6s^2$ 157.25(3)	+3 +4 65 Tb 铽 $4f^9 6s^2$ 158.92535(2)	+3 +4 66 Dy 镝 $4f^{10} 6s^2$ 162.500(1)	+3 67 Ho 钬 $4f^{11} 6s^2$ 164.93033(2)	+3 68 Er 铒 $4f^{12} 6s^2$ 167.259(3)	+2 +3 69 Tm 铥 $4f^{13} 6s^2$ 168.93422(2)	+2 +3 70 Yb 镱 $4f^{14} 6s^2$ 173.045(10)	+3 71 Lu 镥 $4f^{14} 5d^1 6s^2$ 174.9668(1)
★ 锕系	+3 89 Ac★ 锕 $6d^1 7s^2$ 227.02775(2)✦	+3 +4 90 Th 钍 $6d^2 7s^2$ 232.0377(4)	+3 +4 +5 91 Pa 镤 $5f^2 6d^1 7s^2$ 231.03588(2)	+2 +3 +4 +5 +6 92 U 铀 $5f^3 6d^1 7s^2$ 238.02891(3)	+3 +4 +5 +6 +7 93 Np 镎 $5f^4 6d^1 7s^2$ 237.04817(2)✦	+3 +4 +5 +6 +7 94 Pu 钚 $5f^6 7s^2$ 244.06421(4)✦	+2 +3 +4 +5 +6 95 Am 镅▲ $5f^7 7s^2$ 243.06138(2)✦	+3 +4 96 Cm 锔▲ $5f^7 6d^1 7s^2$ 247.07035(3)✦	+3 +4 97 Bk 锫▲ $5f^9 7s^2$ 247.07031(4)✦	+2 +3 +4 98 Cf 锎▲ $5f^{10} 7s^2$ 251.07959(3)✦	+2 +3 99 Es 锿▲ $5f^{11} 7s^2$ 252.0830(3)✦	+2 +3 100 Fm 镄▲ $5f^{12} 7s^2$ 257.09511(5)✦	+2 +3 101 Md 钔▲ $5f^{13} 7s^2$ 258.09843(3)✦	+2 +3 102 No 锘▲ $5f^{14} 7s^2$ 259.1010(7)✦	+3 103 Lr 铹▲ $5f^{14} 6d^1 7s^2$ 262.110(2)✦